少见妇科恶性肿瘤

Uncommon Gynecologic Cancers

原著者　Marcela G. del Carmen

　　　　Robert H. Young

　　　　John O. Schorge

　　　　Michael J. Birrer

主　译　向　阳

科学出版社

北　京

图字:01-2018-0156

内 容 简 介

本书原著由哈佛医学院麻省总医院等机构的 28 位妇科肿瘤专家结合多年临床经验及最新文献编写而成。根据肿瘤发生部位分别介绍了卵巢、子宫、子宫颈、外阴、阴道的少见恶性肿瘤,每种疾病从流行病学、病理特征、发病机制、临床表现、诊断、治疗前评估、治疗方案、随访等多个方面进行了系统阐述,并特意对每种疾病进行总结。本书提供了大量的组织病理学图片,介绍了对于疾病评估十分重要的影像学方法和近年来取得明显进展的肿瘤分子生物学,书末附有妇科肿瘤相关名词英汉对照,适于各级妇产科医师、肿瘤科医师、病理科医师阅读参考。

图书在版编目(CIP)数据

少见妇科恶性肿瘤/(美)玛塞拉·G.德尔·卡门(Marcela G.del Carmen)等著;向阳主译.—北京:科学出版社,2018.2
书名原文:Uncommon Gynecologic Cancers
ISBN 978-7-03-038138-5

Ⅰ.①少⋯　Ⅱ.①玛⋯ ②向⋯　Ⅲ.①妇科病—肿瘤—诊疗　Ⅳ.①R737.3

中国版本图书馆 CIP 数据核字(2018)第 032168 号

责任编辑:郭　颖 / 责任校对:韩　杨
责任印制:肖　兴 / 封面设计:龙　岩

科 学 出 版 社 出版
北京东黄城根北街 16 号
邮政编码:100717
http://www.sciencep.com

天津翔远印刷有限公司 印刷
科学出版社发行　各地新华书店经销
*

2018 年 3 月第 一 版　开本:787×1092　1/16
2018 年 3 月第一次印刷　印张:18 1/4　插页:6
字数:415 000

定价:89.00 元
(如有印装质量问题,我社负责调换)

主译简介

☆ ☆ ☆

向阳，男，1965年2月生。现任中国医学科学院中国协和医科大学北京协和医院妇产科学系副主任、教授、博士研究生导师、首批协和学者特聘教授。担任国际滋养细胞肿瘤学会执行主席，中华医学会妇科肿瘤分会副主任委员，中国医师协会妇产科分会妇科肿瘤专业委员会主任委员，中国医师协会整合医学分会妇产疾病整合专业委员会主任委员，中华医学会妇产科学分会委员，中国抗癌协会妇科肿瘤专业委员会常委，北京医学会妇科肿瘤分会主任委员，北京医学会妇产科分会副主任委员，北京医师协会妇产科分会副会长。主要致力于妇科肿瘤的临床及

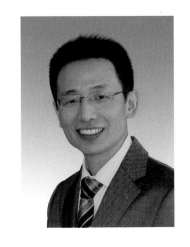

基础研究。曾于1998年及2000年两次获得北京市科技进步二等奖，2005年及2007年两次获得中华医学科技奖，2006年获得国家科技进步二等奖，2016年获得北京市医学科技奖一等奖，2017年获得华夏医学科技奖二等奖。于2004年获得由人事部等七部委授予的"首批新世纪百千万人才工程国家级人选"称号，并享受国务院政府特殊津贴。在国内外学术刊物共发表论文400余篇，其中SCI收录70余篇。主编主译多部专著，参与编写医学著作数十部，并著有多部科普图书。

☆☆☆ 译者名单

主　　译　向　阳

编译委员会　（以姓氏笔画为序）

王建六　向　阳　李　雷　狄　文　张国楠
赵　峻　郭丽娜　曹冬焱　薛华丹

译　　者　（以姓氏笔画为序）

王　丹　王永学　王益勤　王登凤　计鸣良
卢雪峰　刘　红　李　舒　李　源　李　蕾
李晓川　杨　洁　何泳蓝　胡　婷　娄文佳
姚远洋　袁　振　桂　婷　梁斯晨　游　燕
戴　岚

编译助理　李　源

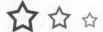 # 原著者名单

David M. Boruta, MD
Division of Gynecologic Oncology, Vincent Obstetrics and Gynecology
Massachusetts General Hospital, Harvard Medical School
Boston, MA, USA

Leslie S. Bradford, MD
Division of Gynecologic Oncology, Vincent Obstetrics and Gynecology
Massachusetts General Hospital, Harvard Medical School
Boston, MA, USA

Cesar M. Castro, MD
Massachusetts General Hospital Cancer Center and
Department of Medicine
Harvard Medical School
Boston, MA, USA

Rachel M. Clark, MD
Division of Gynecologic Oncology, Vincent Obstetrics and Gynecology
Massachusetts General Hospital,
Harvard Medical School
Boston, MA, USA

Marcela G. del Carmen, MD, MPH
Division of Gynecologic Oncology,
Vincent Obstetrics and Gynecology
Massachusetts General Hospital,
Harvard Medical School
Boston, MA, USA

Don S. Dizon, MD, FACP
Oncology of Sexual Health
Gillette Center for Gynecologic Oncology
Massachusetts General Hospital Cancer Center
Boston, MA, USA

Amanda Nickles Fader, MD
The Kelly Gynecologic Oncology Service
Johns Hopkins Hospital
Baltimore, MD, USA

Olivia W. Foley, BA
Division of Gynecologic Oncology, Vincent Obstetrics and Gynecology
Massachusetts General Hospital, Harvard Medical School
Boston, MA, USA

Rosemary Foster, PhD
Vincent Center for Reproductive Biology
Vincent Department of Obstetrics and Gynecology
Massachusetts General Hospital
Boston, MA, USA

Leslie A. Garrett, MD
Division of Gynecologic Oncology
Department of Obstetrics and Gynecology
Beth Israel Deaconess Hospital
Boston, MA, USA

Annekathryn Goodman, MD
Division of Gynecologic Oncology, Vincent Obstetrics and Gynecology
Massachusetts General Hospital, Harvard Medical School
Boston, MA, USA

Whitfield Growdon, MD
Vincent Center for Reproductive Biology
Vincent Department of Obstetrics and Gynecology
Massachusetts General Hospital
Boston, MA, USA

Ariel A. Kaphan
Massachusetts General Hospital Cancer Center and
Department of Medicine, Harvard Medical School,
Boston, MA, USA

Michael G. Muto, MD
Division of Gynecologic Oncology
Brigham and Women's Hospital
Boston, MA, USA

Alexander B. Olawaiye, MD
Division of Gynecologic Oncology
Magee-Women's Hospital
Pittsburgh, PA, USA

Richard T. Penson, MD
Division of Medical Oncology
Massachusetts General Hospital
Harvard Medical School
Boston, MA, USA

Dinushi S. Perera, MD
Pennsylvania Hospital
University of Pennsylvania Health System
Philadelphia, PA, USA

Hima B. Prabhakar, MD
Perelman School of Medicine of the University of Pennsylvania
Division of Body Imaging, Pennsylvania Hospital,
Philadelphia, PA, USA

Amanda Ramos, MD
The Kelly Gynecologic Oncology Service
Johns Hopkins Hospital
Baltimore, MD, USA

J. Alejandro Rauh-Hain, MD
Division of Gynecologic Oncology, Vincent Obstetrics
and Gynecology
Massachusetts General Hospital, Harvard Medical School
Boston, MA, USA

Laurel W. Rice, MD
Department of Obstetrics and Gynecology
University of Wisconsin Hospital and Clinics
Madison, WI, USA

Bo Rueda, PhD
Vincent Center for Reproductive Biology
Vincent Department of Obstetrics and Gynecology
Massachusetts General Hospital
Boston, MA, USA

Kathleen M. Schmeler, MD
Department of Gynecologic Oncology
The University of Texas MD Anderson Cancer Center
Houston, TX, USA

John O. Schorge, MD
Division of Gynecologic Oncology, Vincent Obstetrics
and Gynecology
Massachusetts General Hospital, Harvard Medical School
Boston, MA, USA

Ryan J. Spencer, MD
Department of Obstetrics and Gynecology
University of Wisconsin Hospital and Clinics
Madison, WI, USA

Premal H. Thaker, MD
Department of Obstetrics and Gynecology
Washington University School of Medicine
St. Louis, MO, USA

Michael J. Worley, Jr., MD
Division of Gynecologic Oncology
Brigham and Women's Hospital
Boston, MA, USA

Robert H. Young, MD, FRCPATH
James Homer Wright Pathology Laboratories
Massachusetts General Hospital, Harvard Medical School
Boston, MA, USA

☆☆☆ 原著前言

  少见组织学类型的妇科肿瘤导致的死亡并不少见。该领域的一些学者提出患有少见类型妇科肿瘤的患者，应当由此领域的顶级专家治疗，他们诊断及治疗这些肿瘤的经验更加丰富。此观念促进少数专家致力于治疗更少见、更具侵袭性的妇科恶性肿瘤，积累了更多经验。

  这些妇科恶性肿瘤的组织学类型非常少见，从前瞻性临床试验中难以获取最佳管理策略的信息。文献报道的经验通常来自于经验丰富的顶级机构的回顾性分析。

  本书的主要理念是建立在少见类型妇科肿瘤最新诊断和治疗策略的基础上，以供所有关注这些患者的临床医师了解相关信息。本书亦着重讨论了在管理和诊断少见类型妇科肿瘤患者过程中遇到的临床和病理挑战。我有幸邀请 Robin Young 医生共同编写这一部分。另外，每个章节均描述了各种少见肿瘤标志性的病理学特征。

  近 5 年来，本领域的进展及关于肿瘤发展的分子生物学新认知，导致少见类型妇科肿瘤治疗模式发生转变。在部分肿瘤中，新的治疗选择主要集中于用靶向治疗，替代了直接对病灶起源解剖部位进行治疗。但即使在电子通信发达的地区，也难以迅速并准确地获取这些更新的原则和策略。对于从事少见类型妇科肿瘤诊疗工作的临床医师，本书尽可能提供有用信息。本书基本总结了现有的关于这些少见及更具侵袭性的妇科肿瘤的生物学、分子学进展、病理诊断、影像检查选择和治疗策略的文献。

  我们编写本书是为了系统性地描述少见类型妇科肿瘤，向读者提供它们的基础知识和临床策略，以期能更好地了解疾病的病程、诊断、合适的工作流程及可用的治疗选择。鉴于这些疾病通常需要多学科专家团队合作，撰稿专家涵盖基础科学、病理学、影像诊断学、肿瘤放疗学、妇科肿瘤学、内科肿瘤学等领域。邀请的作者是少见类型妇科肿瘤治疗领域公认的领军专家。本书内容讲述系统，容易理解，希望它能够成为指导少见妇科恶性肿瘤评估、诊断和治疗的指南。最后，谨以此书献给我们的家庭、我们的导师和所有的患者。

Marcela G. del Carmen，MD，MPH

哈佛医学院麻省总医院

妇科肿瘤科

☆ ☆ ☆ 译者前言

　　女性生殖道肿瘤是威胁妇女健康的主要疾病之一,随着现代医学的不断进步,对发病率较高的妇科肿瘤的诊治已经积累了一定的经验,并制订了相关的指南,这些肿瘤的预后也得到了不同程度的改善。但是除了浆液性上皮性卵巢癌、子宫内膜癌、宫颈鳞癌等常见的妇科肿瘤之外,还有很多种少见类型的妇科肿瘤,它们的生物学行为及预后千差万别。由于临床少见,对其发展规律缺乏认识,诊断治疗难以做到规范、适当,其预后相对较差。

　　该书由妇科肿瘤知名专家——哈佛医学院麻省总医院 Marcela G. del Carmen 教授主编。本书结合最新的文献,总结了国外近年来诊治这些少见肿瘤的经验。但是由于发病率的限制,这些信息主要来源于大型医疗中心的回顾性分析。本书按照肿瘤部位及病理类型,系统阐述了各种少见妇科肿瘤的流行病学、病理特征、临床表现及诊断治疗方案。由于在诊治的诸多环节中,明确病理诊断至关重要,本书不仅在各个章节均有相应病理描述,还特意邀请病理专家对这些肿瘤的临床病理特征进行总结。此外,本书单独介绍了对于疾病评估十分重要的影像学方法,以及近年来取得明显进展的肿瘤分子生物学。本书提供了大量的组织病理学图片及临床图片,图文并茂,易于理解。

　　本书能为临床医生提供一个快速系统性了解这些肿瘤的平台,以及全面、辩证地阅读最新文献的基础。翻译本书的宗旨在于为国内广大妇科肿瘤医生提供少见类型妇科肿瘤领域全面的概述,争取能为改进这些少见肿瘤的诊治流程并改善其预后提供有价值的参考意见。

　　参加翻译的作者来自于中国协和医科大学北京协和医院、北京大学人民医院、上海交通大学仁济医院和四川省肿瘤医院的青年医师,由妇科肿瘤、放射科、病理科的资深专家进行校对。衷心感谢为翻译本书做出贡献的所有医生,也希望本书能为国内妇科肿瘤医生的临床实际工作提供帮助。当然本书在编译过程中难免存在疏漏之处,希望读者与同道们多予批评指正。

向　阳

北京协和医院妇产科　教授

第十八届国际滋养细胞疾病学会　执行主席

目 录

1 第一部分

总　　则

1

第1章

妇科肿瘤的分子靶标

一、引言

过去的20年,我们对癌症分子驱动的了解呈指数性增加。这些了解引出了癌症个体化医护的概念,也就是个体肿瘤能够检查出特异性的分子变化,这种分子变化使肿瘤对靶向特异性变化的新治疗方法敏感。HER2过表达乳腺癌的HER2(ERBB2)靶向疗法,以及EGFR(ERBB1)基因突变肺癌的EGFR抑制剂的出现,就明显成功地支持了靶向特异性分子谱可使临床获益这个概念。

至于妇科肿瘤,研究人员目前认为,任何个体肿瘤的潜在驱动机制可能呈现显著的异质性,哪怕这些肿瘤的组织学特性相同。鉴别导致卵巢癌、子宫内膜癌和宫颈癌不同亚型的关键分子信号通路,对发展下一代靶向疗法的临床试验至关重要。本章节致力于探索一些分子信号通路和蛋白,它们参与卵巢癌、子宫内膜癌、宫颈癌和阴道癌一些重要亚型的病理变化。尽管肿瘤个体化治疗尚未完全应用于妇科领域,靶向PI3K、MAPK信号通路及HER2和VEGF受体及PARP蛋白的疗法已展现出能提高患者治疗选择的前景。

二、磷酸肌醇3-激酶(PI3K)通路

磷酸肌醇3-激酶(PI3K)通路的致癌变异在子宫内膜癌和卵巢癌中常见[1-3]。PI3K是Akt的上游激活因子,mTOR和它最终调节细胞生长、血管生成、迁移和存活[2,4]。在有报道的三类PI3K酶中,IA类

PI3K与促进癌变最密切相关[5]。PI3K被受体酪氨酸激酶和G蛋白偶联受体激活,传递磷酸基团到磷脂酰肌醇4,5-二磷酸(PIP2)的肌醇环,产生信号分子磷脂酰肌醇3,4,5-三磷酸(PIP3)[1]。这个过程受磷酸酶和张力蛋白类似物(PTEN)的负调节[5]。直接的下游调节因子AKT和mTOR被磷酸化激活,诱导促进生长、侵袭、转移和细胞存活的基因发生转录。

肿瘤中PI3K通路激活的潜在机制有许多,包括受体酪氨酸激酶激活、PI3K通路负性调节因子的扩增、突变、缺失或沉默,以及下游激酶调节因子的激活或扩增等[4]。相关的研究已证实,在乳腺癌、结肠癌、胰腺癌、脑癌、卵巢癌和最近报道的高危子宫内膜癌中,PIK3CA基因的获得性功能突变具有显著的普遍性[2,6-12]。最近的报道表明,基因扩增影响20%~40%的卵巢癌、子宫内膜癌和宫颈癌,涵盖了它们所有的亚型。获得性功能突变更加普遍地发生在内膜样子宫内膜癌、透明细胞癌和卵巢子宫内膜样癌,发生频率约是20%[13-18]。而且,PI3K的激活与化疗耐受和生存恶化相关,提示靶向抑制可以增强传统铂类化疗治疗的效果[19-24]。

考虑到PI3K信号通路激活在妇科肿瘤中的高度普遍性,抑制此级联反应的靶向疗法在造福卵巢癌、子宫内膜癌和宫颈癌患者方面有极大的应用前景[11,25]。多项子宫内膜癌和卵巢癌Ⅰ、Ⅱ期临床试验检测了一些靶向PI3K通路的药物[26-28]。雷帕霉

素类似物作用于哺乳动物的靶点,抑制mTOR——PI3K通路的下游调节因子。西罗莫司的Ⅱ期试验显示了它的客观疗效和稳定病情的显著效果[27,29,30]。除了西罗莫司类药物,PI3K通路的其他抑制剂,包括直接PI3K抑制剂、PI3K/mTOR双重抑制剂和AKT抑制剂正在研究中,以用于卵巢癌和子宫内膜癌的治疗[5,28,31]。早期临床试验报道显示,无论有没有发生*PIK3CA*的获得性功能突变,单药有效率大约为30%,有效持续时间有限,导致治疗耐受[26,32-35]。这个观察引发一个猜想,就是靶向阻断一个重要信号通路的过度激活的蛋白,比如PI3K、AKT或mTOR可能不能产生显著的临床疗效。了解耐受的作用机制将对临床使用靶向疗法至关重要。

总的来说,有效的生物标志物的鉴别对靶向治疗的成功具有重要意义。对于PI3K信号通路,有报道PIK3CA基因的扩增以及它的催化亚基(*PIK3CA*)和调节亚基(*PIK3R1*)的获得性功能突变已在卵巢癌、子宫内膜癌和宫颈癌中检测。一些基础和临床研究数据表明,这些携带基因突变的肿瘤对PI3K通路抑制的灵敏度增强[24,32,36]。在妇科恶性肿瘤中,子宫内膜癌的分子变异程度最高。一些数据明确地显示了可以筛选候选基因用于临床试验,以便使最有可能应答的患者获得更多的益处。但是,没有基因突变或扩增的患者对PI3K通路也有应答,说明需要使用其他标准来鉴别这些最有可能应答的患者[37-40]。PI3K抑制因子的Ⅰ期试验证实了这些发现,但是不可否认携带有特异的获得性功能突变的肿瘤患者的应答最有效[41-55]。目前正在开展一项试验,挑选PTEN缺失或*PIK3CA*获得性功能突变的子宫内膜癌患者,用于靶向PI3K或AKT药物的临床试验,同时确定这些特性是否对直接治疗灵敏。

三、有丝分裂原激活的蛋白激酶(MAPK)通路

有丝分裂原激活的蛋白激酶(MAPK)信号通路是另一个与多种癌症相关的生长信号级联反应,也是对靶向治疗发展有意义的另一个研究对象[56-58]。受体酪氨酸激酶(RTK)家族是研究得比较多的激酶家族之一。MAPK激酶激酶(MAPKKK)磷酸化激活MAPK激酶(MAPKK),后者转而磷酸化激活MAPK的Thr和Tyr残基[59]。GTPase家族成员Ras和Rho从受体复合物传递信号到MAPKKK。哺乳动物中有4个主要的MAPK信号通路。它们是胞外信号相关激酶(ERK),ERK5,p38-MAPK 1和2,以及c-jun氨基末端激酶(JNK)1、2和3。通常ERK通路应答于生长因子刺激,p38-MAPK和c-jun的激活受压力刺激,如UV照射和炎性细胞因子[60,61]。但是也有生长因子通过交叉反应激活p38-MAPK和c-JNK的例子。

Ras蛋白是连接细胞表面膜受体和其下游效应信号MAPK通路的不可或缺的中间调节因子。11.6%~83%的内膜样子宫内膜癌有k-ras突变[62-67]。用*KRAS*突变细胞系模型和MEK抑制剂的体外研究表明,MAPK/ERK1-2促进子宫内膜癌细胞增殖[68-73]。

最近的研究进一步强调了信号通路之间相互作用的复杂性。二甲双胍(metformin),一种口服双胍类药物,通常用于2型糖尿病的治疗,可局部激活AMPK信号通路,抑制PI3K/AKT/mTOR通路的生长促进作用,抑制细胞增殖。最近研究显示,在子宫内膜癌中持续表达k-ras,能下调ERK和AKT信号通路,促进子宫内膜癌细胞死亡。在子宫内膜癌细胞中,二甲双胍剂量依赖性的激活AMPK[74,75]。MAPK抑制剂司美替尼(selumetinib,AZD-6244)的试验正在复发

性子宫内膜癌中进行(NCT01011933)[75]。

MAPK 在卵巢低级别浆液性癌(LGSC)和浆液性交界瘤的生理病理过程中起重要作用。尽管约85%的上皮性卵巢癌是浆液性的,只有约10%是 LGSC[76-78]。LGSC 几乎没有 p53 突变但有 *KRAS* 或 *BRAF* 突变。与此相反的是,高级别浆液性癌一般有 p53 突变但极少有 *KRAS* 或 *BRAF* 的突变。

据估计,80%的卵巢 LGSC 激活 MAP 激酶通路[79]。同样,78%的前期病变交界瘤(一直被称为"低度恶性潜能肿瘤")也激活了 MAP 激酶通路[79,80]。尽管 LGSC 和高级别浆液性癌有不同的临床表现和分子谱征,它们都是用铂类和紫杉烷类治疗并接着进行手术。特异性信号通路的识别可用于靶向治疗,以产生更好的疗效。

一项妇科肿瘤组(GOG)MEK 抑制剂司美替尼(AZD-6244)的 Ⅱ 期试验,有效率为15%。在复发性 LGSC 患者中可观察到65%的稳定发病率和平均11个月的无疾病进展生存(PFS)期[81]。

四、人表皮生长因子受体 2(HER2)

人表皮生长因子受体2(HER2),也叫作 HER2/*neu* 或 c-erbB2,是一个生长因子受体酪氨酸激酶,与很多肿瘤有关。在乳腺癌、结肠癌、胃癌、食管癌、卵巢癌和子宫内膜癌中,存在 *HER2*(*ERBB2*)基因的扩增和 HER2 蛋白的过表达[82-88]。*HER2* 基因定位于染色体 17q21,编码一个 185 kDa 的跨膜酪氨酸激酶受体。HER2 是人表皮生长因子受体超家族一个研究较多的成员,由 3 个其他的酪氨酸激酶受体(HER1/EGFR,HER3 和 HER4)组成,经配体激活后二聚化并通过 MAPK 和 PI3K/AKT/mTOR 信号通路诱导信号转导[89-96]。这种下游通路的激活诱导促进细胞恶性转化的基因产生,影响细胞存活、增殖、血管生成和迁移(彩图 1-1)。

高级别的子宫内膜癌,包括 3 期内膜样癌、子宫浆液性癌(USC)和癌肉瘤,有10%～30%的 *HER2* 基因扩增,高达70%的 HER2 蛋白过表达,引起总生存率下降[97-103]。尽管临床前数据良好,在复发性子宫内膜癌中两个抗 HER2 治疗的 Ⅱ 期试验呈现出低有效性[99,100]。这些试验提示直接作用于 HER2 抑制的单药疗法效果有限,可能是因为本来就存在的或药物引起的耐药性[104]。

在 800 例卵巢恶性肿瘤中检测膜 HER2 的蛋白表达,12%的肿瘤显示了 2 或 3 倍的蛋白表达。考虑到 HER2 过表达的低普遍性,这种治疗方法的应用价值可能有限[104-107]。

五、血管内皮生长因子(VEGF)

血管生成是肿瘤细胞生物学的重要组成部分,对于患妇科肿瘤的女性来说,它已经成为一个很有前景的治疗方向[108-123]。

几乎所有抗血管生成的疗法靶向 VEGF 信号通路。VEGF 家族包含 6 个相关蛋白,其中最重要的是 VEGF-A,它是第一个被发现并称为 simply "VEGF",其他异构体(VEGF-B,C 和 D)更特异性地参与初期和位点特异的血管生成[124-128]。VEGF-A 在本章中将被称为 simply "VEGF"。

在妇科恶性肿瘤中,血管生成信号通路在卵巢癌中已被广泛研究[129]。数据显示,血管生成在卵巢癌的转移扩散中起了重要作用,血管生成信号增强是卵巢癌预后不良的一个因素[122,130-137]。在人卵巢癌细胞系和肿瘤中已研究了高水平的促血管生成因子,如组织缺氧诱导因子 1(HIF-1)、VEGF 和 PDGF,以及低水平的抗血管生成因子如内皮他丁等[136,137]。

贝伐单抗是一个人来源的抗循环性 VEGF 的单克隆抗体。高级别和低级别卵巢癌的回顾性研究表明,在复发性化疗耐受情况下使用贝伐单抗的有效性[138-143]。接下来发表的两个Ⅱ期试验显示有效率高达15%~21%,临床受益率(稳定发病率+有效率)高于60%[140,141]。Ⅲ期试验数据记录了贝伐单抗在卵巢癌中的活性[144-163]。2012年,OCEANS试验报道了卡铂和吉西他滨与贝伐单抗联合用药,与不使用贝伐单抗的联合用药相比,显著延长铂类敏感的复发性卵巢癌患者的PFS 4个月[144,145]。显然这个试验用药组使用贝伐单抗直到病情恶化,提高了持续进行抗血管生成治疗的可能性,也有助于存活率。最近的AURELIA试验(NCT00976911)报告显示,随机分配具有铂类耐药的卵巢癌患者使用贝伐单抗联合脂质体多柔比星、托泊替康或周剂量紫杉醇方案,与单药化疗方案相比,PFS提高。最有协同效果的是紫杉醇和贝伐单抗联合,PFS几乎延长11个月[146,147]。两个Ⅲ期试验(GOG 218和ICON 7)评估一线使用贝伐单抗和稳定卵巢癌的效果,PFS提高,但总生存率没有影响[161-163]。

更多的靶向VEGF或其受体的血管生成类药物已经进入临床试验。根据Ⅱ期试验结果,VEGF-Trap(阿柏西普)联合多西他赛在复发性卵巢癌中有效率为54%[148]。很多直接作用于VEGF受体的受体酪氨酸激酶(RTK)抑制剂的试验也在进行。除了PDGF受体、表皮生长因子受体(EGFR)和c-Kit等VEGF受体外,索拉非尼、舒尼替尼和帕唑帕尼等药物靶向作用于许多其他的RTK。在复发性卵巢癌患者中对这些RTK抑制剂开展的临床试验有限,应答率并没有像贝伐单抗那样有效[149-153]。尚没有一项试验能检测VEGF通路增强的活性,这点可能在增加一些多激酶抑制剂的相关临床获益中需要[151,154-163]。

目前对子宫内膜癌中血管生成的作用了解较少。免疫组化染色检测临床前血管平均密度(MVD)计数,以研究子宫内膜癌和子宫内膜增生的血管生成。Abulafia等比较了子宫内膜增生和Ⅰ期子宫内膜癌的MVD计数,发现随着病理组织从简单的增生恶化到浸润性的癌,MVD计数也随之变化[164]。作者总结,高级别和侵袭程度高的肿瘤与血管生成活性增强直接相关[164]。Kaku等证实了这些发现,他们研究了85例Ⅰ期和Ⅱ期子宫内膜癌样本,MVD与肿瘤级别、子宫肌层侵袭程度和脉管浸润强度相关[165]。另外一项临床前研究发现,高水平的MVD计数与不良的PFS和总生存率(OS)相关,证实血管生成可成为子宫内膜癌的一个临床相关表征[166]。

一个多靶点酪氨酸激酶抑制剂(TKI)索拉非尼的Ⅱ期试验有效率是5%[167]。舒尼替尼在同样群体中的Ⅱ期试验有效率为15%,毒性主要限于疲劳和高压群体[168]。贝伐单抗的Ⅱ期试验(GOG 229E)有效率是13.5%,与其他单药用药进行了很好地对比。肿瘤和血清VEGF水平经免疫组化和ELISA实验进行量化,与有效率和存活率相关。高水平的肿瘤VEGF与存活率增加相关,同时增加的循环血清VEGF水平与存活率降低和治疗失败相关[169]。这项研究提示,VEGF水平可以作为生物标记物来预测哪个患者更适合于VEGF靶向治疗。

异常血管的研究在宫颈癌中有报道[170]。早期和晚期宫颈癌的组织病理学研究表明,阴道镜检查3%的原位癌患者血管异常,50%的微创疾病患者和100%的侵袭性癌患者[171]有血管异常。对MVD和VEGF表达的研究结果并不一致,MVD计数与侵袭程度、局部淋巴结转移有关,并且淋巴管浸润可以为宫颈癌妇女提供独立的预后信息[172-177]。高水平的VEGF蛋白表达与肿瘤大小、脉管浸润和淋巴结转移以及短暂的无病间期相关[178-180]。

对复发性或持续性宫颈癌妇女进行贝伐

单抗的 Ⅱ 期临床试验。在这个试验（GOG227C）中，Monk 和他的同事发现，在大量预处理和辐射诱变的人群中有效率为 10.9%，6 个月时的稳定发病率为 24%。中位 PFS 3.4 个月，应答者的效用持续时间 6.2 个月[181,182]。其他药物如帕唑帕尼和舒尼替尼（靶向 VEGFR，PGFR，c-Kit）的试验，有效率有限，数周存活率提高有限[181,183]。在晚期、复发/持续性宫颈癌的 Ⅲ 期试验 GOG240（NCT00803062）中，评估贝伐单抗联合顺铂/紫杉醇及拓扑替康/紫杉醇的用药效果。初步数据证实 OS 延长 3.7 个月，使用贝伐单抗没有任何毒副作用。

可能作为妇科肿瘤最有前景的靶点之一，VEGF 已成为许多基础研究、转化医学和临床试验的焦点，是上皮性卵巢癌、子宫内膜癌和宫颈癌发展和进程中的一个关键促进因素。血管生成变化的标记分子，如 MVD 或 VEGF 的表达对这些妇科恶性肿瘤具有预后价值，靶向新血管生成调节因子的临床试验已在某些患者中呈现明显的效果。未来的挑战还包括有效的生物标记物的发展，控制昂贵疗法的成本，谨慎评估抗血管生成治疗是否有不可预料的结果，比如反跳效应，即增加肿瘤对常规化疗的耐受。

六、聚腺苷酸二磷酸核糖聚合酶（PARP）

大概转化医学治疗最显著的成功之一是在 BRCA1 和 BRCA2 基因的胚系突变患者中多聚腺苷酸二磷酸核糖聚合酶（PARP）抑制剂的出现。BRCA 突变患者 PARP 抑制的疗效可靠，说明在具有特定表型的患者中有选择的靶向治疗是有效的。

5%～10% 的上皮性卵巢癌患者存在 BRCA1 和 BRCA2 基因胚系失活突变[184-187]。约 90% 的遗传性卵巢癌是 BRCA 相关的[188]。BRCA1 和 BRCA2 都是肿瘤抑制蛋白，参与 DNA 双链断裂修复的同源重组（HR）[189,190]。一个 BRCA 胚系突变是导致患者乳腺癌和卵巢癌及其他如前列腺癌和胰腺癌易感的第一次"打击"[191]。这些肿瘤被认为是由另一功能性 BRCA 等位基因失活引起的。当两个等位基因都发生突变，体细胞使用不甚精细的用于单链断裂的 DNA 修复机制，特别是碱基切除修复（BER）机制，以缓解可能致瘤的 DNA 损伤的积累[192]。BER 过程受 PARP 酶的调节[193,194]。细胞缺少 BRCA 诱导的 HR，PARP 抑制导致 DNA 修复失败，细胞凋亡。因为 PARP 抑制剂在野生型 BRCA 的情况下细胞毒性很小，研究人员创造了"协同致死性"[195,196]一词来描述这种 BRCA 突变依赖的细胞毒性作用。这些特点使得 PARP 抑制成为一个很有吸引力的治疗策略。

PARP 的抑制剂有很多。最近在 60 例癌症患者中，奥拉帕尼（AZD 2281，olaparib），一种口服 PARP 的I期试验发现，15 例携带有 BRCA 突变的卵巢癌患者，8 例患者用药有效，1 例患者病情稳定[197,198]。另一项 Ⅰ 期试验在铂类耐受和敏感的卵巢癌患者中显示了相似的功效[199]。接下来奥拉帕尼的 Ⅱ 期试验，Audeh 和其同事在复发性 BRCA 突变的卵巢癌患者中开展，57 例接受平均 3～4 次前期治疗的患者中，总有效率 25%。400mg BID 的高剂量时，有效率 33%，毒性很小[200]。

越来越多的数据显示，PARP 抑制不仅对 BRCA 基因突变的患者有临床疗效，也对那些没有特定突变的患者有效果。在一项 91 例复发性卵巢癌患者的奥拉帕尼的试验中，对 BRCA 突变的有效率为 41%，有意思的是散发性卵巢癌患者的有效率为 24%[201]。研究人员乐观地认为，如同三阴性乳腺癌一样[202-204]，PARP 抑制对没有 BRCA 突变的卵巢癌患者有效，可能仅次于 BRCA 表观遗传失活或"BRCAness"，在散发性卵巢癌中有效率达 31%[205-208]。

PARP 抑制也在疾病持续阶段被评估。复发性卵巢癌患者奥拉帕尼或安慰剂的随机试验中,PFS 有显著性差异(分别是 8.4 个月和 4.8 个月,HR 0.35;95% CI 0.25～0.49,$P<0.001$)。总存活率没有显著差异。

研究数据表明,PARP 抑制配合化疗是一个有效的途径,提示它们有协同作用[209,210]。同时使用铂类药物和 PARP 抑制剂能增强毒性。尽管这种毒性很有前景,在对铂类敏感和耐受的卵巢癌患者中联合卡铂治疗方案与 PARP 抑制剂如奥拉帕尼、维利帕尼(ABT-888,veliparib)和 iniparib(BSI-201)的试验,预计显示很强的有效性,支持前期联合治疗的试验(NCT01033123,NCT01033292,NCT01650376,NCT01081951,NCT01459380)。特别是在携带有 *BRCA* 基因突变的患者中会发生协同作用,尽管这点尚未报道。

分子表征作为一个潜在的生物标记物,可以预测靶向这个特定分子变异的治疗的有效性。PARP 抑制支持了这个概念。尽管对于卵巢癌最有效的应答发生在携带 *BRCA* 基因胚系突变的患者中,新的基因组和临床数据显示 PARP 抑制也对相当一部分没有突变的卵巢癌患者有疗效。PARP 抑制是否在前期、持续或复发阶段发挥最大的功效目前并不清楚,但下一阶段的试验将为如何联合 PARP 抑制和卵巢癌患者的临床医护提供更多的指导。

(李　蕾　译　向　阳　校)

参 考 文 献

[1] Engelman, J. A., Luo, J. and Cantley, L. C. (2006) The evolution of phosphatidylinositol 3-kinases as regulators of growth and metabolism. Nature Reviews Genetics, 7, 606-619.

[2] Samuels, Y., Wang, Z., Bardelli, A. et al. (2004) High frequency of mutations of the PIK3CA gene in human cancers. Science (New York, NY), 304, 554.

[3] Courtney, K.D., Corcoran, R.B. and Engelman, J. A. (2010) The PI3K pathway as drug target in human cancer. Journal of Clinical Oncology, 28, 1075-1083.

[4] Yuan, T. L. and Cantley, L. C. (2008) PI3K pathway alterations in cancer: variations on a theme. Oncogene, 27, 5497-5510.

[5] Courtney, K. D., Corcoran, R. B. and Engelman, J. A. (2010) The PI3K pathway as drug target in human cancer. Journal of Clinical Oncology, 28, 1075-1083.

[6] Samuels, Y. and Velculescu, V. E. (2004) Oncogenic mutations of PIK3CA in human cancers. Cell Cycle, 3, 1221-1224.

[7] Abubaker, J., Bavi, P., Al-Haqawi, W. et al. (2009) PIK3CA alterations in Middle Eastern ovarian cancers. Molecular Cancer, 8, 51.

[8] Souglakos, J., Philips, J., Wang, R. et al. (2009) Prognostic and predictive value of common mutations for treatment response and survival in patients with metastatic colorectal cancer. British Journal of Cancer, 101, 465-472.

[9] Kalinsky, K., Jacks, L. M., Heguy, A. et al. (2009) PIK3CA mutation associates with improved outcome in breast cancer. Clinical Cancer Research, 15, 5049-5059.

[10] Brugge, J., Hung, M.C. and Mills, G.B. (2007) A new mutational AKTivation in the PI3K pathway. Cancer Cell, 12, 104-107.

[11] Salvesen, H.B., Carter, S.L., Mannelqvist, M. et al. (2009) Integrated genomic profiling of endometrial carcinoma associates aggressive tumors with indicators of PI3 kinase activation. Proceedings of National Academy of Sciences U S A, 106, 4834-4839.

[12] Dobbin, Z.C. and Landen, C.N. (2013) The importance of the PI3K/AKT/MTOR pathway in the progression of ovarian cancer. International Journal of Molecular Sciences, 14,

8213-8227.

[13] Campbell, I. G., Russell, S. E., Choong, D. Y. et al. (2004) Mutation of the PIK3CA gene in ovarian and breast cancer. Cancer Research, 64, 7678-7681.

[14] Kolasa, I. K., Rembiszewska, A., Felisiak, A. et al. (2009) PIK3CA amplification associates with resistance to chemotherapy in ovarian cancer patients. Cancer Biology & Therapy, 8, 21-26.

[15] Kuo, K. T., Mao, T. L., Jones, S. et al. (2009) Frequent activating mutations of PIK3CA in ovarian clear cell carcinoma. The American Journal of Pathology, 174, 1597-1601.

[16] Dedes, K. J., Wetterskog, D., Ashworth, A. et al. (2011) Emerging therapeutic targets in endometrial cancer. Nature Reviews Clinical Oncology, 8, 261-271.

[17] De Marco, C., Rinaldo, N., Bruni, P. et al. (2013) Multiple genetic alterations within the PI3K pathway are responsible for AKT activation in patients with ovarian carcinoma. PLoS One, 8, e55362.

[18] Bertelsen, B. I., Steine, S. J., Sandvei, R. et al. (2006) Molecular analysis of the PI3K-AKT pathway in uterine cervical neoplasia: frequent PIK3CA amplification and AKT phosphorylation. International Journal of Cancer, 118, 1877-1883.

[19] Dent, P., Grant, S., Fisher, P. B. and Curiel, D. T. (2009) PI3K: a rational target for ovarian cancer therapy? Cancer Biology & Therapy, 8, 27-30.

[20] Lee, S., Choi, E. J., Jin, C. and Kim, D. H. (2005) Activation of PI3K/Akt pathway by PTEN reduction and PIK3CA mRNA amplification contributes to cisplatin resistance in an ovarian cancer cell line. Gynecologic Oncology, 97, 26-34.

[21] Schwarz, J. K., Payton, J. E., Rashmi, R. et al. (2012) Pathwayspecific analysis of gene expression data identifies the PI3K/ Akt pathway as a novel therapeutic target in cervical cancer. Clinical Cancer Research, 18, 1464-1471.

[22] Carracedo, A. and Pandolfi, P. P. (2008) The PTEN-PI3K pathway: of feedbacks and cross-talks. Oncogene, 27, 5527-5541.

[23] Sheppard, K. E., Cullinane, C., Hannan, K. M. et al. (2013) Synergistic inhibition of ovarian cancer cell growth by combining selective PI3K/mTOR and RAS/ERK pathway inhibitors. European Journal of Cancer, 49, 3936-3944.

[24] Sos, M. L., Fischer, S., Ullrich, R. et al. (2009) Identifying genotype-dependent efficacy of single and combined PI3K- and MAPK-pathway inhibition in cancer. Proceedings of National Academy of Sciences U S A, 106, 18351-18356.

[25] Glaysher, S., Bolton, L. M., Johnson, P. et al. (2013) Targeting EGFR and PI3K pathways in ovarian cancer. British Journal of Cancer, 109, 1786-1794.

[26] Janku, F., Wheler, J. J., Westin, S. N. et al. (2012) PI3K/AKT/mTOR inhibitors in patients with breast and gynecologic malignancies harboring PIK3CA mutations. Journal of Clinical Oncology, 30, 777-782.

[27] Behbakht, K., Sill, M. W., Darcy, K. M. et al. (2011) Phase II trial of the mTOR inhibitor, temsirolimus and evaluation of circulating tumor cells and tumor biomarkers in persistent and recurrent epithelial ovarian and primary peritoneal malignancies: a Gynecologic Oncology Group study. Gynecologic Oncology, 123, 19-26.

[28] Polivka, J., Jr and Janku, F. (2013) Molecular targets for cancer therapy in the PI3K/AKT/mTOR pathway. Pharmacology & Therapeutics, 142(2), 164-175.

[29] Oza, A. M., Elit, L., Tsao, M. S. et al. (2011) Phase II study of temsirolimus in women with recurrent or metastatic endometrial cancer: a trial of the NCIC Clinical Trials Group. Journal of Clinical Oncology, 29, 3278-3285.

[30] Slomovitz, B. M., Lu, K. H., Johnston, T. et al. (2010) A phase 2 study of the oral mammalian target of rapamycin inhibitor, everolimus, in pa-

tients with recurrent endometrial carcinoma. Cancer,116,5415-5419.

[31] Slomovitz,B.M.and Coleman,R.L.(2012)The PI3K/AKT/mTOR pathway as a therapeutic target in endometrial cancer. Clinical Cancer Research,18,5856-5864.

[32] Janku,F.,Wheler,J.J.,Naing,A.et al.(2013) PIK3CA mutation H1047R is associated with response to PI3K/AKT/mTOR signaling pathway inhibitors in early phase clinical trials.Cancer Research,73,276-284.

[33] Janku,F.,Wheler,J.J.,Naing,A.et al.(2012) PIK3CA mutations in advanced cancers: characteristics and outcomes. Oncotarget, 3, 1566-1575.

[34] Squillace, R.M., Miller, D., Cookson, M. et al. (2011)Antitumor activity of ridaforolimus and potential cellcycle determinants of sensitivity in sarcoma and endometrial cancer models.Molecular Cancer Therapeutics,10,1959-1968.

[35] Shoji, K., Oda, K., Kashiyama, T. et al. (2012) Genotypedependent efficacy of a dual PI3K/ mTOR inhibitor, NVPBEZ235, and an mTOR inhibitor, RAD001, in endometrial carcinomas. PLoS One,7,e37431.

[36] O'Brien, C., Wallin, J. J., Sampath, D. et al. (2011)Predictive biomarkers of sensitivity to the phosphatidylinositol 3' kinase inhibitor GDC-0941 in breast cancer preclinical models.Clinical Cancer Research,16,3670-3683.

[37] Dan,S.,Okamura,M.,Seki,M.et al.(2010)Correlating phosphatidylinositol 3-kinase inhibitor efficacy with signaling pathway status: in silico and biological evaluations.Cancer Research,70, 4982-4994.

[38] O'Brien, C., Wallin, J. J., Sampath, D. et al. (2010)Predictive biomarkers of sensitivity to the phosphatidylinositol 3' kinase inhibitor GDC-0941 in breast cancer preclinical models.Clinical Cancer Research,16,3670-3683.

[39] Wallin,J.J.,Edgar,K.A.,Guan,J.et al.(2011) GDC-0980 is a novel class I PI3K/mTOR kinase inhibitor with robust activity in cancer

models driven by the PI3K pathway.Molecular Cancer Therapeutics,10,2426-2436.

[40] Engelman,J.A.,Chen,L.,Tan,X.et al.(2008) Effective use of PI3K and MEK inhibitors to treat mutant Kras G12D and PIK3CA H1047R murine lung cancers. Nature Medicine, 14, 1351-1356.

[41] Janku,F.,Wheler,J.J.,Naing,A.et al.(2012) PIK3CA mutations in advanced cancers: characteristics and outcomes. Oncotarget, 3, 1566-1575.

[42] Janku,F.,Wheler,J.J.,Naing,A.et al.(2013) PIK3CA mutation H1047R is associated with response to PI3K/AKT/ mTOR signaling pathway inhibitors in early-phase clinical trials.Cancer Research,73,276-284.

[43] McCubrey,J.A.,Steelman,L.S.,Chappell,W. H. et al. (2012) Ras/Raf/MEK/ERK and PI3K/PTEN/Akt/mTOR cascade inhibitors: how mutations can result in therapy resistance and how to overcome resistance.Oncotarget,3, 1068-1111.

[44] Janku, F.,Lee,J.J.,Tsimberidou, A.M.et al. (2011)PIK3CA mutations frequently coexist with RAS and BRAF mutations in patients with advanced cancers.PLoS One,6,e22769.

[45] Janku,F.,Wheler,J.J.,Westin,S.N.et al.(2012) PI3K/AKT/ mTOR inhibitors in patients with breast and gynecologic malignancies harboring PIK3CA mutations.Journal of Clinical Oncology,30,777-782.

[46] O'Reilly, K. E., Rojo, F., She, Q. B. et al. (2006) mTOR inhibition induces upstream receptor tyrosine kinase signaling and activates Akt.Cancer Research,66,1500-1508.

[47] Slomovitz, B.M. and Coleman, R.L.(2012)The PI3K/AKT/ mTOR pathway as a therapeutic target in endometrial cancer.Clinical Cancer Research,18,5856-5864.

[48] Shoji, K., Oda, K., Kashiyama, T. et al. (2012) Genotypedependent efficacy of a dual PI3K/ mTOR inhibitor, NVPBEZ235, and an mTOR inhibitor, RAD001, in endometrial carcinomas.

PLoS One，7，e37431.

[49] Muellner，M. K.，Uras，I. Z.，Gapp，B. V. et al. (2011) A chemical- genetic screen reveals a mechanism of resistance to PI3K inhibitors in cancer. Nature Chemical Biology，7，787-793.

[50] Ilic，N.，Utermark，T.，Widlund，H. R. and Roberts，T. M. (2011) PI3K-targeted therapy can be evaded by gene amplification along the MYC-eukaryotic translation initiation factor 4E (eIF4E) axis. Proceedings of National Academy of Sciences U S A，108，E699-E708.

[51] Ibrahim，Y. H.，Garcia-Garcia，C.，Serra，V. et al. (2012) PI3K inhibition impairs BRCA1/2 expression and sensitizes BRCA-proficient triple-negative breast cancer to PARP inhibition. Cancer Discovery，2，1036-1047.

[52] Juvekar，A.，Burga，L. N.，Hu，H. et al. (2012) Combining a PI3K inhibitor with a PARP inhibitor provides an effective therapy for BRCA1-related breast cancer. Cancer Discovery，2，1048-1063.

[53] Forster，M. D.，Dedes，K. J.，Sandhu，S. et al. (2011) Treatment with olaparib in a patient with PTEN-deficient endometrioid endometrial cancer. Nature Reviews Clinical Oncology，8，302-306.

[54] Shaheen，M.，Allen，C.，Nickoloff，J. A. and Hromas，R. (2011) Synthetic lethality：exploiting the addiction of cancer to DNA repair. Blood，117，6074-6082.

[55] Leung，M.，Rosen，D.，Fields，S. et al. (2011) Poly (ADPribose) polymerase-1 inhibition：preclinical and clinical development of synthetic lethality. Molecular Medicine，17，854-862.

[56] Shields，J. M.，Pruitt，K.，McFall，A. et al. (2000) Understanding Ras：'it ain't over 'til it's over'. Trends in Cell Biology，10，147-154.

[57] Flaherty，K. T.，Robert，C.，Hersey，P. et al. (2012) Improved survival with MEK inhibition in BRAF-mutated melanoma. The New England Journal of Medicine，367，107-114.

[58] Chapman，P. B.，Hauschild，A.，Robert，C. et al. (2011) Improved survival with vemurafenib in melanoma with BRAF V600E mutation. The New England Journal of Medicine，364，2507-2516.

[59] Krishna，M. and Narang，H. (2008) The complexity of mitogen- activated protein kinases (MAPKs) made simple. Cellular and Molecular Life Sciences：CMLS，65，3525-3544.

[60] Narang，H. and Krishna，M. (2008) Effect of nitric oxide donor and gamma irradiation on MAPK signaling in murine peritoneal macrophages. Journal of Cellular Biochemistry，103，576-587.

[61] McCubrey，J. A.，Steelman，L. S.，Chappell，W. H. et al. (2012) Mutations and deregulation of Ras/Raf/MEK/ERK and PI3K/PTEN/Akt/mTOR cascades which alter therapy response. Oncotarget，3，954-987.

[62] Dedes，K. J.，Wetterskog，D.，Ashworth，A. et al. (2011) Emerging therapeutic targets in endometrial cancer. Nature Reviews Clinical Oncology，8，261-271.

[63] Duggan，B. D.，Felix，J. C.，Muderspach，L. I. et al. (1994) Early mutational activation of the c-Ki-ras oncogene in endometrial carcinoma. Cancer Research，54，1604-1607.

[64] Caduff，R. F.，Johnston，C. M. and Frank，T. S. (1995) Mutations of the Ki-ras oncogene in carcinoma of the endometrium. The American Journal of Pathology，146，182-188.

[65] Lax，S. F.，Kendall，B.，Tashiro，H. et al. (2000) The frequency of p53，K-ras mutations，and microsatellite instability differs in uterine endometrioid and serous carcinoma：evidence of distinct molecular genetic pathways. Cancer，88，814-824.

[66] Enomoto，T.，Fujita，M.，Inoue，M. et al. (1993) Alterations of the p53 tumor suppressor gene and its association with activation of the c-K-ras-2 protooncogene in premalignant and malignant lesions of the human uterine endometrium. Cancer Research，53，1883-1888.

[67] Wang，L. E.，Ma，H.，Hale，K. S. et al. (2012) Roles of genetic variants in the PI3K and RAS/RAF pathways in susceptibility to en-

dometrial cancer and clinical outcomes. Journal of Cancer Research and Clinical Oncology,138,377-385.

[68] Ninomiya, Y., Kato, K., Takahashi, A. et al. (2004) K-Ras and H-Ras activation promote distinct consequences on endometrial cell survival. Cancer Research,64,2759-2765.

[69] Suga, S., Kato, K., Ohgami, T. et al. (2007) An inhibitory effect on cell proliferation by blockage of the MAPK/estrogen receptor/MDM2 signal pathway in gynecologic cancer. Gynecologic Oncology,105,341-350.

[70] Weigelt, B., Warne, P. H., Lambros, M. B. et al. (2013) PI3K pathway dependencies in endometrioid endometrial cancer cell lines. Clinical Cancer Research,19,3533-3544.

[71] Oda, K., Stokoe, D., Taketani, Y. and McCormick, F. (2005) High frequency of coexistent mutations of PIK3CA and PTEN genes in endometrial carcinoma. Cancer Research, 65, 10669-10673.

[72] Kandoth, C., Schultz, N., Cherniack, A. D. et al. (2013) Integrated genomic characterization of endometrial carcinoma. Nature,497,67-73.

[73] Hoeflich, K. P., O' Brien, C., Boyd, Z. et al. (2009) In vivo antitumor activity of MEK and phosphatidylinositol 3-kinase inhibitors in basal-like breast cancer models. Clinical Cancer Research,15,4649-4664.

[74] Iglesias, D. A., Yates, M. S., van der Hoeven, D. et al. (2013) Another surprise from metformin: novel mechanism of action via k-ras influences endometrial cancer response to therapy. Molecular Cancer Therapeutics, 12, 2847-2856.

[75] Epstein, R. J. (2013) The unpluggable in pursuit of the undruggable: tackling the dark matter of the cancer therapeutics universe. Frontiers in Oncology,3,304.

[76] Seidman, J. D., Horkayne-Szakaly, I., Haiba, M. et al. (2004) The histologic type and stage distribution of ovarian carcinomas of surface epithelial origin. International Journal of Gynecological Pathology,23,41-44.

[77] Bodurka, D. C., Deavers, M. T., Tian, C. et al. (2012) Reclassification of serous ovarian carcinoma by a 2-tier system: a Gynecologic Oncology Group Study. Cancer,118,3087-3094.

[78] Romero, I., Sun, C. C., Wong, K. K. et al. (2013) Low-grade serous carcinoma: new concepts and emerging therapies. Gynecologic Oncology,130,660-666.

[79] Hsu, C. Y., Bristow, R., Cha, M. S. et al. (2004) Characterization of active mitogen-activated protein kinase in ovarian serous carcinomas. Clinical Cancer Research,10,6432-6436.

[80] Pritchard, A. L. and Hayward, N. K. (2013) Molecular pathways: mitogen-activated protein kinase pathway mutations and drug resistance. Clinical Cancer Research,19,2301-2309.

[81] Farley, J., Brady, W. E., Vathipadiekal, V. et al. (2013) Selumetinib in women with recurrent low-grade serous carcinoma of the ovary or peritoneum: an open-label, singlearm, phase 2 study. The Lancet Oncology,14,134-140.

[82] Khasraw, M. and Bell, R. (2012) Primary systemic therapy in HER2-amplified breast cancer: a clinical review. Expert Review of Anticancer Therapy,12,1005-1013.

[83] Chan, D.S., Twine, C.P. and Lewis, W.G. (2012) Systematic review and meta-analysis of the influence of HER2 expression and amplification in operable oesophageal cancer. Journal of Gastrointestinal Surgery,16,1821-1829.

[84] Hechtman, J.F. and Polydorides, A.D. (2012) HER2/neu gene amplification and protein overexpression in gastric and gastroesophageal junction adenocarcinoma: a review of histopathology, diagnostic testing, and clinical implications. Archives of Pathology & Laboratory Medicine,136,691-697.

[85] Spector, N.L. and Blackwell, K.L. (2009) Understanding the mechanisms behind trastuzumab therapy for human epidermal growth factor receptor 2-positive breast cancer. Journal of Clinical Oncology,27,5838-5847.

[86] Bookman, M. A., Darcy, K. M., Clarke-Pearson, D. et al. (2003) Evaluation of monoclonal humanized anti-HER2 antibody, trastuzumab, in patients with recurrent or refractory ovarian or primary peritoneal carcinoma with overexpression of HER2: a phase Ⅱ trial of the Gynecologic Oncology Group. Journal of Clinical Oncology, 21, 283-290.

[87] Berchuck, A., Kamel, A., Whitaker, R. et al. (1990) Overexpression of HER-2/neu is associated with poor survival in advanced epithelial ovarian cancer. Cancer Research, 50, 4087-4091.

[88] Rubin, S. C., Finstad, C. L., Wong, G. Y. et al. (1993) Prognostic significance of HER-2/neu expression in advanced epithelial ovarian cancer: a multivariate analysis. American Journal of Obstetrics and Gynecology, 168, 162-169.

[89] Citri, A. and Yarden, Y. (2006) EGF-ERBB signalling: towards the systems level. Nature Reviews Molecular Cell Biology, 7, 505-516.

[90] Yarden, Y. and Sliwkowski, M. X. (2001) Untangling the ErbB signalling network. Nature Reviews Molecular Cell Biology, 2, 127-137.

[91] Baselga, J. (2010) Treatment of HER2-overexpressing breast cancer. Annals of Oncology, 21 Suppl 7, vii36-vii40.

[92] Baselga, J. (2010) Treatment of HER2-overexpressing breast cancer. Annals of Oncology, 21 Suppl 7, vii36-vii40.

[93] Baselga, J., Gelmon, K. A., Verma, S. et al. (2010) Phase Ⅱ trial of pertuzumab and trastuzumab in patients with human epidermal growth factor receptor 2-positive metastatic breast cancer that progressed during prior trastuzumab therapy. Journal of Clinical Oncology, 28, 1138-1144.

[94] Blackwell, K. L., Burstein, H. J., Storniolo, A. M. et al. (2012) Overall survival benefit with lapatinib in combination with trastuzumab for patients with human epidermal growth factor receptor 2-positive metastatic breast cancer: final results from the EGF104900 Study. Journal of Clinical Oncology, 30, 2585-2592.

[95] Swain, S. M., Kim, S. B., Cortes, J. et al. (2013) Pertuzumab, trastuzumab, and docetaxel for HER2-positive metastatic breast cancer (CLEOPATRA study): overall survival results from a randomised, double-blind, placebo-controlled, phase 3 study. The Lancet Oncology, 14, 461-471.

[96] Baselga, J., Bradbury, I., Eidtmann, H. et al. (2012) Lapatinib with trastuzumab for HER2-positive early breast cancer (NeoALTTO): a randomised, open-label, multicentre, phase 3 trial. Lancet, 379, 633-640.

[97] Slomovitz, B. M., Broaddus, R. R., Burke, T. W. et al. (2004) Her-2/neu overexpression and amplification in uterine papillary serous carcinoma. Journal of Clinical Oncology, 22, 3126-3132.

[98] El-Sahwi, K., Bellone, S., Cocco, E. et al. (2010) In vitro activity of pertuzumab in combination with trastuzumab in uterine serous papillary adenocarcinoma. British Journal of Cancer, 102, 134-143.

[99] Galsky, M. D., Von Hoff, D. D., Neubauer, M. et al. (2010) Target-specific, histology-independent, randomized discontinuation study of lapatinib in patients with HER2-amplified solid tumors. Investigational New Drugs, 30(2), 695-701.

[100] Leslie, K. K., Sill, M. W., Lankes, H. A. et al. (2012) Lapatinib and potential prognostic value of EGFR mutations in a Gynecologic Oncology Group phase Ⅱ trial of persistent or recurrent endometrial cancer. Gynecologic Oncology, 127, 345-350.

[101] Fleming, G. F., Sill, M. W., Darcy, K. M. et al. (2010) Phase Ⅱ trial of trastuzumab in women with advanced or recurrent, HER2-positive endometrial carcinoma: a Gynecologic Oncology Group study. Gynecologic Oncology, 116, 15-20.

[102] Higgins, M. J. and Baselga, J. (2011) Targeted

therapies for breast cancer. The Journal of Clinical Investigation, 121, 3797-3803.

[103] Pazo Cid, R. A. and Anton, A. (2013) Advanced HER2- positive gastric cancer: current and future targeted therapies. Critical Reviews in Oncology/Hematology, 85, 350-362.

[104] Santin, A. D. (2010) Letter to the Editor referring to the manuscript entitled: "Phase II trial of trastuzumab in women with advanced or recurrent HER-positive endometrial carcinoma: a Gynecologic Oncology Group study" recently reported by Fleming et al., (Gynecologic Oncology, 116; 15-20; 2010). Gynecologic Oncology, 118, 95-96; author reply 6-7.

[105] Chay, W. Y., Chew, S. H., Ong, W. S. et al. (2013) HER2 amplification and clinicopathological characteristics in a large Asian cohort of rare mucinous ovarian cancer. PLoS One, 8, e61565.

[106] Lin, W. L., Kuo, W. H., Chen, F. L. et al. (2011) Identification of the coexisting HER2 gene amplification and novel mutations in the HER2 protein-overexpressed mucinous epithelial ovarian cancer. Annals of Surgical Oncology, 18, 2388-2394.

[107] Prat, A. and Baselga, J. (2013) Dual human epidermal growth factor receptor 2 (HER2) blockade and hormonal therapy for the treatment of primary HER2-positive breast cancer: one more step toward chemotherapy-free therapy. Journal of Clinical Oncology, 31, 1703-1706.

[108] Folkman, J. (1971) Tumor angiogenesis: therapeutic implications. The New England Journal of Medicine, 285, 1182- 1186.

[109] Hurwitz, H., Fehrenbacher, L., Novotny, W. et al. (2004) Bevacizumab plus irinotecan, fluorouracil, and leucovorin for metastatic colorectal cancer. The New England Journal of Medicine, 350, 2335-2342.

[110] Sandler, A., Gray, R., Perry, M. C. et al. (2006) Paclitaxelcarboplatin alone or with bevacizumab for non-small-cell lung cancer. The New England Journal of Medicine, 355, 2542-2550.

[111] Reck, M., von Pawel, J., Zatloukal, P. et al. (2009) Phase III trial of cisplatin plus gemcitabine with either placebo or bevacizumab as first-line therapy for nonsquamous nonsmall- cell lung cancer: AVAil. Journal of Clinical Oncology, 27, 1227-1234.

[112] Cortes-Funes, H. (2009) The role of antiangiogenesis therapy: bevacizumab and beyond. Clinical and Translational Oncology, 11, 349-355.

[113] Giantonio, B. J., Catalano, P. J., Meropol, N. J. et al. (2007) Bevacizumab in combination with oxaliplatin, fluorouracil, and leucovorin (FOLFOX4) for previously treated metastatic colorectal cancer: results from the Eastern Cooperative Oncology Group Study E3200. Journal of Clinical Oncology, 25, 1539-1544.

[114] Yang, J. C., Haworth, L., Sherry, R. M. et al. (2003) A randomized trial of bevacizumab, an anti-vascular endothelial growth factor antibody, for metastatic renal cancer. The New England Journal of Medicine, 349, 427-434.

[115] Escudier, B., Pluzanska, A., Koralewski, P. et al. (2007) Bevacizumab plus interferon alfa-2a for treatment of metastatic renal cell carcinoma: a randomised, double-blind phase III trial. Lancet, 370, 2103-2111.

[116] Escudier, B., Eisen, T., Stadler, W. M. et al. (2007) Sorafenib in advanced clear-cell renal-cell carcinoma. The New England Journal of Medicine, 356, 125-134.

[117] Motzer, R. J., Rini, B. I., Bukowski, R. M. et al. Sunitinib in patients with metastatic renal cell carcinoma. JAMA, 295, 2516-2524.

[118] Motzer, R. J., Hutson, T. E., Tomczak, P. et al. (2007) Sunitinib versus interferon alfa in metastatic renal-cell carcinoma. The New England Journal of Medicine, 356, 115-124.

[119] Vredenburgh, J. J., Desjardins, A., Herndon, J.

E., 2nd et al. (2007) Bevacizumab plus irinotecan in recurrent glioblastoma multiforme. Journal of Clinical Oncology, 25, 4722-4729.

[120] Norden, A. D., Young, G. S., Setayesh, K. et al. (2008) Bevacizumab for recurrent malignant gliomas: efficacy, toxicity, and patterns of recurrence. Neurology, 70, 779-787.

[121] Ranieri, G., Patruno, R., Ruggieri, E. et al. (2006) Vascular endothelial growth factor (VEGF) as a target of bevacizumab in cancer: from the biology to the clinic. Current Medicinal Chemistry, 13, 1845-1857.

[122] Rasila, K. K., Burger, R. A., Smith, H. et al. (2005) Angiogenesis in gynecological oncology-mechanism of tumor progression and therapeutic targets. International Journal of Gynecological Cancer, 15, 710-726.

[123] Spannuth, W. A., Sood, A. K. and Coleman, R. L. (2008) Angiogenesis as a strategic target for ovarian cancer therapy. Nature Clinical Practice Oncology, 5, 194-204.

[124] Li, X. and Eriksson, U. (2001) Novel VEGF family members: VEGF-B, VEGF-C and VEGF-D. International Journal of Biochemistry & Cell Biology, 33, 421-426.

[125] Kerbel, R. S. (2008) Tumor angiogenesis. The New England Journal of Medicine, 358, 2039-2049.

[126] Fauconnet, S., Bernardini, S., Lascombe, I. et al. (2009) Expression analysis of VEGF-A and VEGF-B: relationship with clinicopathological parameters in bladder cancer. Oncology Reports, 21, 1495-1504.

[127] Hopfl, G., Ogunshola, O., and Gassmann, M. (2004) HIFs and tumors-causes and consequences. American Journal of Physiology-Regulatory Integrative and Comparative Physiology, 286, R608-R623.

[128] Monk, B. J., Willmott, L. J. and Sumner, D. A. (2010) Antiangiogenesis agents in metastatic or recurrent cervical cancer. Gynecologic Oncology, 116, 181-186.

[129] Kumaran, G. C., Jayson, G. C. and Clamp, A. R. (2009) Antiangiogenic drugs in ovarian cancer. British Journal of Cancer, 100, 1-7.

[130] Alvarez, A. A., Krigman, H. R., Whitaker, R. S. et al. (1999) The prognostic significance of angiogenesis in epithelial ovarian carcinoma. Clinical Cancer Research, 5, 587-591.

[131] Goodheart, M. J., Vasef, M. A., Sood, A. K. et al. (2002) Ovarian cancer p53 mutation is associated with tumor microvessel density. Gynecologic Oncology, 86, 85-90.

[132] Abulafia, O., Triest, W. E. and Sherer, D. M. (1997) Angiogenesis in primary and metastatic epithelial ovarian carcinoma. American Journal of Obstetrics and Gynecology, 177, 541-547.

[133] Gadducci, A., Viacava, P., Cosio, S. et al. (2003) Intratumoral microvessel density, response to chemotherapy and clinical outcome of patients with advanced ovarian carcinoma. Anticancer Research, 23, 549-556.

[134] Hollingsworth, H. C., Kohn, E. C., Steinberg, S. M. et al. (1995) Tumor angiogenesis in advanced stage ovarian carcinoma. The American Journal of Pathology, 147, 33-41.

[135] Rubatt, J. M., Darcy, K. M., Hutson, A. et al. (2009) Independent prognostic relevance of microvessel density in advanced epithelial ovarian cancer and associations between CD31, CD105, p53 status, and angiogenic marker expression: a Gynecologic Oncology Group study. Gynecologic Oncology, 112, 469-474.

[136] Papetti, M. and Herman, I. M. (2002) Mechanisms of normal and tumor-derived angiogenesis. American Journal of Physiology Cell Physiology, 282, C947-C970.

[137] Duhoux, F. P. and Machiels, J. P. (2010) Antivascular therapy for epithelial ovarian cancer. Journal of Oncology, 2010, 372547.

[138] Monk, B. J., Choi, D. C., Pugmire, G. and Burger, R. A. (2005) Activity of bevacizumab (rhuMAB VEGF) in advanced refractory epi-

thelial ovarian cancer. Gynecologic Oncology, 96,902-905.

[139] Bidus,M.A.,Webb,J.C.,Seidman,J.D.et al. (2006)Sustained response to bevacizumab in refractory well-differentiated ovarian neoplasms.Gynecologic Oncology,102,5-7.

[140] Cannistra,S.A.,Matulonis,U.A.,Penson,R. T. et al. (2007) Phase Ⅱ study of bevacizumab in patients with platinumresistant ovarian cancer or peritoneal serous cancer. Journal of Clinical Oncology, 25, 5180-5186.

[141] Burger, R. A., Sill, M. W., Monk, B. J. et al. (2007)Phase Ⅱ trial of bevacizumab in persistent or recurrent epithelial ovarian cancer or primary peritoneal cancer: a Gynecologic Oncology Group Study. Journal of Clinical Oncology,25,5165-5171.

[142] Nimeiri, H. S., Oza, A. M., Morgan, R. J. et al. (2008)Efficacy and safety of bevacizumab plus erlotinib for patients with recurrent ovarian, primary peritoneal,and fallopian tube cancer: a trial of the Chicago, PMH, and California Phase Ⅱ Consortia.Gynecologic Oncology,110, 49-55.

[143]   Garcia, A. A., Hirte, H., Fleming, G. et al. (2008)Phase Ⅱ clinical trial of bevacizumab and low-dose metronomic oral cyclophosphamide in recurrent ovarian cancer: a trial of the California, Chicago, and Princess Margaret Hospital phase Ⅱ consortia. Journal of Clinical Oncology,26,76-82.

[144]   Aghajanian, C., Blank, S. V., Goff, B. A. et al. (2012)OCEANS: a randomized,double-blind, placebo-controlled phase iii trial of chemotherapy with or without bevacizumab in patients with platinum-sensitive recurrent epithelial ovarian, primary peritoneal, or fallopian tube cancer. Journal of Clinical Oncology, 31, 166-167.

[145] Aghajanian,C.A.,Finkler,N.J.,Rutherford,T. et al.(2011)OCEANS: a randomized,doubleblinded, placebo-controlled phase Ⅲ trial of chemotherapy with or without bevacizumab (BEV)in patients with platinum-sensitive recurrent epithelial ovarian(EOC),primary peritoneal(PPC), or fallopian tube cancer(FTC). Journal of Clinical Oncology,29.

[146] Monk, B.J., Pujade-Lauraine, E. and Burger, R. A. (2013) Integrating bevacizumab into the management of epithelial ovarian cancer: the controversy of front-line versus recurrent disease. Annals of Oncology, 24 (Suppl 10), x53-x58.

[147] Burger,R.A.(2007)Experience with bevacizumab in the management of epithelial ovarian cancer.Journal of Clinical Oncology,25, 2902-2908.

[148] Coleman, R. L., Duska, L. R., Ramirez, P. T. et al.(2011) Phase 1-2 study of docetaxel plus aflibercept in patients with recurrent ovarian, primary peritoneal,or fallopian tube cancer.The Lancet Oncology,12,1109-1117.

[149] Bodnar, L., Gornas, M. and Szczylik, C. (2011)Sorafenib as a third line therapy in patients with epithelial ovarian cancer or primary peritoneal cancer: a phase Ⅱ study. Gynecologic Oncology,123,33-36.

[150] Matei, D., Sill, M. W., Lankes, H. A. et al. (2011) Activity of sorafenib in recurrent ovarian cancer and primary peritoneal carcinomatosis: a gynecologic oncology group trial.Journal of Clinical Oncology,29,69-75.

[151] Burger,R.A.(2011)Overview of anti-angiogenic agents in development for ovarian cancer.Gynecologic Oncology,121,230-238.

[152] Biagi, J. J., Oza, A. M., Chalchal, H. I. et al. (2011)A phase Ⅱ study of sunitinib in patients with recurrent epithelial ovarian and primary peritoneal carcinoma: an NCIC Clinical Trials Group Study. Annals of Oncology,22,335-340.

[153] Friedlander, M., Hancock, K. C., Rischin, D. et al. (2010) A Phase Ⅱ, open-label study evaluating pazopanib in patients with recurrent ovarian cancer. Gynecologic Oncology, 119,

32-37.

[154] Merritt, W. M., Nick, A. M., Carroll, A. R. et al. (2010) Bridging the gap between cytotoxic and biologic therapy with metronomic topotecan and pazopanib in ovarian cancer. Molecular Cancer Therapeutics, 9, 985-995.

[155] Kobold, S., Hegewisch-Becker, S., Oechsle, K. et al. (2009) Intraperitoneal VEGF inhibition using bevacizumab: a potential approach for the symptomatic treatment of malignant ascites? The Oncologist, 14, 1242-1251.

[156] Numnum, T. M., Rocconi, R. P., Whitworth, J. and Barnes, M. N. (2006) The use of bevacizumab to palliate symptomatic ascites in patients with refractory ovarian carcinoma. Gynecologic Oncology, 102, 425-428.

[157] Cohn, D. E., Valmadre, S., Resnick, K. E. et al. (0000) Bevacizumab and weekly taxane chemotherapy demonstrates activity in refractory ovarian cancer. Gynecologic Oncology, 102, 134-139.

[158] Hamilton, C. A., Maxwell, G. L., Chernofsky, M. R. et al. (2008) Intraperitoneal bevacizumab for the palliation of malignant ascites in refractory ovarian cancer. Gynecologic Oncology, 111, 530-532.

[159] Micha, J. P., Goldstein, B. H., Rettenmaier, M. A. et al. (2007) A phase II study of outpatient first-line paclitaxel, carboplatin, and bevacizumab for advanced-stage epithelial ovarian, peritoneal, and fallopian tube cancer. International Journal of Gynecological Cancer, 17, 771-776.

[160] Penson, R. T., Dizon, D. S., Cannistra, S. A. et al. (2010) Phase II study of carboplatin, paclitaxel, and bevacizumab with maintenance bevacizumab as first-line chemotherapy for advanced mullerian tumors. Journal of Clinical Oncology, 28, 154-159.

[161] Perren, T. J., Swart, A. M., Pfisterer, J. et al. (2011) A phase 3 trial of bevacizumab in ovarian cancer. The New England Journal of Medicine, 365, 2484-2496.

[162] Burger, R. A., Brady, M. F., Bookman, M. A. et al. Incorporation of bevacizumab in the primary treatment of ovarian cancer. The New England Journal of Medicine, 365, 2473-2483.

[163] Cohn, D. E., Kim, K. H., Resnick, K. E. et al. (2011) At what cost does a potential survival advantage of bevacizumab make sense for the primary treatment of ovarian cancer? A cost-effectiveness analysis. Journal of Clinical Oncology, 29, 1247-1251.

[164] Abulafia, O., Triest, W. E., Sherer, D. M. et al. Angiogenesis in endometrial hyperplasia and stage I endometrial carcinoma. Obstetrics & Gynecology, 86, 479-485.

[165] Kaku, T., Kamura, T., Kinukawa, N. et al. (1997) Angiogenesis in endometrial carcinoma. Cancer, 80, 741-747.

[166] Kirschner, C. V., Alanis-Amezcua, J. M., Martin, V. G. et al. (1996) Angiogenesis factor in endometrial carcinoma: a new prognostic indicator? American Journal of Obstetrics & Gynecology, 174, 1879-1882; discussion 82-84.

[167] Nimeiri, H. S., Oza, A. M., Morgan, R. J. et al. (2010) A phase II study of sorafenib in advanced uterine carcinoma/carcinosarcoma: a trial of the Chicago, PMH, and California Phase II Consortia. Gynecologic Oncology, 117, 37-40.

[168] Correa, R., Mackay, H., Hirte, H. W. et al. (2010) A phase II study of sunitinib in recurrent or metastatic endometrial carcinoma: a trial of the Princess Margaret Hospital, The University of Chicago, and California Cancer Phase II Consortia. Journal of Clinical Oncology, 28, 15s.

[169] Aghajanian, C., Sill, M. W., Darcy, K. M. et al. (2011) Phase II trial of bevacizumab in recurrent or persistent endometrial cancer: a Gynecologic Oncology Group study. Journal of Clinical Oncology, 29, 2259-2265.

[170] Stafl, A. and Mattingly, R. F. (1975) Angiogenesis of cervical neoplasia. American Journal of Obstetrics & Gynecology, 121, 845-852.

[171] Sillman, F., Boyce, J. and Fruchter, R. (1981) The significance of atypical vessels and neovascularization in cervical neoplasia. American Journal of Obstetrics & Gynecology, 139, 154-159.

[172] Willmott, L. J. and Monk, B. J. (2009) Cervical cancer therapy: current, future and anti-angiogensis targeted treatment. Expert Review of Anticancer Therapy, 9, 895-903.

[173] Smith-McCune, K. (1997) Angiogenesis in squamous cell carcinoma in situ and microinvasive carcinoma of the uterine cervix. Obstetrics & Gynecology, 89, 482-483.

[174] Dellas, A., Moch, H., Schultheiss, E. et al. (1997) Angiogenesis in cervical neoplasia: microvessel quantitation in precancerous lesions and invasive carcinomas with clinicopathological correlations. Gynecologic Oncology, 67, 27-33.

[175] Dinh, T. V., Hannigan, E. V., Smith, E. R. et al. (1996) Tumor angiogenesis as a predictor of recurrence in stage Ib squamous cell carcinoma of the cervix. Obstetrics & Gynecology, 87, 751-754.

[176] Schlenger, K., Hockel, M., Mitze, M., et al. (1995) Tumor vascularity-a novel prognostic factor in advanced cervical carcinoma. Gynecologic Oncology, 59, 57-66.

[177] Santin, A. D., Hermonat, P. L., Ravaggi, A. et al. (1999) Secretion of vascular endothelial growth factor in adenocarcinoma and squamous cell carcinoma of the uterine cervix. Obstetrics and Gynecology, 94, 78-82.

[178] Loncaster, J. A., Cooper, R. A., Logue, J. P. et al. (2000) Vascular endothelial growth factor (VEGF) expression is a prognostic factor for radiotherapy outcome in advanced carcinoma of the cervix. British Journal of Cancer, 83, 620- 625.

[179] Cheng, W. F., Chen, C. A., Lee, C. N. et al. (1999) Vascular endothelial growth factor in cervical carcinoma. Obstetrics & Gynecology, 93, 761-765.

[180] Cheng, W. F., Chen, C. A., Lee, C. N. et al. (2000) Vascular endothelial growth factor and prognosis of cervical carcinoma. Obstetrics & Gynecology, 96, 721-726.

[181] Monk, B. J., Mas Lopez, L., Zarba, J. J. et al. (2010) Phase II, open-label study of pazopanib or lapatinib monotherapy compared with pazopanib plus lapatinib combination therapy in patients with advanced and recurrent cervical cancer. Journal of Clinical Oncology, 28, 3562-3569.

[182] Monk, B. J., Sill, M. W., Burger, R. A. et al. (2009) Phase II trial of bevacizumab in the treatment of persistent or recurrent squamous cell carcinoma of the cervix: a gynecologic oncology group study. Journal of Clinical Oncology, 27, 1069-1074.

[183] Mackay, H. J., Tinker, A., Winquist, E. et al. (2010) A phase II study of sunitinib in patients with locally advanced or metastatic cervical carcinoma: NCIC CTG Trial IND. 184. Gynecologic Oncology, 116, 163-167.

[184] Risch, H. A., McLaughlin, J. R., Cole, D. E. et al. (2006) Population BRCA1 and BRCA2 mutation frequencies and cancer penetrances: a kin-cohort study in Ontario, Canada. Journal of National Cancer Institute, 98, 1694-1706.

[185] Hennessy, B. T., Coleman, R. L. and Markman, M. (2009) Ovarian cancer. Lancet, 374, 1371-1382.

[186] Berchuck, A., Cirisano, F., Lancaster, J. M. et al. (1996) Role of BRCA1 mutation screening in the management of familial ovarian cancer. American Journal of Obstetrics and Gynecology, 175, 738-746.

[187] Narod, S. A. and Boyd, J. (2002) Current understanding of the epidemiology and clinical implications of BRCA1 and BRCA2 mutations for ovarian cancer. Current Opinion in

Obstetrics & Gynecology,14,19-26.

[188] Boyd,J.,Sonoda, Y.,Federici, M. G. et al. (2000)Clinicopathologic features of BRCA-linked and sporadic ovarian cancer.JAMA, 283,2260-2265.

[189] Moynahan,M. E.,Cui, T. Y. and Jasin, M. (2001)Homologydirected dna repair,mitomycin-c resistance,and chromosome stability is restored with correction of a Brca1 mutation. Cancer Research,61,4842-4850.

[190] Bryant,H. E.,Schultz, N.,Thomas, H. D. et al.(2005)Specific killing of BRCA2-deficient tumours with inhibitors of poly (ADP-ribose)polymerase.Nature,434,913-917.

[191] Wooster, R. and Weber, B. L. (2003) Breast and ovarian cancer. The New England Journal of Medicine,348,2339-2347.

[192] Farmer, H., McCabe, N., Lord, C. J. et al. (2005)Targeting the DNA repair defect in BRCA mutant cells as a therapeutic strategy.Nature,434,917-921.

[193] Sandhu, S. K., Yap, T. A. and de Bono, J. S. (2010)Poly(ADP-ribose)polymerase inhibitors in cancer treatment: a clinical perspective.European Journal of Cancer,46,9-20.

[194] Ashworth,A.(2008)A synthetic lethal therapeutic approach: poly(ADP)ribose polymerase inhibitors for the treatment of cancers deficient in DNA double-strand break repair.Journal of Clinical Oncology, 26,3785-3790.

[195] Dobzhansky, T.(1946)Genetics of natural populations.Xiii.Recombination and variability in populations of drosophila pseudoobscura. Genetics,31,269-290.

[196] Hartwell,L.H.,Szankasi,P.,Roberts,C.J.et al.(1997)Integrating genetic approaches into the discovery of anticancer drugs. Science (New York,NY),278,1064-1068.

[197] Clark, J. B., Ferris, G. M. and Pinder, S. (1971)Inhibition of nuclear NAD nucleosidase and poly ADP-ribose polymerase activity from rat liver by nicotinamide and

5'-methyl nicotinamide.Biochimica et Biophysica Acta,238,82-85.

[198] Fong,P.C.,Boss, D. S.,Yap, T. A. et al. (2009)Inhibition of poly(ADP-ribose)polymerase in tumors from BRCA mutation carriers.The New England Journal of Medicine,361,123-134.

[199] Fong, P. C., Yap, T. A., Boss, D. S. et al. (2010)Poly(ADP)- ribose polymerase inhibition: frequent durable responses in BRCA carrier ovarian cancer correlating with platinumfree interval.Journal of Clinical Oncology,28,2512-2519.

[200] Audeh, M. W., Carmichael, J., Penson, R. T. et al. (2010) Oral poly (ADP-ribose) polymerase inhibitor olaparib in patients with BRCA1 or BRCA2 mutations and recurrent ovarian cancer: a proof-of-concept trial.Lancet,376,245-251.

[201] Gelmon, K. A., Tischkowitz, M., Mackay, H. et al.(2011)Olaparib in patients with recurrent high-grade serous or poorly differentiated ovarian carcinoma or triple-negative breast cancer: a phase 2,multicentre,open-label,nonrandomised study.The Lancet Oncology,12,852-861.

[202] O'Shaughnessy,J.O.(2009)Efficacy of BSI-201, a poly (ADP-ribose) polymerase-1 (PARP1) inhibitor, in combination with gemcitabine/carboplatin (G/C) in patients with metastatic triple-negative breast cancer (TNBC): results of a randomized phase II trial.American Society for Clinical Oncology,2009.

[203] Dent, R., Trudeau, M., Pritchard, K. I. et al. (2007)Triplenegative breast cancer: clinical features and patterns of recurrence.Clinical Cancer Research,13,4429-4434.

[204] Foulkes,W.D.,Stefansson, I. M.,Chappuis, P. O. et al. (2003) Germline BRCA1 mutations and a basal epithelial phenotype in breast cancer.Journal of National Cancer Institute,95,1482-1485.

[205] Press,J. Z.,De Luca,A.,Boyd,N. et al.
(2008)Ovarian carcinomas with genetic and
epigenetic BRCA1 loss have distinct molec-
ular abnormalities.BMC Cancer,8,17.

[206] Konstantinopoulos,P. A.,Spentzos,D.,Kar-
lan,B.Y.et al.(2010)Gene expression profile
of BRCAness that correlates with respon-
siveness to chemotherapy and with outcome
in patients with epithelial ovarian cancer.
Journal of Clinical Oncology,28,3555-3561.

[207] Turner,N.,Tutt,A. and Ashworth,A.
(2004)Hallmarks of 'BRCAness' in spor-
adic cancers. Nature Reviews Cancer,4,
814-819.

[208] Cancer Genome Atlas Research Network
(2011) Integrated genomic analyses of
ovarian carcinoma.Nature,474,609-615.

[209] Lin,Z.P.,Lee,Y.,Lin,F.et al.(2011)Reduced
level of ribonucleotide reductase R2 subunits
increases dependence on homologous recombi-
nation repair of cisplatin-induced DNA damage.
Molecular Pharmacology,80,1000-1012.

[210] Zdraveski,Z.Z.,Mello,J.A.,Marinus,M.G.
and Essigmann, J. M. (2000) Multiple
pathways of recombination define cellular
responses to cisplatin.Chemisty & Biology,
7,39-50.

第2章

少见类型妇科肿瘤的影像学表现

一、影像学检查指南

对于有症状和体征的患者,临床怀疑有潜在妇科疾病,影像学的评估有非常重要的价值。鉴于多数患者症状不特异(如腹痛、腹胀、出血),有顾虑或不明身体状况的患者一般均会接受影像学检查。总体来说,根据患者的症状常采用超声作为初始的影像学评估方法。偶尔,对于一些查体时发现较大肿块或大量腹水的患者,超声检查会有局限性,CT 是较好的初始影像学检查方法。MRI 一般用于超声的后续检查[1]。^{18}F-氟脱氧葡萄糖 PET/CT 一般用于已知恶性病变患者,用于初始分期、评估治疗反应、评估复发或转移[2-4]。

对于怀疑有盆腔疾病的患者,超声是最佳选择。它能很快进行,没有离子辐射,但是具有操作者依赖性[5]。超声对于盆腔囊实性病变的评估很有价值,它可以显示囊性病灶的复杂性或结节,也可评估实性成分内的血流。盆腔超声最好采用经腹和经阴道的方式,除非患者不能耐受阴道内探头[6]。超声潜在的不足包括对于塌陷的阴道和外阴的评估不理想,这种情况有时可用经阴唇超声进行评估[7]。另外,由于扫描范围所限,超声对于附件区或盆腔大包块组织来源的判定有局限性。如果患者有已知恶性病变,由于超声对于分期敏感性低,应该做 CT 和 MRI[3]。

对于查体怀疑腹盆大包块、大量腹水,病变不局限于盆腔的患者,CT 是非常好的初始影像学检查方法。CT 扫描很容易实现,并且速度很快(通常<1min)[5]。如果患者肾功能允许,应该使用静脉和口服对比剂。尤其是,使用静脉对比剂可以观察腹盆腔脏器的强化,也可评估肿块的强化。口服对比剂可勾勒出肠道的轮廓,对于区分任何潜在囊性病灶与肠道很有用。因为小肠可位于盆腔,有时会表现为液性的扩张,导致鉴别诊断较困难。CT 有离子辐射是一个顾虑,特别对于年轻的患者[1]。

对于已知恶性病变的患者,CT 有非常重要的价值,它是评估转移和复发的主要方法。同样,在这些患者中,需要使用静脉和口服对比剂,理由如前所述。盆腔术后和治疗后的改变给影像评估带来挑战,因此与前次检查进行对比非常重要,可较好地评估小转移灶或缓慢增大的淋巴结[2-4]。

MRI 具有非常好的软组织分辨率,对于初诊的或术后及治疗后的盆腔病变的评估非常便利[8]。它主要的局限性是可行性和费用,而且患者检查时必须躺着不动(一般20~40min),因此一般采用超声作为盆腔病变的初始检查方法[5]。尽管不用静脉对比剂就能很好地观察盆腔的结构,但使用以 Gd 为基础的 MR 对比剂可以评估血管和强化。已知或疑诊盆腔包块的患者,如果肾功能允许的话,最好采用增强 MRI。如果患者肾功能不好,则不能使用 Gd 为基础的对比剂,它有导致肾源性系统性纤维化(NSF)的风险。

另外,MRI的禁忌证包括特定的置入物或装置(如起搏器)[1]。

PET-CT可用于某些特定恶性病变的初始肿瘤分期、转移灶评估、治疗反应评价。PET-CT常用于宫颈、内膜和卵巢恶性病变[2-4]。尽管数据很少,一些研究报道了PET-CT在阴道癌和外阴癌转移灶评估中的作用。PET-CT对于内膜癌患者的分期具有中度的敏感性和特异性,它主要的应用是发现这些患者的远处转移灶[9]。PET-CT对于盆腔病变的评估,最重要的顾虑是潜在的伪影,包括错误匹配伪影(在盆腔会导致假阳性或假阴性结果,尤其邻近肠道时)和非肿瘤性或生理性高代谢灶(尤其位于卵巢内和绝经前妇女的内膜)[10]。

美国放射学会(ACR)已经公布了指南,帮助临床医师评估临床常见情况时选择合适的影像学检查方法。虽然其范围不够全面,但是包含了内膜和宫颈恶性病变的分期、卵巢恶性病变的分期和随访应该进行的影像学检查方法推荐[2-4]。

二、卵巢少见恶性病变的影像学表现

卵巢肿瘤大致分为上皮来源肿瘤、性索间质肿瘤和生殖细胞肿瘤以及其他罕见亚类。多数卵巢肿瘤是良性的,影像学征象可判定其恶性的可能性。因此,了解这些影像学征象对于正确诊断和及时治疗有重要作用。虽然可进行良恶性判断,但由于影像表现通常不特异,不能可靠地区分罕见肿瘤的亚型,尚需要病理诊断。但是,部分肿瘤有典型的影像学特征由于太罕见而在鉴别诊断中被忽略,将在此讨论这部分的病变。

1. 黏液性卵巢癌 黏液性卵巢肿瘤属于上皮来源肿瘤,绝大多数为良性。黏液性卵巢癌是一种罕见的恶性肿瘤,占这些肿瘤的5%~10%。黏液性肿瘤不能从影像表现上与更常见的浆液性肿瘤明确区分,尽管黏液性肿瘤一般体积更大、多房伴蜂窝征,而浆

液性肿瘤一般是单房薄壁囊性病变[11]。因为黏液样物质含有蛋白成分,子房的CT值可以稍高(20~30HU)[12]。恶性上皮肿瘤的征象包括:壁不规则、壁厚、有乳头状凸起、大范围实性成分(图2-1)[11]。

腹膜假性黏液瘤为一组产生黏液的腹膜良性肿瘤[11]。腹膜假性黏液瘤患者,黏液聚集在腹膜腔。CT上,腹膜假性黏液瘤是低密度,但大量黏液性腹水中也可见高密度区,可能为实性成分或压缩的肠系膜。可见分隔,偶见钙化。腹膜假性黏液瘤区别于腹水的征象是脏器尤其是肝表面的扇状征。最常见的受累部位是Douglas窝/子宫直肠陷凹、膈下隐窝和肝脾表面(图2-2)[13]。

2. 卵巢透明细胞癌 约占卵巢上皮来源肿瘤的5%。组织学上,同时存在透明细胞和鞋钉状细胞。卵巢透明细胞癌类似于内膜、宫颈、阴道或肾脏的透明细胞肿瘤。该肿瘤常表现为盆腔大包块,相比其他上皮来源卵巢癌,一般在更早期的阶段诊断[14]。该肿瘤常复发,甚至见于分期较早的病变。

卵巢透明细胞癌的CT典型表现为大的、以囊性成分为主、边缘光滑的病变,可见实性成分凸向腔内生长。肿瘤的直径范围为2~30cm。肿瘤常为单房,也可见多个分隔或多房。囊性成分为浆液性液体,密度低,CT值小于20HU。囊性成分CT值大于20HU提示坏死或出血[14]。

MR T_1 加权图像上,透明细胞癌的囊性成分可以表现为低信号到极高信号,取决于蛋白或血液产物的含量。在 T_2 加权图像上,囊性病变为高信号,与水接近。凸向腔内的实性肿块为单发或几个,常为类圆形。这些肿块在 T_1 加权图像上为中等信号,如果出血时信号稍高。 T_2 加权图像上信号稍高。增强后实性凸起可见强化(图2-3)[15,16]。

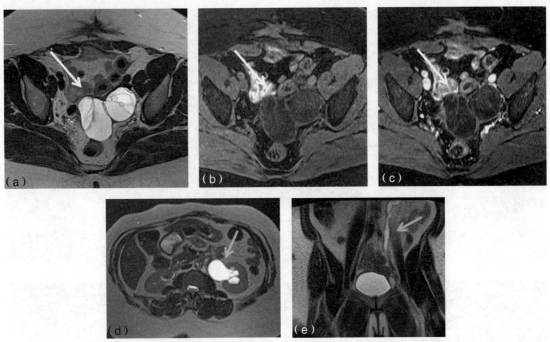

图 2-1　女性,59 岁,既往因卵巢黏液腺癌行左卵巢切除术,发现左侧盆腔包块,为肿瘤复发

(a-c):轴位 T_2(a),轴位 T_1＋脂肪抑制(b),轴位 T_1 增强＋脂肪抑制(c)MR 图像示左侧附件区分叶状的囊性病变伴强化的分隔(箭头)。(d-e):轴位和冠状位 T_2 加权 MR 图像示肿块引起左侧输尿管梗阻和左肾积水(箭头)

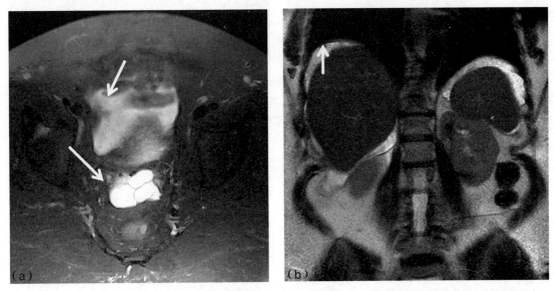

图 2-2　女性,57 岁,黏液性腺癌/腹膜假性黏液瘤,阑尾切除、TAH/BSO、多次减瘤术后(a)轴位 T_2 加权＋脂肪抑制图像示盆腔后部分叶状囊性肿块(下箭头),为肿瘤复发。可见腹水及盆腔内结节(上箭头)。(b)冠状位 T_2 加权图像示上腹部腹水及右半膈面下方的软组织影,为肿瘤种植转移(箭头)

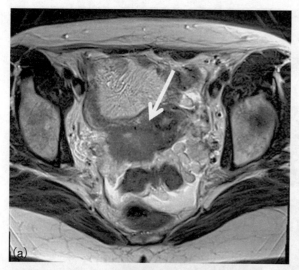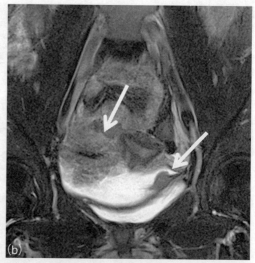

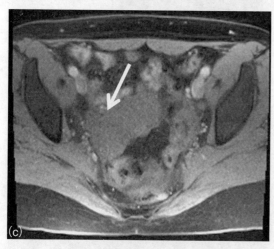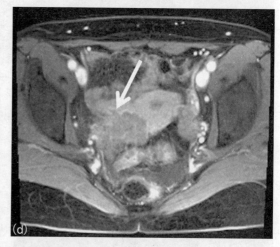

图 2-3　女性,58 岁,有内膜癌病史,CT 发现右侧附件区大包块(卵巢透明细胞癌)

(a)轴位 T_2 加权图像示右侧附件区有毛刺的 T_2 低信号肿块(箭头)。(b)冠状位 T_2 加权＋脂肪抑制图像也显示右侧附件区 T_2 低信号肿块(左箭头),并可见盆腔积液和腹膜上 T_2 低信号的种植转移灶(右箭头)。(c,d):轴位增强前(c)和增强后(d)T_1 加权图像示右侧附件区 T_1 低信号肿块,使用静脉对比剂后呈不均匀强化(箭头)

3. 内膜异位相关的卵巢癌　尽管内膜异位是良性疾病,极少数情况也会发生恶变。内膜异位相关的卵巢恶性病变最常见的是内膜样癌,其次是透明细胞癌。超声上,内膜异位囊肿表现为圆形、均匀低回声。超声难以发现微小的能产生回波的恶性成分,因此 MRI 是评估恶变的最佳影像学检查方法。MRI 上,内膜异位囊肿常表现为厚壁、多房病灶,之前出血产生的去氧血红蛋白或正铁血红蛋白使 T_1 加权图像上呈高信号。T_2 加权图像上,之前出血产生的含铁血黄素可呈低信号,可见厚的血性液体,或纤维化,或者是所谓的"T_2 穿透效应"。内膜异位囊肿恶变时会丢失其特征性的 T_2 低信号。内膜异位囊肿内有强化的壁结节是诊断恶变的关键征象(图 2-4)。壁结节在 T_1 加权图像上为

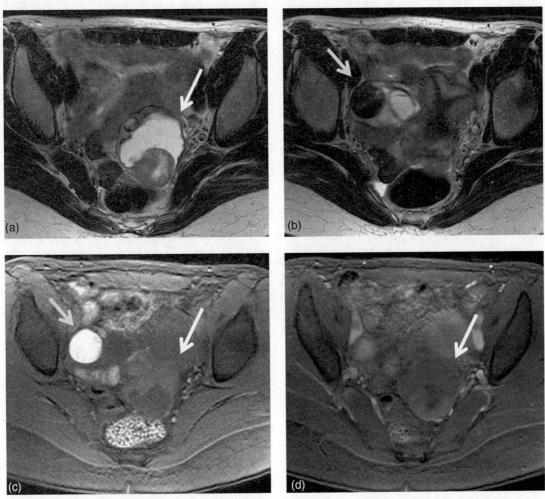

图 2-4 女性,44 岁,卵巢内膜异位囊肿,双侧卵巢病变伴 CA125 升高(内膜异位相关的卵巢癌)

(a)轴位 T_2 加权 MR 图像示左侧卵巢混合囊实性肿块(箭头)。(b)轴位 T_2 加权 MR 图像示右侧 T_2 低信号病变(左箭头)。(c)轴位 T_1 加权＋脂肪抑制 MR 图像示右侧卵巢病变 T_1 上也是高信号,与出血及患者已知的卵巢内膜异位囊肿一致(左箭头)。(d)轴位 T_1 加权增强＋脂肪抑制 MR 图像示左侧卵巢肿块实性成分强化(箭头)

低信号,T_2 信号多样。由于内膜异位囊肿为 T_1 高信号,增强后有强化的壁结节难以识别,因此需要动态减影图像。另外,病灶的相对大小也能稍微提示其恶性程度,在同侧或对侧卵巢,恶变的内膜异位囊肿的体积倾向于大于良性的内膜异位囊肿[17]。

4. 性索-间质肿瘤 约占所有卵巢肿瘤的 8%,起源于间叶细胞或胚胎生殖腺的性索,包括颗粒细胞、卵泡膜细胞、成纤维细胞、间质细胞、支持细胞。这些肿瘤通常产生雌激素和雄激素[11,18]。

颗粒细胞肿瘤(GCT)影像学表现不特异,从实性到囊性,可出血、纤维化[19]。多房囊性 GCTs 的 MRI 表现有特征性,为一个大的中等信号的肿块中,有无数的囊性区,呈特征性的"海绵状"改变。GCT 在 T_1 加权图像上常为高信号,反映了肿瘤囊性区的出血倾向。继发于肿瘤产生的雌激素的效应,子宫可以增大伴内膜增厚或出血[18]。

卵泡膜细胞瘤、卵泡膜纤维瘤、纤维瘤为一组良性肿瘤。卵泡膜细胞瘤由一组富含脂质、分泌雌激素的卵泡膜细胞组成。纤维瘤为密集的纤维组织,不分泌雌激素。纤维瘤或卵泡膜纤维瘤的纤维成分表现为 T_2 加权图像上的极低信号区,与这类肿瘤的诊断相关[19]。肿块内散在的高信号区提示水肿或囊变。纤维瘤的超声表现多样,但常表现为边界清楚的低回声肿块,由于致密纤维组织的声衰减,肿块后方可见声影。纤维瘤合并腹水和胸腔积液较少见。不伴有纤维化的单纯卵泡膜细胞瘤为 T_2 高信号,类似其他卵巢恶性肿瘤[18]。

支持细胞-间质细胞肿瘤的超声表现通常为边界清楚的低回声肿块。典型的 CT 和 MRI 表现为实性、有强化的肿块。有时实性成分内可见肿瘤内囊性区[18]。

支持细胞肿瘤的病理特征是存在大量的细胞内脂质。这类肿瘤体积小(<3cm),为单侧实性肿块。由于含有脂质,T_1 加权图像上表现为高信号。Gd 增强后呈明显强化,反映出它的血供丰富[18]。理论上可采用化学位移成像来检测类固醇分泌肿瘤细胞内的脂质成分(图 2-5)。在反相位图像上 10% 的信号丢失提示存在镜下脂质,更常用于诊断肾上腺腺瘤或肾透明细胞癌,但在间质细胞肿瘤的诊断中也有应用[20]。

硬化性间质肿瘤是卵巢良性肿瘤,其发病年龄早于卵泡膜细胞瘤和纤维瘤,发病高峰为 20 岁、30 岁[18]。MRI 上,肿瘤表现为大肿块伴囊性成分和 T_2 加权图像上中高信号的实性成分。这类肿瘤在增强早期可见周围强化,动态增强可见逐渐向中心的强化。此强化类型可用于区分硬化性间质肿瘤和纤维瘤,后者呈延迟强化[19]。

5. 神经内分泌卵巢肿瘤/类癌　类癌是神经内分泌肿瘤的一个亚型,分泌 5-羟色胺[21]。原发卵巢类癌占所有类癌的 0.3%,

占所有恶性卵巢肿瘤的 0.1%。卵巢类癌可合并成熟囊性畸胎瘤和黏液性肿瘤。典型的 CT 表现是成熟囊性畸胎瘤壁上的实性结节伴强化。这类肿瘤也可表现为孤立的实性肿块,不能与其他实性恶性肿瘤鉴别[22]。

生长抑素受体功能显像可作为横断面成像的补充,用于类癌的诊断、分期和监测。 ^{111}In-奥曲肽生长抑素受体显像可敏感地检测影像上潜在分布的肿瘤。^{123}I 显像显示类癌的敏感性较低,但能同时用于发现病灶和评估治疗反应[21]。

6. 卵巢鳞状细胞癌　原发卵巢鳞状细胞癌通常起源于先前存在的病灶,如成熟囊性畸胎瘤、Brenner 瘤或内膜异位灶。鳞状细胞癌是最常见的起源于成熟囊性畸胎瘤的恶性肿瘤,常见于绝经后妇女。识别恶变会比较困难,但如果皮样囊肿内存在大的实性成分伴强化,需要怀疑。向壁外生长和(或)侵犯邻近结构可确定诊断。鳞状细胞癌的预后差,5 年生存率为 15%～52%[23]。

三、子宫及内膜罕见恶性病变的影像学表现

子宫恶性肿瘤通常分为上皮来源和间质来源两类。间质来源肿瘤包括平滑肌肉瘤、内膜间质肉瘤(ESS)[24]。上皮以及间质起源混合肿瘤包括癌肉瘤(以前称为恶性混合性苗勒肿瘤或 MMMT)、腺肉瘤[25]。罕见类型内膜癌主要包括黏液及浆液性子宫肌瘤[24]。此章不讨论尚无发表文献的宫体受侵的罕见恶性肿瘤影像学表现。

1. 子宫肉瘤　占了宫体恶性肿瘤的 8% 左右。其中癌肉瘤最为常见,其次是平滑肌肉瘤及内膜间质肉瘤。大体来讲,子宫肉瘤比内膜癌淋巴或血性转移更早,预后更差[26]。癌肉瘤占了宫体恶性肿瘤的 4% 左右,具有很强的侵犯性,常见于绝经后女性,可以无临床症状,或者表现为不正常阴道出血、盆腔占位或下腹痛[26]。MRI 是癌肉瘤

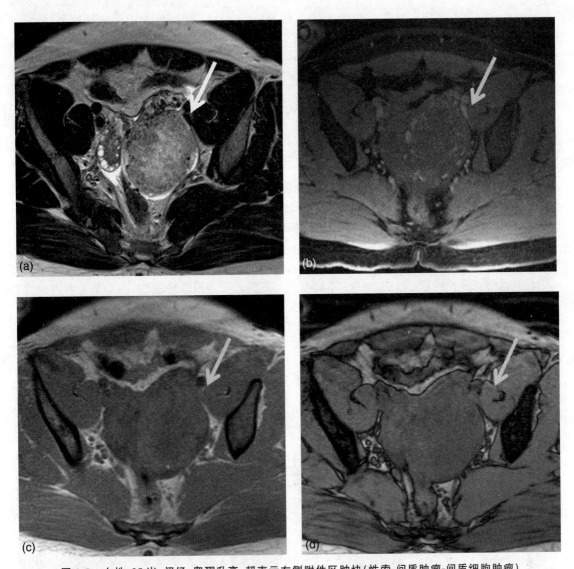

图 2-5　女性,35 岁,闭经、睾酮升高,超声示左侧附件区肿块(性索-间质肿瘤-间质细胞肿瘤)

(a)轴位 T_2 加权图像示左侧附件区混杂的实性肿块(箭头),并可见盆腔少量积液。(b)轴位 T_1 加权 MR 图像示静脉使用对比剂后肿块强化(箭头)。(c,d)轴位 T_1 同反相位图像示左侧附件区肿块在反相位 信号丢失,提示病灶内存在镜下脂质(箭头)。这是性索-间质肿瘤的特点

首选的影像学检查,判断肿瘤侵犯范围,CT 常用来评估转移以及治疗效果。癌肉瘤通常 为异质性肿块,主要以内膜为基底,可伴有宫 腔扩大或变形(图 2-6)。超声通常有两种类 型表现:腔内息肉样占位或子宫正常结构消 失,取代为弥漫的占位。占位通常为等回声 或者是不均匀低回声,Doppler 显示为中心 及周围血流增多(彩图 2-1)。腔内息肉样的 肿块,蒂处有时可见到供血血管[27]。

MRI 的表现不尽相同。最常见的表现 包括不均匀的出血,T_1 低信号,T_2 信号不均 匀。有案例报道了转移至肌层的情况,这时 难以与内膜癌鉴别[28]。与内膜癌不同的 是,这些占位为富血供。

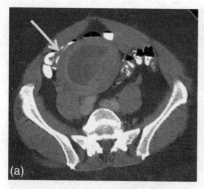 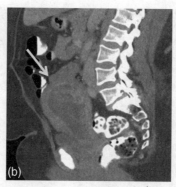 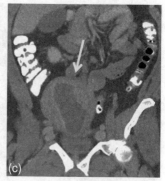

图 2-6　女性,61 岁,子宫癌肉瘤(a-c):分别为增强 CT 轴位,矢状位及冠状位图像。占位强化不均,主要位于宫体内,凸向腔内生长,这与该类型肿瘤已知的典型表现一致(箭头)

由于这类占位易转移,临床推荐行 PET/CT 检查评估子宫外转移。目前 PET/CT 检查报道子宫癌肉瘤的病例较少。这些案例中,PET/CT 检查可以较好显示原发肿瘤,但是可能漏掉小于 10mm 的小转移灶。对于不明显的转移灶,PET/CT 检查可能不是最佳选择,但可用于排除 CT 或 MRI 判断为不可手术的病人。

输卵管癌肉瘤是个罕见类型,目前只有 80 余例病例报道。表现与前面提及的相似,主要表现为附件区占位,而不是子宫占位(图 2-7)[29]。

2. 子宫平滑肌肉瘤　子宫恶性肿瘤中 1%～2%为平滑肌肉瘤。它们占子宫肉瘤的 1/3;然而,小于 1%的子宫肌瘤患者合并有平滑肌肉瘤。其临床症状不特异,包括盆腔疼痛、异常阴道出血、盆腔包块。

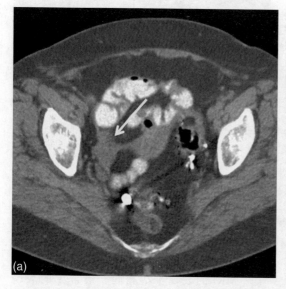 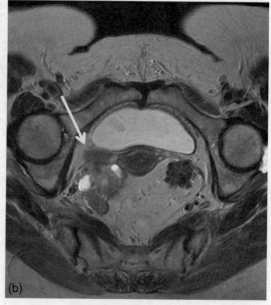

图 2-7　女性,81 岁,右附件区包块(输卵管癌肉瘤)(a)盆腔 CT 扫描,右侧附件区包块(箭头)与卵巢分界不清;(b)轴位的 T₂ 像 MR 显示了一个右侧附件区的囊实性包块,与前方的右卵巢(箭头)分界尚清

在影像学上,平滑肌肉瘤通常为边界不规则的大肿块,导致正常的子宫结构扭曲(图2-8)[25]。超声检查可见多普勒血流信号增加,提示血管增生;这一发现作为区分良恶性疾病[26]的手段仍有争议。MRI 表现无特异性,为不均匀强化的盆腔大肿块。整体来说,T_1 表现为低到中信号,内部局灶出血为 T_1 高信号。T_2 上可见局部高信号,与内部坏死区一致[30]。

CT 通常用于检测远处转移灶,包括肺、肝以及不太常见的其他腹部实质器官如胰腺、肾(图 2-9)。脑、卵巢及盆腔淋巴结受累者少见。腹膜也可能受累,伴或不伴腹水。以上病灶都能通过 CT 看到。与原发灶一样,转移灶代谢活性增高,因此也可用 PET/CT 检查进行评估;但其应用于平滑肌肉瘤的相关研究还较少[31]。

3. 子宫内膜间质肉瘤(ESS) 是罕见的子宫内膜间质起源的肿瘤,通常见于育龄女性及绝经后女性。子宫内膜间质瘤包括了一系列良性或者预后不良的恶性肿瘤。子宫内膜间质瘤可分为三类:

(1)子宫内膜间质结节(ESN)。

(2)子宫内膜间质肉瘤(ESS),以前是指低级别的子宫内膜间质肉瘤。

(3)未分化子宫内膜肉瘤(UES),以前是指高级别的子宫内膜间质肉瘤。

最常见的临床表现是异常的子宫出血和盆腔疼痛,子宫增大也很常见[26]。曾有一些报道指出它和多囊卵巢、雌激素的使用与他莫昔芬治疗有关。

子宫内膜间质肉瘤典型表现为息肉样改变,可用超声和 MRI 看出。在 MRI 上,病变表现为 T_1 低信号和异质性的 T_2 高信号,使用对比剂后表现为轻度强化。相较于子宫内膜癌,子宫内膜间质肉瘤常表现为大的、不规则肿块,可有结节侵入子宫肌层。这种表现使其很难与子宫肌瘤相鉴别[31]。

4. 滋养细胞疾病 是以滋养细胞层异常增生为特征,包含完全性葡萄胎、部分性葡萄胎、侵蚀性葡萄胎以及绒癌等一大类疾病。虽然大部分是良性,治疗效果好,但是偶尔会恶变为侵蚀性强的类型[24]。

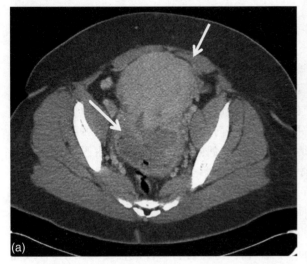
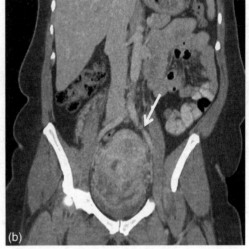

图 2-8 女性,45 岁,触诊盆腔包块伴严重阴道出血数月,阴道和盆腔检查中可见蕈伞型坏死(子宫平滑肌肉瘤)。(a)轴位和(b)冠状位的增强对比 CT 图像显示了子宫内不均匀增强的肿块(图 a 上箭头、图 b 箭头)。请注意在阴道中出现的不均匀低密度组织,这正是在查体中发现的坏死组织(图 a 下箭头)

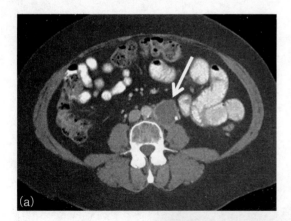
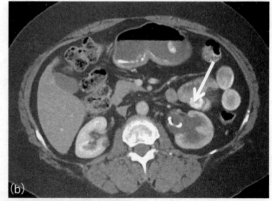
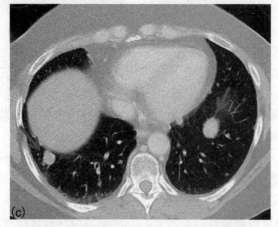

图 2-9   60 岁，女性，转移性子宫平滑肌肉瘤

(a、b)轴位增强 CT 图像显示了左侧腹膜后低密度占位，继发左肾积水（箭头），符合转移性疾病的表现。标记处可见 D-J 管影。(c)胸部轴位 CT 图像显示了肺部基底段多个大小不等的结节，这也符合转移性疾病的表现（箭头）

最常见的 GTD 类型是葡萄胎，每 1000～2000 次妊娠中可见到一次，常见于青少年及 40—50 岁女性。葡萄胎妊娠最常见的临床表现为剧吐、出血，β-HCG 快速升高[33]。因为孕期多进行超声检查，在葡萄胎诊断中最常见的影像学类型为超声[32]。早孕期完全性葡萄胎的超声表现很不特异，可以是与胎囊很像的中心液性区，或者为不同回声的实性成分。葡萄胎最典型的超声特点是"暴风雪征"，增厚的内膜中可见到不同回声的多发小囊性区。这些囊性区与病理上的绒毛水泡样变相对应[32,33]。另一个提示葡萄胎的特征是卵巢增大，其内多发囊性区，这是继发于 β-HCG 升高的改变[32]。

侵蚀性葡萄胎是 GTD 的一种持续性改变，见于约 10％治疗后的葡萄胎患者（通常为完全性）。患者 β-HCG 持续高水平。超声特征如前所述，有时可见如其名称的内膜受侵[32]，偶尔可见阴道或者内膜旁受累。侵袭性葡萄胎多为局部转移，但也偶尔可见像绒癌一样的远处转移。

绒癌是滋养层上皮来源的侵袭性恶性肿瘤，特征为滋养组织侵袭性生长并侵犯周围血管。与葡萄胎及侵袭性葡萄胎不同，绒癌无绒毛水泡样变。最常见的转移部位为肺（75％）、阴道（50％），其他转移部位包括外阴、肾、肝、脑等[34]。β-HCG 持续升高及临床怀疑绒癌的患者最好选择 CT 检查。CT

可见到的阳性征象包括子宫扩大,子宫不均匀强化(局部或弥漫性),卵巢扩大并伴黄体囊肿,以及其他远隔转移(图 2-10)[35]。

四、罕见宫颈恶性肿瘤的影像学表现

宫颈恶性肿瘤绝大多数是鳞状细胞癌。这些肿瘤发生在鳞柱交界处,与少见的宫颈腺癌一样。罕见肿瘤包括宫颈神经内分泌肿瘤(类癌、小细胞癌和大细胞癌)和恶性腺瘤[36]。总体而言,最有助于宫颈恶性肿瘤分期的是 MRI,MRI 可以显示局部浸润以及盆腔淋巴结受累情况。

1. 宫颈小细胞神经内分泌癌　是一种罕见的恶性肿瘤,在大多数情况下从影像学上无法与常见的鳞状细胞癌区分。它属于肺外小细胞癌(EPSCC),可以在几乎任何器官中出现。75% 以上的妇科 EPSCCs 发生于宫颈,但总的预后比其他 EPSCCs 好。该肿瘤的 MRI 表现不特异,往往表现为局部蔓延。通常对局部放疗敏感,但相比于宫颈鳞状细胞癌[37]更容易出现远处转移。

2. 恶性腺瘤　属于黏液腺癌的一个亚型,是另一罕见的宫颈肿瘤,往往预后不良。它与黑斑息肉综合征有关,黑斑息肉综合征也有皮肤黏膜色素沉着和肠道多发错构瘤性息肉。MRI 上,该肿瘤往往表现为从宫颈腺体延伸出来的多囊性肿物,其中包含有增强的实性成分[36]。外观可与纳氏囊肿、宫颈增生和分化良好的宫颈腺癌[38]相似。

五、阴道及外阴罕见肿瘤的影像

相比于其他妇科肿瘤,阴道及外阴恶性肿瘤总体上较为少见。而原发性阴道恶性肿瘤更为少见,大部分阴道恶性肿瘤都是由其他妇科肿瘤或结肠肿瘤转移来的。85%~90% 的原发阴道恶性肿瘤为鳞状细胞癌[39];鳞状细胞癌也占原发外阴恶性肿瘤的80%~90%。罕见的恶性肿瘤包括黑色素瘤、巴氏腺癌和肉瘤[40]。

MRI 是用于阴道及外阴恶性肿瘤成像的基本方法,因为它能很好地体现软组织之间的对比,并且可以多平面成像。为了获得更高的分辨率,图像不仅可以通过腔内线圈获得,也可以通过盆腔相控线圈获得(如用于阴道病变成像中)[41]。评估阴道及外阴肿块的常用 MRI 盆腔扫描范围包括从主动脉分叉处到外阴(观察原位肿瘤范围及肿大的淋巴结情况)并在小范围视野内行高分辨率成像序列扫描,来精细地评价肿块、阴道旁及会阴组织,从而更好地评估疾病进展程度[39]。

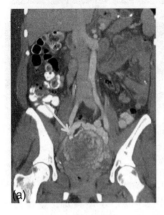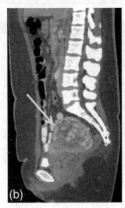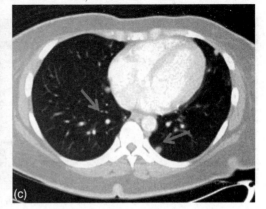

图 2-10　女性,28 岁,葡萄胎妊娠史,扩张后及刮宫术后,hCG 水平高并动态升高(转移性绒癌)
(a,b)冠状位(a)及矢状位(b)增强 CT 图像显示子宫内富血供占位(箭头)。(c)轴位 CT 图显示肺部多发大小不等结节影,符合转移(箭头)

1. 阴道及外阴原发恶性黑色素瘤　女性生殖道原发恶性黑色素瘤较为罕见,其中外阴是最常见的部位。总的来说,外阴恶性黑色素瘤占全部黑色素瘤的3%。原发恶性阴道黑色素瘤非常罕见,大部分发生于绝经后妇女。总体上,鉴别转移瘤和黑色素瘤最常用的方法是CT(图2-11)。在MRI成像中,含有黑色素的黑色素瘤相比其他外阴及阴道肿块有其独特的表现,黑色素会使 T_1 及 T_2 弛豫时间均缩短。因此,黑色素瘤典型的MR表现为 T_1 高信号, T_2 中到低信号肿物。这些表现在压脂图像上更明显。有趣的是,随着放射治疗的进行, T_1 信号强度会增加,这种现象的产生有两个原因,一是黑色素的累积量总体增加;二是随着肿瘤的缩小,黑色素的密度增加[42]。不含黑色素的黑色素瘤表现为 T_1 低信号和 T_2 中到高信号。因此,单独依靠MR信号强度不能排除黑色素瘤的诊断。

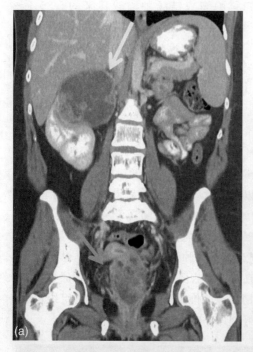
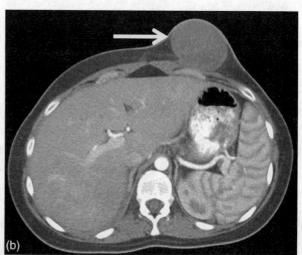
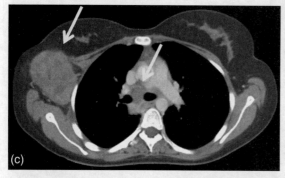
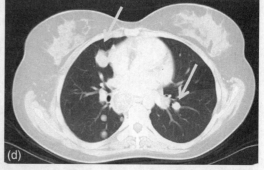

图2-11　女性,19岁,转移性黑色素瘤累及阴道(a-d):冠状位(a)和轴位(b-d)的CT增强对比成像显示了一个阴道内部不均匀强化肿块(图a下箭头),同时还有胸部及腹部多个强化肿块,包括右肾、左前侧腹壁、右侧腋下、纵隔和肺部,符合转移性黑色素瘤(箭头)

2. 阴道肉瘤　占全部原发阴道恶性肿瘤的 2%，其中，阴道平滑肌肉瘤是成年妇女中最常见的类型。有关原发阴道平滑肌肉瘤影像学表现的相关文献较少，现有文献描述其表现为不同类型的 T_2 高信号肿块伴内部坏死区，肿块既有形态不规则的也有边界清晰的，这可能与局部浸润程度有关[39,43]。

横纹肌肉瘤是儿童最常见的软组织肿瘤。其中，有一种葡萄状肉瘤（胚胎横纹肌肉瘤）是小于 15 岁的患者中最常见的妇产科恶性肿瘤[44]。超声通常用于该肿瘤的早期评估，因为无创，儿童可以很好地耐受。在超声检查中，肿块通常表现为异质性，有时表现为典型的葡萄簇样[45]。MRI 在这些肿瘤的诊断和治疗中也有所应用，提示预后不良的因素有肿瘤的直径大于 5cm，局部淋巴结肿大及局部器官浸润[41]。关于肿瘤的 MRI 表现目前尚没有文献进行具体描述。但有一些病例报道曾描述其 MRI 表现为 T_2 高信号的囊状肿块，伴可增强的增厚结节状分隔[44]。

六、结论

诊断影像学在妇科肿瘤的诊断、分期和病人随访中具有重要作用。一般而言，超声是良好的评价盆腔病变的初选方法，而 MRI 能给出软组织细节，因此总体来说 MRI 评估大多盆腔恶性肿瘤更优越。CT 和 PET-CT 用来评估区域和远处转移病灶最佳。正确选择不同盆腔器官的影像学评估方法是很重要的，从而能利用最优成像来解决当前的临床问题。

（何泳蓝　译　薛华丹　校）

参 考 文 献

[1] Yeh, B.M.(2008)Diagnostic imaging: test selection and interpretation, in Diagnostic tests [Internet], 5th edn, McGraw-Hill, New York.[1 electronic text(vii,532 p.)], http://hdl. library. upenn. edu/1017. 12/846460. Accessed March 15,2014.

[2] Javitt, M.C.(2007)ACR Appropriateness Criteria on staging and follow-up of ovarian cancer. Journal of the American College of Radiology : JACR,4(9),586-589.

[3] Lee, J.H., Dubinsky, T., Andreotti, R.F. et al. (2011)ACR appropriateness Criteria(R)pretreatment evaluation and fol-low-up of endometrial cancer of the uterus. Ultrasound Quarterly,27(2),139-145.

[4] Siegel, C.L., Andreotti, R.F., Cardenes, H.R. et al. (2012) ACR Appropriateness Criteria (R)pretreatment planning of invasive cancer of the cervix.Journal of the American College of Radiology : JACR,9(6),395-402.

[5] Lee, S.(2012)Introduction, in Choosing the Correct Radiologic Test : Case-Based Teaching Files (eds S. Lee and J. H. Thrall), Springer, New York, pp.1-5.

[6] Levine, D., Brown, D.L., Andreotti, R.F. et al. (2010)management of asymptomatic ovarian and other adnexal cysts imaged at US: Society of Radiologists in Ultrasound Consensus Conference Statement. Radiology, 256 (3), 943-954.

[7] Walker, D.K., Salibian, R.A., Salibian, A.D. et al.(2011)Overlooked diseases of the vagina: a directed anatomicpathologic approach for imaging assessment. Radiographics, 31 (6), 1583-1598.

[8] Roth, C. G. (2012) Magnetic resonance imaging of the female pelvis, in Fundamentals of body MRI [Internet], Elsevier Saunders, Philadelphia [1 online resource (xiii, 376 p.)], http://hdl. library. upenn. edu/1017. 12/876666.Accessed March 15,2014.

[9] Iyer, R.B., Balachandran, A., and Devine, C.E. (2007)PET/CT and cross sectional imaging of gynecologic malignancy.Cancer Imaging, 7

Spec No A:S130-S138.

[10] Blake, M. A., Singh, A., Setty, B. N. et al. (2006) Pearls and pitfalls in interpretation of abdominal and pelvic PET-CT. Radiographics, 26 (5), 1335-1353.

[11] Jung, S. E., Lee, J. M., Rha, S. E. et al. (2002) CT and MR imaging of ovarian tumors with emphasis on differential diagnosis. Radiographics, 22(6),1305-1325.

[12] Kawamoto, S., Urban, B. A., and Fishman, E. K. (1999) CT of epithelial ovarian tumors. Radiographics, 19 Spec No: S85-S102; quiz S263-S264.

[13] Sulkin, T. V., O'Neill, H., Amin, A. I. and Moran, B. (2002) CT in pseudomyxoma peritonei: a review of 17 cases. Clinical Radiology,57(7),608-613.

[14] Choi, H. J., Lee, J. H., Seok Lee, J. et al. (2006) CT findings of clear cell carcinoma of the ovary. Journal of Computer Assisted Tomography,30(6),875-879.

[15] Matsuoka, Y., Ohtomo, K., Araki, T. et al. (2001) MR imaging of clear cell carcinoma of the ovary. European Radiology, 11 (6), 946-951.

[16] Kitajima, K., Kaji, Y., Kuwata, Y. et al. (2007) Magnetic resonance imaging findings of endometrioid adenocarcinoma of the ovary. Radiation Medicine,25(7),346-354.

[17] Tanaka, Y. O., Yoshizako, T., Nishida, M. et al. Ovarian carcinoma in patients with endometriosis: MR imaging findings. AJR American Journal of Roentgenology,175(5),1423-1430.

[18] Outwater, E. K., Wagner, B. J., Mannion, C. et al. (1998) Sex cord-stromal and steroid cell tumors of the ovary. Radiographics, 18 (6), 1523-1546.

[19] Jung, S. E., Rha, S. E., Lee, J. M. et al. (2005) CT and MRI findings of sex cord-stromal tumor of the ovary. AJR American Journal of Roentgenology,185(1),207-215.

[20] Sakamoto, K., Fujimitsu, R., Ida, M. et al. (2009) MR diag-nosis of steroid cell tumor of the ovary: value of chemical shift imaging. Magnetic Resonance in Medical Sciences: MRMS,8(4),193-195.

[21] Scarsbrook, A. F., Ganeshan, A., Statham, J. et al. (2007) Anatomic and functional imaging of metastatic carcinoid tumors. Radiographics, 27(2),455-477.

[22] Takeuchi, M., Matsuzaki, K. and Uehara, H. (2011) Primary carcinoid tumor of the ovary: MR imaging characteristics with pathologic correlation. Magnetic Resonance in Medical Sciences : MRMS,10(3),205-209.

[23] Lalwani, N., Shanbhogue, A. K., Bhargava, P. et al. (2012) Rare, miscellaneous primary ovarian neoplasms: spectrum of cross-sectional imaging. Current Problems in Diagnostic Radiology, 41 (2),73-80.

[24] Szklaruk, J., Tamm, E. P., Choi, H. and Varavithya, V. (2003) MR imaging of common and uncommon large pelvic masses. Radiographics,23(2),403-424.

[25] Tirumani, S. H., Ojili, V., Shanbhogue, A. K. et al. (2013) Current concepts in the imaging of uterine sarcoma. Abdominal Imaging, 38 (2),397-411.

[26] Wu, T. I., Yen, T. C. and Lai, C. H. (2011) Clinical presentation and diagnosis of uterine sarcoma, including imaging. Best Practice & Research Clinical Obstetrics & Gynaecology, 25(6),681-689.

[27] Lee, E. J., Joo, H. J. and Ryu, H. S. (2012) Malignant mixed Mullerian tumors of the uterus: sonographic spectrum. Ultrasound in Obstetrics & Gynecology,39(3),348-353.

[28] Tanaka, Y. O., Tsunoda, H., Minami, R. et al. (2008) Carcinosarcoma of the uterus: MR findings. Journal of Magnetic Resonance Imaging : JMRI,28(2),434-439.

[29] Gupta, R. and Jenison, E. L. (2012) A rare case of carcinosarcoma of the fallopian tube presenting with torsion, rupture and hemoperitoneum. Gynecologic Oncology Case Reports, 2 (1),4-5.

[30]　Sahdev，A.，Sohaib，S. A.，Jacobs，I. et al. (2001)MR imaging of uterine sarcomas. AJR American Journal of Roentgenology，177(6)，1307-1311.

[31]　Shah，S. H.，Jagannathan，J. P.，Krajewski，K. et al. Uterine sarcomas：then and now. AJR American Journal of Roentgenology，199(1)，213-223.

[32]　Wagner，B. J.，Woodward，P. J. and Dickey，G. E.(1996)From the archives of the AFIP.Gestational trophoblastic disease：radio-logic-pathologic correlation. Radiographics，16(1)，131-148.

[33]　Lazarus，E.，Hulka，C.，Siewert，B.，and Levine，D. (1999) Sonographic appearance of early complete molar pregnancies. Journal of Ultrasound in Medicine，18(9)，589-594；quiz 95-96.

[34]　Green，C. L.，Angtuaco，T. L.，Shah，H. R. and Parmley，T. H. (1996) Gestational trophoblastic disease：a spectrum of radiologic diagnosis.Radiographics，16(6)，1371-1384.

[35]　Sanders，C. and Rubin，E. (1987) Malignant gestational trophoblastic disease：CT findings. AJR American Journal of Roentgenology，148 (1)，165-168.

[36]　Okamoto，Y.，Tanaka，Y.O.，Nishida，M. et al. (2003)MR imaging of the uterine cervix：imaging-pathologic correlation. Radiographics，23(2)，425-445；quiz 534-535.

[37]　Howard，S.，O'Regan，K.，Jagannathan，J. et al.(2011)Extrapulmonary small cell carcinoma：a pictorial review. AJR American Journal of Roentgenology，197(3)，W392-W398.

[38]　Sugiyama，K. and Takehara，Y. (2007) MR findings of pseudoneoplastic lesions in the uterine cervix mimicking adenoma malignum. The British Journal of Radiology，80(959)，878-883.

[39]　Parikh，J. H.，Barton，D. P.，Ind，T. E.，and Sohaib，S. A.(2008)MR imaging features of vaginal malignancies. Radiographics，28(1)：49-63；quiz 322.

[40]　Lee，S. I.，Oliva，E.，Hahn，P. F.，and Russell，A. H.(2011)Malignant tumors of the female pelvic floor：imaging features that determine therapy：pictorial review. AJR American Journal of Roentgenology，196(3 Suppl)，S15-S23 Quis S4-S7.

[41]　Siegelman，E. S.，Outwater，E. K.，Banner，M. P. et al. (1997) High-resolution MR imaging of the vagina. Radiographics，17 (5)，1183-1203.

[42]　Fan，S. F.，Gu，W. Z. and Zhang，J. M. (2001) Case report：MR findings of malignant melanoma of the vagina. The British Journal of Radiology，74(881)，445-447.

[43]　Yang，D. M.，Kim，H. C.，Jin，W. et al. (2009) Leiomyosarcoma of the vagina：MR findings. Clinical Imaging，33(6)，482-484.

[44]　Kobi，M.，Khatri，G.，Edelman，M. and Hines，J. (2009) Sarcoma botryoides：MRI findings in two patients.Journal of Magnetic Resonance Imaging，29(3)，708-712.

[45]　Agrons，G. A.，Wagner，B. J.，Lonergan，G. J. et al.(1997)From the archives of the AFIP.Genitourinary rhabdomyosarcoma in children：radiologic-pathologic correlation. Radiographics，17(4)，919-937.

第3章

少见妇科肿瘤的病理概述

在诊治妇科肿瘤的诸多环节中,明确病理诊断包括组织学的类型、部分病例的组织学亚型、恶性程度的准确分级至关重要。令人愉快的是,编写本书的妇产科临床同仁很重视病理,他(她)们具有相对于其他某些学科的临床医生更加全面的病理知识。有经验的妇科临床医师会很注意临床与病理的联系,有异议时还会提醒年轻病理医生及时进行病理复核;这不仅有利于为患者提供优质的医疗服务,而且也有利于病理医生从实际工作中提高业务水平。在 20 世纪,不少妇科医生都曾为妇科病理学的发展做出过很大贡献,这些治疗妇科肿瘤的临床医生具有良好的病理知识,推动了妇科病理的发展;随着时间的推移,病理医生逐渐掌握了越来越多妇科病理诊断的专业知识[1,2]。作者有幸能够与妇科病理领域的著名专家 Robert E. Scully[3]共事多年,在以下的概述中,将尽可能地转述一些教授的理念;他一直强调,一个好的临床病理医生应该知道大体及镜下病理表现固然非常重要,但这仅仅是病人整体情况的一部分;认识到这一基本点将会有助于正确的病理诊断,使病人得到适当的治疗。

在这一章中,将首先对整体妇科肿瘤诊断中的一些基本原则进行诠释,之后简要探讨术中冷冻病理会诊的一些问题,第三部分则就女性生殖道各个器官中的部分少见肿瘤的病理诊断进行讨论。由于篇幅有限,不能详尽的罗列参考文献,而且很多容易找到的文献已经被广泛引用,但仍然筛选出一些原始文献供读者参考[4-9]。病理鉴别诊断中众多的细微差别也未涵盖其中,所幸的是,一些妇科病理学家已经从各自不同的方面对这些问题进行了阐述[5-9],使读者可以从其中了解鉴别诊断的要点及细节问题。

首要的基本原则是了解患者的临床资料,因为许多临床因素与鉴别诊断密切相关,在有些病例可能强烈提示某一特定的诊断。很多肿瘤有明确的好发年龄,这点在卵巢肿瘤中表现得极其明显。例如无性细胞瘤等原始生殖细胞肿瘤,发病年龄高峰在 20 岁左右,生育期发病率明显减少,至绝经期后极其罕见;而随着年龄的增长,大家熟知的卵巢表面上皮肿瘤包括恶性上皮性肿瘤,发病率呈上升趋势。因此,当患者年龄小于 20 岁时,诊断表面上皮癌应非常慎重。列举一个体现发病年龄重要性的例子,性索间质肿瘤的一个特殊亚型——网状支持-Leydig 细胞瘤[10](彩图 3-1)可能被误诊为浆液性肿瘤甚至癌肉瘤;但前者的平均发病年龄为 15 岁,常见于 10 岁之前,而在这个年龄段后者非常罕见。其他一些少见肿瘤也有特定的好发年龄,一个典型的例子是高度恶性的卵巢高钙血症型小细胞癌(彩图 3-2)[11],其发病高峰在 20 岁出头。其他体现患者年龄重要性的例子包括:几乎所有的阴道卵黄囊瘤发生在 2 岁以内[12],而宫颈的原始肉瘤例如胚胎性横纹肌肉瘤的发病高峰在 20—40 岁[13]。因此,在考虑诊断时对于患者年龄应予以足够的重视,特别是在观察到的镜下形态不典型时。

另一个重要的临床信息是病人是否有其他肿瘤的病史。有时是临床医生知道,但却没能告知病理医师,或者是病人根本没有告知医生曾有过肿瘤病史。例如,没有医学背景的人并不能意识到 15 年前切除的皮肤黑色素细胞病变可能与刚发现的妇科肿瘤有关(彩图 3-3),而临床医疗工作者则非常清楚黑色素瘤存在晚期复发的可能,并且可以发生在女性生殖道。类似的乳腺肿瘤病史也同样重要。因此,在某些情况下,病理医师会要求临床医师询问病人是否还有一些可能相关的病史没有告之。一般来说,如果有相关病史,肿瘤的性质就自然明确了,但对于一些病例则还需要复核病理切片,因为之前的病理诊断有可能不正确。几年前,在回顾具有子宫肌瘤病史的卵巢转移性肉瘤病例时[14],我们就遇到了这样的情况,"子宫肌瘤"切片复核证实为被误诊了的子宫内膜间质肉瘤,并最终转移至卵巢。应当牢记,复发瘤的形态与原发灶可能有所不同,镜下评估时,任何相似之处都高度提示它们是同一肿瘤。

其他很多临床信息也很重要,有些已经众所周知,有些则没有。腹水是备受关注的一个临床表现,当腹水伴有胸腔积液和卵巢纤维瘤,通常都会想到著名的 Meigs 综合征。而卵巢甲状腺肿可伴有腹水则少为人知,形态不典型的甲状腺肿合并腹水所引起的过度警惕,可能导致在手术中将其误诊为恶性病变。

病变的分布是另一个值得关注的肿瘤临床特征。卵巢黏液性肿瘤合并腹膜多发肿瘤结节就是一个很好的例子,这是转移性黏液癌的分布特点,例如转移至卵巢和其他腹膜部位的胰腺癌;尽管也可见于卵巢原发的高级别黏液癌。双侧卵巢肿瘤高度提示为转移性而非原发。卵巢转移性肿瘤的相关问题见后述。

大体形态特点不仅有助于确定鉴别诊断

的方向,还能指导取材以及初步选择辅助检测项目如免疫组织化学。例如,伴皮样囊肿的卵巢低级别嗜酸性肿瘤提示卵巢甲状腺肿,尽快进行相关免疫组化检测予以证实,能够加速病理诊断流程。另一个关于高级别嗜酸性肿瘤的例子是当肿瘤合并皮样囊肿时,分化不良性鳞状细胞癌的可能性提高;通过充分取材找到鳞状分化灶(彩图 3-4)和皮样囊肿的证据,是与其他各种具有嗜酸性细胞的卵巢肿瘤鉴别的要点。卵巢肿瘤呈棕-绿色,质地均匀,柔软、胶样,提示卵巢甲状腺肿。显然,黑色提示黑色素瘤,尽管很多黑色素瘤并不显示特异的颜色。一些其他特征性的大体表现包括子宫体恶性苗勒管肿瘤呈典型的息肉样外观,阴道和宫颈的胚胎性横纹肌肉瘤呈葡萄样。病理医生还必须意识到不同肿瘤大体形态重叠的陷阱。卵巢纤维瘤具有特征性的石灰白切面,而一些 Krukenberg 瘤[15]由于间质反应明显,可呈纤维瘤样,仅有少量印戒细胞散在浸润。如果病理医师在术中冷冻时将一个灰白、质硬的肿瘤诊断为纤维瘤,之后他的同事在评估石蜡切片时发现其中有小灶印戒细胞,虽然最终不会影响病人的预后,但对任何一个病理医生来说这都是一件非常难堪的事情。

妇科肿瘤病理中有许多看似令人费解的现象,对于它们的认识得益于前辈经验的传承。其中之一就是其他部位体积小的原发肿瘤往往转移至卵巢形成大的肿物,比如来自于胃的 Krukenberg 瘤。这种现象也见于其他部位的原发肿瘤,比如小肠,甚至相当小的阑尾类癌,都能在卵巢形成大的转移灶。直至近年,某些胃肠道肿瘤的这种转移倾向性以及其转移灶与卵巢原发黏液性肿瘤的高度相似性才得以确认。典型的例子就是胰腺癌,转移至卵巢可形成多房囊性肿瘤,切面与卵巢原发黏液性囊性肿瘤无法区分。其鉴别点见本章的卵巢部分。

尽管已经制订了取材的指导方针,比如

对于卵巢肿瘤应按肿瘤最大径,平均每厘米取一个组织块,但并没有绝对的规则,原则上是应针对于大体观察到的可疑区域。

正确的取材是进行病理评估的基础。现在,对体积大的肿瘤未经充分取材就进行免疫组化染色的情况时有发生。有很多例子,在充分取材观察切片中的细微发现有可能提示或排除某一特定的肿瘤;首先想到的就是在看起来像卵巢性索间质肿瘤的多张切片中,发现了鳞状分化或明确的子宫内膜腺体(彩图 3-5)就足以排除前面的诊断。

当然,尽管充分的临床背景和大体观察对诊断起到了提示作用,但显微镜下检查才是决定性的,有时是证实了之前强烈怀疑的诊断,而对于有些病例则是揭晓了最终诊断,因为很多大体表现可能对应不同的镜下形态。标本的正确固定和技术准备是必须的。临床医师及时将标本送至病理科至关重要,这样才能保障标本在新鲜状态下被评估、规范取材并固定,以使固定液充分渗透组织。诊断中的许多问题可以是由于标本未及时固定造成。绝大部分病例通过 HE 镜下评估都能够得以诊断,尽管免疫组化技术为诊断提供了重要的支持,甚至对于某些病变具有诊断意义,但是坦白地说,它在妇科病理诊断中被过度使用了。事实上,不可靠的免疫组化结果可能造成诊断的困扰。记得年轻时遇到过一例 AFP 阳性的透明细胞癌,由于免疫组化使我对于诊断有些举棋不定;当这个病例被提交给 Dr. Robert Scully 时,他认为其形态学表现是典型的透明细胞癌,免疫组化结果不能改变这一诊断。大约一年之后,就有文献报道了一些透明细胞癌可以显示 APF 染色阳性!有时一些免疫组化技术出现之前的"旧式的"特殊染色,包括黏液染色、脂肪染色和网织纤维染色很有用,在一些性索间质肿瘤的病例中,这些染色能够更为确切的显示性索成分。

在部分病例,病理医师首先看到的是病人"在手术台上"时送检的标本和"冷冻切片",或者被称为"术中会诊"[16]。我们倾向于采用定义更为宽泛的后者,因为除了切片,会诊还应包括大体所见和手术医生提供的临床信息。由于术中会诊时间非常有限,仅能评估 2～3 张切片,确定对标本取材的区域需要基于上述信息。术中会诊的主要目的是确定病变性质,通常是肿瘤性病变;如果送检组织已有诊断意义,还应初步考虑到必要的辅助检查和研究,以及肿瘤扩散范围和切缘的评估。必须强调的是,所有的术中会诊意见都是"暂定的",虽然对于大部分病例来说,它接近于或者等同于最终诊断。手术医生必须接受一定比例的最终病理诊断不同于术中会诊意见,这有时是由于对冷冻切片中特异形态学表现的认识改变,但通常是因为对术后标本能够充分取材、评估。

一、卵巢

我最先想到的具有特殊病变的器官是卵巢。它可能具有最多令人困惑的形态学表现,因此也给病理医生造成了诸多的诊断困境。虽然有些仅限于学术研究,但其造成的误诊对于临床医师则具有重大现实意义。很显然,本章节不可能涵盖所有内容,所以我选择了一些读者可能感兴趣的部分。与其他器官一样,卵巢肿瘤的细胞类型及其排列方式的多样性[17]同样也给诊断带来了一系列问题。

既然已经强调了临床信息的重要性,就先强调一些有可能被认为是肿瘤的孕期出现的非肿瘤性包块。这类病变包括高反应性黄素化、妊娠黄体瘤[18]以及所谓的妊娠期和产褥期巨大孤立性滤泡囊肿(彩图 3-6)[19],其中前者通常与妊娠期 HCG 水平显著升高有关;认识到这些可能发生在妊娠期的病变可以避免过度的手术治疗。其中的两个囊性病变主要需与囊性颗粒细胞瘤鉴别,它们的囊壁内衬细胞层不如大多数囊性颗粒细胞瘤厚,而且滤泡囊肿的囊壁也不出现滤泡分化。妊娠期黄体瘤是三者中最容易造成病理误诊的病变,它有可能被误诊为其他病变,也可能被其他病变误诊。它的特征性表现是由大量富于嗜酸性胞浆的细胞构成,而很多卵巢肿瘤都具有这种嗜酸性的形态学表现。比如,卵巢的转移性黑色素瘤可以看起来和妊娠黄体瘤惊人的相似,它们都可以呈双侧性。当然,皮肤病变的病史是鉴别诊断的关键,甚至在病理医生努力地寻找黑色素或者进行针对性的免疫组化染色之前,相关病史就已经能够帮助确定黑色素瘤的诊断。其他可能误诊为恶性肿瘤的良性卵巢病变在相关著作中都有具体讨论[9],由于篇幅有限,这里就不再赘述。

有关卵巢上皮性肿瘤的交界性和癌的鉴别讨论很多,已不属“少见肿瘤”的范畴。在卵巢癌的讨论中,子宫内膜样癌和透明细胞癌给病理医生带来的难题最多。相对于20世纪60年代最初的描述性定义,子宫内膜样癌的形态学谱系在过去的20年中已经被大大地扩展了。没有其他卵巢肿瘤能够更好地证明充分取材的重要性了,因为只要仔细取材,几乎所有不典型的子宫内膜样癌中都能找到局灶的典型形态学表现;就像之前所说的,灶性鳞状分化是子宫内膜样癌与性索间质肿瘤鉴别的关键点,两者镜下形态可以极其相似。卵巢透明细胞癌的形态学表现也是多种多样的(彩图3-7),本书相关章节中已有具体介绍,在此就不再重复;这里强调的是除了囊管状、乳头状及实性的经典排列结构外,透明细胞癌与子宫内膜异位症密切相关这一特性也能够协助病理医师做出判断。令人困惑的是,虽然这些肿瘤被命名为“透明细胞癌”,但它们的诊断应该是基于特征性的排列结构,而不是透明的细胞胞质;例如有些透明细胞癌并没有透明细胞,其诊断取决于形态学,特别是观察到典型的囊管状结构。其他肿瘤尤其是子宫内膜样癌[20]可以含有透

明细胞,但它们的排列方式不同于透明细胞癌;卵巢甲状腺肿也可能含有透明细胞(彩图3-8)。另一个众所周知的透明细胞癌细胞类型是鞋钉样细胞,它的出现也可能造成误诊。鞋钉样细胞并不是透明细胞癌所特异的,也见于一些浆液性交界性肿瘤中(彩图3-9);甚至可衬覆于幼年性颗粒细胞瘤的一部分滤泡中(彩图3-10),若肿瘤性滤泡被误认为透明细胞癌的囊状结构,那么结合排列方式和结构就可能将其误诊为透明细胞癌;此时,年龄有助于大多数病例的诊断。透明细胞癌还有可能与转移性肿瘤相混淆,特别是肾的透明细胞癌(彩图3-11)。转移性肾透明细胞癌的形态更为一致,没有乳头结构,具有典型的血管图像,而原发性透明细胞癌则不具有这些特征。

这里提到的另一个少见肿瘤是卵巢癌肉瘤。虽然被纳入少见肿瘤中,但实际这类肿瘤比一般所认为的要更多见一些。它类似于我们更为熟悉的子宫癌肉瘤,具有混合分布的恶性上皮和间叶成分,有时后者伴异源性分化。没有特定的卵巢发生部位,需要指出的是,与子宫的相应肿瘤一样,梭形的癌细胞和在明显的癌背景中的梭形细胞,不能诊断癌肉瘤。这一点并不总能被领会,这些肿瘤中的癌性成分通常与梭形细胞成分逐渐移行、融合,而癌肉瘤则显示出非常杂乱的结构,癌和肉瘤成分随机地混合在一起。梭形上皮细胞最常见于子宫内膜样癌[21],虽然无论如何病理医师都会做出恶性肿瘤的诊断,但是中分化子宫内膜样癌和癌肉瘤的预后和治疗都是明显不同的,相对于后者,Ⅰ期的中分化子宫内膜样癌预后良好。

除了常见的卵巢皮样囊肿,几乎所有卵巢生殖细胞肿瘤都可以被认为是“少见的”。其中以无性细胞瘤相对常见,经正确固定后的标本通常能观察到颇为典型的形态,但固定不及时则会对诊断造成极大的困扰。应谨记,无性细胞瘤是唯一有可能在大体和(或)

经对侧卵巢活检显示双侧性的原始生殖细胞肿瘤（概率均为 10%）。卵黄囊瘤是最具有形态学多样性的原始生殖细胞肿瘤，过分地强调某一形态或某些非特异性图像都会造成病理诊断的困难。前者例如卵黄囊瘤著名的乳头状结构，被称为 Schiller-Duval 小体（彩图 3-12）；实际上，在卵黄囊瘤中这一结构并不常见，有时典型的肿瘤不能被正确诊断，就是因为病理医师没能发现他所期望看到的 Schiller-Duval 小体。另一个非特异性的表现是所谓的卵黄囊瘤透明小球，因为除卵黄囊瘤外，这些靶样的深红色物质还见于很多卵巢肿瘤，所以它们不应在鉴别诊断中予以强调。如同所有原始生殖细胞肿瘤，卵黄囊瘤发病高峰在 19 岁左右，但之后亦可发生。许多年前就发现绒癌可以发生于其他癌组织中（以胃癌最常见），近年观察到这种情况也可以出现在卵巢。目前已有卵巢子宫内膜样癌演化出卵黄囊瘤成分的报道[22]，通常为年长患者，其临床表现不同于传统的卵黄囊瘤。病理医生需要认识疾病的许多不常见形态，而临床医生也最好能够对此有所了解。典型的卵黄囊瘤通过常规染色切片评估即可明确诊断，但对于这种少见肿瘤，如果诊断中存在任何疑问，都应当进行免疫组化染色加以确认，包括 AFP 和 glypican 3，其中后者被认为更为可靠。

未成熟型畸胎瘤例证了引言中强调的一个基本要素，即大体特征。大多数未成熟型畸胎瘤的切面呈现不同比例的囊实性结构，实性区常伴出血、坏死，这明显不同于更为常见的成熟型畸胎瘤（皮样囊肿）；后者具有显著的囊性结构。出于如下原因，认识到这些不同的大体特征是非常重要的。有时，病理医生会在大体典型的皮样囊肿中发现某些令人警惕的镜下形态，比如小脑或室管膜小管，这些在皮样囊肿中并不罕见。如果病变大体表现为典型的皮样囊肿，并且经过仔细的大体检查排除了伴发鳞癌等恶变的可疑区

域，那么镜检发现未成熟型畸胎瘤特征的可能性非常小。另外，再谈谈"未成熟型畸胎瘤"的命名。皮样囊肿中可以出现一些严格来说不完全"成熟的"软骨成分，但是并没有诊断未成熟型畸胎瘤所要求的原始胚胎组织。在许多年前，未成熟型畸胎瘤曾被称为"胚胎性畸胎瘤"，现在回想起来，后者可能更为贴切。

皮样囊肿的性质主要取决于两点。首先是发生在皮样囊肿基础上的少见的单胚层畸胎瘤，目前最常见的是卵巢甲状腺肿和类癌（彩图 3-13），后者将在本书的相关章节具体介绍。卵巢甲状腺肿即使富于细胞，通常也是临床过程良性的肿瘤。偶尔，甲状腺肿中可见甲状腺乳头状癌或滤泡癌，但总体预后相对好，除非出现明确的高度恶性指征。令人不解的是，个别甲状腺肿病例虽然形态上不足以诊断恶性，但如果出现包膜浸润或广泛粘连这两种增加肿瘤扩散可能性的表现时，该肿瘤就会呈现低度恶性的生物学行为。腹膜表面分化良好的甲状腺肿病灶以往被称为"甲状腺肿腹膜播散"，现在被认为很可能是分化非常好的滤泡癌。

更常见的肿瘤会诊原因是皮样囊肿的恶性转化，以鳞癌多见，这在本书其他章节也有涉及。在此，需再次强调充分取材的重要性。一旦在卵巢分化不良癌中发现可疑的鳞状分化，并通过严谨的大体检查和镜下观察找到起源的表皮样结构，对于解释肿瘤的组织学发生至关重要，虽然这对于预后和治疗的影响并不大。另一个发生于皮样囊肿的少见肿瘤是恶性黑色素瘤，一旦诊断确立，无须再试图寻找原发灶，因为黑色素瘤常被认为是转移性。

在会诊中，最常见的性索间质肿瘤是颗粒细胞瘤。即使尚未进行显微镜下观察，一些特征性表现也能够提示该肿瘤的诊断。颗粒细胞瘤的常见亚型-成人型具有特定的发病高峰，好发于围绝经期或绝经早期的妇女，

平均年龄 53 岁；由于肿瘤分泌雌激素，常引起育龄晚期或者在绝经早期不规则阴道出血的症状。在上述临床背景下，如果单侧卵巢肿瘤呈囊实性切面，囊性区可见出血，则颗粒细胞瘤的可能性很大。顺便指出，不同类型的其他卵巢肿瘤也可伴雌激素过多症，是所谓的功能性间质所致，即肿瘤的间质细胞黄素化。显微镜下，成人型颗粒细胞瘤最著名的结构是一种被称为 Call-Exner 小体的微滤泡，但它仅存在于少数病例中，这是又一个被过度强调的卵巢肿瘤形态。其更典型的表现是形态相对温和的小细胞呈或多或少的弥漫分布，其中散在上皮样的条索状和小梁状排列，有时可见伴明显上皮样分化的岛状结构；间质常含有大量卵泡膜细胞成分。细胞学上，颗粒细胞瘤的肿瘤细胞大小较一致，常见核沟，但往往并不像通常所认为的那样多见。大多数肿瘤核分裂不活跃，但个别病例核分裂象易见，后者必须在仔细排除其他肿瘤的可能性后，才能诊断颗粒细胞瘤。同样，对于双侧性颗粒细胞瘤（虽然存在这样的病例）的诊断也应非常谨慎，因为转移性肿瘤如恶性黑色素瘤和子宫内膜间质肉瘤的镜下表现都在一定程度上类似于颗粒细胞瘤。正如其名，幼年型颗粒细胞瘤好发于年轻人，大约97％的患者于 30 岁之前起病。相对于成人型，幼年型颗粒细胞瘤核分裂较多，细胞有一定异型性，这些表现常常导致误诊。虽然形态学提示恶性可能，但绝大部分病例都呈临床良性过程，特别是那些 I 期的病例。临床表现恶性的幼年型颗粒细胞瘤通常进展很快，而成人型颗粒细胞瘤则具有明显的晚期复发倾向，虽然也存在早期复发的病例。

另一种偶尔呈恶性进展的性索间质肿瘤是少见的支持 Leydig 细胞瘤[23]，即著名的卵巢雄激素肿瘤。实际上，此类肿瘤只有约50％病例出现男性化的临床表现，而其他卵巢肿瘤包括类固醇细胞瘤和少数囊性颗粒细胞瘤也可伴有男性化。支持 Leydig 细胞瘤

显示出非常多样的镜下形态，高分化者可见管状结构及散布的 Leydig 细胞，而低分化者则由肉瘤样成分构成，后者有时伴有横纹肌肉瘤或软骨肉瘤等异源性成分。这类肿瘤的分级具有重要的临床价值，因为高分化肿瘤基本上都是良性的，而相当多的低分化肿瘤呈现恶性的临床过程。在这类肿瘤中，我们又看到了一个证明患者年龄重要性的好例子，即少见的网状型支持 Leydig 细胞瘤。镜下的裂隙状以及类似于浆液性肿瘤的乳头状结构，当间质富于细胞时，可能会被误诊为癌肉瘤。这些肿瘤常常具有两个相对特异的大体表现即质软、海绵状，或者呈囊性伴腔内水肿的分叶状息肉样结构。只要病理医生能够想到这一亚型，大体和镜下诊断并不困难，尤其是对于 10 岁以下的患者。

来源于卵巢间质的肿瘤通常都是良性的，包括纤维瘤、卵泡膜细胞瘤和类固醇细胞肿瘤（后者可能是由间质细胞转化而来）；而恶性者多数在类固醇细胞肿瘤范畴。门细胞瘤是类固醇细胞肿瘤的一个亚型，特定发生于卵巢门部，具有一系列特异的镜下表现；由于这一亚型的肿瘤总是呈良性临床过程，对于它的准确诊断和分型非常重要。非特异性类固醇细胞瘤通常是良性的，但有一小部分呈恶性进展，这些肿瘤多大于 7cm，有明显的核异型性及核分裂等提示预后不良的病理特征。

其他杂类肿瘤也可以原发于卵巢。高血钙型小细胞癌可以说是其中最重要的一类，详见本书相关章节；在此仅就该肿瘤的命名进行探讨。回想起来，将这类肿瘤命名为"小细胞癌"是不成功的，因为这一名称与主要原发于肺，也偶见于卵巢等其他部位的小细胞神经内分泌癌极其相似。尽管如此，也正是这个肿瘤细胞体积小的特点，使人们开始关注这类形态不同于一般卵巢未分化癌的肿瘤。进而令人迷惑的是，虽然这类肿瘤主要由小细胞构成，但其中还有一些胞质丰富的

大细胞成分(彩图 3-14),这些大细胞成分使得鉴别诊断不仅局限于小细胞恶性肿瘤。在那些可能需要妇科肿瘤专家会诊的病变中,罕见的肉瘤值得关注,它们与软组织中的同类病变之间基本没有差异。原发性肉瘤的诊断,必须在充分取材基础上,排除了肉瘤过度生长的苗勒管混合瘤如腺肉瘤、癌肉瘤,或者支持 Leydig 细胞瘤的性索间质成分之后,才能确立,虽然这对治疗的影响可能不大。一些卵巢的肿瘤可能不是原发的,尽管有时很难确定。比如淋巴造血系统肿瘤,考虑到它们的罕见性,当这些肿瘤以貌似卵巢原发肿物的形式出现时,可能会被病理误诊,因为未分化癌与淋巴瘤/白血病的鉴别是一个巨大的挑战。当然,现代免疫组化技术能够明确区分这两类肿瘤,但是只有当病理医生考虑为这些诊断后才能够针对性地采用免疫组化染色。很显然,合理的治疗有赖于正确的诊断。结外淋巴瘤是一个特例,其诊断已经超出了我们这里所讨论的范围,对此感兴趣的读者可以查阅 Dr. Judith A. Ferry 的专著[24]。

刚才所提到的淋巴瘤/白血病常被看作卵巢的转移性肿瘤,现在转而谈谈那些明确的转移性肿瘤,主要是上皮性肿瘤,也包括一种转移性肉瘤。妇科肿瘤医生,尤其是手术医生常会遇到这类肿瘤,它们转移性的本质常常直到术中或术后病理评估时才被揭示,之后的医疗重心自然随之转向针对其原发肿瘤的专业化治疗。因此,对病例进行评估的手术医生和病理医生团队做出正确诊断是至关重要的,他们在其中各自发挥不同的作用。手术医生应该重视任何既往病史,虽然病人也可能患有两种原发肿瘤。尤其是对有乳腺癌病史的患者进行术中卵巢探查时,更应牢记病史的重要性,因为乳腺癌是"著名的"转移至卵巢的肿瘤之一。Memorial Sloan-Kettering 医院的同仁们发现当有乳腺癌病史的患者出现恶性附件包块时,乳腺癌转移

至卵巢的概率是原发性卵巢癌的 10 倍[25],我们的经验也是如此。伴有大多数其他原发肿瘤时,卵巢肿瘤作为转移灶的可能性更大,转移性肿瘤应被列为首要诊断,除非形态学特点明确指向某种独立的原发性卵巢癌。手术医生进行术中探查时可能发现的线索包括双侧性、广泛的卵巢外播散,以及存在于其他部位的原发肿瘤,通常以胃、阑尾和结肠最常见,来自这三个部位的卵巢转移性肿瘤对镜下诊断造成了很多困扰。关于卵巢转移性肿瘤的各种问题在一些论著中已经被详细描述[26,27],这里就不再赘述。一些年轻患者继发 Krukenberg 瘤(平均年龄 43 岁)的现象令人惊讶。体积小的原发性结肠癌可以在卵巢形成巨大的转移灶,同样地,巨大的胶冻样卵巢黏液性转移性肿瘤也可能来源于微小的阑尾黏液性肿瘤[28]。

值得一提的肉瘤是子宫内膜间质肉瘤,它具有卵巢转移的倾向,卵巢转移灶中的肿瘤细胞可弥漫分布,类似于颗粒细胞瘤,因此它的镜下诊断具有一定的挑战性。如同原发性子宫内膜间质肉瘤,转移灶中也可以出现性索间质分化,这进一步增加它与卵巢性索间质肿瘤的相似度。之前已经提及,如果患者有子宫切除手术史,并且双侧卵巢肿瘤最初被认为是性索间质肿瘤,那么曾经的"子宫肌瘤"诊断应该被质疑。

二、子宫体

女性生殖道少见肿瘤的第二大来源是子宫体,其中的大部分为少见类型的子宫内膜癌包括浆液性癌、透明细胞癌和黏液性癌,本书中有独立的章节分别介绍这些病变,所以此处不再讨论。对于癌肉瘤的阐述也同样见相关章节。这里将对另一种少见的子宫混合性苗勒管肿瘤即苗勒管腺肉瘤进行简要论述[29]。

这一双相性肿瘤与癌肉瘤的最主要区别在于上皮性成分的性质,其腺上皮良性或有

异型性,偶尔可见原位腺癌,但是不能出现浸润性的恶性上皮成分,否则应诊断为癌肉瘤。两者之间还存在着其他的差异。肉瘤样间质的恶性程度通常低于构成癌肉瘤间质的高度恶性肉瘤成分,虽然它们都能显示异源性分化,但在癌肉瘤中更为常见。大体上,两种肿瘤都呈典型的息肉状,但腺肉瘤出血、坏死较少,恶性度也相对低。有时腺肉瘤大体表现为囊性或叶状结构,即突入腺腔或囊腔的息肉样分叶状肿物,这是该肿瘤的特征性表现之一。镜下见上皮细胞排列成腺样,腺体周围间质密集,而远离腺体的区域间质细胞相对稀疏。在活检或刮宫标本中观察到富于低级别肉瘤样间质细胞的区域不足以明确诊断腺肉瘤,并且间质细胞丰富的子宫内膜息肉或宫颈内膜息肉有时与腺肉瘤很难鉴别。必须承认有些息肉体积的确很大,但是对于巨大的宫腔内占位均应首先考虑腺肉瘤的可能,而不是大息肉,当然最终的诊断有赖于镜下评估。

另一种具有上皮和间叶成分的少见肿瘤被描述性地命名为"类似卵巢性索间质肿瘤的子宫肿瘤"[30],其混合性上皮和间叶成分有时会导致该肿瘤被误诊为癌肉瘤。这种特殊的肿瘤通常体积很小,并且没有特异的大体改变,出血、坏死罕见,而在恶性程度更高的癌肉瘤中出血、坏死较常见。肿瘤的性索样成分不同于癌肉瘤的苗勒管上皮成分。当遇到类似卵巢性索间质肿瘤的子宫肿瘤这类病例时,妇科肿瘤医生必须首先确保病理诊断的可靠性,然后告诉病人基于目前的经验,该肿瘤经全子宫切除术即可治愈,无须进一步的治疗。

单纯的间叶性肿瘤包括平滑肌肉瘤和子宫内膜间质肉瘤,在相关章节中都有详细介绍,所以在此仅略加评论。这两种肉瘤都有各自不同的病理鉴别诊断要点。尽管进行了诸多研究,严格的平滑肌肉瘤诊断标准还是很难确立。各个亚型平滑肌瘤,尤其是奇异

核平滑肌瘤[31],与平滑肌肉瘤鉴别的诸多问题超出了我们的讨论范围,并且这些问题已经在各类文献中探讨过。子宫内膜间质肉瘤近来备受关注,主要是因为它的少见形态学亚型包括伴平滑肌化生,纤维黏液样变以及上皮分化[30,32,33]。临床相关的主要鉴别诊断仍然是间质结节与低级别子宫内膜间质肉瘤,区别在于前者的边界清楚,呈膨胀性生长。

三、宫颈

关于宫颈的绝大部分问题都围绕着鳞状上皮肿瘤和腺上皮肿瘤;这些肿瘤的病理诊断基本明确,但对于是否浸润和浸润深度的判定仍然存在问题。相对于宫体,具有少见形态学表现的宫颈肿瘤并不多。胚胎性横纹肌肉瘤偶见于宫颈,发生率明显高于宫体;其诊断通常不难,但当阴道活检组织以疏松水肿的间质为主时,可能会误诊为良性病变。其他间叶性肿瘤极其罕见。与宫体一样,腺纤维瘤-腺肉瘤有时与良性的息肉不易鉴别。一些息肉可具有低级别腺肉瘤的特征,而两者之间的界限常常不那么明确。宫颈的平滑肌肿瘤比宫体少见得多,但病理评估和分类标准是一样的。上皮样平滑肌肿瘤在宫颈和宫体都可以发生,但均不常见。值得注意的是,不应把具有条索状排列方式的水肿的平滑肌肿瘤归类为"上皮样","上皮样"是指肿瘤细胞的形态类似于上皮细胞。这一区别非常重要,因为上皮样平滑肌肿瘤的恶性诊断标准比非上皮样的平滑肌肿瘤要低得多。

四、阴道和外阴

类似于宫颈,发生于阴道和外阴的肿瘤多数是癌,并且以鳞癌为主,腺癌的发生率比宫体或宫颈少得多。阴道子宫内膜样癌偶见,常位于阴道顶端,可能起源于子宫内膜异位灶[34]。除了恶性上皮性肿瘤,阴道和外阴的其他恶性肿瘤罕见,主要包括基底细胞

癌、恶性黑色素瘤、Merkel 细胞瘤以及一些肉瘤。它们的形态学特点与其他部位发生者相同。值得提及的一个阴道肿瘤是卵黄囊瘤,仅发生于 2 岁以内的婴幼儿。同样,胚胎性横纹肌肉瘤(葡萄状肉瘤)也是好发于儿童的阴道肿瘤。容易被病理误诊的一种少见阴道肿瘤是罕见的阴道混合瘤[35],主要位于阴道口,大体呈典型的圆结节状;活检组织可能仅见梭形细胞成分,因而有时会被误诊为肉瘤。但有经验的外科医生会注意到该肿瘤的大体表现没有恶性指征,应重新复核病理诊断从而避免过度治疗。在过去的数十年中,备受关注的一种阴道腺上皮肿瘤是 DES 相关性透明细胞癌[36]。随着己烯雌酚(DES)被禁用于孕妇,这类肿瘤逐渐消失。需要提及的是,如同发生在宫颈的透明细胞癌,人们很早就认识到透明细胞癌也是阴道腺癌的一个少见亚型。

五、输卵管

目前已知的最常见输卵管恶性肿瘤是浆液性腺癌。令人不解的是,一些卵巢常见的苗勒管上皮癌,特别是黏液性腺癌和透明细胞癌,却甚少发生在输卵管。子宫内膜样癌是除浆液性腺癌之外,唯一有可能发生于输卵管的苗勒管肿瘤,通常为腔内息肉样肿物,总体预后明显好于浆液性腺癌[37]。有些输卵管子宫内膜样癌呈现少见的形态学特征[38],使其有可能误诊为 Wolffian 瘤至肉瘤的一系列病变,观察到局灶的子宫内膜样腺体和鳞状分化的迹象有助于明确诊断。输卵管的良性上皮性肿瘤、恶性混合瘤以及肉瘤都非常少见。

六、腹膜

严格说来,腹膜病理不属于"妇科病理"范畴,但是腹膜标本往往被送给妇科病理医生。它们被经常送检的原因可能是妇科肿瘤腹膜播散,也可能是在妇科手术过程中偶然发现腹膜病灶。一个值得注意的肿瘤是恶性腹膜间皮瘤。它有时表现为卵巢包块[39],因而可能被误以为是更为常见的卵巢癌,特别是那些具有相似形态学表现的表面上皮性肿瘤,如浆液性癌和透明细胞癌。但近年来已经发现,腹膜间皮瘤的形态学谱系[40]明显不同于所有类型的卵巢上皮性癌。间皮瘤的细胞异型性比浆液性癌小,并且许多间皮瘤病例都具有显著的小管乳头状结构,而这一特征性的结构不同于透明细胞癌的小管乳头状排列方式。最近的文献强调了免疫组化在间皮瘤与苗勒管肿瘤鉴别中的作用,但是对于绝大多数病例,常规染色就足以显示这些明显的组织学差异[40]。具有争议的间皮瘤亚型是所谓的高分化乳头状间皮瘤[41]。在采用这一名称的原始文献中,并没有确认或暗示这些肿瘤是良性的,但许多人通过这一名称推断其具有良性本质。事实上,很多明确的恶性间皮瘤的肿瘤细胞都分化良好,并且呈乳头状排列。所谓高分化乳头状间皮瘤的诊断应该仅仅被用于被覆间皮的单发性孤立性病变,并且乳头轴心没有任何明显的肿瘤性间皮细胞浸润[42]。其他特殊的腹膜肿瘤不常见,包括罕见的腹腔内小圆细胞肿瘤,好发于年轻女性,鉴别诊断涉及所有其他的恶性小圆细胞肿瘤[43,44]。

(游　燕　译　郭丽娜　校)

参 考 文 献

[1]　Young,R.H.(2005)A brief history of the pathology of the gonads.Modern Pathology,18,S3-S17.

[2]　Young,R.H.(2007)The rich history of gyne-cological pathology:brief notes on some of its personalities and their contributions.Pathology,39,6-25.

[3]　Young,R.H.(2014)A tribute to Robert E.

Scully, M. D. International Journal of Gynecological Pathology, 33, 325-329.

[4] Clement, P. B. and Young, R. H. (2014) Atlas of Gynecologic Surgical Pathology, 3rd edn, Elsevier, Philadelphia.

[5] Kurman, R. J., Ellenson, L. H. and Ronnett, B. M. (2011) Blaustein's Pathology of the Female Genital Tract, 6th edn, Springer, New York.

[6] Mutter, G. L. and Prat, J. (2014) Pathology of the Female Reproductive Tract, 3rd edn, Churchill Livingstone, London.

[7] Crum, C. R., Lee, K. R. and Nucci, M. R. (2011) Diagnostic Gynecologic and Obstetric Pathology, 2nd edn, Elsevier, New York.

[8] Nucci, M. R. and Oliva, E. (2014) Diagnostic Pathology: Gynecological Pathology, Amirsys, Inc., Salt Lake City.

[9] Scully, R. E., Young, R. H. and Clement, P. B. (1998) Tumors of the Ovary, Maldeveloped Gonads, Fallopian Tube, and Broad Ligament. ATLAS of Tumor Pathology, Third Series, Fascicle 23, Armed Forces Institute of Pathology, Washington, D.C..

[10] Young, R. H. and Scully, R. E. (1983) Ovarian Sertoli-Leydig cell tumors with a retiform pattern: A problem in histopathologic diagnosis. A report of twenty-five cases. American Journal of Surgical Pathology, 7, 755-771.

[11] Young, R. H., Oliva, E. and Scully, R. E. (1994) Small cellcarci noma of the ovary, hypercalcemic type: A clinicopathological analysis of 150 cases. American Journal of Surgical Pathology, 18, 1102-1116.

[12] Young, R. H. and Scully, R. E. (1984) Endodermal sinus tumor of the vagina. A report of nine cases and review of the literature. Gynecologic Oncology, 18, 380-392.

[13] Daya, D. A. and Scully, R. E. (1988) Sarcoma botryoides of the uterine cervix in young women. A clinicopathological study of 13 cases. Gynecologic Oncology, 29, 290-304.

[14] Young, R. H. and Scully, R. E. (1990) Sarcomas metastatic to the ovary: a report of 21 cases. International Journal of Gynecological Pathology, 9, 231-252.

[15] Kiyokawa, T., Young, R. H. and Scully, R. E. (2006) Krukenberg tumors of the ovary. A clinicopathologic analysis of 120 cases with emphasis on their variable pathologic manifestations. American Journal of Surgical Pathology, 30, 277-299.

[16] Baker, P. and Oliva, E. (2008) A practical approach to intraoperative consultation in gynecological pathology. International Journal of Gynecological Pathology, 27, 353-365.

[17] Young, R. H. and Scully, R. E. (2001) Differential diagnosis of ovarian tumors based primarily on their patterns and cell types. Seminars in Diagnostic Pathology, 18, 161-235.

[18] Burandt, E. and Young, R. H. (2014) Pregnancy luteoma: A study of 20 cases on the occasion of the 50th anniversary of its description by Dr. William H. Sternberg, with an emphasis on the common presence of follicle-like spaces and their diag-nostic implications. American Journal of Surgical Pathology, 38, 239-244.

[19] Clement, P. B. and Scully, R. E. (1980) Large solitary lutein-ized follicle cyst of pregnancy and puerperium. American Journal of Surgical Pathology, 4, 431-438.

[20] Silva, E. G. and Young, R. H. (2007) Endometrioid neoplasms with clear cells: a report of 21 cases in which the alteration is not of typical secretory type. American Journal of Surgical Pathology, 31, 1203-1208.

[21] Tornos, C., Silva, E. G., Ordonez, N. G. et al. (1995) Endometrioid carcinoma of the ovary with a prominent spindle cell compo-nent, a source of diagnostic confusion. A report of 14 cases. American Journal of Surgical Pathology, 19, 1343-1353.

[22] Nogales, F. F., Bergeron, C., Carvia, R. E. et al. (1996) Ovarian endometrioid tumors with

yolk sac component, an unsual form of ovarian neoplasm. American Journal of Surgical Pathology, 20, 1056-1066.

[23] Young, R. H. and Scully, R. E. (1985) Ovarian Sertoli-Leydig cell tumors. A clinicopathological analysis of 207 cases. American Journal of Surgical Pathology, 9, 543-569.

[24] Ferry, J. (2011) Lymphomas of the female genital tract, in Extranodal Lymphomas (ed J. Ferry), Elsevier Saunders, Philadelphia, pp. 259-280.

[25] Curtin, J. P., Barakat, R. R. and Hoskins, W. J. (1994) Ovarian disease in women with breast cancer. Obstetrics & Gynecology, 84, 449-452.

[26] Young, R. H. (2006) From Krukenberg to today: the ever present problems posed by metastatic tumors in the ovary. Part I. Historical perspective, general principles, mucinous tumors including the Krukenberg Tumor. Advances in Anatomic Pathology, 13, 205-227.

[27] Young, R. H. (2007) From Krukenberg to today: The ever present problems posed by metastatic tumors in the ovary. Part II. Advances in Anatomic Pathology, 14, 149-177.

[28] Young, R. H., Gilks, C. B. and Scully, R. E. (1991) Mucinous tumors of the appendix associated with mucinous tumors of the ovary and pseudomyxoma peritonei. A clinicopathological analysis of 22 cases supporting an origin in the appendix. American Journal of Surgical Pathology, 15, 415-429.

[29] Clement, P. B. and Scully, R. E. (1990) Mullerian adenosarcoma of the uterus. A clinicopathological analysis of 100 cases with a review of the literature. Human Pathology, 21, 363-381.

[30] Oliva, E., Clement, P. B. and Young, R. H. (2000) Endometrial stromal tumors: an update on a group of tumors with a protean phenotype. Advances in Anatomic Pathology, 7, 257-281.

[31] Groce, S., Young, R. H., and Oliva, E. (0000) Uterine leiomyomas with bizarre nuclei: a clinico-pathologic study of 59 cases. American Journal of Surgical Pathology (in press).

[32] Oliva, E., Clement, P. B., Young, R. H. and Scully, R. E. (1998) Mixed endometrial stromal and smooth muscle tumors of the uterus: A clinicopathologic study of 15 cases. American Journal of Surgical Pathology, 22, 997-1005.

[33] Oliva, E., Young, R. H., Clement, P. B. and Scully, R. E. (1999) Myxoid and fibrous endometrial stromal tumors of the uterus: a report of 10 cases. International Journal of Gynecological Pathology, 18, 310-319.

[34] Staats, P. N., Clement, P. B. and Young, R. H. (2007) Primary endometrioid adenocarcinoma of the vagina: a clinicopatho-logic study of eighteen cases. American Journal of Surgical Pathology, 31, 1490-1501.

[35] Sirota, R. L., Dickersin, G. R. and Scully, R. E. (1981) Mixed tumors of the vagina: a clinico-pathological analysis of eight cases. American Journal of Surgical Pathology, 5, 413-422.

[36] Herbst, A. L. and Scully, R. E. (1970) Adeno-carcinoma of the vagina in young women. A report of 7 cases including 6 clear cell carcinomas (so-called mesonephromas). Cancer, 25, 745-757.

[37] Navani, S. S., Alvarado-Cabrero, I., Young, R. H. and Scully, R. E. (1996) Endometrioid carcinoma of the fallopian tube. A clinicopathologic analysis of 26 cases. Gynecologic Oncology, 63, 371-378.

[38] Daya, D., Young, R. H. and Scully, R. E. (1992) Endometrioid carcinoma of the fallopian tube resembling an adnexal tumor of probable wolffian origin. A report of six cases. International Journal of Gynecological Pathology, 11, 122-130.

[39] Clement, P. B., Young, R. H. and Scully, R. E. (1996) Malignant mesotheliomas presenting as ovarian masses. A report of nine cases, including two primary ovarian mesotheliomas. American Journal of Surgical Pathology, 20,

1067-1080.

[40] Baker, P. M., Clement, P. B. and Young, R. H. (2005) Malignant peritoneal mesothelioma in women: a study of 75 cases with emphasis on their morphologic spectrum and differential diagnosis. American Journal of Clinical Pathology, 123, 724-737.

[41] Daya, D. and McCaughey, W. T. E. (1989) Well-differentiated papillary mesothelioma of the peritoneum: a clinicopathologic study of 22 cases. Cancer, 65, 292-296.

[42] Baker, P. M., Clement, P. B., and Young, R. H. Selected topics in peritoneal pathology. International Journal of Gynecological Pathology (in press).

[43] Young, R. H., Eichhorn, J. H., Dickersin, G. R. et al. (1991) Ovarian involvement by the intra-abdominal desmoplastic small round cell tumor with divergent differentiation: A report of three cases. Human Pathology, 23, 454-464.

[44] Ordonez, N. G. (1998) Desmoplastic round cell tumor. I: a histopathologic study of 39 cases with emphasis on unusual histologic patterns. American Journal of Surgical Pathology, 22, 1303-1313.

2

第二部分
少见卵巢恶性肿瘤

第4章

卵巢透明细胞癌

4

一、简介

在美国，卵巢透明细胞癌（CCC）约占所有卵巢上皮性癌的 5%[1]。其中位发病年龄为 52—56 岁，比常见的浆液性癌早发病 10 年左右[1-5]。传统上，对于卵巢透明细胞癌患者的治疗策略即简单地由卵巢上皮性癌标准治疗衍生而来。多数Ⅲ期化疗药物临床研究纳入了该类患者，但基于目前有限的数据，尚不能明确已验证的生存期获益是否明确适用于卵巢透明细胞癌。关于新疗法的病例报道或小规模的回顾性病例系列并未给新的治疗策略提供基础。基于独特的分子分型，近来更加强调透明细胞癌是一种罕见的肿瘤分类。目前已有Ⅱ期临床试验在进行中，其他尚在研究中。本章将针对这种罕见卵巢肿瘤综述目前现有的流行病学、病理、治疗及预后相关数据。

二、流行病学

卵巢透明细胞癌占卵巢上皮性肿瘤的比例很低，这一比例因数据来源、手术分期及患者地域分布有所不同。在 SEER 一项 1988—2001 年基于人群的数据中，Chan 等发现在 28 082 例各期卵巢上皮性癌中原发卵巢透明细胞癌为 1411 例（5%）。由于其中 23% 为病理类型不明，卵巢透明细胞癌可能超过这一比例。尽管如此，这项大型研究中 5% 这一比例已被广泛引用。值得注意的是，晚期（Ⅲ～Ⅳ期）卵巢透明细胞癌发生率很

低，为 2%～3%[1]。一些Ⅲ期研究数据也经常被引用，并印证了以上数据。根据一系列大型临床试验结果，在晚期（Ⅲ～Ⅳ期）卵巢癌患者中，透明细胞癌所占比例极低，为 3%～5%[6,7]。在早期卵巢癌患者中，透明细胞癌比例较高，Ⅱ期中占 6%～7%，Ⅰ期中约占 12%[1]。

在美国居住的亚裔女性卵巢透明细胞癌比例至少是其他人种的 2 倍。Chan 等发现亚裔女性的卵巢透明细胞癌在所有期别中的比例为 11%[1]。在日本，通常报道的 CCC 发病率超过 15%，而一些研究发现 CCC 占所有卵巢上皮性肿瘤的比例可达 25%[8]。奇怪的是，尽管日本的卵巢透明细胞癌发病率已经很高，其发病率仍在显著增加[9]。

卵巢透明细胞癌的发病年龄比卵巢浆液性癌早约 10 年。多数研究报道的发病中位年龄为 52—56 岁[1-4,10,11]。约 50% 发展为卵巢透明细胞癌的患者合并子宫内膜异位症，而且这类患者更加年轻[3]。这类子宫内膜异位症相关肿瘤在第 8 章有详细描述。

三、病理学

WHO 于 1973 年首次正式描述了良性、交界性及恶性卵巢透明细胞肿瘤。卵巢透明细胞癌可直接来源于卵巢表面上皮，包含囊肿或子宫内膜异位囊肿，其与后者的关系已引起重视。令人不解的是，在这类卵巢上皮性肿瘤中，透明细胞癌多于交界性或良性透明细胞肿瘤，这种情况与浆液性和黏液性肿

瘤中良性远多于恶性的情况正好相反。确实,良性透明细胞肿瘤极其少见甚至几乎不存在。交界性透明细胞肿瘤多见些,但仍少于透明细胞癌,其中大部分为腺纤维瘤。与其他上皮性肿瘤的另一个有趣的区别是,在交界性恶性肿瘤中,事实上并不存在乳头状透明细胞肿瘤,所有可见透明细胞的肿瘤如果含囊内乳头成分,均被认为是透明细胞癌。另外,一旦腺纤维瘤被归为透明细胞型,其几乎经常包含足够的异型性以诊断为交界恶性透明细胞腺纤维瘤。由于腺纤维瘤中发生细小局灶透明细胞癌并不少见,且不够理想的取材可能造成漏诊,因此该类肿瘤应严格取材以进行病理学诊断。标准病理学诊断一般能发现即使很少量的交界性恶性腺纤维瘤中的浸润,然而偶尔这一诊断也比较困难。因此在这种情况下,需考虑透明细胞癌。

目前报道的透明细胞癌平均肿瘤直径约15cm,但差异很大。肿瘤可以为实性,但在切面上更常见的是厚壁单房囊肿,有多个黄色结节突入囊腔,或多房囊肿内含水样或黏液样液体。子宫内膜异位症相关性肿瘤(彩图4-1)一般与周围组织致密粘连,并含典型的巧克力样液体[12]。

组织学上,卵巢透明细胞癌特征为上皮性组织中有含糖透明细胞及鞋钉细胞。其他细胞类型可能存在,但很少为主要成分,包括立方细胞、扁平细胞、嗜酸性细胞及少见的印戒细胞。透明细胞癌通常形成实性包块、管状或乳头样结构,鞋钉细胞作为囊肿及管状结构的基底。这种管状囊性结构特征是大小不等的管状和囊性结构内层为立方状至扁平上皮,偶尔为鞋钉细胞(彩图4-2)。这是最常见的结构。乳头状结构特征是包含纤维组织或丰富的玻璃样物质的粗细不等的乳头(彩图4-3)。对于实性结构,其特征是多层内含大量透明细胞质的多角形细胞被细纤维管或玻璃样变质分隔。多数情况下以上结构混合存在(彩图4-4)。

基于多种原因,对于卵巢透明细胞癌的组织学分类十分困难。一方面,该类肿瘤十分少见,细胞类型混杂,并且可能与其他更为常见的肿瘤类型类似。另一方面,其他类型肿瘤也可能与透明细胞癌类似,尤其是当其含有透明细胞时,如果病理医生没有认识到透明细胞可能存在于多种其他肿瘤中(如子宫内膜样癌),以及是透明细胞癌的生长模式而非存在透明细胞使其明确诊断,就可能导致误诊为透明细胞癌。

单纯类型透明细胞癌多数情况下可重复诊断[13,14]。混合癌诊断常存在质疑且常被错误分类。例如,含透明细胞和高级别浆液性卵巢肿瘤在组织病理学和免疫组化特征上有所重叠。由于这些肿瘤在临床上更类似卵巢浆液性癌,因此经常被认为是高级别卵巢浆液性癌的一种[13]。由于卵巢透明细胞和高级别子宫内膜样癌均与子宫内膜异位症相关,且有共同突变,两者混合是更明显且更常见的组合[2]。

卵巢透明细胞癌的鉴别诊断很多,且经常包括恶性生殖细胞肿瘤,尤其是卵黄囊瘤、无性细胞瘤、卵巢甲状腺瘤及一些类型的子宫内膜样癌。相关问题在病理学章节中详述。

透明细胞癌细胞核级别包括 1 级至 3 级,但单纯 1 级肿瘤十分少见。几乎总能发现高级别核型。基于这一点,以及不同结构混杂,透明细胞癌难于被分级[12]。

四、发病机制

卵巢上皮性癌至少包括 5 种不同的疾病:高级别浆液性癌、低级别浆液性癌、子宫内膜样癌、黏液性癌以及透明细胞癌。然而我们对于卵巢上皮性癌确切的发生发展过程知之甚少,显然卵巢透明细胞癌与卵巢高级别浆液性癌发病机制并不一致。尽管组织学特点相似,但卵巢透明细胞癌在基因组水平是一种具有异质性的疾病[15]。卵巢透明细胞癌有丝分裂比例低,遗传学上比较稳定,且不像高级别浆液性癌那样表现出复杂的核型及染色体的不稳定性[16]。Kurman 等提出一个模型,将卵巢透明细胞癌、黏液性癌、子宫内膜样癌及低级别微乳头浆液性癌归为一类。这类"Ⅰ型"肿瘤生长缓慢,诊断时病灶多局限于卵巢,并来源于明确的癌前病变。与"Ⅱ型"高级别卵巢浆液性癌不同,上述肿瘤遗传学稳定,多保留野生型 p53,而以其他特定基因突变为特征[17]。

尤其是富含 AT 结合域的 1A 基因,*ARID1A*［the AT-rich interactive domain 1A(SWI-like)gene］的无功能突变,似乎在卵巢透明细胞癌发展中是一个重要的分子生物学改变[18]。约 50% 的 CCC 中存在该基因的截断突变,而在典型的卵巢浆液性癌中并不存在这一变化。这一突变与由*ARID1A*编码的蛋白质 BAF250a 缺失密切相关。由于*ARID1A*突变及 BAF250a 缺失被发现在紧邻恶性肿瘤的癌前病变中出现,这导致人们倾向于认为这是致癌作用的触发事件[19,20]。然而,*ARID1A* 在体细胞中的突变导致卵巢透明细胞癌进展的真正机制尚不明确。目前已有的大多数数据提示 *ARID1A*为抑癌基因。该基因功能的早期缺失可能具有多重、特定的下游效应。事实上,卵巢透明细胞癌基因表达具有独特特点,与癌变过程中缺氧、血管再生以及葡萄糖代谢途径有关,这点与其他组织学类型不同[21-23]。另外,以上途径可能参与共存的其他疾病(诸如子宫内膜异位症)的相关机制[24]。

在各种类型卵巢癌中,卵巢透明细胞癌的 PIK3CA(phosphoinositide 3-kinase catylytic alpha)突变率最高(达 40%)[25,26]。PTEN(phosphatase and tensin homolog)基因的缺失是另一项区别于浆液性肿瘤的常见发现(40%)。拷贝数变异研究提示,在卵巢透明细胞肿瘤的不同亚型中甚至可能存在靶向治疗的特异性靶点[16,27-29]。基因表达谱分析发现,在子宫、肾脏和卵巢来源的透明细胞癌中存在显著的相似性,提示不同器官来源的透明细胞癌可能存在共同的分子生物学事件,从而为这类肿瘤的跨器官分子靶向治疗提供可能[30]。

五、临床表现

卵巢透明细胞癌诊断年龄多在 50 岁出头,但年龄范围宽泛。奇怪的是,几乎 50% 患者均未育——该发现可能与合并子宫内膜异位症比例较高相关。多数患者表现为可触及的附件区包块。然而,也有少数情况下以腹围增加或静脉血栓事件起病[31]。偶尔,以锁骨上淋巴结肿大,高钙血症或其他远处转移证据作为首发症状[2]。尽管高钙血症十分罕见,值得指出的是,如果除外年轻起病的高血钙型小细胞癌,透明细胞癌在卵巢癌相关的以高钙血症为表现的副肿瘤综合征中占一大部分,因此,对于年龄较大患者,如发现高钙血症及附件区包块,应重点考虑卵巢透明细胞癌。另外,如果患者有长期子宫内膜异位症病史,在鉴别诊断中也应重点考虑透明细胞癌,尽管其他肿瘤,诸如子宫内膜样癌,苗勒管交界性肿瘤,甚至混合中胚层来源肿瘤均与子宫内膜异位症相关。在上述肿瘤类型中,子宫内膜异位症与透明细胞癌关系最为密切。

六、治疗前评估

血清 CA125 水平在治疗前通常是升高的,这一指标对于评价疗效也十分有用。约 2/3 的 Ⅰ 期卵巢透明细胞癌患者 CA125 升高[2]。在晚期(Ⅲ/Ⅳ 期)癌中,CA125 也标志性升高。在一项对之前的 7 项 GOG 关于 Ⅲ/Ⅳ 期肿瘤患者的 Ⅲ 期临床研究的回顾性分析中,87% 的卵巢透明细胞癌患者 CA125 升高。然而,其平均初始值中位数(154U/ml)低于其他非黏液性上皮性肿瘤(275U/ml)[32]。

影像学发现并无特征性,仅能提示为卵巢恶性肿瘤,而不能用于 CCC 诊断。由于多数卵巢透明细胞癌均为早期,腹膜扩散及网膜并不明显。但却经常可发现一个固定的实性包块,直径常常可达 20~30cm。

七、预后因素

相比于高级别卵巢浆液性癌,卵巢透明细胞癌总体预后较好,然而按肿瘤期别校正后预后较差[1]。这主要体现了该肿瘤多为可手术切除的I/II期肿瘤及对化疗耐药的晚期肿瘤相对较少的倾向性特点。其他一些变量也具有临床意义(表 4-1)。例如,如果卵巢透明细胞癌治疗期间出现静脉血栓栓塞(VTE),肿瘤复发或死亡风险显著升高[33]。总而言之,年轻女性,在卵巢透明细胞癌全面分期术后确定病灶局限于卵巢,预后最佳[34]。

八、治疗

1. 手术 典型情况下,附件囊实性包块,未见明确播散转移,不能确定良恶性,需立即手术。由于腹腔冲洗液中是否含癌细胞是早期肿瘤的重要指标之一,因此术中需留取腹腔冲洗液[35]。由于慢性炎症或合并子宫内膜异位症,肿瘤与盆腔脏器可能存在难以预料的粘连,盆腔结构普遍粘连致密,缺乏手术操作间隙,因此不论是通过腹腔镜、机器人或开腹手术,切除肿物均具有挑战性。从而使得术中包膜破裂十分常见。在一项涉及 224 例 I 期卵巢透明细胞癌患者的研究中,术中包膜破裂比例为 48%,但 IA 期与仅由医源性术中包膜破裂诊断的 IC 期患者总体生存率无显著差异[36]。术中切除肿瘤大体宜立即送冷冻病理,以指导术中处理范围。由于尽管有许多切片可选择,但最终石蜡病理诊断卵巢透明细胞癌亦比较困难,因此目前对于术中通过一两处相对处理粗糙的冷冻组织切片就将其与浆液性或子宫内膜样癌进行鉴别是否增加诊断难度这一问题仍存质疑[37]。

一旦确诊恶性,除非某些年轻女性迫切希望保留生育功能,否则应行全子宫＋对侧附件切除。如果大体肿瘤与周围盆腔脏器粘连十分致密,即使对于早期患者,也应考虑直肠乙状结肠切除、小肠切除或阑尾切除以完全切除肿瘤。

卵巢透明细胞癌分期根据 FIGO 卵巢癌手术病理分期标准进行(表 4-2)。标准的分期手术应包括大网膜切除及腹膜活检。

表 4-1 影响卵巢透明细胞癌预后的因素

变量	预后不良相关因素	预后良好相关因素
组织学	单纯透明细胞癌	混合类型透明细胞癌
	无子宫内膜异位症	合并子宫内膜异位症
分子生物学特征	ARID1A 表达缺失	ARID1A 仍表达
手术效果	不满意的肿瘤细胞减灭术	满意的肿瘤细胞减灭术
	无铂类治疗	基于铂类的化疗
	III/IV 期	I/II 期
	未行淋巴结清扫	淋巴结清扫
合并症	静脉血栓栓塞	无静脉血栓栓塞
人口学特征	年老	年轻

表 4-2　卵巢癌 International Federation of Gynecology and Obstetrics(FIGO)手术病理分期

期别	手术病理情况
Ⅰ A	病灶仅限于单侧卵巢
Ⅰ B	病灶限于双侧卵巢
Ⅰ C	肿瘤局限于单侧或双侧卵巢,但累及单侧或双侧卵巢表面;或包膜破裂;或腹水或腹腔冲洗液出现恶性细胞
Ⅱ A	肿瘤扩散和(或)转移至子宫和(或)输卵管
Ⅱ B	肿瘤扩散至其他盆腔器官
Ⅱ C	肿瘤局限于生殖系统或其他盆腔脏器,但累及单侧或双侧卵巢表面;或包膜破裂;或腹水或腹腔冲洗液出现恶性细胞
Ⅲ A	肿瘤大块组织局限于真盆腔,无淋巴结转移,但有显微镜证实的腹膜表面微转移灶
Ⅲ B	腹腔转移灶直径小于 2cm,无淋巴结转移
Ⅲ C	腹腔转移灶直径大于等于 2cm,和(或)盆腔、主动脉旁或腹股沟淋巴结转移
Ⅳ	远处转移,包括胸腔积液中发现瘤细胞或肝实质转移

(来源:International Journal of Gynecology & Obstetrics.©Elsevier.)

系统的淋巴结清扫是明确肿瘤转移的关键步骤之一。一项来自 SEER 的数据回顾了 1897 例临床诊断局限于卵巢的卵巢透明细胞癌患者,1359 例(72%)进行了淋巴结清扫。尽管 1359 例中仅有 61 例(5%)单独由于淋巴结阳性升级为ⅢC 期,但这些患者死亡率更高。在这些组织学提示的淋巴结阴性患者中,更广泛的切除范围提高了 5 年生存率,可能由于提高了隐匿病灶的发现率[14,34]。

对于任何术前影像学怀疑有腹腔或淋巴结转移的卵巢上皮性肿瘤患者,应评估其是否适合进行初次肿瘤细胞减灭术。少数情况下,活检可能提示透明细胞癌,但通常术后数天才能确定准确的组织学诊断。对于此类进行了前期手术的患者,应尽可能完全切除肿瘤,这适用于任何类型的怀疑是卵巢上皮性癌的患者。对于晚期肿瘤,满意的肿瘤细胞减灭术是影响卵巢透明细胞癌总生存率的最重要独立预后因素[4,11,32]。

尽管严格根据目前指南进行治疗,患卵巢透明细胞癌的妇女罹患疾病相关性 VTE 的风险仍为其他组织学类型的上皮性卵巢癌患者的 2.5 倍。对于一些 VTE 病例,常规药物可能很难治疗。由于术后 VTE 发生率高,以及卵巢透明细胞癌持续生长或复发率升高,治疗性抗凝应贯穿整个术后及系统性治疗阶段,甚至此后无限期延长[38]。

2. 化疗　尽管卵巢透明细胞癌多数早期发现,但相反的是,尽管完全切除,相比于其他卵巢上皮性肿瘤类型,CCC 最易复发。由于其较高的局部复发率及其被归为 3 级肿瘤,NCCN 临床实践指南推荐即使对于 IA 期患者也应进行辅助化疗[39]。尽管指南如此,目前仍有证据指出,对于经系统分期手术诊断的局限于卵巢的 CCC,术后化疗不能改善预后[10,40]。一般而言,卵巢透明细胞癌的特点是化疗原发耐药,因此辅助化疗对于Ⅰ期卵巢透明细胞癌患者的生存率影响相对较小[41]。多数情况下推荐化疗是由于目前缺少可靠的替代性治疗以及对复发的担心。目前的标准化疗方案是卡铂＋紫杉醇的静脉 3 周治疗。

然而,目前对于达到最佳效果及最低毒

性的化疗疗程数尚存争议。传统上推荐 6 个疗程。近来，Chan 等在 427 例早期高危卵巢癌患者中进行了一项探索性的前瞻性临床研究，对比了 3 个疗程及 6 个疗程的疗效；其中 130 例（30％）透明细胞癌患者临床结局在两组间未见差异。另外，在所有非浆液性肿瘤组（子宫内膜样癌、黏液性癌及其他）中，结果亦无差异。事实上，仅卵巢浆液性癌患者能在延长至 6 个疗程的辅助化疗中获益[42]。尽管这一结果十分有趣，但目前尚无其他决定性前瞻性临床研究证实这一结果。由于肿瘤复发常常是致命的，很多临床医生仍不能确定仅仅 3 个疗程的化疗是否安全，从而继续应用 6 个疗程的化疗。

对于更加晚期的 Ⅱ 期及 Ⅲ、Ⅳ 期患者，已知基于铂类的静脉联合化疗对治疗卵巢透明细胞癌的疗效有限。Winter 等对 GOG 六项前瞻性随机对照临床研究中的一项进行了回顾性研究。研究涉及 1895 名 ⅢC 期卵巢上皮性癌患者。相比于卵巢浆液性肿瘤患者，62 例 CCC 患者临床结局明显较差[中位总生存时间为 24.0 vs. 45.1 个月，危险度（HR）：$1.74, P < 0.001$][43]。GOG 四项前瞻性临床研究之一的分析得出了类似的结果，研究纳入了 360 例 Ⅳ 期卵巢癌患者，其中 12 例为卵巢透明细胞癌。由于例数有限，结果分析时纳入了 7 例黏液性肿瘤患者。总体上，透明细胞癌/黏液性癌患者组预后差得多（中位总生存时间为 9.8 vs. 29.2 个月；HR：$2.34; P = 0.001$）[44]。当然，目前 Ⅳ 期患者的治疗数据强烈提示，对于晚期卵巢透明细胞癌需更多创新性的治疗策略。

历史上，卵巢透明细胞癌患者可以纳入一线 Ⅲ 期化疗药物的临床研究。目前 GOG 开展了 3 项大规模随机对照临床研究（104，114，172），目前结果提示，相比于基于铂类的静脉化疗，腹腔内化疗（IP）在临床上可显著提高患者生存率[45-47]。在对经满意的肿瘤细胞减灭术后的 Ⅲ 期卵巢上皮性癌患者应

用该策略疗效的连续观察后，美国国家癌症研究所发表声明，称赞了这一治疗领域的进展。然而，另一项辅助性数据分析纳入了 GOG-114 和 172 研究中 428 例被随机分组至 IP 组的 Ⅲ 期患者，Landrum 等发现其中包含 19 例（4.4％）卵巢透明细胞癌患者。不幸的是，当与卵巢浆液性细胞癌比较时，CCC 患者生存时间仍最短（HR = 3.88；$P <$ 0.001）[48]。基于以上数据，难以确定是否可将 IP 治疗效果合理地外推至包含卵巢透明细胞癌在内的 Ⅲ 期卵巢癌患者。

由于目前基于铂类的化疗方案疗效十分有限，我们迫切需要寻找新的治疗方法。然而，病例罕见仍是主要问题，目前几乎没有研究能提供更多方向。在一项前瞻性研究中，Takahura 等将 99 例卵巢透明细胞癌患者随机分组至紫杉醇＋卡铂静脉化疗组和伊立替康＋顺铂组。总体上，无进展生存期（PFS）无显著差别。然而，对于残余病灶小于 2cm 的患者的亚组分析显示，伊立替康组 PFS 略有延长，尽管这一延长无统计学意义。该结果前景良好，推动日本 GOG 继续这一 Ⅲ 期临床研究[49]。伊立替康与多西他赛也被用于治疗初治的卵巢透明细胞癌，其结果与紫杉醇＋卡铂的效果类似，但由于样本量过小，不能进行有意义的比较[50]。如果要明确某种辅助治疗策略的临床效果，尚需更长期合作组的共同努力。在目前，尽管已知其化疗原发耐药，并且结局不良，卵巢透明细胞癌仍然继续采用传统化疗方案。

3. 放疗　由于卵巢透明细胞癌倾向于早期（局灶性），且标准的基于铂类的化疗效果不佳，放疗显示出诱人前景。来自 British Columbia Cancer Agency 的 Swenerton 团队回顾性的探索了辅助放疗在 703 例手术切净的 Ⅰ～Ⅲ 期不同病理类型卵巢癌中的疗效。研究中所有患者均接受了铂类为基础的化疗，但仅有 351 例接受了放射治疗。标准放疗剂量是 2250cGy 进行全盆腔照射，共分 10

次,为期 2 周,然后 2250cGy 进行腹腔加盆腔照射,共分 22 次,为期 4.5 周。放疗组纳入 221 例Ⅰ~Ⅱ期卵巢癌患者接受放疗,包括卵巢透明细胞癌($n=100$),子宫内膜样癌($n=92$)以及黏液性癌($n=29$),相比于单独接受化疗组,放疗组归因死亡率下降 40%,总死亡率下降 43%[51]。由于非浆液性癌的特点是很少有扩散至放疗野外的隐匿性转移,这一结果在生物学上是合理的。

对于一些卵巢透明细胞癌患者,辅助性放疗可能是有效的治疗方式,然而目前尚无足够数据以明确哪些患者可能从放疗中获益[52]。在 British Columbia Cancer Agency 开展的另一项回顾性研究中,将 241 例接受 3 个疗程卡铂＋紫杉醇的Ⅰ~Ⅱ期卵巢透明细胞癌患者分为接受全腹腔放疗组($n=116$)和无放疗组($n=125$),腹腔放疗如前文所述。对于ⅠA期及ⅠC期(术中包膜破裂),辅助性放疗未能带来生存获益。然而对于其他ⅠC期及Ⅱ期患者,放疗使 5 年无肿瘤生存率提高了 20%(相对危险度,0.5),这一获益在细胞学正常/未知组更具意义[35]。

治疗局部复发可能是定向放疗的又一用途[53]。在一项回顾性的研究中,Brown 等报道了一项在 MD Anderson Cancer 开展的研究,这一研究对 102 例上皮性卵巢癌患者进行了限定的累及野放疗(最低 4500 cGy)。值得注意的是,8 例卵巢透明细胞癌患者 5 年总生存率(88% vs. 37%;$P=0.05$)及无进展生存率(75% vs. 20%;$P=0.01$)均高于其他患者[54]。在另一项来自 British Columbia Cancer Agency 的回顾性研究中,158 例晚期或复发的卵巢透明细胞癌患者接受姑息性治疗,64% 的患者从放疗中获益,而仅 24% 的患者从化疗中获益。作者总结指出,对于复发性卵巢透明细胞癌患者,传统的细胞毒性治疗获益-失败比例较低,尚需对放疗及其他靶向治疗药物进一步探索[55]。

九、未来研究方向

由于这一肿瘤较为罕见,今后的前瞻性临床试验最好通过协作工作组开展。2006 年,GOG 创建了罕见肿瘤工作组(Rare Tumor Working Group)以聚焦于卵巢透明细胞癌及其他类似的在现有临床研究架构中未能纳入的肿瘤。卵巢透明细胞癌独特的分子遗传学特征有望成为未来探索的关键性通路,并最终为探索这一铂类原发耐药肿瘤的新型、更个体化的治疗策略奠定基础。在目前多种在研药物中,PIK3CA-AKT-mTOR 和血管生成通路的靶向作用药物最具前景。

卵巢透明细胞癌 PIK3CA 突变率最高(40%),因此相比于卵巢浆液性上皮癌,在 CCC 中这一通路的调控异常更为常见。因此,下游西罗莫司靶点(mammalian target of rapamycin,mTOR)激活在 CCC 中十分常见。在人卵巢透明细胞癌细胞系中,mTOR 抑制剂可显著降低细胞生长[56]。在 6 例接受过多种药物治疗的卵巢透明细胞癌患者中,一种 mTOR 抑制剂,坦西莫司(CCI-779)每周静脉给药显示出治疗活性[57]。GOG 目前正开展一项Ⅱ期临床研究,每周应用该药联合卡铂＋紫杉醇作为Ⅲ/Ⅳ期 CCC 患者的一线治疗。到 2013 年 7 月,90 例患者中已有 81 例入组。

将血管生成作为治疗靶点是另一项具有前景的生物学进展。血管内皮生长因子(VEGF)在卵巢透明细胞癌中的表达常呈强阳性。因而 VEGF 中和抗体贝伐珠单抗可显著抑制该肿瘤细胞系生长[58]。贝伐珠单抗首先是在一项 116 例转移性肾细胞癌的Ⅱ期前瞻性随机临床试验中获得可靠的临床效果[59]。尽管该药在卵巢透明细胞癌中关于疗效的数据有限,很多医生将先前的有效结果外推,将贝伐珠单抗用于晚期或复发性 CCC 患者[60]。另一种药物,舒尼替尼(SU11248)是一个 VEGF 受体酪氨酸激酶抑制剂,一些研究提出该药可能有效[21,61]。GOG 目前开展了一项 Ⅱ 期临床研究,评估在持续性或复发性卵巢透明细胞癌患者中口服舒尼替尼的临床疗效。到 2013 年 7 月,34 名患者中的 31 名已经入组,该研究结果颇受关注。

十、随访

由于目前尚无证据证明不同的随访策略会使患者获益,因此对于卵巢透明细胞癌患者的随访建议与其他组织学类型的卵巢上皮性肿瘤相似。总体来讲,应教育患者汇报一切可能代表肿瘤复发的症状或体征。前两年应每 2～4 个月进行详细的系统性评估和查体,接下来 3 年可每 3～6 个月随诊,5 年后即可每年随诊一次。

对于初次就诊即有 CA125 升高的患者,每次随访时检测 CA125 将会很有价值。在最近的一项欧洲多中心临床研究中,对于无症状复发(CA125 升高)的早期治疗并不能提高总生存时间,反而可能导致患者生活质量下降[62]。NCCN 和 SGO 均发表声明指

出该研究具有局限性,患者仍应与其主治医师讨论监测 CA125 的利弊。如临床需要,可行 X 线胸片、CT、MRI 或 PET 等影像学检查[39]。

十一、结论

卵巢透明细胞癌是一种罕见的实体瘤,其临床表现独特,与子宫内膜异位症关系密切。与卵巢浆液性癌不同,该肿瘤诊断时多为早期。对于Ⅰ～Ⅱ期患者,通常可通过手术治愈,辅助放疗极具前景。晚期(Ⅲ～Ⅳ期)卵巢透明细胞癌患者较浆液性癌患者预后差,主要是因为对常规的化疗耐药。幸运的是,卵巢透明细胞癌多表现出固定的独特的分子遗传学特征,从而可作为靶向治疗的潜在靶点。尽管目前有一些生物制剂正在进行研发,目前尚无足够证据以推荐任何特异的替代治疗。在真正实现对这一罕见肿瘤的个体化治疗之前,应积极鼓励患者参加临床试验以推动这一目标最终实现。

(李　舒 译　赵　峻 校)

参 考 文 献

[1] Chan,J.K.,Teoh,D.,Hu,J.M.et al.(2008)Do clear cell ovarian carcinomas have poorer prognosis compared to other epithelial cell types? A study of 1411 clear cell ovarian cancers.Gynecologic Oncology,109,370-376.

[2] Behbakht,K.,Randall,T.C.,Benjamin,I.et al.(1998) Clinical characteristics of clear cell carcinoma of the ovary. Gynecologic Oncology,70,255-258.

[3] Orezzoli,J.P.,Russell,A.H.,Oliva,E.et al.(2008)Prognostic implication of endometriosis in clear cell carcinoma of the ovary.Gynecologic Oncology,110,336-344.

[4] Takano,M.,Kikuchi,Y.,Yaegashi,N.et al.(2006)Clear cell carcinoma of the ovary: a retrospective multicentre experience of 254 patients with complete surgical staging. British Journal of Cancer,94,1369-1374.

[5] Rauh-Hain,J.A.,Davis,M.,Clemmer,J.et al.(2013)Prognostic determinants in patients with uterine and ovarian clear cell carcinoma: A SEER analysis. Gynecologic Oncology,2013(131),404-409.

[6] Mackay,H.J.,Brady,M.F.,Oza,A.M.et al.(2010)Prognostic relevance of uncommon ovarian histology in women with stage Ⅲ/Ⅳ epithelial ovarian cancer.International Journal of Gynecologic Cancer,20,945-952.

[7] Piccart,M.J.,Bertelsen,K.,James,K.et al.(2000)Randomized intergroup trial of cisplatin-paclitaxel versus cisplatin-cyclophosphamide in women with advanced epithelial ovarian cancer:

three-year results.Journal of National Cancer Institute,92,699-708.

[8] Sugiyama,T.,Kamura,T.,Kigawa,J.et al. (2000)Clinical characteristics of clear cell carcinoma of the ovary: a distinct histologic type with poor prognosis and resistance to platinum-based chemotherapy. Cancer, 88, 2584-2589.

[9] Yahata,T.,Banzai,C.and Tanaka,K.(2012) Histology-specific long-term trends in the incidence of ovarian cancer and borderline tumor in Japanese females: a population-based study from 1983 to 2007 in Niigata. Journal of Obstetrics & Gynaecological Research,38,645-650.

[10] Mizuno, M., Kajiyama, H., Shibata, K. et al. (2012) Adjuvant chemotherapy for stage i ovarian clear cell carcinoma: is it necessary for stage IA? International Journal of Gynecologic Cancer,22,1143-1149.

[11] Rauh-Hain,J.A.,Winograd,D.,Growdon,W.B. et al.(2012)Prognostic determinants in patients with uterine and ovarian clear carcinoma.Gynecologic Oncology,125,376-380.

[12] Lee,K.R.,Tavassoli,F.A.,Prat,J.et al.(2003) Tumours of the ovary and peritoneum,in WHO Classification of Tumours: Tumours of the Breast and Female Genital Organs(eds F.A. Tavassoli and P.Devilee),International Agency for Research on Cancer Press, Lyons, pp. 113-202.

[13] Han,G.,Gilks,C.B.,Leung,S.et al.(2008) Mixed ovarian epithelial carcinomas with clear cell and serous compo-nents are variants of high-grade serous carcinoma: an interobserver correlative and immunohistochemical study of 32 cases. American Journal of Surgical Pathology,32,955-964.

[14] Magazzino,F.,Katsaros, D., Ottaiano, A. et al.(2011)Surgical and medical treatment of clear cell ovarian cancer: results from the multicenter Italian Trials in Ovarian Cancer (MITO)9 retrospective study. International

Journal of Gynecologic Cancer, 21, 1063-1070.

[15] Tan,D.S.,Iravani, M.,McCluggage,W.G.et al. Genomic analysis reveals the molecular heterogeneity of ovarian clear cell carcinomas. Clinical Cancer Research,17,1521-1534.

[16] Kuo,K.T.,Mao,T.L.,Chen,X.et al.(2010) DNA copy num-bers profiles in affinity-purified ovarian clear cell carcinoma. Clinical Cancer Research,16,1997-2008.

[17] Kurman,R.J.and Shih,I.(2008)Pathogenesis of ovarian cancer: lessons from morphology and molecular biology and their clinical implications.International Journal of Gynecological Pathology,27,151-160.

[18] Ayhan,A.,Mao,T.L.,Seckin,T.et al.(2012) Loss of ARID1A expression is an early molecular event in tumor progression from ovarian endometriotic cyst to clear cell and endometrioid carcinoma. International Journal of Gynecologic Cancer,22,1310-1315.

[19] Lowery,W.J.,Schildkraut,J.M.,Akushevich,L. et al.(2012)Loss of ARID1A-associated protein expression is a frequent event in clear cell and endometrioid ovarian cancers. Inter-national Journal of Gynecologic Cancer,22,9-14.

[20] Wiegand,K.C.,Shah,S.P.,Al-Agha,O.M.et al. (2010)ARID1A mutations in endometriosis-associated ovarian carcinomas. New England Journal of Medicine,363,1532-1543.

[21] Anglesio, M. S., George, J., Kulbe, H. et al. (2011)IL6-STAT3-HIF signaling and therapeutic response to the angiogenesis inhibitor sunitinib in ovarian clear cell cancer.Clinical Cancer Research,17,2538-2548.

[22] Mandai, M., Matsumura, N., Baba, T. et al. (2011) Ovarian clear cell carcinoma as a stress-responsive cancer: influence of the microenvironment on the carcinogenesis and cancer phenotype. Cancer Letters, 310, 129-133.

[23] Stany, M.P., Vathipadiekal, V., Ozbun, L. et al.(2011) Identification of novel therapeutic

targets in microdissected clear cell ovarian cancers.PLoS One,6,e21121.

[24] Birrer, M. J. (2010) The origin of ovarian cancer-is it getting clearer? New England Journal of Medicine,363,1574-1575.

[25] Campbell,I.G.,Russell,S.E.,Choong,D.Y.et al.(2004)Mutation of the PIK3CA gene in ovarian and breast cancer. Cancer Research, 64,7678-7681.

[26] Kuo,K.T.,Mao,T.L.,Jones,S.et al.(2009) Frequent activating mutations of PIK3CA in ovarian clear cell carcinoma.American Journal of Pathology,174,1597-1601.

[27] Suehiro,Y.,Sakamoto,M.,Umayahara,K.et al. (2000) Genetic aberrations detected by comparative genomic hybridization in ovarian clear cell adenocarcinomas. Oncology, 59, 50-56.

[28] Sung,C.O.,Choi,C.H.,Ko,Y.H.et al.(2013) Integrative analysis of copy number alteration and gene expression profiling in ovarian clear cell adenocarcinoma. Cancer Genetics, 206, 145-153.

[29] Yamamoto, S., Tsuda, H., Miyai, K. et al. (2011)Gene amplification and protein overexpression of MET are common events in ovarian clear-cell adenocarcinoma: their roles in tumor progression and prognostication of the patient.Modern Pathology,24,1146-1155.

[30] Zorn, K. K., Bonome, T., Gangi, L. et al. (2005)Gene expression profiles of serous,endometrioid,and clear cell subtypes of ovarian and endometrial cancer. Clinical Cancer Research,11,6422-6430.

[31] Goff, B. A., Sainz, d. l. C., Muntz, H. G. et al. (1996) Clear cell carcinoma of the ovary: a distinct histologic type with poor prognosis and resistance to platinum-based chemotherapy in stage Ⅲ disease. Gynecologic Oncology, 60, 412-417.

[32] Tian,C.,Markman, M., Zaino, R. et al. (2009) CA-125 change after chemotherapy in prediction of treatment outcome among advanced mucinous

and clear cell epithelial ovarian cancers: a Gynecologic Oncology Group study. Cancer, 115, 1395-1403.

[33] Diaz,E.S.,Walts,A.E.,Karlan,B.Y.and Walsh, C. S. (2013) Venous thromboembolism during primary treatment of ovarian clear cell carcinoma is associated with decreased survival.Gynecologic Oncology,2013(131),541-545.

[34] Mahdi, H., Moslemi-Kebria, M., Levinson, K. L. et al. (2013) Prevalence and prognostic impact of lymphadenectomy and lymph node metastasis in clinically early-stage ovarian clear cell carcinoma. International Journal of Gynecologic Cancer,2013(22),1143-1149.

[35] Hoskins, P.J., Le, N., Gilks, B.et al.(2012) Low-stage ovarian clear cell carcinoma: population-based outcomes in British Columbia, Canada,with evidence for a survival benefit as a result of irradiation.Journal of Clinical Oncology,30,1656-1662.

[36] Higashi, M., Kajiyama, H., Shibata, K. et al. (2011)Survival impact of capsule rupture in stage I clear cell carcinoma of the ovary in comparison with other histological types.Gynecologic Oncology,123,474-478.

[37] Stewart,C.J.,Brennan,B.A.,Hammond,I.G. et al. (2008) Intraoperative assessment of clear cell carcinoma of the ovary.International Journal of Gynecological Pathology, 27, 475-482.

[38] Duska, L. R., Garrett, L., Henretta, M. et al. (2010) When 'never-events' occur despite adherence to clinical guidelines: the case of venous thromboembolism in clear cell cancer of the ovary compared with other epithelial histologic subtypes. Gynecologic Oncology, 116,374-377.

[39] Morgan, R. J., Jr, Alvarez, R. D., Armstrong, D.K. et al. (2012) Ovarian cancer, version 3. 2012. Journal of National Comprehensive Cancer.Network,10,1339-1349.

[40] Takada, T.,Iwase, H.,Iitsuka,C.et al.(2012) Adjuvant chemotherapy for stage I clear cell

carcinoma of the ovary: an analysis of fully staged patients.International Journal of Gynecologic Cancer,22,573-578.

[41] Takano,M.,Sugiyama,T.,Yaegashi,N.et al. (2010)Less impact of adjuvant chemotherapy for stage I clear cell carcinoma of the ovary: a retrospective Japan Clear Cell Carcinoma Study. International Journal of Gynecologic Cancer,20,1506-1510.

[42] Chan,J.K.,Tian,C.,Fleming,G.F.et al.(2010) The potential benefit of 6 vs.3 cycles of chemotherapy in subsets of women with early-stage high-risk epithelial ovarian cancer: an exploratory analysis of a Gynecologic Oncology Group study.Gynecologic Oncology,116,301-306.

[43] Winter,W.E.,Ⅲ,Maxwell,G.L.,Tian,C.et al. (2007)Prognostic factors for stage Ⅲ epithelial ovarian cancer: a Gynecologic Oncology Group Study. Journal of Clinical Oncology, 25, 3621-3627.

[44] Winter,W.E.,Ⅲ,Maxwell,G.L.,Tian,C.et al.(2008)Tumor residual after surgical cytoreduction in prediction of clinical outcome in stage Ⅳ epithelial ovarian cancer:a Gynecologic Oncology Group Study. Journal of Clinical Oncology,26,83-89.

[45] Alberts,D.S.,Liu,P.Y.,Hannigan,E.V.et al. (1996)Intraperitoneal cisplatin plus intravenous cyclophosphamide versus intravenous cisplatin plus intravenous cyclophosphamide for stage Ⅲ ovarian cancer. New England Journal of Medicine,335,1950-1955.

[46] Armstrong,D.K.,Bundy,B.,Wenzel,L.et al. (2006)Intraperitoneal cisplatin and paclitaxel in ovarian cancer. New England Journal of Medicine,354,34-43.

[47] Markman,M.,Bundy,B.N.,Alberts,D.S.et al. (2001)Phase Ⅲ trial of standard-dose intravenous cisplatin plus paclitaxel versus moderately high-dose carboplatin followed by intravenous paclitaxel and intraperitoneal cisplatin in small-volume stage Ⅲ ovarian carcinoma: an intergroup study of the Gynecologic Oncology Group, Southwestern Oncology Group,and Eastern Cooperative Oncology Group. Journal of Clinical Oncology,19,1001-1007.

[48] Landrum,L.M.,Java,J.,Mathews,C.A.et al. (2013) Prognostic factors for stage Ⅲ epithelial ovarian cancer treated with intraperitoneal chemotherapy: a Gynecologic Oncology Group study. Gynecologic Oncology, 130,12-18.

[49] Takakura,S.,Takano,M.,Takahashi,F.et al. (2010)Randomized phase Ⅱ trial of paclitaxel plus carboplatin therapy versus irinotecan plus cisplatin therapy as first-line chemotherapy for clear cell adenocarcinoma of the ovary: a JGOG study.International Journal of Gynecologic Cancer,20,240-247.

[50] Ueda,Y.,Miyatake,T.,Nagamatsu,M.et al. (2013)A phase Ⅱ study of combination chemotherapy using docetaxel and irinotecan for TC-refractory or TC-resistant ovarian carcinomas (GOGO-OV2 study) and for primary clear or mucinous ovarian carcinomas (GOGO-OV3 Study).European Journal of Obstetrics & Gynecology and Reproductive Biology,170,259-263.

[51] Swenerton,K.D.,Santos,J.L.,Gilks,C.B.et al. (2011)Histotype predicts the curative potential of radiotherapy: the example of ovarian cancers. Annals of Oncology,22,341-347.

[52] Nagai,Y.,Inamine,M.,Hirakawa,M.et al. (2007)Postoperative whole abdominal radiotherapy in clear cell adenocarcinoma of the ovary.Gynecologic Oncology,107,469-473.

[53] Takai,N.,Utsunomiya,H.,Kawano,Y.et al. (2002)Complete response to radiation therapy in a patient with chemotherapy-resistant ovarian clear cell adenocarcinoma. Archives of Gynecology and Obstetrics,267,98-100.

[54] Brown,A.P.,Jhingran,A.,Klopp,A.H.et al. (2013)Involvedfield radiation therapy for locoregionally recurrent ovarian cancer.Gynecologic Oncology,130,300-305.

[55] Al-Barrak,J.,Santos,J.L.,Tinker,A.et al. (2011) Exploring palliative treatment outcomes

in women with advanced or recurrent ovarian clear cell carcinoma.Gynecologic Oncology,122,107-110.

[56] Mabuchi,S.,Kawase,C.,Altomare,D.A.et al. (2009) mTOR is a promising therapeutic target both in cisplatin-sensitive and cisplatin-resistant clear cell carcinoma of the ovary. Clinical Cancer Research,15,5404-5413.

[57] Takano,M.,Kikuchi,Y.,Kudoh,K.et al.(2011) Weekly administration of temsirolimus for heavily pretreated patients with clear cell carcinoma of the ovary: a report of six cases.International Journal of Clinical Oncology,16,605-609.

[58] Mabuchi,S.,Kawase,C.,Altomare,D.A.et al. Vascular endothelial growth factor is a promising therapeutic target for the treatment of clear cell carcinoma of the ovary. Molecular Cancer Therapy,9,2411-2422.

[59] Yang,J.C.,Haworth,L.,Sherry,R.M.et al. (2003) A randomized trial of bevacizumab,an anti-vascular endothelial growth factor antibody, for metastatic renal cancer.New England Journal of Medicine,349,427-434.

[60] Takano,M.,Ikeda,Y.,Kudoh,K.et al.(2013) Complete remission of recurrent ovarian clear cell carcinoma by chemotherapy with bevacizumab,trabectedin and oxaliplatin.Journal of Obstetrics & Gynaecological Research,39,872-875.

[61] Rauh-Hain,J.A.and Penson,R.T.(2008)Potential benefit of Sunitinib in recurrent and refractory ovarian clear cell adenocarcinoma. International Journal of Gynecologic Cancer,18,934-936.

[62] Rustin,G.J.,van der Burg,M.E.,Griffin,C.L. et al.(2010)Early versus delayed treatment of relapsed ovarian cancer(MRC OV05/EORTC 55955): a randomised trial. Lancet,376,1155-1163.

5 第5章

黏液性上皮性卵巢癌

一、引言

黏液性上皮性卵巢癌（mucinous epithelial ovarian cancer，mEOC）约占原发性上皮性卵巢癌（epithelial ovarian cancer，EOC）的 5%[1]。然而，近来研究显示，转移性黏液性癌可以刺激原发性卵巢癌的发生，这一观点提示真实情况可能与先前的研究报道有所出入，实际大约仅有 5% 的卵巢上皮性肿瘤是黏液性上皮癌。尽管这一组织学类型的卵巢癌很少，但如果单考虑 I 期的卵巢癌，黏液性上皮性卵巢癌占 27% 左右[2,3]。相反，仅有 10% 的晚期上皮性卵巢癌（Ⅲ/Ⅳ）的患者的病理组织类型是黏液性上皮性卵巢癌[2,3]。黏液性上皮性卵巢癌在对于全身性的治疗反应以及预后方面都显示出不同于其他组织类型的上皮性卵巢癌的独特特征[4]。因为在随机对照试验中招募的黏液性上皮性卵巢癌患者往往少于 5%，黏液性上皮性卵巢癌患者的情况在大多数的随机对照试验结果中都不能得到很好的体现[5-7]。如在以评价紫杉醇（paclitaxel）为主的辅助性全身性治疗对上皮性卵巢癌的治疗效果为目的的临床试验-妇科肿瘤组（Gynecologic Oncology Group，GOG）试验 111 和 132 中，分别只包含 14 个和 16 个黏液性上皮性卵巢癌病人[5,6]。在类似的欧洲-加拿大研究（European-Canadian study）中，招募的 680 例患者中仅有 30 例是黏液性上皮性卵巢癌患者[7]，已报道的以评价二线、三线全身性治疗药物疗效的临床试验中，并没有特别指出具体的黏液性肿瘤的病人的数量。据报道，早期（I/Ⅱ）黏液性上皮性卵巢癌比其他组织类型的上皮性卵巢癌具有更好的预后和更长的生存期。然而晚期（Ⅲ/Ⅳ）的黏液性上皮性卵巢癌患者比其他组织类型的上皮性卵巢癌患者的预后更差[8]。产生这种预后差别的原因目前还不清楚，可能与肿瘤的生物学特征、化疗耐药等因素相关[9]。目前黏液性上皮性卵巢癌患者接受的治疗方案同于其他组织类型上皮性卵巢癌的推荐治疗方案。本章节我们将综合讲述目前针对于黏液性上皮性卵巢癌的诊断、治疗和临床预后。

二、流行病学

分子和遗传学研究显示黏液性上皮性卵巢癌不同于浆液性上皮性卵巢癌，这些研究结果支持这两种不同组织亚型的卵巢上皮性癌是通过不同的途径发展而来的假说。据估计，大约 10% 的上皮性卵巢癌妇女携带有 BRCA1 或 BRCA2 的突变[10]。大多数的与 BRCA1 和 BRCA2 突变相关的上皮性卵巢癌是浆液性卵巢癌。而黏液性上皮性卵巢癌与这些基因突变关系不大，提示它的发生途径不同于这些肿瘤[10]。

三、病理

卵巢黏液性肿瘤分为囊腺瘤（cystade-nomas）、交界性肿瘤（borderline tumors）（包括肠型和宫颈内膜型)、非浸润性癌(nonin-vasive carcinomas)(包括腺内和上皮内瘤)、浸润性癌(invasive carcinomas)和转移性癌[11]。他们的命名均按照世界卫生组织(World Health Organization,WHO)分类法[11]。良性和交界性卵巢黏液性肿瘤中发生于双侧卵巢的比例分别为 2% 和 6%[12-14]。恶性卵巢黏液性肿瘤发生在双侧卵巢的比例约为 10%,尤其多发生于高级别癌[12-14]。通常情况下,卵巢黏液性肿瘤体积较大,具有一处或多处特殊的组织形态学特征[12-14]。可见局灶性出血和坏死。黏液性肿瘤通常具有几处不同于其他部位的组织。黏液性囊肿的实性区域通常是恶性的。

镜下,黏液性上皮性卵巢癌由至少局灶含有黏液上皮细胞的腺体呈筛状或线状排列而组成[12-14]。然而,当肿瘤分化差时,肿瘤细胞失去细胞胞质内的黏液成分。这时,把黏液性上皮性卵巢癌与卵巢子宫内膜样上皮性卵巢癌区别开来通常很困难[12-14]。

将原发于卵巢的黏液性肿瘤与原发于其他器官转移到卵巢的黏液性肿瘤区别开来是非常重要的[11]。转移性黏液癌通常来源于下消化道和阑尾,有时也来源于胃、小肠、胆系、胰腺、乳腺和宫颈,或来源不明[13,15,16]。非卵巢原发性肿瘤通常具有其独特特征,如有卵巢外原发肿瘤灶、多为双侧、瘤体小(<10cm)、局限于卵巢表面[13,15,16]。目前报道的黏液性上皮性卵巢癌的平均直径为 16.4~20cm(范围为 5~48cm),而转移性肿瘤的平均直径为 10.6~11.7cm(范围为 2~24cm)[13,16]。黏液性上皮性卵巢癌的患者为双侧卵巢癌的比例约为 10%,而转移性肿瘤发生在双侧卵巢的约为 75%[13,15,16]。

从组织学上看,黏液性上皮性卵巢癌通常表现出间质浸润、复杂的乳头状结构、坏死碎片组织、显微镜下包囊等特点[13]。而卵巢转移性黏液性肿瘤常显示出以下特征:呈结节型生长、表面种植、单细胞浸润、浸润性表型、卵巢门累及、可见印戒细胞[13]。腺体的节段性坏死是卵巢转移性结肠癌的特征[13]。黏液性上皮性卵巢癌免疫组化特征为 CK7+/CK20-[17-22]。而对于转移性卵巢肿瘤,免疫组化特征为 CK7-/CK20+ 的更为多见[17-22]。尽管黏液性上皮性卵巢癌组织 CK 20 染色也可以为阳性,但通常信号较弱或者仅为局灶性[18]。同样,通常 CK20 免疫组化染色为阳性的直肠癌转移灶也可以表现为阴性,尤其是那些来源于右结肠或者分化差的结肠癌[19-22]。尽管免疫组化利于我们做出鉴定,但是却并不能用于诊断。

四、发病机制

浆液性上皮性卵巢癌与黏液性上皮性卵巢癌之间的分子学不同已有相关报道[23-27]。这些研究发现表明它们可能是两种完全不同的肿瘤[11]。黏液性上皮性卵巢癌过表达癌基因,如 k-ras,并且通常并不含有抑癌基因的突变,如 p53。而在浆液性上皮性卵巢癌中情况则完全相反[23-27]。近来 Rechsteiner 等在研究中发现晚期上皮性卵巢癌病人中通常可以观察到 TP53 驱动子发生了突变[28]。而 BRAF 突变则很少被观察到[28]。在这一研究中,研究者还发现 k-ras 与 TP53 共同突变在低级别的黏液性上皮性卵巢癌肿瘤中频繁发生[28]。这一研究结果表明不同组织类型的上皮性卵巢癌发生具有不同的分子通路,进一步的深入研究将有赖于进一步的深度测序结果[28]。

有研究结果支持黏液性上皮性卵巢癌是由腺瘤发展到癌的,这些肿瘤可能来源于囊腺瘤和黏液性交界性肿瘤[11,27]。已有研究报道称在交界性或黏液性上皮性卵巢癌附近存在正常的上皮和过渡性上皮[27]。k-ras 基因突变可能是黏液性上皮性卵巢癌发生的早期遗传学变化[29]。

五、临床表现

分期为Ⅲ/Ⅳ期的黏液性上皮性卵巢癌患者的比例少于10%[2,3]。Pectasides 等的最新研究报道了47例黏液性上皮性卵巢癌患者和94例浆液性上皮性卵巢癌患者的平均患病年龄相似，没有明显统计学差异。另一项包含有50例黏液性上皮性卵巢癌和88例浆液性上皮性卵巢癌患者的研究结果也显示患者被诊断的平均患病年龄也相似[30]。

在几项病例对照研究中，黏液性上皮性卵巢癌患者血清 CA125 的水平在诊断时明显低于浆液性上皮性卵巢癌患者[4,31]。而黏液性上皮性卵巢癌患者血中 CEA 水平可能更高[32]。

六、治疗前评估

对于推测诊断为黏液性上皮性卵巢癌患者的评估同于推测为上皮性卵巢癌诊断的患者。治疗前评估应当包括综合的系统回顾、体格检查和血清标志物的检测，尤其是 CEA 和 CA125。考虑到双侧卵巢肿块可能为消化道转移肿瘤可能，患者应相应的接受胃镜、肠镜的检查。对于考虑卵巢癌诊断的患者，影像学检查可以帮助确定一侧卵巢肿块为恶性的可能性并且进一步评价卵巢肿瘤播散的情况。对于黏液性上皮性卵巢癌患者可以做的影像学检查包括超声和 CT（computed tomography）。尽管黏液性肿瘤不能通过影像学表现与发病更普遍的浆液性肿瘤相区别，但黏液性肿瘤通常更大，并且表现为蜂窝状多房结构，而浆液性肿瘤通常为壁薄的单个囊腔[33]。子房内因含有蛋白质成分而呈现高 CT 衰减值（20-30HU）[34]。因为大多数的黏液性上皮性卵巢癌为低级别，PET（positron emission tomography）检查并不推荐。

七、预后

黏液性上皮性卵巢癌有利的预后因素包括患者年龄轻、肿瘤级别低、无破坏性侵袭、晚期患者接受了理想的细胞减灭术[35-37]。近来，一项含 54 例黏液性上皮性卵巢癌患者和 786 例浆液性上皮性卵巢癌患者的研究结果表明，更多的黏液性上皮性卵巢癌患者能够获得肿块的完整切除并且获得更好的预后[35]。铂类-紫杉醇为基础的辅助性化疗对于黏液性上皮性卵巢癌的治疗效果目前还存在争议。70%～80%的晚期黏液性上皮性卵巢癌患者对化疗耐药[4,9,35]。一项包括有 27 例Ⅱ～Ⅳ期的黏液性上皮性卵巢癌患者的研究显示，与浆液性上皮性卵巢癌对照组相比，黏液性上皮性卵巢癌对于一线化疗治疗有反应的比例低（26.3%比 64.9%），并且生存时间更短（12 比 36.7 个月）[4]。近来一个纳有 7 项随机对照试验的 meta 分析（共包括 264 个晚期黏液性上皮性卵巢癌患者）提示黏液性癌作为一个独立因素预示着预后不良[38]。Pectasides 等的研究报道了黏液性上皮性卵巢癌患者对于化疗有反应的比例比浆液性上皮性卵巢癌患者明显低，38.5%比 70%[31]。然而该研究显示，生存时间和肿瘤进展时间在两组中都没有明显差别[31]。国际卵巢肿瘤协作组（The International Collaborative Ovarian Neoplasm）临床试验 3 是目前唯一将黏液性上皮性卵巢癌单独进行分析的，针对于晚期卵巢癌患者预后的研究[3]。这项研究总共包含有 2074 例上皮性卵巢癌患者，其中 148（7%）例患者为黏液性上皮性卵巢癌[3]。给予全身性治疗（卡铂或卡铂联合紫杉醇）后，黏液性上皮性卵巢癌患者的肿瘤无进展生存期以及总体生存期都没有明显的差别[3]。事实上，这项研究也存在它的局限性，如该研究未将评价预后的黏液性上皮性卵巢癌的反应率、肿瘤无进展生存期或总体生存期与其他组织类型的卵巢肿瘤进行比较[3]。由于黏液性上皮性卵巢癌发病率低以及现有相关的研究报道少，与浆液性上皮性卵巢癌患者相比，晚期的黏液性上皮性卵巢癌对于辅助性化疗的反应如何还是很难给予定论[3,11]。

卵巢肿瘤辅助性化疗（The Adjuvant Chemotherapy in Ovarian Neoplasms）和国际卵巢肿瘤协作组 1（International Collaborative Ovarian Neoplasm Group 1）的研究都评价分析了以铂为基础的辅助性化疗对 I 期上皮性卵巢癌患者的治疗效果。病人被随机分组为给予辅助性治疗或观察。925 例患者中有 180（19.5%）例患者为黏液性上皮性卵巢癌。黏液性上皮性卵巢癌患者给予即刻治疗和观察组之间并没有明显统计学差异[39]。大约有 33 例（18.3%）黏液性上皮性卵巢癌患者复发。然而这些患者中仅有 1/6 的人接受了全面手术分期，这导致了存在有未知数的实际潜在为 II 期或 III 期的患者影响了研究结果，以至于 I 期的黏液性上皮性卵巢癌患者复发率高的出乎寻常[39]。

总体来说，多项研究结果显示，黏液性上皮性卵巢癌患者对于以铂类为基础的化疗的反应差，这就预示着黏液性上皮性卵巢癌化疗耐药。一项体外试验研究提示黏液性上皮性卵巢癌对于铂类为基础的治疗耐药[40]。这其中可能的潜在机制包括有铂类药物在细胞内的集聚的减少、细胞解毒的加快，以及 DNA 的修复的增强[41-43]。

八、治疗

黏液性上皮性卵巢癌的治疗同于其他组织类型的上皮性卵巢癌。治疗目的包括对于早期（I/II）肿瘤的全面分期及对于晚期（III/IV）肿瘤的理想的肿瘤减灭术。目前针对于黏液性上皮性卵巢癌患者理想的化疗方案并没有确立。黏液性上皮性卵巢癌病人的治疗同于其他组织类型的上皮性卵巢癌。目前对黏液性上皮性卵巢癌患者推荐的全身性治疗同于标准的针对于上皮性卵巢癌患者的铂类-紫杉醇联合化疗方案。

九、监测

目前在缺乏任何前瞻性研究数据表明，不同的监测策略对于黏液性上皮性卵巢癌患者有更多好处的情况下，建议黏液性上皮性卵巢癌患者的监测的方案同于其他组织类型的上皮性卵巢癌。我们推荐应用美国国家综合癌症网络（National Comprehensive Cancer Network，NCCN）或妇科肿瘤协会（Society of Gynecologic Oncology，SGO）建立的监测指南而进行随访[44,45]。患者应该受宣教并得知如何识别肿瘤复发的早期症状和体征。在监测期间，手术前升高的肿瘤标记物可以被纳入检测。影像学检查应该因人而异。

十、总结

黏液性上皮性卵巢癌发病率低，占所有上皮性卵巢癌的 7%～14%。黏液性上皮性卵巢癌多为单侧发病，并且可以导致血清 CEA 升高。患者年龄轻、肿瘤级别低、积极理想/彻底的细胞减灭术是预后良好的影响因素[35-37]。在缺乏更好的指导治疗的数据情况下，目前推荐用同于其他组织类型的卵巢上皮性肿瘤的治疗既全面分期/减瘤术，联合以铂类-紫杉醇为基础的化疗。有希望应用于黏液性上皮性卵巢癌治疗的药物还有奥沙利铂（oxaliplatin）和 5-FU（5-fluorouracil），它们在铂类耐药的上皮性卵巢癌中具有一定的疗效[11,45-47]。其他的治疗还包括生物药剂，如贝伐单抗（bevacizumab），单剂用于铂类耐药的上皮性卵巢癌具有好的疗效，目前与其他药物的联合治疗已被成功应用于含结肠癌在内的其他肿瘤治疗中[11,48-51]。在将来，单独针对于黏液性组织类型肿瘤的临床试验应该开展,相关的转化医学研究将有利于我们对这种少见肿瘤的分子机制得到更好的了解。

(卢雪峰 译 狄 文 校)

参 考 文 献

[1] McGuire, V., Jesser, C. A. and Whittemore, A. S. (2002) Survival among U.S. women with invasive epithelial ovarian cancer. Gynecologic Oncology, 84, 399-403.

[2] Vergote, I., De Brabanter, J., Fyles, A. et al. (2001) Prognostic importance of degree of differentiation and cyst rupture in stage I invasive epithelial ovarian carcinoma. Lancet, 357, 176-182.

[3] International Collaborative Ovarian Neoplasm Group (2002) Paclitaxel plus carboplatin versus standard chemotherapy with either singleagent carboplatin or cyclophosphamide, doxorubicin, and cisplatin in women with ovarian cancer: the ICON3 randomised trial. Lancet, 360, 505-515.

[4] Hess, V., A'Hern, R., Nasiri, N. et al. (2004) Mucinous epithelial ovarian cancer: a separate entity requiring specific treatment. Journal of Clinical Oncology, 22, 1040-1044.

[5] McGuire, W. P., Hoskins, W. J., Brady, M. F. et al. (1996) Cyclophosphamide and cisplatin compared with paclitaxel and cisplatin in patients with stage III and stage IV ovarian cancer. New England Journal of Medicine, 334, 1-6.

[6] Muggia, F. M., Braly, P. S., Brady, M. F. et al. (2000) Phase III randomized study of cisplatin versus paclitaxel versus cisplatin and paclitaxel in patients with suboptimal stage III or IV ovarian cancer: A Gynecologic Oncology Group study. Journal of Clinical Oncology, 18, 106-115.

[7] Piccart, M. J., Bertelsen, K., James, K. et al. (2000) Randomized intergroup trial of cisplatin-paclitaxel versus cisplatincyclophosphamide in women with advanced epithelial ovarian cancer: Three year results. Journal of National Cancer Institute, 92, 699-708.

[8] Omura, G. A., Brady, M. F., Homesley, H. D. et al. (1991) Long-term follow-up and prognostic factor analysis in advanced ovarian carcinoma: The Gynecologic Oncology Group experience. Journal of Clinical Oncology, 9, 1138-1150.

[9] Shimada, M., Kigawa, J., Ohishi, Y. et al. (2009) Clinicopathological characteristics of mucinous adenocarcinoma of the ovary. Gynecologic Oncology, 113, 331-334.

[10] Risch, H. A., McLaughlin, J. R., Cole, D. E. et al. (2001) Prevalence and penetrance of germline BRCA1 and BRCA2 mutations in a population series of 649 women with ovarian cancer. American Journal of Human Genetics, 68, 700-710.

[11] Harrison, M. L., Jameson, C. and Gore, M. E. (2008) Mucinous ovarian cancer. International Journal of Gynecological Cancer, 18, 209-214.

[12] Hoerl, H. D. and Hart, W. R. (1998) Primary ovarian mucinous cystadenocarcinomas. A clinicopathologic study of 49 cases with long term follow-up. American Journal of Surgical Pathology, 22, 1449-1462.

[13] Lee, K. and Scully, R. E. (2000) Mucinous tumors of the ovary. A clinicopathologic study of 196 borderline tumors (of intestinal type) and carcinomas, including an evaluation of 11 cases with "pseudomyxoma peritonei". American Journal of Surgical Pathology, 24, 1447-1464.

[14] Lee, K. R. and Young, R. H. (2003) The distinction between primary and metastatic mucinous carcinomas of the ovary. American Journal of Surgical Pathology, 27, 281-292.

[15] Seidman, J. D., Kurman, R. J. and Ronnett, B. M. (2003) Primary and metastatic mucinous adenocarcinomas in the ovaries: incidence in routine practice with a new approach to improve intrao-

perative diagnosis. American Journal of Surgical Pathology,27,985-993.

[16] Khunamornpong,S.,Suprasert,P.,Pojchama-rnwiputh, S. et al. (2006) Primary and metastatic mucinous adenocarcinomas of the ovary: evaluation of the diagnostic approach using tumor size and laterality. Gynecologic Oncology,101,152-157.

[17] Ji,H.,Isacson,C.,Seidman,J.et al.(2002)Cy-tokeratins 7 and 20,Dpc4,and MUC5AC in the distinction of metastatic mucinous carcinomas in the ovary from primary ovarian mucinous tumors: Dpc4 assists in identifying metastatic pancreatic carcinomas. International Journal of Gynecological Pathology,21,391-400.

[18] Park, S. Y., Kim, H. S., Hong, E. K. et al. (2002)Expression of cytokeratins 7 and 20 in primary carcinomas of the stomach and colo-rectum and their value in the differential diagnosis of metastatic carcinomas to the ovary. Human Pathology,33,1078-1085.

[19] Vang, R., Gown, A. M., Barry, T. S. et al. (2006)Cytokeratins 7 and 20 in primary and secondary mucinous tumors of the ovary: analysis of coordinate immunohistochemical expression profiles and staining distribution in 179 cases.American Journal of Surgical Pa-thology,30,1130-1139.

[20] Berezowski,K.,Stastny,J.K.and Kornstein, M.J.(1996)Cytokeratins 7 and 20 and carci-noembryonic antigen in colonic and ovarian carcinoma.Modern Pathology,9,426-429.

[21] DeCostanzo,D.C.,Elias,J.M.and Chumas,J. C.(1997)Necrosis in 84 ovarian carcinomas: a morphologic study of primary versus meta-static colonic carcinoma with a selective im-munohistochemical analysis of cytokeratin subtypes and carcinoembryonic antigen.Inter-national Journal of Gynecological Pathology, 16,245-249.

[22] Vang,R.,Gown, A. M., Barry, T. S. et al. (2006) Immunohistochemistry for estrogen and progesterone receptors in the distinction

of primary andmetastatic mucinous tumors in the ovary: an analysis of 124 cases. Modern Pathology,19,97-105.

[23] Pieretti,M.,Hopenhayn-Rich,C.,Khattar,N. H. et al. (2002) Heterogeneity of ovarian cancer: relationships among histological group, stage of disease, tumor markers, patient characteristics, and survival. Cancer Investigation,20,11-23.

[24] Fujita,M.,Enomoto, T. and Murata, Y. (2003) Genetic alterations in ovarian carcinoma: with specific reference to histological subtypes.Molec-ular and Cellular Endocrinology,202,97-99.

[25] Andreyev,H.J.,Norman,A.R.,Cunningham,D. et al. (2001) Kirsten ras mutations in patients with colorectal cancer: the 'RASCAL II' study. British Journal of Cancer,85,692-696.

[26] Lohr,M.,Kloppel,G.,Maisonneuve,P.et al. (2005)Frequency of K-ras mutations in pan-creatic intraductal neoplasias associated with pancreatic ductal adenocarcinoma and chronic pancreatitis: a meta-analysis. Neoplasia, 7, 17-23.

[27] Puls,L.E.,Powell,D.E.,DePriest,P.D.et al. (1992)Transition from benign to malignant epithelium in mucinous and serous ovarian cystadenocarcinoma. Gynecologic Oncology, 47,53-57.

[28] Rechsteiner,M.,Zimmer mann,A.K.,Wild,P.J. et al.(2013)TP53 mutations are common in all subtypes of epithelial ovarian cancer and occur concomitantly with KRAS mutations in the mu-cinous type.Experimental and Molecular Pathol-ogy,95,235-241.

[29] Cuatrecasas, M., Villanueva, A., Matias-Guiu,X.et al.(1997)K-ras mutations in mu-cinous ovarian tumors. A clinicopathologic and molecular study of 95 cases.Cancer,79, 1581-1586.

[30] Karabuk,E.,Kose,F.,Hizli,D. et al. (2013) Comparison of advanced stage mucinous epi-thelial ovarian cancer and serous epithelial ovarian cancer with regard to chemosensi-

tivity and survival outcome: a matched case-control study.Journal of Gynecologic Oncology,24,2160-2166.

[31] Pectasides,D.,Fountzilas,G.,Aravantinos,G.et al.(2005)Advanced stage mucinous epithelial ovarian cancer: the Hellenic Cooperative Oncology Group experience.Gynecologic Oncology, 97,436-441.

[32] Tholander,B.,Taube,A.,Lindgren,A.et al. (1990)Pretreatment serum levels of CA-125, carcinoembryonic antigen,tissue polypeptide antigen,and placental alkaline phosphatase in patients with ovarian carcinoma: influence of histological type, grade of differentiation, and clinical stage of disease.Gynecologic Oncology, 39,26-33.

[33] Jung,S.E.,Lee,J.M.,Rha,S.E.et al.(2002) CT and MR imaging of ovarian tumors with emphasis on differential diagnosis. Radiographics,22,1305-1325.

[34] Kawamoto,S.,Urban,B.A.and Fishman,E. K.(1999)CT of epithelial ovarian tumors.Radiographics,19,S85-S102.

[35] Alexandre,J.,Ray-Coquard,I.,Selle,F.et al. (2010)Mucinous advanced epithelial ovarian carcinoma: clinical presentation and sensitivity to platinum-paclitaxel-based chemotherapy,the GINECO experience.Annals of Oncology, 21, 2377-2381.

[36] Pignata,S.,Ferradina,G.,Scarfone,G.et al. (2008)Activity of chemotherapy in mucinous ovarian cancer with a recur- rence free interval of more than 6 months: results from the SOCRATES retrospective study. BMC Cancer,8,252-258.

[37] Cheng,X.,Jiang,R.,Li,Z.T.et al.(2009)The role of secondary cytoreductive surgery for recurrent mucinous epithelial ovarian cancer (mEOC).European Journal of Surgical Oncology,35,1105-1108.

[38] Mackay,H.J.,Brady,M.F.,Oza,A.M.et al. (2010) Prognostic relevance of uncommon ovarian histology in women with stage Ⅲ/Ⅳ

epithelial ovarian cancer.International Journal of Gynecological Cancer,20,945-952.

[39] Trimbos,J.B.,Parmar,M.,Vergote,I.et al. (2003) International collaborative ovarian neoplasm trial 1 and adjuvant chemotherapy in ovarian neoplasm trial: two parallel randomized phase Ⅲ trials of adjuvant chemotherapy in patients with early-stage ovarian carcinoma.Journal of National Cancer Institute,95,105-112.

[40] Shimizu,Y.,Nagata,H.,Kikuchi,Y.et al. (1998)Cytotoxic agents active against mucinous adenocarcinoma of the ovary. Oncology Reports,5,99-101.

[41] Andrews,P.A.,Velury,S.,Mann,S.C.et al. (1988)cis-Diamminedichloroplatinum(Ⅱ)accumulation in sensitive and resistant human ovarian carcinoma cells.Cancer Research,48, 68-73.

[42] Kasahara,K.,Fujiwara,Y.,Nishio,K.et al. (1991) Metallothionein content correlates with the sensitivity of human small cell lung cancer cell lines to cisplatin.Cancer Research, 51,3237-3242.

[43] Kigawa,J.,Minagawa,Y.,Cheng,X.et al. (1998)Gamma-glutamyl cysteine synthetase up-regulates glutathione and multidrug resistance-associated protein in patients with chemoresistant epithelial ovarian cancer. Clinical Cancer Research,4,1737-1741.

[44] NCCN Guidelines Version 1(2013)Epithelial ovarian cancer, www. nccn. com (accessed 20 October 2013).

[45] Salani,R.,Backes,F.J.,Fung,M.F.et al.(2011) Posttreatment surveillance and diagnosis of recurrence in women with gynecologic malignancies: Society of Gynecologic Oncologists recommendations. American Journal of Obstetrics &. Gynecology,204,466-478.

[46] Pectasides,D.,Pectasides,M.,Farmakis,D.et al. (2004)Oxaliplatin plus highdose leucovorin and 5-fluorouracil(FOLFOX 4)in platinumresistant and taxane-pretreated ovarian cancer: a phase Ⅱ study.Gynecologic Oncology,95,165-172.

[47] Sundar, S., Symonds, R. P., Decatris, M. P. et al. (2004) Phase II trial of oxaliplatin and 5-fluorouracil/leucovorin combination in epithelial ovarian carcinoma relapsing within 2 years of platinum-based therapy. Gynecologic Oncology, 94, 502-508.

[48] Burger, R. A., Sill, M., Monk, B. J. et al. (2005) Phase II trial of bevacizumab in persistent or recurrent epithelial ovarian cancer (EOC) or primary peritoneal cancer (PPC): a Gynecologic Oncology Group (GOG) study [abstract]. Proceedings of American Society of Clinical Oncology, 23, S16. Abstract 5009.

[49] Cannistra, S. A., Matulonis, U., Penson, R. et al. (2006) Bevacizumab in patients with advanced platinum-resistant ovarian cancer [abstract]. Proceedings of American Society of Clinical Oncology, 24, S18. Abstract 5006.

[50] Hurwitz, H., Fehrenbacher, L., Novotny, W. et al. (2004) Bevacizumab plus irinotecan, fluorouracil, and leucovorin for metastatic colorectal cancer. New England Journal of Medicine, 350, 2335-2342.

[51] Giantonio, B. J., Catalano, P. J., Meropol, N. J. et al. (2005) High-dose bevacizumab improves survival when combined with FOLFOX4 in previously treated advanced colorectal cancer: results from the Eastern Cooperative Oncology Group (ECOG) study E3200 [abstract]. Proceedings of American Society of Clinical Oncology, 23, S16. Abstract 2.

第6章

腹膜假黏液瘤

一、引言

黏液性囊腺瘤约占上皮性卵巢肿瘤的20%，约占上皮性卵巢癌的4%。卵巢肿瘤分类的演化有助于我们更好地了解该类肿瘤的分类和临床特征。20世纪初期，研究者开始根据组织学特征对卵巢肿瘤进行分类。从而发展出根据细胞种类进行分类的新分类系统。黏液性肿瘤被划分为假黏液性囊腺瘤，假黏液性癌及腹膜卵巢假黏液瘤[1]。尽管曾有学者提出有的肿瘤介于良性与恶性之间，但这种概念直到20世纪60年代才被FIGO和WHO正式定义。那时，它才被引入卵巢肿瘤新的分类系统中[2-4]。黏液性囊腺瘤伴有腹膜假黏液瘤表现（PMP）时，其组织学为良性，却有恶性肿瘤的特征。这种情况被认为是交界性肿瘤的表现。因此，卵巢黏液性肿瘤伴有PMP曾被划分为交界性肿瘤。进一步的研究显示：局限于卵巢的交界性黏液瘤（MBTs）患者的长期生存率接近100%，而晚期的MBTs的生存率降为45%～50%。此外，Riopel等的综述提示：85%的晚期患者伴有PMP[5]。原发于卵巢的MBTs破裂并不会导致PMP发生[1]。因此，多数学者认为PMP与胃肠道肿瘤，特别是阑尾有关。PMP患者一般有卵巢病变表现，因而被认为是妇科领域疾病。PMP与卵巢原发性黏液性囊腺瘤相关的情况非常罕见。

1842年，Karl Rokistansky首先描述了PMP现象。它的特点是盆腹腔充满胶冻状物质，腹膜表面有黏蛋白状种植体。PMP的定义、病理、起源及预后充满争议。基于如下原因，20世纪90年代前的有关PMP的文献难以评估。首先，过去PMP并不是通过组织病理学诊断的，而是通过手术和大体标本描述。其次，过去多数文献缺乏对组织形态的描述。再次，女性PMP患者经常有卵巢病变表现，因此难以区分病变起源于阑尾、卵巢，或者起源于两者。在一个大样本的PMP患者群中，女性患者仅占39%，且这些患者中仅44%患者有卵巢黏液瘤表现[6]。

PMP最早用于描述阑尾囊腺瘤导致的腹腔内黏液积聚。阑尾囊腺瘤可造成阑尾腔内黏液积聚，堵塞，最终管腔破裂。然后，腹膜腔将被种植上产生黏液的细胞，这些细胞不断扩增，产生黏液素，导致患者特征性的"胶冻状腹水"。如果不治疗，黏液素可导致肠梗阻，从而危及患者生命。

随着时间的推移，PMP不仅包括囊腺瘤破裂造成的腹膜腔内产黏液细胞的扩散，还包括起源于阑尾、胃肠道、肺、乳腺、输卵管及卵巢的腺癌造成的腹腔产黏液细胞的种植性散播[8,9]。

有关PMP为阑尾上皮性肿瘤的说法往往令人困惑。许多学者认为PMP的定义应该根据手术临床表现，更确切地说是"一类病理组织学和预后相似的良性腹腔肿瘤，这类肿瘤往往与阑尾黏液腺瘤相关"[2,7,9]。

来自约翰霍普金斯的研究小组将PMP

定义进一步扩展,使其包括各类黏液腺瘤:播散性腹膜黏液腺瘤(DPAM)和腹膜黏液腺癌(PMCA)。我们及其他多数研究者认为PMP应仅局限于DPAM,因为这类肿瘤的黏液上皮往往是低度恶性的。而PMCA,高度恶性黏液瘤,往往有肿块形成,缺乏PMP特征性的果冻样改变。

病理分期至关重要,因为分期与预后密切相关。绝大多数的学者认为DPAM属于组织学良性的腹腔病变,包括破裂的,低度恶性的阑尾囊腺瘤。PMCA包括组织学特征为腺癌的病变,它们与DPAM具有不同的病理学特征,预后较差。

综上所述,一般认为,涉及卵巢的PMP病变是继发的。PMP往往原发于胃肠道,特别是低度恶性的阑尾黏液性肿瘤。卵巢黏液瘤伴有PMP的大体和镜下特征与原发性卵巢MBTs不同(详见"病理"章节中的进一步讨论)[10]。在下文中,涉及卵巢肿瘤的病变将被归类为"涉及卵巢的DPAM",因为它们与原发部位(阑尾黏液性肿瘤)的病理性质相同。下文中,主要讨论DPAM与PMCA的诊断和治疗。

二、流行病学

该病症的平均诊断年龄为44岁,有2/3的患者为四五十岁[1]。PMP患者女性更常见,女性与男性患者比例约为3:1[11-13]。在10 000例剖腹手术中,将会意外地发现2例PMP[9]。伴有PMP的卵巢黏液瘤有80%是双侧的,肿瘤平均直径达7cm。单侧病例中,以右侧更为常见。其特征性病理改变为腹腔充满胶冻样腹水及黏液性结节[1]。

三、病理

彩图6-1、彩图6-2和彩图6-3分别是腹膜、网膜和卵巢PMP的特征性表现。卵巢肿瘤伴有DPAM时,可看到条状的高度黏性的黏液上皮细胞漂浮在黏液中。细胞缺乏顶部,使得细胞内外均充满黏液[1,6]。漂浮在黏液中的上皮细胞能侵入卵巢基质(卵巢假黏液瘤)。它们往往分化良好,具有高柱状外形,并充满黏液。黏液性肿瘤伴发PMP侵及卵巢时可表现为细胞角蛋白20(CK20)染色阳性,CK7染色阴性。绝大多数情况下,这种着色特点与阑尾肿瘤相同[14,15]。

几乎所有的DPAM病例中都可发现阑尾黏液瘤,但某些少见病例是起源于成熟畸胎瘤中的胃肠道成分[16]。在能够发现阑尾囊腺瘤的病例中,阑尾应被认为是原发灶,而卵巢为转移灶[1]。原发性的卵巢黏液瘤一般为CK7阳性,并伴有CK20的不等量表达。而成熟畸胎瘤一般呈现CK20＋/CK7-的表型[16,17]。

病理上,DPAM的特点为充满黏液的腹腔病灶中含有少量单纯至局灶增生的黏液上皮细胞,细胞异型和有丝分裂象罕见。这些可能来源于,也可能并非来源于阑尾黏液腺瘤。PMCA的特点为腹腔病灶中含有更多的黏液上皮细胞,这些细胞在结构上和组织学上具有癌细胞的特征。它们往往与原发性黏液腺癌相关[6]。尽管肉眼观察很难发现大量肿瘤的存在。卵巢部位的DPAM往往是囊性的,表面呈胶状[10]。而转移至卵巢的PMCA外观相似,但偏向实性[1,6]。在3/4的PMP病例中,可在肉眼或镜下找到阑尾肿瘤破裂的证据。

显微镜下,绝大多数与PMP相关的肿瘤表现为卵巢表面的黏液结节或种植灶。在20%的病例中,肿瘤侵及卵巢表面。超过50%的病例肿瘤侵入卵巢浅层或深层皮质。有25%的病例侵入卵巢基质。卵巢PMP的特征性表现是使卵巢基质分离的无细胞的黏液池[1]。

免疫组化和分子生物研究提供的证据充分证明:黏液性肿瘤伴有PMP,其卵巢上的病灶是继发的,起源于阑尾黏液瘤。研究最为深入的肿瘤标志物为 CK7,CK20,CDX-2,MUC2 和 MUC5AC[18-22]。基因序列的比较分析表明：杂合性丧失和 K-ras 突变提示 PMP 起源于阑尾肿瘤,并转移至卵巢[23-25]。

在一项关于卵巢黏液瘤伴有 PMP 的研究中,Ferreira 等发现,在 28 个病例中,25% 伴有 PMCA,所有的病例组织学上为交界性表现。但比较伴有 PMP 的黏液瘤和不伴有 PMP 的黏液瘤时,研究者发现 CK20 和 MUC2 表达存在明显差异[15]。

绝大多数的研究是依据 CK7 的染色来证明伴有 PMP 的卵巢肿瘤起源于阑尾。Guerrieri 等研究表明,阑尾囊腺瘤往往 CK7 染色阴性,而卵巢黏液瘤往往 CK7 染色阳性。当阑尾和卵巢同时有黏液瘤病灶,而 CK7 染色一致时,60% 的报道认为这些肿瘤起源于阑尾。与此相反,原发于卵巢的非典型性增生黏液瘤呈现出 CK7 强阳性,CK20 部分阳性,而非强阳性[1]。分子生物学研究表明卵巢和阑尾肿瘤具有相同的 K-ras 突变[23,27,28]。

PMP 是由 MUC2 表达阳性的杯状细胞引起的疾病。该细胞也表达 MUC5AC,但该标记物为非特异性。MUC2 和 CK20 的表达特点表明：伴有 PMP 的黏液性肿瘤与原发于卵巢的肠型黏液瘤起源不同。这些差异与交界性组织学特征密切相关[15]。MUC2 的表达表明细胞外黏液大量积存,这可以用来区分是 PMP 导致卵巢病变,还是原发性卵巢黏液瘤导致的腹腔种植[22]。由于阑尾黏液瘤同样表达 MUC2,MUC2 阳性可提示肿瘤是阑尾来源,而非卵巢来源。MUC2 的表达水平与肿瘤的恶性程度无相关性。然而,它可能是疾病治疗的靶点。MUC2 和 MUC5AC 是在 11 号染色体的 p15 臂上。在转录水平上,它们被多种细胞因子所调控。黏液素基因转录可通过 Src/Ras/MAPK 通路激活。通过探索特异性的转导途径,可能会发现黏液素基因表达的潜在治疗靶点。

四、发病机制

尽管很早就发现阑尾囊腺瘤与 PMP 相关,但是当阑尾与卵巢肿瘤同时存在时确定 PMP 的起源是难题[29-34]。如上部分所述,通过免疫组化和分子基因学技术证明：PMP 通常是起源于阑尾囊腺瘤。

最近两份研究报道了卵巢畸胎瘤、黏液性卵巢癌和 PMP 的相关性。Lee 等通过研究卵巢黏液性肿瘤(肠型),报道了 3 例 PMP 伴有卵巢皮样囊肿[38]。其中 2 例阑尾正常,未发现腹腔 DPAM 病变,并且在分别随访 5 年和 16 年后未发现复发。另外 1 例未做阑尾切除,也未对腹腔标本取样,在随访 4 年 9 个月后未发现复发。这些病例的 CK 免疫组化表型未被报道[38]。

在另一项研究中,Ronnett 等报道了 3 例在卵巢囊性畸胎瘤中的黏液性肿瘤。这些病例的阑尾在镜下正常,黏液瘤为 CK20+/CK7- 的免疫表型。其中 2 例腹腔病灶的组织学特征为 PMP/DPAM 表型,1 例为交界性 PMCA 表型。病例无随访资料。作者认为那些罕见的卵巢起源的 PMP 仅发生于起源于卵巢成熟畸胎瘤的黏液性肿瘤。

原发性卵巢黏液瘤很少会发生 DPMA[16,23,24,26,30,35-37]。此外,原发性卵巢黏液瘤破裂也与 PMP 无相关性[12,38-41]。原发性卵巢黏液瘤也很少会发生 PM-CA。同样,交界性 PCMA,同时具有 DPAM 和 PMCA 的特征,一般起源于具有癌和腺瘤特征的阑尾肿瘤。

五、临床表现

临床症状主要与黏性腹水相关,包括腹胀和腹痛。男性患者的第二常见症状是腹股沟疝(占 25%)。女性第二常见的症状是体检时发现附件区包块[7]。

六、治疗前评估

治疗前评估包括收集完整病史,体格检查及影像学检查。血清肿瘤标志物(包括CEA,CA125,CA19-9)可能均出现升高。感染性指标(包括中性粒和淋巴细胞比值,血小板和淋巴细胞比值,C反应蛋白)也可能出现升高。这些指标可能有助于预测肿瘤的生物学特点[42]。

PMP 的 X 线图像表现具有特征性,通常包括包裹性积液,内脏表面,尤其是肝脏,呈扇形。CT 平扫时,黏液与脂肪密度相似并呈不均质表现。钙化很常见,并可看到肝、脾和肠系膜表面呈弧形。横膈处可能由于囊状的黏液填充而增厚。一个重要的早期特征是肿瘤聚集在盆腹腔的周围,造成小肠和肠系膜向中间聚拢。该特征被称为“再分布现象”。

如果出现空肠、回肠近端或肠系膜处大于 5cm 的种植灶,那么该病灶更可能为黏液腺癌的转移灶,而非 DPMA[7,43,44]。有部分小肠梗阻的患者应该评估是否有腹膜腺癌。所有这些表现预示着在广泛性手术切除及腹腔热化疗(IPHC)后,肿瘤预后较差[44]。

利用钆增强 MRI 来区分 DPAM 和 PM-CA 目前处于研究阶段[45]。PMP 一般会表现出如下信号特征[46]:

T_1-特征性低信号;

T_2-特征性高信号;

与钆作对比-可能显示增强信号。

七、治疗

DPMA 的标准治疗是对有症状者不断通过手术切除病灶[9]。该种治疗方法是治标不治本的,目的是切除大块病灶,从而限制黏液的蓄积及其副作用。复发性病变也是通过手术治疗。由于纤维化和粘连灶的形成,再次手术往往更具挑战性。

为了提高 PMP 患者的生存率,我们探索多种治疗方式,包括全身和腹腔化疗,外照射放疗及腹腔放射性核素治疗等[9]。对于这些治疗方式,很难做系统性评估,因为没有一种治疗方式可延长生存时间,各种治疗的定义尚未统一,并且缺乏前瞻性研究。有限的回顾性资料显示:通过综合性治疗,患者的生存时间可达 5 年。然而,患者 10 年生存率大大降低[47-49](表 6-1)。

早期,Fernadez 等报道了 1954—1978年在 MD 安德森癌症中心接受治疗的 PMP患者[48]。该中心采用各种方法治疗 PMP,患者 5 年和 10 年的生存率分别为 54% 和18%。局部和区域性的病灶导致 68% 的患者死亡。仅通过辅助放疗可使 5 年生存率达到 75%,而化疗的生存率仅为 44%[48]。Smith 等报道了 1952—1989 年在纪念斯隆-凯特琳癌症中心治疗的 PMP 患者[47]。其中,17 例源于阑尾,通过广泛性手术治疗,中位生存时间为 75 个月。化疗仅用于复发性病例[47]。Gough 等回顾性研究了 1957—1983 年在梅奥诊所治疗的 56 例PMP 患者[49]。尽管进展性(晚期)肿瘤发

表 6-1　PMP 患者肿瘤减灭术后生存时间

作者,机构(年份)	样本量	中位生存时间(年)	5 年生存率(%)	10 年生存率(%)
Fernandez,M. D. Anderson(1980)[46]	38	—	54	18
Smith,MSKCC(1992)[9]	17	6.25	75	10
Gough,Mayo Clinic(1994)[47]	56	5.9	53	32

生于约 3/4 患者,PMP 患者的 1 年,5 年,10 年生存率分别为 98%,53% 和 32%。同时,作者发现了几个重要的预后评价指标。体重下降($P=0.001$),腹胀($P=0.004$),全身化疗($P=0.005$),弥漫性疾病($P=0.038$),组织器官转移($P=0.04$)均与生存率低下有关。腹腔化疗($P=0.009$)和放射性核素治疗($P=0.0043$)能有效延长 PMP 的生存时间[49]。

尽管这些报道为小样本的回顾性研究,它们提示多数 PMP 患者的生存时间可达 5 年(可能由于 PMP 的慢性病特征),然而 PMP 患者的 10 年生存率明显下降。

某些临床医生倾向于更积极的治疗,包括通过手术切除所有盆腹腔病灶及采用腹腔热化疗。基于 PMP 及 DPAM 很少发生腹腔外转移,并且腹腔化疗比全身化疗能更好地提高药物浓度的假设,如上治疗方法能更好地限制腹腔病灶的发展。然而,化疗药物的组织穿透最高达 1~2mm[43,44,48,50,51]。腹腔热化疗的原理是通过加热化疗药物来提高药物的穿透性。这种方式的治疗适用于经过手术后残存病灶小于 2~2.5mm 的患者[7,43]。腹腔热化疗不适用于治疗较大的残留灶。

Sugarbaker 等总结出 4 条评估条件,来区分哪些患者适用于综合治疗,即广泛性手术切除及术后腹腔热化疗。

1. 组织病理学评估 比起侵袭性肿瘤,PMP,间皮瘤和其他非转移性的恶性肿瘤更易通过腹部手术完全切除。侵袭性肿瘤则更易转移至肝脏、局部淋巴结和其他部位。

2. 术前影像学 胸部、腹部和盆腔的增强 CT 对评估患者是否存在系统性疾病有帮助。其可区分出小肠表面有 5cm 以上大瘤块的患者,区分患者是否有肠系膜和空肠病变,以及是否有部分小肠梗阻。这些情况往往不适用于广泛性手术切除及术后腹腔热化疗。

另外 2 项评估是在术中做出的。

3. 腹腔癌症指数 这是评估预后的定量指标。它是根据腹腔表面肿瘤的大小及分布得出的。

4. 肿瘤减灭术完善度 评估最大程度减灭术后残存病灶的大小。

另外有报道,CT 上显示肿瘤侵及右上 1/4 腹部似乎与不良预后有关[52]。

Sugarbaker 的 3 个系列报道很好地说明了如何运用腹腔化疗治疗 DPAM[53-55]。这些报道都强调了组织学对临床预后有至关重要的影响。

最初的一项研究报道了 1989~1999 年的 385 例接受肿瘤减灭术,以及加热或不加热化疗的患者[53]。通过多变量分析,几项预后因素被确定,其中包括完整的细胞减灭术,阑尾恶性肿瘤的病理组织学和以前的外科干预的程度。通过完整的细胞减灭术治疗的 DPAM 患者 5 年生存率为 86%,而那些"混合型"的病理患者的生存率为 50%。不完整肿瘤减灭术的患者(>2.5mm 残留)的预后明显差,据报道其 5 年和 10 年生存率分别为 20% 和 0%。组织学类型和肿瘤减灭的程度对生存有显著影响。但要注意的是有 27% 的 3~4 级并发症与治疗方法相关。胰腺炎(7.1%)瘘管形成(4.7%)和吻合口瘘(2.4%)是主要并发症。总死亡率为 2%[53]。

第二个报道证实了上述结果,以及肿瘤细胞减灭的重要性。在 645 例接受肿瘤细胞减灭术和腹腔热化疗的患者中,有 174 例患者未获得完全的肿瘤减灭,即残存病灶>2.5mm。仅接受腹腔热化疗的患者中位生存时间为 58.6 个月,接受术后早期腹腔化疗患者的中位生存时间为 34.7 个月,而未接受围术期腹腔化疗患者的中位生存时间为 33.4 个月($P<0.001$)。1 年、3 年和 5 年的总生存率分别为 71%,34% 和 15%[54]。

Sugarbaker 小组报道了 108 例 PMP 患者,治疗时间大于 10 年[55]。治疗策略包括肿瘤减灭术和术中腹腔丝裂霉素化疗(加热或不加热)[55]。全身治疗还包括术后 1～6d 使用腹腔氟尿嘧啶(5-FU),以及随后 3 个疗程的辅助静脉注射丝裂霉素和腹腔氟尿嘧啶治疗。该研究中,其中一组包括了 65 例 DPAM,其组织学特征为良性的或低度恶性的腺瘤样黏液上皮,并伴有丰富的细胞外黏液和纤维。第二组患者有印戒腺癌,第三组($n=14$)患者的病理证实为交界性肿瘤。Sugarbaker 的早期研究中有关组织学对预后的影响的论述[53,56]在这项研究中被证实。组织学与生存率相关。DPAM 组患者的预后显著好于其他各组。DPAM 组的中位生存期,5 年生存率和 10 年生存率分别 112.4 个月,75%以及 68%。另外两组的合并中位生存期,5 年生存率和 10 年生存率要差得多,分别为:35 个月,26%和 9%[55]。

其他各项研究同样支持 Sugarbaker 等的研究结果(表 6-2)。Youssef 等研究了 456 例由阑尾穿孔造成的 PMP 综合征,这些患者的治疗时间超过 15 年[57]。治疗方式包括肿瘤细胞减灭术和丝裂霉素 C 的腹腔温热化疗(HIPEC)。若无法完全切除肿瘤,则进行最大程度的减癌术。并对围术期疗效进行评估,以及对 5 年和 10 年存活率进行预测。约 2/3 的患者获得完全的肿瘤减灭,而 34%的患者在大块肿瘤切除后有残存病灶。术后住院死亡率为 1.6%,3～4 级并发症发生率为 7%。5 年和 10 年的总生存率分别为 69%和 57%。完全肿瘤减灭术患者的 5 年和 10 年预计生存率分别为 87%和 74%,而减癌术后有残存病灶患者的 5 年和 10 年预计生存率分别为 34%和 23%[57]。

Elias 等报道了 301 例接受了肿瘤细胞减灭术和围术期腹腔化疗的弥漫性 PMP 患者[58]。73%的患者达到了完全的肿瘤细胞减灭,85%的患者接受了 HIPEC。术后死亡率和发病率分别为 4.4%和 40%。5 年总体和无病生存率分别为 73%和 56%。多因素分析确定了五个影响预后的因素:腹膜种植的范围($P=0.004$),患者接受治疗的中心($P=0.0004$),病理分级($P=0.03$),性别($P=0.02$),以及是否使用 HIPEC($P=0.04$)[58]。

这些研究不仅证明了肿瘤减灭术的重要作用,还强调了组织学的重要影响。DPAM 组织学特征对预后是有利的。Sugarbaker 综述了 382 例组织学为 DPAM,并接受根治性手术治疗和腹腔热化疗的患者[59]。据报道,其 5 年生存率达 70%～86%,10 年生存率达 60%～68%[42,47,55,56,60-63]。

表 6-2 通过肿瘤细胞减灭术及腹腔内(IP)化疗治疗阑尾黏液肿瘤的几项研究

研究	样本量	化疗药物	围术期发病率(%)	围术期死亡率(%)	总生存率:3 年(%)	总生存率:5 年(%)
Sugarbaker,1999[51]	385	丝裂霉素＋氟尿嘧啶	27	2.7	74	63
Guner,2005[55]	28	顺铂或丝裂霉素或氟尿嘧啶	36	7	—	75
Loungnarath,2005[56]	27	丝裂霉素	44	0	80	50
Stewart,2006[57]	110	丝裂霉素	38	4	59	53
Moran,2006[58]	65	丝裂霉素＋氟尿嘧啶	20	6	—	65
Chua,2009[59]	106	丝裂霉素＋氟尿嘧啶	49	3	—	75
Elias,2010[60]	255	未报道	40(3～4 级)	4.4	85	73
Youssef,2011[61]	456	丝裂霉素	7(3～4 级)	1.6		69

在一个多机构的注册性研究中,有 2298 例接受肿瘤细胞减灭术和 IPHC/HIPEC 的 PMP 患者,其中 1419 患者为 DPAM,700 患者为 PMCA,140 例患者为混合性或交界性[64]。统计 5 年和 10 年生存率,DPMA 患者分别为 81% 和 70%,PMCA 患者为 59% 和 49%,混合型/交界性患者为 78% 和 63%。

总之,目前还不清楚上述结果是否可以被归因于积极的治疗,病人的选择,或两者兼而有之。治疗方式或者组织学特征是否可延长生存期目前尚未定论。然而,必须强调,手术技术和外科医生的手术经验对手术的成功率和安全性起到至关重要的作用。IPHC(或 HIPEC)应该由专科中心来完成。积极手术减瘤和 IPHC 的作用有待于随机对照试验来验证。

八、随访

鉴于本病的罕见性和列入临床研究患者

的异质性,对于如何随访术后患者,目前没有明确的指南。在一般情况下,美国国立综合癌症网络(NCCN)的监测指南适用于结肠癌患者。

九、结论

PMP 的特征为盆腹腔凝胶状物质的积聚,腹膜表面有黏液状种植物。绝大多数 PMP 起源于阑尾。虽然它的临床过程是慢性的,逐渐发展的,但如果不及时治疗,是致命的。在一般情况下,治疗方法是不断通过手术切除病灶。大多数治疗工作是治标不治本,并不能治愈。有些人主张积极的多方式的治疗策略,包括根治性手术切除和 IPHC,以治愈为目的。目前缺乏随机试验验证这种治疗方法。然而,在高度选择的患者中,该治法的 5 年生存率可达 70%～86%。

（戴　岚　译　狄　文　校）

参 考 文 献

[1] Seidman, J. D., Cho, K. and Kurman, R. J. (2002) Surface epithelial tumors of the ovary, in Blaustein's Pathology of the Female Genital Tract, 5th edn (ed R. J. Kurman), Springer, New York, pp.843-859.

[2] Young, R. H. (2004) Pseudomyxoma peritonei and selected other aspects of the spread of appendiceal neoplasms. Seminars in Diagnostic Pathology,21(2),134-150.

[3] AOGS(1971) Classification and staging of malignant tumors in the female pelvis. Acta Obstetricia et Gynecologica Scandinavica,50, 1-7.

[4] Serov, S.F., Scully, R.E. and Sobin, L.H. (1973) Histologic typing of ovarian tumors, in International Histological Classification and Staging of Tumors (ed World Health Organizations), World Health Organizations,Geneva 14.

[5] Riopel, M.A., Ronnett, B.M. and Kurman, R. J.(1999) Evaluation of diagnostic criteria and behavior of ovarian intestinal-type mucinous tumors: atypical proliferative (bor-derline) tumors and intraepithelial, microinvasive, invasive, and metastatic carcinomas. American Journal of Surgical Pathology, 23 (6), 617-635.

[6] Ronnett, B.M., Zuckerman, C., Kurman, R.J. et al. (1995) Disseminated peritoneal adenomucinosis and peritoneal mucinous carcinomatosis. A clinicopathologic analysis of 109 cases with emphasis on distinguishing pathologic features, site of origin, prognosis, and relationship to "pseudomyxoma peritonei". American Journal of Surgical Pathology, 19 (12),1390-1408.

[7] Sugarbaker, P.H., Ronnett, B.M., Archer, A. et al. (1996) Pseudomyxoma peritonei syndrome. Advances in Surgery,30,233-280.

[8] Smith, J. W., Kemeny, N., Caldwell, C. et al. (1992) Pseudomyxoma peritonei of appendiceal origin. The Memorial Sloan-Kettering Cancer Center experience. Cancer, 70 (2), 396-401.

[9] Hinson, F. L. and Ambrose, N. S. (1998) Pseudomyxoma peritonei. British Journal of Surgery, 85(10), 1332-1339.

[10] Misdraji, J., Young, R., Graeme-Cook, F. M. et al. (2003) Appendiceal mucinous neoplasms: a clinicopathologic analysis of 107 cases. American Journal of Surgical Pathology, 27 (8), 1089-1103.

[11] Mann, W. J., Jr, Wagner, J., Chumas, J. and Chalas, E. (1990) The management of pseudomyxoma peritonei. Cancer, 66, 1636-1640.

[12] Hopkins, M. P., Kemeny, N. and Morley, G. W. (1987) An assessment of pathologic features and treatment modalities in ovarian tumors of low malignant potential. Obstetrics and Gynecology, 6, 923-929.

[13] Hopkins, M. L., Depetrillo, A. D., Le, T. and Fung, K. F. (2005) Pseudomyxoma peritonei: a case series and review of the literature. International Journal of Gynecological Cancer, 15, 32-36.

[14] Ronnett, B. M., Schmookler, B. M., Diener-West, M. et al. (1997) Immunohistochemical evidence supporting the appendiceal origin of pseudomyxoma peritonei in women. International Journal of Gynecological Pathol-ogy, 16, 1-9.

[15] Ferreira, C. R., Carvalho, J. P., Soares, F. A. et al. (2008) Mucinous ovarian tumors associated with pseudomyxoma peritonei of adenomuci-nosis type: immunohistochemical evidence that they are secondary tumors. International Journal of Gynecological Cancer, 18(1), 59-65.

[16] Ronnett, B. M. and Seidman, J. D. (2003) Mucinous tumors arising in ovarian mature cystic teratomas: relationship to the clinical syndrome of pseudomyxoma peritonei. American Journal of Surgical Pathology, 27

(5), 650-657.

[17] Ji, H., Isaacson, C., Seidman, J. D. et al. (2002) Cytokeratins 7 and 20, Dpc4, and MUC5AC in the distinction of metastatic mucinous carcinomas in the ovary from primary ovarian mucinous tumors: Dpc4 assists in identifying metastatic pancreatic carcinomas. International Journal of Gynecological Pathology, 21 (4), 391-400.

[18] Guerrieri, C., Franlund, B., Fristedt, S. et al. (1997) Mucinous tumors of the vermiform appendix and ovary, and pseudomyxoma peritonei: histogenetic implications of cytokeratin 7 expression. Human Pathology, 28, 1039-1045.

[19] Shen, D. H., Ng, T. Y., Khoo, U. S. et al. (1998) Pseudomyxoma peritonei: a heterogenous disease. International Journal of Gynecology and Obstetrics, 62, 173-182.

[20] Mukherjee, A., Parvaiz, A., Cecil, T. D. and Moran, B. J. (2004) Pseudomyxoma peritonei usually originates from the appendix: a review of the evidence. European Journal of Gynaecological Oncology, 25, 411-414.

[21] O'Connell, J. T., Hacker, C. M. and Barsky, S. H. (2002) MUC2 is a molecular marker for pseudomyxoma peritonei. Modern Pathology, 15, 958-972.

[22] O'Connell, J. T., Thomlinson, J. S., Roberts, A. A. et al. (2002) Pseudomyxoma peritonei is a disease of MUC2-expressing goblet cells. American Journal of Pathology, 161, 551-564.

[23] Szych, C. (1999) Molecular genetic evidence supporting the clonality and appendiceal origin or pseudoyxoma peritonei in women. American Journal of Pathology, 154, 1849-1855.

[24] Cuatrecasas, M. (1996) Synchronous mucinous tumors of the appendix and the ovary associated with pseudomyxoma peritonei: a clinicopathologic study of six cases with comparative analysis of c-Ki-ras mutations. American Journal of Surgical Pathology, 20, 739-740.

[25] Matias-Guiu, X., Lagarda, H., Catasus, L. et al.(2002)Clonality analysis in synchronous or metachronous tumors of the female genital tract. International Journal of Gynecological Pathology,21,205-211.

[26] Guerrieri,C., Franlund, B. and Boeryd, B.(1995)Expression of cytokeratin 7 in simultaneous mucinous tumors of the ovary and appendix.Modern Pathology,8,573-576.

[27] Chuaqui,R.F.(1996)Genetic analysis of synchronous mucinous tumors of the ovary and appendix.Human Pathology,27,165-171.

[28] Teixeira, M., Qvist, H., Giercksky, K. et al.(1997)Cytogenetic analysis of several pseudomyxoma peritonei lesions originating from a mucinous cystadenoma of the appendix. Cancer Genetics and Cytogenetics, 96, 157-159.

[29] Pai,R.K. and Longacre, T.A.(2005)Appendiceal mucinous tumors and pseudomyxoma peritonei: histologic features,diagnostic problems,and proposed classification.Advances in Anatomic Pathology,12,291-311.

[30] Ronnett,B.M.,Kurman,R.,Zahn,C.M.et al.(1995)Pseudomyxoma peritonei in women: a clinicopathologic analysis of 30 cases with emphasis on site of origin,prognosis,and relationship to ovarian mucinous tumors of low malignant potential. Human Pathology, 26, 509-524.

[31] Liapis, A., Michailidis, E., Bakas, P. et al.(2004)Mucinous tumors of the appendix presenting as primary tumors of the ovary. Report of two cases. European Journal of Gynaecological Oncology,25,113-115.

[32] Pranesh,N.,Menasce,L.P.,Wilson,M.S.and O'Dwyer,S.T.(2005)Pseudomyxoma peritonei: unusual origin from an ovarian mature teratoma. Journal of Clinical Pathology, 58, 1115-1117.

[33] Long, R.T., Spratt, J.S. and Dowling, E.(1969) Pseudomyxoma peritonei. New concepts in management with a report of seventeen patients.American Journal of Surgery, 117,162-169.

[34] Gibbs, N. M.(1973)Mucinous cystadenoma and cystadenocarcinoma of the vermiform appendix with particular reference to mucocele and pseudomyxoma peritonei.Journal of Clinical Pathology,26,413-421.

[35] Prayson, R.A., Hart, W.R.and Petras, R.E.(1994)Pseudomyxoma peritonei. A clinicopathologic study of 19 cases with emphasis on site of origin and nature of associated ovarian tumors.American Journal of Surgical Pathology,18,591-603.

[36] Ronnett, B. M., Schmookler, B. M., Sugarbaker, P. H. and Kurman, R. J.(1997)Pseudomyxoma peritonei: new concepts in diagnosis,origin,nomenclature, and relationship to mucinous borderline(low malignant potential) tumors of the ovary. Anatomical Pathology,2,197-226.

[37] Young, R. H., Gilks, C. B. and Scully, R. E.(1991)Mucinous tumors of the appendix associated with mucinous tumors of the ovary and pseudomyxoma peritonei: a clinicopathologic analysis of 22 cases supporting an origin in the appendix. American Journal of Surgical Pathology,15,415-429.

[38] Lee, K. R. and Scully, R. E.(2000)Mucinous tumors of the ovary: a clinicopathologic study of 196 borderline tumors(of intestinal type) and carcinomas,including an evaluation of 11 cases with "pseudomyxoma peritonei.". American Journal of Surgical Pathology,24,1447-1464.

[39] Guerrieri, C.,Hogberg, T.,Wingren,S.et al.(1994)Mucinous borderline and malignant tumors of the ovary.Cancer,74,2329-2340.

[40] Hart,W. R. and Norris, H. J.(1973)Borderline and malignant mucinous tumors of the ovary: histologic criteria and clinical behavior. Cancer, 31,1031-1045.

[41] Kliman, L., Rome, R. M. and Fortune, D. W.(1986)Low malignant potential tumors of the ovary: a study of 76 cases.Obstetrics and Gy-

necology,68,338-344.

[42] Chua,T. C.,Chong,C. H.,Liauw,W. et al. (2012) Inflammatory markers in blood and serum tumor markers predict survival in patients with epithelial appendiceal neoplasms undergoing surgical cytoreduction and intraperitoneal chemo-therapy. Annals of Surgery,256 (2),342-349.

[43] Sugarbaker,P.H.(2004)Managing the peritoneal surface component of gastrointestinal cancer. Part 1. Patterns of dissemination and treatment options. Oncology (Williston Park),18(1),16-21.

[44] Sugarbaker,P.H.(2004)Managing the peritoneal surface component of gastrointestinal cancer. Part 2. Perioperative intraperitoneal chemotherapy.Oncology(Williston Park),18 (2),31-35.

[45] Low, R. N.,Barone,R. M.,Gurney,J. M. and Muller,W. D. (2008) Mucinous appendiceal neoplasms: preoperative MR staging and classification compared with surgical and histopathologic findings. American Journal of Roentgenology,190(3),656-665.

[46] Buy,J. N.,Malbec,L.,Ghossain,M. A. et al. (1989)Magnetic resonance imaging of pseudomyxoma peritonei. European Journal of Radiology,9(2),115-118.

[47] Smith,J. W.,Kemeny,N.,Caldwell,C. et al. (1992) Pseudomyxoma peritonei of appendiceal origin. The Memorial Sloan-Kettering Cancer Center experience. Cancer, 70 (2), 396-401.

[48] Fernandez,R.N.and Daly,J.M.(1980)Pseudomyxoma peritonei. Archives of Surgery,115 (4),409-414.

[49] Gough,D. B.,Donohue,J. H.,Schutt,A. J. et al. (1994) Pseudomyxoma peritonei. Longterm patient survival with an aggressive regional approach. Annals of Surgery,219(2), 112-119.

[50] Sugarbaker,P. H.,Graves,T.,DeBruijn,E. A. et al. (1990) Early postoperative intraperitoneal

chemotherapy as an adjuvant therapy to surgery for peritoneal carcinomatosis from gastrointestinal cancer: pharmacological studies.Cancer Research,50(18),567-572.

[51] Los,G.,Verdegaal,E. M. E.,Mutsaers,P. H. and McVie,J.G.(1991)Penetration of carboplatin and cisplatin into rat peritoneal tumor nodules after intraperitoneal chemotherapy. Cancer Chemotherapy and Pharmacology,28 (3),159-165.

[52] Chua,T.C.,Al-Zahrani,A.l.,Saxena,A.et al. (2011) Determining the association between preoperative computed tomography findings and postoperative outcomes after cytoreductive surgery and perioperative intraperitoneal chemo-therapy for pseudomyxoma peritonei. Annals of Surgical Oncology,18(6),1582-1589.

[53] Sugarbaker, P. H. and Chang, D. (1999) Results of treatment of 385 patients with peritoneal surface spread of appendiceal malignancy. Annals of Surgical Oncology, 6 (8), 727-731.

[54] Glehen, O.,Mohamed,F. and Sugarbaker,P. H.(2004)Incomplete cytoreduction in 174 patients with peritoneal carcinomatosis from appendiceal malignancy. Annals of Surgery, 240(2),278-285.

[55] Ronnett, B. M.,Yan,H.,Kurman,R. J. et al. (2001) Patients with pseudomyxoma peritonei associated with disseminated peritoneal adenomucinosis have a significantly more favorable prognosis than patients with peritoneal mucinous carcinomatosis.Cancer,92,85-91.

[56] Sugarbaker, P. H. (2001) Cytoreductive surgery and perioperative intraperitoneal chemotherapy as a curative approach to pseudomyxoma peritonei syndrome.European Journal of Surgical Oncology,27(3),239-243.

[57] Youssef, H.,Newman,C.,Chandrakumaran, K.et al.(2011)Operative findings,early complications,and long-term survival in 456 patients with pseudomyxoma peritonei syn-

drome of appendiceal origin. Diseases of the Colon and Rectum,54(3),293-299.

[58] Elias,D.,Gilly,F.,Quenet,F.et al.(2010)Association Francaise de Chirurgie,Pseudomyxoma peritonei: a French multicentric study of 301 patients treated with cytoreductive surgery and intraperitoneal chemotherapy. European Journal of Surgical Oncology, 36 (5),456-462.

[59] Bryant,J.,Clegg,A.J.,Sidhu,M.K.et al.(2005) Systematic review of the Sugarbaker procedure for pseudomyxoma peritonei. British Journal of Surgery,92(2),153-158.

[60] Sugarbaker, P. H., Zhu, B. W., Sese, G. B. and Shmookler, B. (1993) Peritoneal carcinomatosis from appendiceal cancer: results in 69 patients treated by cytoreductive surgery and intraperitoneal chemotherapy. Diseases of the Colon and Rectum,36(4),323-329.

[61] van Ruth,S.,Acherman,Y.I.Z.,van de Vijver, M.J.et al.(2003)Pseudomyxoma peritonei: a review of 62 cases. European Journal of Surgical Oncology,29(8),682-688.

[62] Baratti, D., Kusamura, S., Nonaka, D. et al. (2008) Pseudomyxoma peritonei: clinical pathological and biological prognostic factors in patients treated with cytoreductive surgery and hyperthermic intraperitoneal chemotherapy(HIPEC). Annals of Surgical Oncology, 15(2),526-534.

[63] Clement,P.B.(2002)Diseases of the peritoneum,in Blaustein's Pathology of the Female Genital Tract, 5th edn (ed R. J. Kurman), Springer,New York,pp.843-859.

[64] Chua,T.C.,Moran,B.J.,Sugarbaker,P.H.et al.(2012)Early- and long-term outcome data of patients with pseudomyxoma peritonei from appendiceal origin treated by a strategy of cytoreductive surgery and hyperthermic intraperitoneal chemotherapy. Journal of Clinical Oncology,30(20),2449-2456.

第7章

卵巢鳞状细胞癌

一、简介

卵巢原发鳞状细胞癌(SCC)非常少见,多是从其他部位鳞状细胞癌转移而来[1]。据报道,卵巢鳞状细胞癌与成熟囊性畸胎瘤、子宫内膜异位症、增生性恶性布伦纳瘤、卵巢黏液性肿瘤以及癌肉瘤相关(表 7-1)[2]。单纯卵巢鳞状细胞癌(pSCC)也存在,是指不伴有其他共存的卵巢病变[3]。不论病因是什么,卵巢鳞状细胞癌是一类侵袭性强、组织学多样、预后较差的卵巢肿瘤。完全切净的肿瘤细胞减灭术是治疗的主要方法。由于发病率较低,关于术后治疗尚未达成共识,如化疗和放疗,单独或联合应用。

二、流行病学

由于卵巢鳞状细胞癌的少见和来源的多样性,很难确定其发病率。Ohtani 报道鳞状细胞癌约占卵巢癌的 1.8%[4],而 Amjad 等报道鳞状细胞癌的发病率可能不到 1%[5]。在已发表的文献中卵巢鳞状细胞癌最常见的三种亚型分别与成熟囊性畸胎瘤、子宫内膜异位症相关,以及单纯型。

大多数卵巢鳞状细胞癌起源于成熟囊性畸胎瘤(MCT)[6]。成熟囊性畸胎瘤的发病率为每年 1.2～14.2/100 000[7],恶变率为 1%～2.8%[8-11]。当成熟囊性畸胎瘤发生恶变时,80%～90% 为鳞状细胞癌[1,11,12]。这是卵巢鳞状细胞癌最常见的病理类型,因为在英文文献中仅有 30 例单纯型卵巢鳞状细胞癌的报道[13],另有 18 例卵巢鳞状细胞癌的发生与子宫内膜异位症(eSCC)相关[6,14,15]。

来源于成熟囊性畸胎瘤的卵巢鳞状细胞癌,也称为皮样卵巢鳞状细胞癌(dSCC),通常见于绝经后女性[1,16]。虽然成熟囊性畸胎瘤的发病平均年龄为 32 岁[7],皮样卵巢鳞状细胞癌的发病平均年龄是 45—55 岁[7,8,17,18]。文献报道的皮样卵巢鳞状细胞癌的年龄范围很广,最低年龄 19 岁[10],最大年龄 87 岁[18]。

单纯型和子宫内膜异位症型卵巢鳞状细胞癌的相关信息很少。Park 等对 30 篇相关文献综述发现单纯性卵巢鳞状细胞癌的平均发病年龄为 52.5 岁[13]。最年轻的患者 14 岁[19],最年长的患者 90 岁[20]。

普通人群子宫内膜异位症的真实发病率并不清楚,据估计约有 3.7% 的无症状的多产妇患有不同程度的子宫内膜异位症。子宫内膜异位症发生恶变的概率约为 2.5%,最常见的两种组织类型是透明细胞癌和子宫内膜样癌(分别占 35.9% 和 19.0%)[21,22]。

来源于子宫内膜异位症的卵巢鳞状细胞癌也有相关研究[12]。在 Acien 的综述中,子宫内膜异位症型卵巢鳞状细胞癌患者的中位年龄是 45 岁[6],3 个亚型中唯一一个平均年龄在绝经之前。最年轻的患者为 29 岁[12],最年长的患者为 86 岁[23]。

表 7-1 卵巢鳞状细胞癌诊断时发现的其他病理类型

与卵巢鳞状细胞癌合并存在的病理类型
成熟囊性畸胎瘤
子宫内膜异位症/子宫腺肌瘤
恶性布伦纳瘤
卵巢黏液性肿瘤
表皮样癌
癌肉瘤
宫颈原位癌

三、病理

目前关于卵巢鳞状细胞癌的文献多数是病理研究和临床病理病例分析。病理学家对卵巢鳞状细胞癌的大体和组织学分类以及生存期和治疗方案的分析,对我们理解疾病的临床病程至关重要。尽管有单纯型卵巢鳞状细胞癌病例报道,绝大多数的研究仍然表明卵巢鳞状细胞癌通常合并其他的卵巢病变。文献报道的多数卵巢鳞状细胞癌来源于成熟囊性畸胎瘤内鳞状细胞成分的恶变(图 7-1)[12]。其他与卵巢鳞状细胞癌合并存在的卵巢病变主要包括:子宫内膜异位症/子宫腺肌瘤、卵巢黏液性肿瘤、布伦纳瘤、表皮样癌以及癌肉瘤[2,12,24-29]。然而,癌肉瘤中恶性鳞状细胞成分非常少见,多数的组织学分类为浆液性、子宫内膜样和未分化的透明细胞[26]。

术前我们很少考虑卵巢鳞状细胞癌,除非患者因皮样囊肿在随访过程中影像学提示肿瘤性质改变,或者临床评估提示可能恶变。通常是术中冷冻切片或术后最终病理检查证实卵巢鳞状细胞癌。仅有约 50% 的患者术中冷冻提示卵巢鳞状细胞癌[1,7],可能是由于该病少见导致病理学家没有想起,或者更可能的是卵巢鳞状细胞癌常常见于较大的包块、同时合并卵巢其他病变存在,导致取样偏差。皮样卵巢鳞状细胞癌常常可见成熟囊性畸胎瘤的特征,包括头发、骨骼、牙齿和皮脂,

此外,大体标本检查还可以发现囊壁增厚或者囊内肿块。单纯型卵巢鳞状细胞癌主要是实性的,伴有较小的继发的内含角化珠碎片的囊肿[1,12]。皮样鳞状细胞癌的平均大小为 13.5~14.8cm,单纯型卵巢鳞状细胞癌为 8.5~12.4cm,子宫内膜异位症型卵巢鳞状细胞癌为 9.7cm[1,7,12,13]。

卵巢内随处可见鳞状细胞分化,常常伴有角化珠的形成(彩图 7-1)[1]。组织结构的多样化导致了诊断的困难。它们包括:梭形细胞,假性腺体形成,囊性、乳头状或息肉样,岛状以及疣状[1,12]。想要明确卵巢鳞状细胞癌起源于皮样囊肿还是子宫内膜异位症比较困难,尤其是后者,因为肿瘤可以抹去其基本的病理变化[1]。只有子宫内膜异位症患者同时合并鳞状细胞癌,才可以考虑来源于子宫内膜异位症的卵巢鳞状细胞癌,否则称为单纯型卵巢鳞状细胞癌(彩图 7-2)[1]。

当鳞状细胞癌未分化时,有时需要免疫组化的方法来帮助判断。鳞状细胞癌应当高分子量细胞角蛋白(细胞角蛋白 5/6 或细胞角蛋白 34βE12)和 p63 为阳性[1]。为了避免和转移性子宫内膜样腺癌相混淆,可以检测波形蛋白、细胞角蛋白 7、雌激素受体、p16 和 p53[1]。部分学者建议使用 p16 和人乳头瘤病毒(HPV)来区分卵巢鳞状细胞癌和宫颈的原发性鳞状细胞癌卵巢转移。然而,越来越多的证据表明单纯型卵巢鳞状细胞癌可以和 HPV 诱导的宫颈病变同时发生。在一项研究中,37 名卵巢鳞状细胞癌患者中,11 名患者同时有宫颈原位癌;而另一项研究发现,28 名卵巢鳞状细胞癌患者中,11 名患者同时有宫颈上皮内瘤变[12,13]。HPV 在卵巢鳞状细胞癌发生过程中的作用还不甚明确。

卵巢鳞状细胞癌的转移扩散和上皮性卵巢癌的转移基本一样[12,30]。腹膜表面和网膜常常受累,其他更广泛播散的部位包括

肠管、肝、肺和骨骼[12]。Peterson 在他对皮
样卵巢鳞状细胞癌开创性的研究中指出卵巢
外转移可见于 64% 的患者 [8]。相反，一项
近期的综述表明约有 18% 的皮样卵巢鳞状
细胞癌患者发生卵巢外转移[10]。不论肿瘤
播散的部位常见还是少见，只要盆腔之外发
现了转移病灶，就提示患者预后不良[25]。

当诊断卵巢鳞状细胞癌时，必须考虑到
转移性疾病的可能，并进行全面的诊断性评
估，以明确所有可能的转移性卵巢鳞状细胞
癌的原发病灶。最值得注意的原发病灶是宫
颈鳞状细胞癌[20,31]，尽管它转移至卵巢的
概率仅为 1% 左右[20,32]。虽然微浸润或
IA 期宫颈癌通常并不发生卵巢转移[33,
34]，卵巢播散还是可以见于晚期病例[31,
33-38]。

四、发病机制

皮样囊肿包含鳞状细胞成分[26]，皮样
卵巢鳞状细胞癌的发病机制可以部分解释为
这些鳞状细胞发生了恶变。或者还有可能是
柱状上皮鳞状上皮化生继而发生恶变（图 7-
1）[30,36]。应当指出的是，虽然这两种途径
理论上都有可能，但尚无确凿证据证实它们
就是卵巢鳞状细胞癌真正的发病机制[12]。
Iwasa 等研究发现皮样卵巢鳞状细胞癌表达
细胞角蛋白 10 和细胞角蛋白 18 的方式与宫

颈癌和肺癌相似，因此他们认为化生的鳞状
细胞发生恶变导致了卵巢鳞状细胞癌的发生
[38]。来源于子宫内膜异位症的卵巢鳞状细
胞癌可以解释为子宫内膜样上皮发生鳞状上
皮化生进而发生了恶变。不论来源于皮样囊
肿还是子宫内膜异位症的卵巢鳞状细胞癌，
慢性刺激都很有可能在肿瘤的演变过程中发
挥作用。

如要确定卵巢鳞状细胞癌来源于子宫内
膜异位症，就必须证明良性的子宫内膜异位
病灶向恶性转化。然而，事实证明，这非常困
难，因为肿瘤可以清除原始的子宫内膜样组
织[29]。Pins 等在 3 例患者中观察到良性
子宫内膜异位症向鳞状细胞癌的转化，在另
外 4 例患者中观察到良性子宫内膜异位病灶
和鳞状细胞癌紧密并存[12]。卵巢原发的单
纯型鳞状细胞癌组织学起源尚不清楚[1]。
部分学者认为单纯型卵巢鳞状细胞癌可能直
接来源于卵巢表面的上皮组织或表皮样囊
肿，但这都是推测，因为卵巢表面和表皮样囊
肿发生鳞状上皮化生非常少见[12]。

为了进一步明确单纯型卵巢鳞状细胞癌
可能的组织学起源，有学者对宫颈的鳞状上
皮病变和 HPV 感染进行了相关研究（彩图
7-3）。目前已经明确，宫颈发育不良和单纯
型卵巢鳞状细胞癌相关[12]。这可以追溯到
Black 发表的第一篇关于单纯型卵巢鳞状细

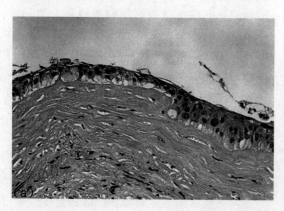 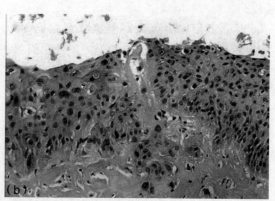

图 7-1 柱状上皮的鳞状上皮化生及继发恶变

胞癌的文献,文章里提到在患者体内同时发现卵巢鳞状细胞癌和宫颈原位癌[3]。1979年,75%的单纯型卵巢鳞状细胞癌患者前期都发现患有宫颈原位癌[28]。Genandry 等提出单纯型卵巢鳞状细胞癌和宫颈原位癌之间可能存在某种"场效应",而阴道、宫颈、子宫、输卵管和卵巢都是一个病理学/生物学场。这意味着致癌性刺激影响了场的一部分后,就有机会影响场的其他部分,尽管影响的程度可能有所不一[39]。这个理论被其他研究者引用[12,28],但尚无人证实或推翻它。还有研究者基于以下几点发现推测 HPV 感染和单纯型卵巢鳞状细胞癌之间存在因果关系:①年轻的单纯型卵巢鳞状细胞癌患者常同时患有宫颈鳞状上皮内瘤变(CIN);②单纯型卵巢鳞状细胞癌和宫颈鳞状上皮内瘤变共存的患者,也常合并卵巢原位癌;而仅有单纯型卵巢鳞状细胞癌没有宫颈上皮内瘤变的患者,则常不合并卵巢原位癌[40]。然而,该证据似乎缺乏说服力,因为到 2010 年,30 名单纯型卵巢鳞状细胞癌患者中仅有 11 例患者同时患有或既往发现宫颈鳞状上皮内瘤变或宫颈原位癌[13]。

由于已经证实下生殖道内 HPV 感染是一项致癌性刺激,它能否导致卵巢癌的发生就受到广泛关注[41]。整体而言,目前已有的研究结果常相互矛盾或备受争议[42]。部分学者认为 HPV 感染可以沿生殖道向上蔓延影响卵巢,并再一次导致鳞状上皮病变,就像在外阴、阴道和宫颈一样(彩图 7-4)[37,40,43]。另一方面,也有学者认为 HPV 感染和卵巢鳞状细胞病变之间没有关联,因为部分单纯性卵巢鳞状细胞癌患者 HPV 阴性而同时合并宫颈病变[2]。

最近一项系统性综述发现约有 17.5%的卵巢癌患者 HPV 感染阳性,亚洲人群比例要高于欧洲人群(31.4% vs 4%)[44]。由于卵巢鳞状细胞癌合并 HPV 感染的病例数较少[43],我们无法确定 HPV 在上皮性卵巢癌(包括卵巢的鳞状细胞癌)中发挥了怎样的作用[44]。

五、临床表现

卵巢鳞状细胞癌的许多临床特征和常见的上皮性卵巢癌相同[45]。最常见的症状是腹痛、腹部包块、腹胀(71.6%~85%),主要由于卵巢鳞状细胞癌诊断时多已 10~15cm 甚至更大[1,7,18,19,36,46]。一小部分女性没有症状,在体检或不相关手术的术前检查或术中偶然发现卵巢包块[12,47]。和上皮性卵巢癌相反,卵巢鳞状细胞癌患者很少出现腹水[1]。

和上皮性卵巢癌相反,卵巢鳞状细胞癌诊断时常为早期[45]:约有 50%的皮样卵巢鳞状细胞癌为 I 期[1,7,17],很有可能是因为它们常常存在于其他的需要手术干预的疾病之中。Pin 等在综述中描述,24%患者为 I 期,35%患者为 II 期,仅 32%患者为 III~IV期[12]。在已报道的 30 例单纯型卵巢鳞状细胞癌中,3 例为原位癌,9 例为 I 期,6 例为 II 期,8 例为 III 期,4 例为 IV 期[13]。在 Acien 对子宫内膜异位症来源的卵巢鳞状细胞癌的综述中,仅 41%患者为 III~IV 期[6]。

六、治疗前评估

关于卵巢鳞状细胞癌治疗前评估的资料较少,因为该病常常是出乎意料的经术中冷冻或术后最终病理检查发现的。卵巢鳞状细胞癌所必需的检查主要源自对可疑的皮样囊肿后来发现是卵巢鳞状细胞癌进行评估。

盆腔超声(PUS)是评估盆腔包块的首选影像学检查。通常,卵巢鳞状细胞癌没有特异性的影像学特征[1],除了已经提到的没有腹水[6]。计算机辅助断层扫描(CT)在某些情况下很有帮助,尤其是皮样囊肿和皮样卵巢鳞状细胞癌,因为存在骨骼和牙齿组织。虽然不能凭影像学检查明确区分成熟囊性畸胎瘤和已经发生恶变的畸胎瘤[16],对于年龄大于 30 岁的女性发现成熟囊性畸胎瘤,伴有不常见的粘连和实性成分,应当引起怀疑[7]。

尽管皮样卵巢鳞状细胞癌可以来源于任何大小和任何年龄的皮样囊肿,成熟囊性畸胎瘤发生恶变的最佳预测指标是年龄大于45 岁以及包块体积较大[7,16,48]。Hack-ethal 等报道,成熟囊性畸胎瘤的平均直径为6.4cm,而皮样卵巢鳞状细胞癌的平均直径为14.8cm[7]。有学者建议对于直径大于10cm 的成熟囊性畸胎瘤应当引起注意[11],而另一学者报道任何大于 10cm 的成熟性囊性畸胎瘤发生恶变的敏感性约为86%[49]。

除了常规用于评估其他卵巢包块的CA125、CEA 和 CA19-9 外,鳞状细胞癌抗原(SCCag)也被用于研究卵巢鳞状细胞癌,因为 SCCag 可能用作宫颈癌的肿瘤标记物[50]。在一项针对皮样卵巢鳞状细胞癌的研究中,86.5%的患者 SCCag 水平升高,77%的患者 CA19-9 水平升高,71%的患者 CA125 水平升高,以及 67%的患者 CEA 水平升高。这些肿瘤标记物都与分期无关,但是 CA125 和 SCCag 水平升高提示预后不良[7]。Chen 等研究发现,这 4 肿瘤标记物的表达水平都与分期无关。他们还发现,皮样卵巢鳞状细胞癌患者,若 SCCag 和 CA125均为阴性,5 年生存率为 100%,若 SCCag 和

CA125 均为阳性,5 年生存率仅 13.9%[18]。

Dos Santos 等报道,SCCag 似乎是卵巢皮样囊肿型鳞状细胞癌最佳的血清预测指标,但是鳞状细胞癌也可能表现为 SCCag 水平升高[11]。来源于皮样囊肿的卵巢鳞状细胞癌的 SCCag 平均值为 17.0ng/ml,而成熟囊性畸胎瘤的平均值为 1.56ng/ml[17]。另一项研究表明,56%的皮样卵巢鳞状细胞癌患者 SCCag 表达阳性(>2.0ng/ml),而成熟囊性畸胎瘤患者的阳性率仅为 9%。然而,值得注意的是,这项研究提出的肿瘤大小依赖性。肿瘤体积小于 500cm³(∼7.9cm×7.9cm×7.9cm)者 SCCag 均为阴性;肿瘤体积大于 500cm³ 者 SCCag 均为阳性[48]。

一个日本研究小组对 17 年内所有皮样卵巢鳞状细胞癌患者进行了研究,针对四项肿瘤标记物、患者年龄和病灶大小绘制了受试者工作曲线。他们发现检测皮样卵巢鳞状细胞癌最有效的肿瘤标记物是癌胚抗原(CEA,截点 2.5ng/ml,敏感度 82%,特异度89%,诊断率 73%)。其次是 SCCag(截点2ng/ml,敏感度 82%,特异度 80%,诊断率66%)。CA 125 和 CA19-9 在成熟囊性畸胎瘤中的阳性率均较前两者偏低(表 7-2)[49]。

表 7-2　肿瘤标记物和临床参数的敏感度、特异度和诊断率

	截点值		恶性	良性	敏感度	特异度	诊断率
SCC	1.5ng/ml	+	18	13	0.82	0.80	0.66
		−	4	52			
CA125	40U/ml	+	18	17	0.67	0.77	0.52
		−	9	58			
CA19-9	87U/ml	+	14	27	0.56	0.62	0.35
		−	11	44			
CEA	2.5ng/ml	+	9	4	0.82	0.89	0.73
		−	2	33			

续表

	截点值		恶性	良性	敏感度	特异度	诊断率
年龄	45 岁	+	26	23	0.70	0.75	0.53
		−	11	69			
肿瘤大小	99.0mm	+	32	24	0.86	0.74	0.64
		−	5	68			

SCC,鳞状细胞癌抗原;CEA,癌胚抗原

经 John Wiley and Sons 许可由参考文献[49]重印

术前诊断卵巢鳞状细胞癌非常困难。尽管如此,仍然有一些情况应当引起我们注意。皮样囊肿体积较大和(或)患者处于围绝经期或者已经绝经,都应当行血清学检测以预测分期手术的可能性。术前血清学检测有助于我们在冷冻切片室与病理科医生的交流,如:强调恶性肿瘤的可能性以及在术中要求他们更广泛切片的原因。

七、治疗

因为卵巢鳞状细胞癌少见,因此尚无统一的治疗标准。病例研究和病例报道已经多次证明针对卵巢鳞状细胞癌的理想治疗尚未达成共识[11,13,17,51]。尽管部分研究者提出放疗或化疗不能有效的治疗卵巢鳞状细胞癌[12],大家仍然一致认为用于治疗上皮性卵巢癌的方法可以用于治疗卵巢鳞状细胞癌,包括初次肿瘤细胞减灭术及术后的辅助治疗[11]。

1. 生存期 卵巢鳞状细胞癌预后较差,即便患者接受了分期手术、肿瘤细胞减灭术以及辅助治疗[13]。整体而言,所有期别的皮样卵巢鳞状细胞癌患者一年生存率约为 60%[11],中位整体生存时间 41.8 个月,5 年生存率约为 48.4%[18]。Pin 等的综述表明,16 名皮样卵巢鳞状细胞癌患者中 7 名患者死亡,随访时间 2~196 个月,平均生存时间为 8 个月[12]。Park 等对单纯型卵巢鳞状细胞癌的综述表明,所有期别患者的中位整体生存时间为 9 个月,其中死亡患者的中

位整体生存时间为 7 个月[13]。Pins 还报道 11 例单纯型卵巢鳞状细胞癌患者中 6 名患者死亡,平均生存时间 11 个月,随访时间 1~60 个月[12]。Acien 关于来源于子宫内膜异位症的卵巢鳞状细胞癌的综述资料表明,所有期别患者的中位整体生存时间为 6 个月,其中死亡患者的中位整体生存时间为 4 个月[6]。Pins 的综述显示 7 名来源于子宫内膜异位症的卵巢鳞状细胞癌患者中 5 例患者死亡,平均生存时间 5 个月,随访时间 2~8 个月[12]。

其他的研究则根据肿瘤分期来计算患者的生存时间,发现早期患者的预后明显好于晚期患者。Ⅰ~Ⅱ期的皮样囊肿型卵巢鳞状细胞癌 2 年生存率为 100%,但Ⅲ期的仅为 30%,Ⅳ期的为 0%[7]。尽管晚期患者的 5 年生存率仍然较低,1990—2000 年Ⅰ期卵巢鳞状细胞癌患者的 5 年生存率较 1980—1990 年仍有明显改善。早期患者预后改善有可能是因为增强了辅助治疗,或者是更多患者接受了根治性手术,或者两者都有。1989 年两项研究表明,Ⅰ期患者的 5 年生存率由 50% 提高至 78%,Ⅱ~Ⅳ期患者的 5 年生存率由 11% 提高至 17% [30,36]。尽管如此,之后有研究指出,Ⅰ期患者的 5 年生存率可达 95%,Ⅱ期患者 80%,Ⅲ~Ⅳ期患者 0~8%[7,17]。整体来看,来源于子宫内膜异位症的卵巢鳞状细胞癌较皮样囊肿来源的预后更差($P = 0.003$),而皮样囊肿来源和单纯型卵巢鳞状细胞癌患者生

存率相似,两者之间没有统计学差异($P=$ 0.114)[12]。

多项因素提示卵巢鳞状细胞癌患者预后不良,并且在多项研究中得到证实。前文已提到晚期患者较早期患者预后更差[12,17,18,30,47]。此外,在皮样卵巢鳞状细胞癌患者身上发现一种伽马浸润模式,与生存时间呈负相关[17],就像淋巴血管间隙浸润和肿瘤分化程度一样[12,17,30]。值得注意的是,尚无证据表明肿瘤大小及年龄与患者生存时间相关,但研究样本量多数较小[7,12]。

尽管研究样本量偏小,可以明确的是卵巢鳞状细胞癌预后不良。在过去的几十年,治疗方式的改变提高了患者的生存率,尤其是早期患者。下面要介绍的是卵巢鳞状细胞癌的手术原则和辅助治疗。

2. 手术治疗 在大多数情况下,全面的分期术,包括全子宫和双附件切除,是手术治疗的里程碑[47]。肿瘤细胞减灭术同样也非常重要,而且在鳞状细胞癌患者中广泛开展。卵巢鳞状细胞癌所采用的手术原则和那些常见的上皮性卵巢癌一样,主要表现为两个方面:①无肉眼可见病灶残留的肿瘤细胞减灭术可以改善患者的生存时间;②对于早期患者可以采用更保守的保留生育功能的手术。

当卵巢鳞状细胞癌扩散至卵巢之外的器官而且不能彻底切除时,患者预后通常都很差[52]。在一项研究中,没有接受彻底的肿瘤细胞减灭术,只接受了外照射和各种方案的腹腔化疗的Ⅱ~Ⅲ期患者均在一年内死亡[36]。尽管病例分析和综述只表明肿瘤细胞减灭术可以延长皮样卵巢鳞状细胞癌患者的生存时间,但这很可能适用于所有类型的卵巢鳞状细胞癌,不论其病因是什么。我们建议上述手术原则适用于各种类型的卵巢鳞状细胞癌,不论来源于皮样囊肿,子宫内膜异位症,还是单纯性,或者与其他的病理类型同时存在。

2008年Chen等在一项综述中指出,在多因素分析中,满意的肿瘤细胞减灭术可以延长卵巢鳞状细胞癌患者的生存时间。接受了满意的肿瘤细胞减灭术的患者其5年生存率为76%,而接受了不满意的肿瘤细胞减灭术的患者其5年生存率仅为24.5%($P<$ 0.0001)[18]。另外两项研究也有类似的发现。Kikkawa等研究发现,皮样卵巢鳞状细胞癌患者肿瘤细胞减灭术后无肿瘤残留,其5年生存率为79%,而术后有残留的患者5年生存率仅10%[17]。同样,Tseng等发表了一项病例分析,皮样卵巢鳞状细胞癌患者接受满意的肿瘤细胞减灭术后,中位整体生存时间为65个月,而接受了不满意的肿瘤细胞减灭术的患者其中位整体生存时间仅34.8个月($P=$0.0210)[47]。此外,晚期卵巢鳞状细胞癌患者行淋巴结清扫也能延长生存时间。接受了全面的淋巴结切除术的患者平均整体生存时间为59.2个月,而没有行淋巴结清扫的患者平均生存时间为40.4个月[7]。

关于术中囊肿破裂是否会影响生存时间的问题也有研究。Hackethal等指出因为术中囊肿破裂导致的ⅠC期和ⅠA期卵巢鳞状细胞癌之间无明显差异[7]。然而,另一项研究强调术中囊肿内容物溢出会导致患者预后不良[51]。因此有学者建议可疑恶变的成熟囊性畸胎瘤应行开腹探查术[11]。

尽管肿瘤细胞减灭术治疗卵巢鳞状细胞癌的相关研究不多,这些研究都一致的表明首次手术将肿瘤病灶完全切除干净非常重要,这种预后极差的恶性肿瘤患者的整体生存时间可以延长,我们也应当尽最大努力完成满意的肿瘤细胞减灭术不遗留可见瘤灶。

3. 保留生育功能/保守手术 虽然大多数的卵巢鳞状细胞癌发生于围绝经期,仍然有相当一部分患者处于生育年龄。有研究表明,早期上皮性卵巢癌患者可以选择保留生育功能的手术。然而,鉴于根治性的肿瘤细胞减灭术既能使晚期患者受益也能使早期患者受益,告知患者保守手术的风险并合理选择患者就变得非常重要[53]。

多项研究表明,手术分期为 IA 期的卵巢鳞状细胞癌患者接受单侧附件切除或更广泛的手术,其生存率并无明显差异[16,18,28]。另外,一项综述得出结论,IA 期卵巢鳞状细胞癌患者接受单侧附件切除后甚至不需要术后辅助治疗[52],这主要是因为缺乏这部分患者的有效资料。尽管如此,还有一项研究表明,IA 期皮样卵巢鳞状细胞癌患者若在首次手术时不切除子宫,其中位整体生存时间变短(49.9vs.15.8 个月)[7]。正因为如此,当患者患有侵袭性恶性肿瘤时,和患者沟通并共同作出决定是否保留生育功能就非常重要。

针对卵巢鳞状细胞癌患者接受保留生育功能的手术之后妊娠结局的报道虽然很少,也有相应的研究。Tseng 等的病例分析表明,4 名 IA 期卵巢鳞状细胞癌患者接受保守手术后,2 名患者成功怀孕[47]。

4. 化疗 针对卵巢鳞状细胞癌,目前尚无理想的化疗方案,哪些患者不需要辅助治疗也尚未达成共识。病例报道和病例分析是临床建议的主要来源。当应用这些资料来作出临床决定时,需要记住卵巢鳞状细胞癌是一类恶性程度较高的肿瘤,如果采取比辅助治疗更为保守的治疗,患者应充分了解相关的风险和益处。

目前已有多项针对卵巢鳞状细胞癌辅助治疗的相关研究。Chen 等研究发现,IC 期和 II 期皮样卵巢鳞状细胞癌患者接受手术治疗或手术加辅助治疗,预后并无明显差异[18]。由于样本量较小,数据的可信度受到限制。该研究还发现,III 期皮样卵巢鳞状细胞癌患者接受手术加术后化疗的生存时间较仅接受手术的患者延长(风险比 1.14,0.6068～2.211,$P=0.0005$)[18]。IV 期患者也有相同的发现(风险比 5.036,1.868～232.2,$P=0.0136$)[18]。这些数据表明晚期卵巢鳞状细胞癌患者应当接受辅助化疗。

多种化疗方案已经用于治疗卵巢鳞状细胞癌,包括:紫杉醇/卡铂[1,52];紫杉醇/顺铂[54];顺铂/氟尿嘧啶[52];博来霉素/依托泊苷/顺铂[52];顺铂作为单药或与其他药物联合[7];蒽环类,长春碱类,抗代谢药,以及其他烷化剂[7];POMB 方案(顺铂 $10mg/m^2$ 第 1～7 天;长春新碱 $1mg/m^2$ 第 7 天;丝裂霉素-C $10mg/m^2$ 第 7 天;博来霉素 $5mg/m^2$ 第 1～7 天)[4]。还有一项研究使用表皮生长因子受体抑制药治疗表皮生长因子受体阳性的卵巢鳞状细胞癌。不幸的是,这名患者治疗后 4 个月复发,复发后 2 个月死亡[43]。

已有文献表明紫杉醇加顺铂或卡铂是最常使用的化疗方案,很有可能是因为上皮性卵巢癌已成功采用该联合化疗方案[55]。1998 年首次报道紫杉顺铂类联合化疗用于治疗卵巢鳞状细胞癌,但是所有患者均于诊断后两年内死亡[56]。尽管近期的研究表明,铂类为基础的联合化疗治疗晚期卵巢鳞状细胞癌取得了更大的成功,但是必须指出整体反应率还是偏低 [1]。

部分研究者认为顺铂的化疗效果优于卡铂,主要是因为顺铂在女性生殖道的其他恶性肿瘤治疗中获得了成功[7,17]。但成功仍有局限性,一名患者获得良好的初始反应,但于顺铂/紫杉醇化疗后 7 个月迅速死亡[54]。另一项研究中,12 名患者接受了顺铂为基础的联合化疗,其中 6 例患者于化疗后 20 个月内死亡[17]。其他治疗鳞状细胞癌有效的化疗方案,如顺铂/氟尿嘧啶,亦无明显疗效。此外,还有研究小组报道将更强的 POMB 方案(如前述)用于治疗子宫内膜异位症来源的卵巢鳞状细胞癌,这名患者于化疗 2 个疗程后复发,后改为紫杉醇($80mg/m^2$)加卡铂(曲线下面积,AUC2)联合周疗[4]。

化疗方案多样表明卵巢鳞状细胞癌对化

疗药物有不同程度的耐药性,没有某一种化疗方案更优。根据已有的研究和妇科肿瘤学家的临床经验,紫杉醇/铂类联合化疗可以作为卵巢鳞状细胞癌的一线辅助治疗方案。遗憾的是,将来很难有相关的前瞻性研究结果,我们只能基于病例报道和病例分析的结果以及专家意见来治疗卵巢鳞状细胞癌。

复发性卵巢鳞状细胞癌恶性程度很高,对化疗耐药,而且通常是致命的。目前可选的治疗方法不多,相关的文献资料也很有限[4]。我们可以考虑针对复发患者进行Ⅰ期临床实验,但是治疗主要侧重于缓解症状。

5. 放疗　在卵巢鳞状细胞癌中的应用较之辅助化疗更加不明确。大多数的研究表明放疗效果有限[1],甚至有可能缩短患者的生存时间[7]。可以肯定的是目前尚无确凿的数据证明放疗能够使卵巢鳞状细胞癌患者受益[6,7,52],放疗的有效性有待明确[17]。

目前可以参考的资料多是病例分析。Pins 等报道,37 例卵巢鳞状细胞癌患者中,有 9 名患者接受了放疗。其中 4 例患者短期内反应性较好,不论是客观的影像学改变还是主观的症状缓解,但这些反应都不能持续很长时间。两例患者对放疗没有反应,剩余的 3 例患者效果不明确 [12]。2008 年,Chen 等研究发现,手术或手术加化疗后辅以放疗并没有改善皮样囊肿型卵巢鳞状细胞癌患者的 2 年生存率($P = 0.1267$)[18]。他们的研究还发现Ⅲ期和Ⅳ期患者手术后辅以放疗较单纯手术治疗的患者生存时间的确得到显著延长。然而,晚期患者同样能从手术后辅助化疗中获益 [18]。

已有文献中有一部分是术后放疗有效的报道。2007 年,纪念斯隆-凯特林(Memorial Sloan-Kettering)癌症研究中心针对皮样卵巢鳞状细胞癌进行了一项病例分析,建议全盆腔放疗同步顺铂化疗和铂类为基础的联合化疗用于治疗早期患者,而Ⅲ期和Ⅳ期患者则同步接受铂类为主的化疗[11]。放化疗可以用于治疗盆腔疾病主要来源于放疗同步顺铂在宫颈癌和外阴癌中的应用。

此外,还有一份病例报道,一名ⅡC 期患者接受了 3 个疗程的紫杉醇/顺铂化疗,45Gy 腹主动脉旁放疗,再加 3 个疗程的紫杉醇/顺铂化疗。顺铂和西妥昔单抗都用于放疗增敏,患者随诊 65 个月仍未复发[57]。

回顾已有文献中放疗有效的有限病例,结果并不支持常规单独使用放疗作为卵巢鳞状细胞癌的辅助治疗。如果必须放疗,应当联合铂类为基础的辅助化疗,正如前面化疗部分所描述的。合理的放疗可以使用放疗增敏剂,多数情况下为顺铂,正如在女性生殖道其他恶性肿瘤中一样(如宫颈癌和外阴癌)[11]。由于缺乏有效的证据,治疗方案应当根据具体临床情况个体化分析,采用多种辅助治疗时有可能影响患者的生活质量。

八、随访

目前尚无充分的证据指导临床医生对卵巢鳞状细胞癌进行随访。因此,我们建议采用妇科肿瘤学会发布的针对上皮性卵巢癌的临床指南(表 7-3)[58]。

使用肿瘤标记物对卵巢鳞状细胞癌进行随访正在研究中。一项针对 26 名皮样卵巢鳞状细胞癌患者的病例分析中,8 名患者复发均伴随 SCCag 水平升高[47]。Acien 等对子宫内膜异位症来源的卵巢鳞状细胞癌的综述提示,复发过程中肿瘤标记物轻度升高,但不会到达术前的水平。一名全身转移并伴有 13cm 盆腔包块的复发患者情况也是如此,术前和术后:CA125:1262U/ml 和 157U/ml;CEA:28.8ng/ml 和 18ng/ml;CA19-9:447U/ml 和 49U/ml[6]。由于缺乏相关文献,我们建议使用术前阳性的肿瘤标记物以及适合患者特殊部位的影像学检查进行随访。

表 7-3 卵巢癌随访建议

项目	月			年	
	0～12	12～24	24～36	3～5	＞5
症状查体	每 3 个月	每 3 个月	每 4～6 个月	每 6 个月	每年[a]
巴氏涂片或细胞学检查	不需要	不需要	不需要	不需要	不需要
CA125	合适	合适	合适	合适	合适
影像学检查(X 线胸片,PET/CT,MRI)	没有证据支持常规使用	没有证据支持常规使用	没有证据支持常规使用	没有证据支持常规使用	没有证据支持常规使用
可疑复发	CT 和(或)PET CA125	CT 和(或)PET CA125	CT 和(或)PET CA125	CT 和(或)PET CA125	CT 和(或)PET CA125

a. 可以由全科医生或妇科肿瘤医生随诊

经 Elsevier 许可由参考文献[58]重印

九、结论

卵巢鳞状细胞癌是一类罕见的来源多样的实体瘤。最常见的来源是成熟囊性畸胎瘤恶变,也可能来源于其他卵巢病变,或单独发生无其他来源。尽管患者的年龄范围较宽,最常见的还是围绝经期。

虽然卵巢鳞状细胞癌和卵巢其他肿瘤有很多相像的地方,但是当皮样囊肿直径超过10cm,年龄等于或大于 45 岁时,患者发生卵巢鳞状细胞癌的风险显著增加,临床医生应当高度怀疑畸胎瘤恶变的可能。影像学检查,如盆腔超声和 CT 最有帮助。肿瘤标记物,包括 SCCag,在制订手术计划和患者咨询中也很有帮助。

根据目前已有的资料,早期患者希望保留生育功能时可以采用保守性手术。然而,手术主要还是全面分期术(全子宫＋双附件切除)和肿瘤细胞减灭术(卵巢之外肿瘤侵犯)。事实多次证明,手术对延长患者的生存时间至关重要。

通常,晚期卵巢鳞状细胞癌患者预后较差,比上皮性卵巢癌患者预后更差。许多辅助治疗方法被报道,但是有效性不一。临床应当根据患者的具体情况制订个体化的治疗方案。目前,含铂类的联合化疗是首选的辅助治疗。卡铂/紫杉醇联合化疗的反应性较好,妇科肿瘤学家对该化疗方案的用药和副作用也比较熟悉,因此卡铂/紫杉醇联合化疗是合适的一线化疗方案,尽管其他化疗方案也是合理的。术后治疗中是否补充放疗因人而异,由放射肿瘤学家仔细询问患者后再决定。

遗憾的是,目前尚无有效的随访方法,建议采用已有的针对上皮性卵巢癌的临床指南。晚期患者有可能很快复发,并且一般是致命的,没有有效的治疗方法。针对复发肿瘤主要采取姑息性对症治疗。

(桂 婷 译 赵 峻 校)

参 考 文 献

[1] Mahe, E. and Sur, M. (2001) Squamous lesions of the ovary. Archives in Pathology and Laboratory Medicine, 135, 1611-1614.

[2] Sworn, M. J., Jones, H., Letchworth, A. T. et

al. (1995) Squamous intraepithelial neoplasia in an ovarian cyst, cervical intraepithelial neoplasia, and human papillomavirus. Human Pathology, 26, 344-347.

[3] Black, W.C. and Benitez, R.E. (1964) Nonteratomatous squamous-cell carcinoma in situ of the ovary. Obstetrics & Gynecology, 24, 865-868.

[4] Ohtani, K., Sakamoto, H., Masaoka, N. et al. (2000) A case of rapidly growing ovarian squamous cell carcinoma successfully controlled by weekly paclitaxel-carboplatin administration. Gynecologic Oncology, 79, 515-518.

[5] Amjad, A. and Pal, I. (2008) De novo primary squamous cell carcinoma of the ovary: a case of a rare malignancy with an aggressive clinical course. Journal of the Pakistan Medical Association, 58, 272-274.

[6] Acien, P., Abad, M., Mayol, M.-J. et al. (2010) Primary squamous cell carcinoma of the ovary associated with endometriosis. International Journal of Gynecologic Obstetrics, 108, 16-20.

[7] Hackethal, A., Brueggmann, D., Bohlmann, M.K. et al. (2008) Squamous-cell carcinoma in mature cystic teratoma of the ovary: systematic review and analysis of published data. Lancet Oncology, 9, 1173-1180.

[8] Peterson, W.F. (1957) Malignant degeneration of benign cystic teratomas of the ovary. A collective review of the literature. Obstetrics & Gynecology Survey, 12, 793-830.

[9] Krumerman, M.S. and Chung, A. (1977) Squamous carcinoma arising in benign cystic teratoma of the ovary. Cancer, 39, 1237-1242.

[10] Rim, S.-Y., Kim, S.-M. and Choi, H.-S. (2006) Malignant transformation of ovarian mature cystic teramtoma. International Journal of Gynecologic Cancer, 16, 140-144.

[11] Dos Santos, L., Mok, E., Iasonos, A. et al. (2007) Squamous Cell carcinoma arising in mature cystic teratoma of the ovary: a case series and

review of the literature. Gynecologic Oncology, 105, 321-324.

[12] Pins, M. R., Young, R. H., Daly, W. J. and Scully, R. E. (1996) Primary squamous cell carcinoma of the ovary: report of 37 cases. American Journal of Surgical Pathology, 20, 823-833.

[13] Park, J.-Y., Song, J.S., Choi, G. et al. (2010) Pure primary squamous cell carcinoma of the ovary: a report of two cases and review of the literature. International Journal of Gynecologic Pathology, 29, 328-334.

[14] Hasegawa, E., Nishi, H., Terauchi, F. and Isaka, K. (2011) A case of squamous cell carcinoma arising from endometriosis of the ovary. European Journal of Gynaecologic Oncology, 32, 554-556.

[15] Yamakawa, Y., Ushijima, M., and Kato, K. (2011) Primary squamous cell carcinoma associated with ovarian endometriosis: a case report and literature review. International Journal of Clinical Oncology, 2011 Dec; 16, 709-713.

[16] Shariat-Torbaghan, S., Emami-Aleagha, M., Sedighi, S. et al. (2009) Squamous cell carcinoma arising in an ovarian mature cystic teratoma: a case report. Archive of Iranian Medicine, 12, 186-189.

[17] Kikkawa, F., Ishikawa, H., Tamakoshi, K. et al. (1997) Squamous cell carcinoma arising from mature cystic teratoma of the ovary: a clinicopathologic analysis. Obstetrics & Gynecology, 89, 1017-1022.

[18] Chen, R.-J., Chen, K.-Y., Chang, T.-C. et al. (2008) Prognosis and treatment of squamous cell carcinoma from a mature cystic teratoma of the ovary. Journal of Formosan Medical Association, 107, 857-868.

[19] Khanfar, N.M., Arndt, C.A.S. and Wold, L.E. (1996) Squamous cell carcinoma in the ovary of a 14-year-old girl. Mayo Clinic Proceedings, 71, 380-383.

[20] Macko, M.B. and Johnson, L.A. (1983) Primary

squamous ovarian carcinoma. Cancer, 52, 1117-1119.

[21] Van Gorp, T., Amant, F., Neven, P. et al. (2004) Endometriosis and the development of malignant tumours of the pelvis. A review of literature. Best Practice & Research Clinical Obstetrics & Gynaecology, 18, 349-371.

[22] Lele, S., Piver, S., Barlow, J. J. and Tsukada, Y. (1978) Squamous cell carcinoma arising in ovarian endometriosis. Gynecologic Oncology, 6, 290-293.

[23] Chen, K. T. and Weilert, M. (1982) Squamous cell carcinoma arising in endometriosis. Diagnostic Gynecology and Obstetrics, 4, 343-346.

[24] McCullough, K. and Froats, E. R. (1946) Epidermoid carcinoma arising in an endometrial cyst of the ovary. Archives of Pathology (Chic), 41, 335-337.

[25] D' Angelo, E., Dadmanesh, F., Pecorelli, S. and Prat, J. (2010) Squamous cell carcinoma of the ovary arising from a mucinous cystic tumor of endocervical (mullerian) type. International Journal of Gynecologic Pathology, 29, 529-532.

[26] Ben-Baruch, G., Menashe, Y., Herczeg, E. and Menczer, J. (1988) Pure primary ovarian squamous cell carcinoma. Gynecologic Oncology, 29, 257-262.

[27] Zannoni, G. F., Vellone, V. G. and Chiarello, G. (2011) Borderline mucinous endocervical tumor as a link between the endometriotic cyst and ovarian primary squamous cell carcinoma. International Journal of Gynecologic Pathology, 30, 396-397.

[28] Yetman, T. J. and Dudzinkski, M. R. (1989) Primary squamous carcinoma of the ovary: a case report and review of the literature. Gynecologic Oncology, 34, 240-243.

[29] Naresh, K. N., Ahuja, V. K., Rama Rao, C. et al. (1991) Squamous cell carcinoma arising in endometriosis of the ovary. Journal of Clinical Pathology, 44, 958-959.

[30] Hirakawa, T., Tsuneyoshi, M. and Enjoji, M. (1989) Squamous cell carcinoma arising in mature cystic teratoma of the ovary. American Journal of Surgical Pathology, 13, 397-405.

[31] Young, R. H., Gersell, D. J., Roth, L. M. and Scully, R. E. (1993) Ovarian metastases from cervical carcinomas other than pure adenocarcinomas. Cancer, 71, 407-418.

[32] Yamamoto, R., Okamoto, K., Yukiharu, T. et al. (2001) A study of risk factors for ovarian metastases in stage ib-iiib cervical carcinoma and analysis of ovarian function after a transposition. Gynecologic Oncology, 82, 312-316.

[33] Tabata, M., Ichinoe, K., Sakuragi, N. et al. (1987) Incidence of ovarian metastasis in patients with cancer of the uterine cervix. Gynecologic Oncology, 28, 255-261.

[34] Hidaka, T., Nakashima, A., Hasegawa, T. et al. (2011) Ovarian squamous cell carcinoma which metastasized 8 years after cervical conization for early microinvasive cervical cancer: a case report. Japan Journal of Clinical Oncology, 41, 807-810.

[35] Shingleton, H. M., Middleton, F. F. and Gore, H. (1974) Squamous cell carcinoma in the ovary. American Journal of Obstetrics & Gynecology, 120, 556-560.

[36] Kashimura, M., Shinohara, M., Hirakawa, T. et al. (1989) Clinicopathologic study of squamous cell carcinoma of the ovary. Gynecologic Oncology, 34, 75-79.

[37] Manolitsas, T. P., Lanham, S. A., Hitchcock, A. and Watson, R. H. (1998) Synchronous ovarian and cervical squamous intraepithelial neoplasia: an analysis of HPV status. Gynecologic Oncology, 70, 428-431.

[38] Iwasa, A., Oda, Y., Kaneki, E. et al. (2007) Squamous cell carcinoma arising in mature cystic teratoma of the ovary: an immunohistochemical analysis of its tumorigenesis. Histopathology, 51, 98-104.

[39] Genadry, R., Parmley, T. and Woodruff, J. D. (1979) Simultaneous malignant squamous metaplasia of the cervix and ovary. Gynecologic On-

cology,8,87-91.

[40] Mai,K.T.,Yazdi,H.M.,Bertrand,M.A.et al.
(1996) Bilateral primary ovarian squamous
cell carcinoma associated with human papillo-
mavirus infection and vulvar and cervical in-
traepithelial neoplasia: a case report with re-
view of the literature. American Journal of
Surgical Pathology,20,767-772.

[41] Schiffman,M.H.,Bauer,H.M.,Hoover,R.N.
et al.(1993) Epidemiologic evidence showing
that human papillomavirus infection causes
most cervical intraepithelial neoplasia.Journal
of National Cancer Institute,85,958-964.

[42] Wu,Q.-J.,Guo,M.,Lu,Z.-M.et al.(2003)De-
tection of human papillomavirus -16 in
ovarian malignancy.British Journal of Cancer,
89,672-675.

[43] Verguts, J., Amant, F., Moerman, P. and
Vergote, I. (2007) HPV induced ovarian
squamous cell carcinoma: case report and review
of the literature. Archives of Gynecology and
Obstetrics,276,285-289.

[44] Rosa,M.I.,Silva,G.D.,Simones,P.V.T.A.et
al.(2013) The prevalence of human papillo-
mavirus in ovarian cancer. International
Journal of Gynecologic Cancer,23,437-441.

[45] Berek, J. S. and Hacker, N. F. (2010)
Gyencologic Oncology,5th edn,Philadelphia,
Lippincott,Williams & Wilkins.

[46] Zakkouri, F. A., Ouaouch, S., Boutayeb, S. et
al.(2011)Squamous cell carcinoma in situ ari-
sing in mature cystic teratoma of the ovary: a
case report. Journal of Ovarian Research, 4,
5-7.

[47] Tseng,C.-J.,Chou,H.-H.,Huang,K.-G. et
al.(1996)Squamous cell carcinoma arising in
mature cystic teratoma of the ovary.Gyneco-
logic Oncology,63,364-370.

[48] Suzuki,M.,Kobayashi,H.,Sekiguchi,I.et al.
(1995) Clinical evaluation of squamous cell
carcinoma antigen in squamous cell carcinoma
arising in mature cystic teratoma of the
ovary.Oncology,52,287-290.

[49] Kikkawa,F.,Nawa,A.,Tamakoshi,K.et al.
(1998)Diagnosis of squamous cell carcinoma
arising from mature cystic teratoma of the
ovary.Cancer,82,2249-2255.

[50] Duk,J.M.,Groenier,K.H.,de Bruign,H.W.et
al.(1996)Pretreatment serum squamous cell
carcinoma antigen: a newly identified prog-
nostic factor in earlystage cervical carcinoma.
Journal of Clinical Oncology,14,111-118.

[51] Mayer, C., Miller, D. M. and Ehlen, T. G.
(2002) Peritoneal implantation of squamous
cell carcinoma following rupture of a dermoid
cyst during laparoscopic removal.Gynecologic
Oncology,84,180-183.

[52] Reed, N., Millan, D., Verheigen, R. and Cas-
tiglione, M. (2010) Non-epithelial ovarian
cancer: esmo clinical practice guidelines for
diagnosis,treatment and follow-up.Annals of
Oncology,21,v31-v36.

[53] Campagnutta,E.,Sopracordevole,F.,Spolaor,L.
et al.(1994)Squamous cell carcinoma in ovarian
endometriosis. Journal of Reproductive Medic-
ine,39,557-560.

[54] Chien,S.-C.,Sheu,B.-C.,Chang,W.-C.et al.
(2004)Pure primary squamous cell carcinoma
of the ovary: a case report and review of the
literature. Acta Obstetricia et Gynecologica
Scandinavica,84,706-708.

[55] Ozols, R. F., Bundy, B. N., Greer, B. E. et al.
(2003)Phase Ⅲ trial of carboplatin and pacli-
taxel compared with cisplatin and paclitaxel i
patients with optimally resected stage iii
ovarian cancer: a gynecologic oncology group
study. Journal of Clinical Oncology, 21,
3194-3200.

[56] Eltabbakh,G.H.,Hempling,R.E.,Recio,F.
O.and O'Neill,C.P.(1998)Remarkable re-
sponse of primary squamous cell carcinoma
of the ovary to paclitaxel and cisplatin. Ob-
stetrics & Gynecology,91,844-846.

[57] Ford, T. C. and Timmins, P. F. (2011)
Successful treatment of metastatic squamous
cell carcinoma of the ovary arising within ma-

ture cystic teratoma.Clinical Ovarian Cancer，4，44-46.

[58] Salani，R.，Backes，F. J.，Fung，M. F. et al.(2011)Posttreatment surveillance and diagnosis of recurrence in women with gynecologic malignancies：Society of Gynecologic Oncologists recommendations.American Journal of Obstetrics ＆ Gynecology,204,466-478.

第8章

子宫内膜异位症相关的卵巢癌

一、引言

在美国,上皮性卵巢癌（epithelial ovarian cancer,EOC）是死亡率最高的妇科恶性肿瘤。据估计,2013 年美国共有 22 240 例女性罹患 EOC,其中 14 030 例死于该病[1]。多数患者出现症状就诊时就已为疾病晚期,是该病死亡率高的重要原因。在北美,EOC 最常见的病理类型是高级别浆液性癌,约占所有 EOC 的 70%[2];其次为透明细胞癌（约占 12%）,其死亡率也位列 EOC 的第 2 位[2]。与卵巢浆液性上皮癌不同,卵巢透明细胞癌遗传学上相对稳定,核分裂象低,缺乏浆液性 EOC 典型的复杂核型和染色体不稳定性[3,4],这种差异一定程度上可解释其不如浆液性癌对铂类化疗敏感的原因[5,6]。卵巢透明细胞癌和卵巢子宫内膜样癌均与子宫内膜异位症显著相关[7-16],但其因果关系存在争议,当组织学评估漏掉子宫内膜异位病灶或病灶被肿瘤侵蚀时,其相关性更难判定。另外,区分是与卵巢癌无关的子宫内膜异位症、还是子宫内膜异位症恶变为卵巢癌也很困难。明确的定义难以表述且在大多数研究中仅有少数病例相符,因此,不同的关于子宫内膜异位症相关卵巢癌（endometriosis-associatedovarian cancer,EAOC）的定义相继提出。一些卵巢交界性肿瘤、罕见的恶性中胚叶混合瘤、甚至更为罕见的卵巢子宫内膜间质肉瘤均与子宫内膜异位症相关,但是,因前者预后较好、后两者过于罕见,这三类卵巢肿瘤

未作为 EAOC 的主要方面进行讨论。

子宫内膜异位症是良性的、雌激素依赖的妇科慢性疾病,以子宫内膜的腺体和间质在子宫腔外生长为特征[17,18]。确诊子宫内膜异位症需依赖腹腔镜或开腹手术,部分患者无症状而未行诊断性手术确诊,因此子宫内膜异位症的确切发病率不详。据估计,子宫内膜异位症在育龄期女性和绝经后女性中的发病率分别为 10% 和 4%[19,20],在不孕和（或）慢性盆腔痛人群中的发病率为 35%～50%[18,21]。子宫内膜异位症病因不清,病因假说包括:经血逆流内膜腹腔种植学说、间皮化生学说、淋巴/血行播散学说、胚胎干细胞起源学说等[21-23],可能是涉及激素、遗传、免疫等的多因素疾病。

虽然是良性疾病,子宫内膜异位症却有部分恶性肿瘤的特征,比如通过附着、侵袭、黏附周围组织形成局部浸润和远处转移[24,25]。不同于恶性肿瘤的是,子宫内膜异位症缺乏分解代谢潜能、也很少致命,因此根据 WHO 卵巢肿瘤的组织学分类被归为瘤样病变[26]。

大多数研究是根据 Sampson 首先提出的组织病理学诊断标准来定义子宫内膜异位症起源的卵巢肿瘤[27]。根据其诊断标准,肿瘤邻近处必须有子宫内膜异位症病灶存在,不存在其他原发的肿瘤病灶,而且必须有类似子宫内膜间质围绕腺体的组织结构存在[27]。Scott 提出在上述标准的基础上还应补充:存在由子宫内膜异位症向恶性肿瘤转

化过渡的组织学证据[28]。本章复习子宫内膜异位症和卵巢癌相关性的文章,并总结 EAOC 的治疗策略。

二、流行病学

大样本队列研究和病例对照研究的结果显示:子宫内膜异位症患者罹患卵巢癌的风险增高,多数研究认为这种风险是中度增高[25]。

1. 队列研究　自 1964 年起,瑞典国家卫生和福利委员会收集了全国住院病人的病历资料[29],以此为基础,开展了一个队列研究及其延伸的两个巢式病例对照研究,结果相继发表[29-32]。1989 年 Brinton 等应用瑞典国立癌症注册系统,研究 1969—1983 年 20 686 例因子宫内膜异位症住院患者的肿瘤发病情况[29]。该队列研究包括 216 851 位妇女(年),随访 11.4 年[29]。根据瑞典人群年龄和时期计算标准化发病率比(SIR)和 95%可信区间(95% CI)。研究共发现 738 例罹患肿瘤,总的 SIR 为 1.2(95%CI,1.1~1.3);乳腺癌(SIR = 1.3,95% CI,1.1~1.4)、卵巢癌(SIR=1.9,95%CI,1.3~2.8)和所有血液系统肿瘤(SIR = 1.4,95% CI,1.0~1.8)的发病风险增加[29]。患有卵巢子宫内膜异位症≥10 年的女性,卵巢癌的发病风险明显升高(SIR=4.2,95%CI,2.0~7.7)[29]。进一步扩大样本量的研究却未能得出相似结论,该研究以 1969—2000 年因子宫内膜异位症诊治的 64 492 例患者为研究对象,随访 12.7 年,总体发生肿瘤的 SIR 为 1.0,(95%CI,0.9~1.0)[32]。但该研究仍然发现卵巢癌的发生风险是增高的(SIR=1.4,95%CI,1.2~1.7),早期和长期子宫内膜异位症患者罹患上皮性卵巢癌的风险均增高,两者的 SIR 分别为 2.01(95%CI,1.26~3.05)和 2.23(95%CI,1.36~3.44)[32]。另一项应用瑞典国家住院注册系统和多中心登记系统数据的研究评估了子宫内膜异位症

的妇女中产次对癌症风险的影响,该研究纳入了 63 630 例子宫内膜异位症的患者,其结果显示:子宫内膜异位症与罹患上皮性卵巢癌的风险增高相关(SIR = 1.37,95% CI,1.14~1.62)[32],产次和癌症风险无显著性差异[33]。

静冈肿瘤中心的队列研究以 1985—1995 年该中心 6398 例临床诊断为卵巢子宫内膜异位症的女性为研究对象,随访 12.8 年,共发现 46 例恶性肿瘤,SIR=8.95(95% CI,4.12~5.3)[34]。对于 50 岁以上的人群,随着卵巢子宫内膜异位症诊断年龄的增长,EOC 的风险也增高(SIR=13.2,95%CI,6.9~20.9)[34]。该研究发现,在 46 例卵巢癌患者中,透明细胞和子宫内膜样 EOC 分别为 18 例(39%)和 16 例(35%),卵巢浆液性癌和黏液性癌则为 5 例(11%)和 4 例(9%)[35]。

另一项队列研究以五个大型的生殖内分泌中心 12 193 例不孕症的患者为研究对象,平均随访 18.8 年,结果发现不孕人群患卵巢癌的风险增高(SIR = 1.98,95% CI,1.4~2.6)[36]。与普通人群相比,不孕人群患子宫内膜异位症者的风险增高(SIR = 2.48,95%CI,1.3~4.2)[36],原发不孕合并子宫内膜异位症者的卵巢癌风险更高(SIR = 4.19,95%CI,2.0~7.7)[36]。与继发不孕不合并子宫内膜异位症者相比,原发不孕合并子宫内膜异位症者发生卵巢癌的相对危险度为 2.88(95%CI,1.2~7.1)[37]。

Olsen 等的队列研究则显示,子宫内膜异位症患者发生卵巢癌的风险并无增加[38],其研究对象为年龄在 55—69 岁的绝经后女性 37 434 例,平均随访时间为 13 年[37]。此队列中共有 1392 例(3.8%)患者自述患子宫内膜异位症[38],其中 3 例发生卵巢癌(RR = 0.78,95% CI,0.25~2.44)[38]。表 8-1 汇总了上述队列研究的结果。

表 8-1　子宫内膜异位症患者肿瘤风险的队列研究

参考文献	病例数	随访时间（年）	总的癌症风险		卵巢上皮性癌风险	
			SIR	95% CI	SIR	95% CI
[29]	20 686	11.4	1.2	1.1~1.3	1.9	1.3~2.8
[32]	64 492	12.7	1.0	0.9~1.1	1.4	1.2~1.7
[33]	63 630	13.4			1.37	1.14~1.62
[34]	6398	12.8	8.95	4.12~5.3	13.2	6.9~20.9
[36]	12 193	18.8			2.48	1.3~4.2
[38]	1392	13			0.78(RR)	0.25~2.44

CI,可信区间；EOC,卵巢上皮性癌；RR,相对危险度；SIR,标准化发病率比

2. 病例对照研究　一项以人群为基础的病例对照研究,以 767 例年龄在 20—69 岁的上皮性卵巢癌患者为病例组,1367 例社区女性为对照组[39]。病例的收集采用了标准化的访视,对年龄、种族、孕次、上皮性卵巢癌家族史、口服避孕药史、输卵管结扎或子宫切除病史和母乳喂养情况进行校正[39]。结果发现:卵巢癌患者中合并子宫内膜异位症者比例增高 OR = 1.7（95% CI,1.2 ~ 2.4）[39]。另一项研究汇集了 1989—1999 年美国、加拿大、丹麦、澳大利亚的 8 项病例对照研究,探讨了不孕、生育相关药物和上皮性卵巢癌的发生风险之间的关系[40]。研究包括病例组 5207 例、对照 7705 例,结果发现子宫内膜异位症（OR = 1.73,95% CI,1.10 ~ 2.71）和不明原因不孕（OR = 1.19,95% CI,1.00~1.40）为上皮性卵巢癌发生的独立危险因素[40]。上述结果是在校正了年龄、种族、教育、孕次、上皮性卵巢癌家族史、输卵管结扎史、口服避孕药的使用时间、研究地点之后得出的结论[40]。研究者还发现卵巢透明细胞癌和子宫内膜样癌与子宫内膜异位症尤为相关（OR = 3.41,95% CI,1.94 ~ 5.99）[40]。

Modugno 等汇集了 4 项以人群为基础的卵巢癌病例对照研究,包括 1993—2001 年从美国 4 个中心征集的 2098 例病例和 2953 例对照[41]。患者自行报道是否患有子宫内膜异位症,其在病例组和对照组中分别为 177 例（8.5%）和 184 例（6.3%）[41]。经过对研究地点、年龄、产次、上皮性卵巢癌家族史、输卵管结扎史、口服避孕药使用的校正,结果发现子宫内膜异位症患者更容易罹患上皮性卵巢癌（OR = 1.32,95% CI,1.06 ~ 1.65）[41]。

利用瑞典医院出院登记系统和巢式病例对照研究的方法,研究了 1969—1996 年 28 163例子宫内膜异位症患者的病历资料,利用瑞典国家癌症登记系统匹配病例组和对照组信息,按 1:3 的比例进行病例对照匹配[42]。研究发现:子宫内膜异位症患者发生上皮性卵巢癌的风险增高（OR=1.34,95% CI,1.03~1.65）;与对照组相比,内异症罹患卵巢癌者诊断时更年轻（平均年龄 49 岁 vs.51.6 岁）,P<0.001[42]。

另一项以人群为基础的病例对照研究收集了 2002—2005 年诊断为上皮性卵巢癌的 812 例病例和 1313 例对照[43]。既往或手术诊断为子宫内膜异位症者,总体罹患上皮性卵巢癌的风险升高（OR= 1.5,95% CI,1.1~2.1）[43],但两者又略有不同:未行手术诊断子宫内膜异位症者 OR 为 1.6（95% CI,1.1~2.3）,手术诊断子宫内膜异位症者 OR 为 1.2（95% CI,0.5~2.5）。子宫内膜异位症患者罹患透明细胞或内膜样卵巢癌的风险升高（OR=2.8,95% CI,1.7~4.7）[43]。

一项着眼于门诊和住院的子宫内膜异位症或子宫肌瘤患者未来发生上皮性卵巢癌的巢式病例对照研究共收集病例 104 561 例，其中卵巢癌 2491 例，交界性肿瘤 860 例，子宫肿瘤 1398 例，对照 99 812 例。根据出生年份按 1∶4～1∶6 进行病例对照匹配，上皮性卵巢癌患者中子宫内膜异位症的发病率高于非卵巢癌者（RR＝1.69，95％CI，1.27～2.25）[44]。子宫内膜异位症有较高的风险发生卵巢子宫内膜样癌（RR＝3.37，95％CI，1.92～5.91）和卵巢透明细胞癌（RR＝3.03，95％CI，1.23～7.44）[44]。子宫内膜异位症患者罹患卵巢浆液性或黏液性癌的风险无显著升高[44]。表 8-2 总结了上述病例对照研究的结果。

总之，虽然很难得出准确结论，子宫内膜异位症倾向于是某些上皮性卵巢癌（尤其是透明细胞癌和内膜样癌）的前趋病变[25]。子宫内膜异位症和卵巢癌的因果关系是存在争议的，但是鉴于前者较高的发病率和后者较高的病死率，进一步研究两者的关系有广泛的社会卫生价值[25]。目前，我们仍缺乏有力的证据明确两者间的关联是因果关系还是存在共同的危险因素或生物学通路[25]。未来的研究应以上述队列和病例对照研究描述的两者的关联为基础，进一步探究上皮性卵巢癌与子宫内膜异位症[尤其是年轻的子宫内膜异位症、病史较长的子宫内膜异位症和（或）子宫内膜异位症相关不孕]的潜在关系[25]。

三、病理

有研究显示：伴有上皮性卵巢癌的子宫内膜异位症通常存在等位基因的突变[45-47]。这一发现为子宫内膜异位症存在基因缺陷、恶变为癌提供了分子生物学基础[48]。一般认为基因缺陷仅存在于恶性肿瘤中，正常上皮中不存在。癌症的发生可能为多个基因异常累加的结果[45-48]。子宫内膜异位病灶上皮细胞存在多种化生，包括：纤毛样化生、鳞状细胞化生、钉细胞化生、黏液样化生[48,49]，不同研究者在描述上可存在显著差异[50-53]。

Scott 提出 EAOC 的诊断还应满足存在由子宫内膜异位症向恶性肿瘤转化过渡的组织学证据[27]。这项严格的诊断标准最初由 Sampson 提出，由 Scott 完善，但很少被满足，这也提示子宫内膜异位症恶变并不是常见事件[53]。这种诊断标准可严格定义和明确子宫内膜异位症恶变，但也导致了子宫内膜异位症恶变的实际发生率被低估[53]。事实上，在数目不详的病例中，肿瘤可能过度生长或取代原子宫内膜异位灶，但由于病理取样有限，子宫内膜异位症和癌症之间组织学上的连续性证据可能被忽略[53]。

表 8-2　评估子宫内膜异位症患者肿瘤风险的病例对照研究

参考文献	病例组例数	对照组例数	EOC 风险	
			RR	95％ CI
[39]	767	1367	1.7	1.2～2.4
[40]	5207	7705	1.73	1.10～2.71
[41]	2098	2953	1.32	1.06～1.65
[42]	28 163	3/病例	1.34	1.03～1.65
[43]	812	1313	1.5	1.1～2.1
[44]	104 561	99 812	1.69	1.27～2.25

CI，可信区间；EOC，上皮性卵巢癌；RR，相对危险度

不典型子宫内膜异位症是癌前病变　和子宫内膜一样,子宫内膜异位症中也存在细胞的不典型性和增生。不典型性是指子宫内膜异位囊肿内壁细胞存在不典型性,增生的定义同子宫内膜的过度增生[49,53]。不典型子宫内膜异位症被认为是子宫内膜异位症向恶性肿瘤转化的过渡状态[49,50,54-56]。LaGrenade 和 Silerberg 在 3 例卵巢透明细胞癌和 2 例卵巢子宫内膜样腺癌的病例中首次发现了由不典型子宫内膜异位症向恶性肿瘤转变的组织学证据[55]。一项涵盖 194 例卵巢子宫内膜异位症的研究显示:重度和轻度细胞不典型性分别占 3.6% 和 22%[57],增生见于 2% 的病例[57]。Prefumo 等的研究显示与子宫内膜异位症相比,EAOC(子宫内膜样癌)中重度不典型性所占比例更高[50]。14 例癌症病例中均发现了重度不典型增生(100%),而对照组的 325 例中仅 2% 存在重度不典型增生($P < 0.000\,01$)[50]。Fukanga 等的研究支持上述结果[54],他们发现不典型子宫内膜异位症在 54 例 EAOC 和 255 例无癌症的子宫内膜异位症中所占比例分别为 61% 和 1.7%[50]。Ogawa 等也发现了类似的结果,即 37 例卵巢癌中 29 例存在重度不典型增生(78%),22 例存在由典型病变向不典型病变过渡的组织学证据,23 例存在由不典型病灶向癌过渡的组织学证据[58]。仅有 1 例存在子宫内膜异位症病灶直接向癌过渡的组织学证据[58]。

异位病灶的过度增生也被认为与恶变相关[52]。在 EAOC 妇女的异位病灶中,复杂性增生较单纯增生更常见。Prefumo 等研究发现,与对照组相比,复杂增生较单纯增生更常见于癌症患者中(14 例恶变病例中 50% 有复杂增生,而 325 例对照病例中 1% 有复杂增生,$P < 0.000\,01$)[50]。复杂增生多伴有细胞的不典型增生,因此其是否为 EAOC 独立的癌前病变尚不明确[52]。

上述研究均支持 EAOC 的发生是经历了"典型子宫内膜异位症——伴或不伴增生的重度不典型子宫内膜异位症——癌"这一系列过程的发病模型[52]。尽管该发病模型尚待论证[50-52,59],子宫内膜异位症的治疗提倡手术干预完整切除病灶,以杜绝任何不典型病灶的存在和继发恶变[52]。对明确诊断的伴有过度增生或不典型病灶的子宫内膜异位症,不处理而进行长时间的随访以观察其恶性潜能和转化是有悖伦理的,相关的试验很难实现[52]。

四、发病机制

肿瘤细胞大多存在某些基因组不稳定性[60]。多数肿瘤为单克隆起源[53,61,62]。一些研究发现子宫内膜异位症也是单克隆起源的。其中 5 项研究报道子宫内膜异位症样本全部为单克隆起源,另 2 项研究显示 60%～100% 的子宫内膜异位症病灶为单克隆起源[63-69]。相反,Mayr 等研究则显示仅 6%(2/32)的子宫内膜异位症病灶为单克隆起源[70]。

1. 杂合性缺失(loss of heterozygosity,LOH)　在肿瘤的发病中至关重要,与肿瘤抑癌基因失活相关[53]。子宫内膜异位症中存在杂合性缺失[64,71-75]。邻近或延续为卵巢癌的卵巢子宫内膜异位病灶常见杂合性缺失,因此认为这是子宫内膜异位症向癌症转变的基因水平证据[53]。有研究显示,27.5%(11/40)的子宫内膜异位病灶中存在卵巢癌抑癌基因的杂合性缺失[64]。另一项研究显示 11 例邻近或延续为卵巢癌的子宫内膜异位中 9 例存在杂合性缺失[71]。Prowse 等报道:合并子宫内膜异位症的 6 例透明细胞癌和 4 例子宫内膜样癌中存在 22 处杂合性缺失[72]。Obata 等报道了不典型子宫内膜异位症中的 LOH[73]。36.4%(8/22)的子宫内膜异位病灶中存在可能导致恶性转化的致病基因位点处的杂合性缺失[74]。在 Ⅱ 期以上的卵巢子宫内膜异位症病灶中,LOH 发生率约为正常的 3 倍,提示随疾病的进展 LOH 的发生可能会累加[53]。上述研究的统计学分析显示这些基因水平的改变不可能是独立事件,提示子宫内膜异位症与癌症之间可能存在恶性遗传学转变[53]。

2. PTEN 基因和 K-ras 基因 PTEN 基因的失活可能是子宫内膜异位症恶变的早期事件[53]。有研究显示,在 8% 的卵巢透明细胞癌和 20% 的卵巢子宫内膜样癌中存在 PTEN 基因突变[75]。56.5%(13/23)的子宫内膜异位囊肿、42.1%(8/19)的卵巢子宫内膜样癌和 27.3%(6/22)的卵巢透明细胞癌中存在 10q23.3 位点的杂合性缺失[75]。20.6% 的卵巢子宫内膜异位囊肿、20% 卵巢子宫内膜样癌、8.3% 卵巢透明细胞癌存在体细胞的 PTEN 基因突变[75]。这些研究结果提示 PTEN 基因失活可能是子宫内膜异位症恶变的早期事件[53,75]。Martini 等发现 15%(7/46)的子宫内膜异位症恶变存在 PTEN 基因表达降低[76]。也有其他学者报道 40% 不伴有 PTEN 基因突变的不典型子宫内膜异位症病灶存在 10q 杂合性缺失。Dinulescu 等建立了小鼠的子宫内膜异位症和卵巢子宫内膜样癌的动物模型[77],应用该模型,卵巢表面上皮细胞 PTEN 基因的缺失和原癌基因 K-ras 的过表达可导致细胞内膜样改变,提示 PTEN 和 K-ras 基因改变在子宫内膜异位症恶变中可能有潜在作用[77]。

3. 肿瘤蛋白 53(P53) 在卵巢癌的发生中,抑癌基因 p53 的功能失活或突变可能是最常见、也是最关键的致病因素[48]。在重度/晚期子宫内膜异位症中,存在染色体水平 p53 的丢失[78]。Nezhat 等研究显示 9% 卵巢透明细胞癌旁的子宫内膜异位症病灶、25% 卵巢子宫内膜样癌旁的子宫内膜异位症病灶存在 p53 聚集[79]。研究显示不合并卵巢癌的子宫内膜异位症中 p53 染色阴性

[79]。"子宫内膜异位症典型病灶—不典型子宫内膜异位症病灶—子宫内膜异位症相关性卵巢癌"这一过程中存在 p53 的过度表达[80]。Akahane 等发现 30.8%(4/13)合并卵巢透明细胞癌的子宫内膜异位症病灶存在 p53 突变,7 例卵巢子宫内膜异位症和 9 例合并卵巢子宫内膜样癌的卵巢子宫内膜异位症未见 p53 突变[81]。对于不合并卵巢癌的子宫内膜异位症病灶,未发现 p53 基因的过度表达或突变[64,82,83]。此外,也有研究显示在卵巢透明细胞癌病灶中未发现或仅有少量的 p53 突变[84,85]。

4. ARID1A 基因 ARID1A 是编码 BAF250a 蛋白的抑癌基因,而 BAF250a 在真核细胞多蛋白体复合物 SWI/SNF 染色质重构复合体中有重要作用[53]。SWI/SNF 染色质重构复合体在细胞发育、增殖、分化、抑制肿瘤、DNA 修复等许多过程中有重要作用[53]。Wiegand 等发现透明细胞和子宫内膜样子宫内膜异位症相关性卵巢癌中均可见 ARID1A 基因突变[86],46%(55/119)的卵巢透明细胞癌、30%(10/33)的卵巢子宫内膜样癌中存在 ARID1A 基因的突变,而 76 例卵巢高级别浆液性癌中未见 ARID1A 基因的突变[86]。研究者通过免疫组化分析发现 BAF250a 及相关的 ARID1A 表达缺失[86]。值得注意的是在 2 例病例中,在卵巢癌病灶和其邻近的不典型子宫内膜异位病灶中发现了 ARID1A 突变和 BAF250a 表达缺失,而非邻近的子宫内膜异位症病灶却未发现上述突变和缺失[86]。这一发现也支持 ARID1A 基因失活是卵巢透明细胞癌和子宫内膜样卵巢癌发生中的重要事件[53,86],ARID1A 失活可能发生于上述子宫内膜异位症恶变的早期[86]。其他研究也发现在子宫的内膜样癌和卵巢透明细胞癌中存在 ARID1A 突变[87,88]。

5. 雌激素 被认为与乳腺癌、卵巢癌、子宫内膜癌等许多肿瘤发生相关[89-91]。

有研究显示,高水平雌激素会促进内膜异位症病灶增生,可能与卵巢子宫内膜异位囊肿恶变相关[92,93]。芳香化酶是催化卵巢和肾上腺来源的雄烯二酮和睾酮转化为雌酮和雌二醇的限速酶[53]。芳香化酶在子宫内膜无表达,而在子宫内膜异位病灶却大量表达,增加了局部雄激素向雌激素的转化[53,94]。17β-羟甾类脱氢酶(17β-HSD)Ⅱ型介导雌二醇灭活转换为雌酮,在正常的在位子宫内膜中存在,而在异位内膜病灶中无表达[95]。另外,17β-羟甾类脱氢酶(17β-HSD)Ⅰ型在子宫内膜异位症病灶有表达,其可将雌酮转化为活性更强的雌二醇[95]。上面提到的各种酶的异常表达的累积效应就是:异位病灶局部雌二醇产生增多、灭活减少,导致局部雌二醇水平升高[53,95]。雌二醇还可激活环氧化酶-2(COX-2)导致前列腺素 E2(PGE2)的生成增多[53,94]。PGE2 与肿瘤进展相关,可激活芳香化酶的活性,形成正反馈,促使子宫内膜异位症局部雌二醇不断产生[94]。O'Donnell 等报道了雌激素在卵巢癌的发病中的作用是通过雌激素受体 α(ER-α)作用的假说,雌激素受体 β(ER-β)似乎不参与这一过程[96]。另一项研究显示:活跃的子宫内膜异位症病灶存在 ER-α 和 ER-β 高表达,提示 ER-α 在子宫内膜异位症的发生和发展中有重要作用[53,97]。

6. 其他因素　转录因子,肝细胞核因子(HNF)-1β,在多数卵巢透明细胞癌中表达上调,在非卵巢透明细胞癌中无表达上调[98]。HNF-1βmRNA 表达下调与卵巢透明细胞癌细胞凋亡相关[98]。Kato 等发现 12 例子宫内膜异位症相关的卵巢透明细胞癌中有 9 例异位内膜上皮的 HNF-1β 染色呈阳性[99]。这一转录因子也参与肾癌和胰腺癌的发病,可能有潜在的靶向治疗价值[46]。

del Carmen 等报道血管内皮生长因子(VEGF)在多数 EAOC 中过度表达,但在不典型子宫内膜异位症病灶中却极少过度表达[100]。血小板生长因子通路的激活与不典型的子宫内膜异位症转化为卵巢透明细胞癌相关[101]。

前面已经从组织学和遗传学角度阐释了子宫内膜异位症相关卵巢癌的发病机制,包括 p53 基因突变、PTEN 基因的沉默和 K-ras 基因的突变等,这些在所有类型的卵巢癌中广泛存在[48]。而另一些事件如 HNF-1 激活,则仅在子宫内膜癌相关的卵巢透明细胞癌存在[48]。子宫内膜异位症恶变的具体分子生物学机制尚不明确,未来还需大量研究阐明其机制。表 8-3 总结了子宫内膜异位症相关的卵巢透明细胞癌发病相关的最重要分子事件。

表 8-3　卵巢子宫内膜异位症起源的透明细胞癌发病的重要分子机制

基因	通路	释义	参考文献号
PTEN	PI3K-AKT-mTOR-HIF	蛋白表达缺失(约 1/3 病例)	[53,73,75-77]
p53	野生型	DNA 损伤/凋亡传感器	[48,64,78-83]
ARID1A	SWI/SNF 染色质重塑	功能缺失/截断突变(约 50%病例)	[86-88]
HNF 1B	一些富含转录因子基因区域	透明细胞组织特异性生物标记物	[98,99]

ARID1A. 富含 AT 结合域 1A [SWI 样]基因,AT-rich interactive domain 1A [SWI-like]gene;HNF1B. 肝细胞核因子 1-β,hepatocyte nuclear factor 1-beta;PTEN. 同源磷酸酶-张力蛋白基因,phosphatase and tensin homolog;P53. 肿瘤蛋白 53 基因,tumor protein 53

五、临床表现

与非内膜异位症相关的 EOC 相比，EAOC 起病年轻、临床期别早[7,102-105]，预后更好。目前还不清楚提高的生存率是否和诊断年龄早和（或）临床期别早相关[52]。尽管有研究报道校正了临床期别后 EAOC 组的预后仍好于非 EAOC 组，也有相反结果的报道：校正了年龄和期别后两组预后无统计学差异[102-104]。EAOC 卵巢外肿瘤播散较少见，不清楚是 EAOC 本身病理或生物学特点所致，还是晚期 EAOC 病变卵巢破坏较多掩盖了子宫内膜异位症病灶所致[52]。换言之，晚期卵巢癌在诊断时原有的子宫内膜异位病灶已被肿瘤组织侵蚀替代，造成 EAOC 的发生被低估和发现的 EAOC 都是早期病变的假象[53]。

目前有关 EAOC 临床表现的研究大多来自卵巢透明细胞癌。总体而言，卵巢透明细胞癌患者诊断年龄低于卵巢浆液性癌（平均年龄分别为 55 岁和 64 岁）[106]。33%～51% 的患者表现为盆腔痛[92,102]。一项含 165 例卵巢癌的临床研究显示，23 例病理类型为透明细胞癌的 EAOC，盆腹腔疼痛是最常见的症状，附件区包块为最常见的临床体征[92]。其他研究显示：病理类型为透明细胞癌的 EAOC 常见的临床表现与卵巢上皮癌相关，表现为腹胀、腹部膨隆、排便习惯改变、腹围增加、下肢淋巴水肿等，而与子宫内膜异位症无关[107]，使得在某些早期 EAOC 的研究中，较难判断仅仅是子宫内膜异位症及其相关的症状，还是解释为早期 EAOC 的表现[107]。卵巢透明细胞癌的典型临床表现为术前查体或影像学发现的 3～20cm 的盆腔肿物[108-110]。

病理类型为透明细胞癌的 EAOC 经常合并血栓性疾病，发生比例可为 40%，是非透明细胞卵巢上皮癌的 2 倍[111-113]。Olsen 等发现 BMI 升高与卵巢透明细胞癌

相关，但研究结果未考虑种族因素的影响[114]。其他关于 BMI 和卵巢透明细胞癌两者关系的研究结果不一[115-117]。和前文所述 EAOC 的临床特点一样，卵巢透明细胞癌诊断时多为早期。来自大型机构的病例研究显示：47%～81% 的卵巢透明细胞癌诊断时为早期（I/II）[107,118-121]。Rauh-Hain 等报道的一项包含 121 例卵巢透明细胞癌患者的最大样本研究显示：48.4% 诊断时为 I 期和 II 期[119]。

六、治疗前的评估

尽管有可协助诊断的肿瘤标记物，但对可疑卵巢癌拟行剖腹探查术者，不作为必需检查项目。CA125 是可被鼠单克隆抗体 OC125 识别的大分子糖蛋白抗原[122]，正常上限为 35U/ml。在子宫内膜异位症可升高，在绝经后女性降低[123-125]。对于可疑卵巢癌的患者，术前 CA125 测定的主要意义在于疗效的随访而并非诊断[126]。

可疑卵巢癌患者的影像学检查目的有二：明确是否存在卵巢恶性病变、评估卵巢外病变播散情况。可选的影像学检查包括：超声、CT、磁共振成像（MRI）、正电子发射型计算机断层显像（PET）。

超声是最常用的评估卵巢肿物性质的方法，实性成分、较厚的分隔（≥3 mm）、乳头或赘生物、直径 ≥9cm 都提示肿物恶性可能[127]。CT 和 MRI 检查也可发现上述特征。MRI 检查有助于评估子宫内膜异位症患者的卵巢肿物[128-130]。Kurtz 等比较了超声多普勒血流、CT、MRI 在评估可疑卵巢恶性肿瘤中的效力，280 例患者先行上述检查再行手术明确诊断。结果发现三种影像学检查诊断效力相近，总体检出率为 91%[127]，卵巢恶性肿瘤诊断的特异性 MRI 最优为 91%，显著高于多普勒超声（78%），但与 CT（85%）相比无统计学差异[127]。考虑到卫生成本效益，超声仍作为初始评估卵

巢肿物的首选检查。

卵巢子宫内膜异位囊肿常借助超声评估,表现为低回声、有血流的实性成分,亦可见囊性改变[128],囊肿界线可不规则、毛刺样,与周围组织分界不清[128]。对于子宫内膜异位症的患者,推荐行 MRI 进一步评估,因为 MRI 在出血和软组织结构的评估中优于 CT 检查[129]。McDermott 等报道了适合探查子宫内膜异位囊肿症恶变的 MRI 检查策略[130],即采用 T_1WI 成像和平扫成像进行减影,可以更清楚的显示囊壁乳头情况。高信号的子宫内膜异位囊肿伴囊壁乳头是卵巢子宫内膜异位症恶变的典型 MRI 图像[130]。卵巢外子宫内膜异位症起源的 EAOC 病灶的典型表现为 T_1WI 和 T_2WI 中等强度信号的实性病灶,病灶在静脉注射含钆造影剂后强化,且在弥散加权像和 ADC 图中浓聚[130]。影像学家会使用子宫肌层或小肠壁肌层(无子宫患者)信号作为内对照[130]。与内对照组织相比,在弥散像中病灶组织呈高信号,或在 ADC 图中呈高信号或等信号[130]。当然明确诊断需组织病理学确诊。

PET 是应用放射性物质正电子发射的核素如 ^{11}C、^{13}N、^{15}O、2-氟-2-脱氧-D-葡萄糖 $[2-(^{18}F)FDG]$ 等成像,经常应用于恶性肿瘤的诊断。已有多项研究表明在卵巢癌的诊断中,对直径≥1cm 的原发或复发转移病灶,PET 均有较好的诊断准确性[131-133]。但是 PET 对卵巢肿物(尤其是存在子宫内膜异位症病灶时)评估的价值尚不明确。Rieber 等对超声发现的可疑恶性的附件区肿物进行了 PET 成像的研究,应用 PET 诊断卵巢癌的总体准确率为 76%,敏感性仅为 58%(超声诊断的敏感性为 92%)[134]。另一项研究收集了 99 例 PET 偶然发现的附件区肿物,Ⅰ期卵巢癌或交界性肿瘤诊断的假阴性率为 71%[135]。上述研究提示对于早期卵巢癌的诊断,PET 检查敏感性欠佳;对于合

并子宫内膜异位症的可疑卵巢癌的患者,PET 的诊断价值也不明确。尽管影像学检查在描述卵巢肿物的特点、描述子宫内膜异位囊肿的特点中有一定价值,但 EAOC 只能靠组织病理学诊断。

七、治疗

EAOC 的治疗原则与非子宫内膜异位症相关的 EOC 相同。病理类型为子宫内膜样癌和透明细胞癌的 EAOC 的治疗方案均为手术为主(分期或肿瘤细胞减灭术)+铂类和紫杉醇为基础的系统化疗。针对卵巢透明细胞癌特殊的治疗方案和预后见第 4 章。

八、监测

EAOC 的监测策略与非子宫内膜异位症相关性 EOC 相同。鉴于卵巢癌的发病率较低、缺乏有效的筛查手段,不推荐在子宫内膜异位症人群中进行卵巢癌的筛查。尚无证据表明预防性子宫内膜异位病灶切除有助于降低上皮性卵巢癌的风险。口服避孕药在所有人群中均有降低卵巢癌风险的作用,因此,对于无禁忌的、合适的子宫内膜异位症患者,也可使用口服避孕药治疗。子宫内膜异位症与卵巢癌的相关性在绝经后仍存在,因此要注意 EAOC 作为绝经后附件包块的鉴别诊断。医生和患者都应知晓子宫内膜异位症存在恶变的可能性,应高度警惕可能提示恶变的临床症状,必要时应行全面的组织病理学检查明确有无内膜异位症恶变。

九、结论

大样本队列研究显示子宫内膜异位症是卵巢透明细胞癌和卵巢子宫内膜样癌发病的独立危险因素。这一结论存在一定的局限性,因为大多数研究最初纳入了严重的子宫内膜异位症患者,而没有校正如产次和不孕等混杂因素。与非 EAOC 相比,EAOC 诊断时多为早期、低级别病变,术后残余病灶小,

预后更好。

有两种机制解释子宫内膜异位症与卵巢癌的发生相关。第一种发病模型:子宫内膜异位症细胞恶变为卵巢癌。第二种发病模型:子宫内膜异位症与卵巢癌有相同致病危险因素或致病机制如遗传易感性、免疫失调、环境因素等,因此两种疾病共存。研究发现子宫内膜异位症恶变风险与在位子宫内膜相似,也提示细胞或遗传易感性的作用。抑癌基因 ARID1A 在 EAOC 中经常表达缺失,ARID1A 突变在癌前病变中存在,提示其可能为子宫内膜异位症恶变的早期标志物。

子宫内膜异位症相关的卵巢癌少见,因此随机对照研究难以进行,对其生物学、流行病学及预后的进一步了解也寄希望于多中心、长期临床经验的总结。限于目前对 EAOC 发病分子生物学的研究,很难也没有必要进行靶向治疗。应用上皮性卵巢癌传统治疗方法治疗后效果不佳者,可考虑尝试新的方法。未来应着眼于寻找 EAOC 与非 EAOC 的遗传差异,以指导临床靶向治疗。

(李晓川　译　赵　峻　校)

参 考 文 献

[1] American Cancer Society(2013) Cancer Facts & Figures 2013, www. cancer. org/docroot/STT/stt_0.asp(accessed 17 December 2013).

[2] Kobel, M., Kalloger, S. E., Huntsman, D.G. et al. (2010) Differences in tumor type in low-stage versus high-stage ovarian carcinomas. International Journal of Gynecologic Pathology,29,203-211.

[3] Kobel, M., Kalloger, S. E., Boyd, N. et al. (2008) Ovarian carcinoma subtypes are different diseases: implications for biomarker studies.PLoS Medicine,5,e232-e236.

[4] Press, J.Z., De Luca, A., Boyd, N. et al. (2008) Ovarian carcinomas with genetic and epigenetic BRCA1 loss have distinct molecular abnormalities.BMC Cancer,8,17-21.

[5] Crotzer, D.R., Sun, C.C., Coleman, R.L. et al. (2007) Lack of effective systematic therapy for current clear-cell carcinoma of the ovary. Gynecologic Oncology,105,404-408.

[6] Sugiyam, T., Kamura, T., Kigawa, J. et al. (2000) Clinical characteristics of clear cell carcinoma of the ovary: a distinct histologic type with poor prognosis and resistance to platinum-based chemotherapy. Cancer, 88, 2584-2589.

[7] DePriest, P.D., Banks, E.R., Powell, D.E. et al. (1992)Endometrioid carcinoma of the ovary and endometriosis: The association in postmenopausal women.Gynecologic Oncology,47,71-75.

[8] Modesitt, S.C., Tortolero-Luna, G., Robinson, J.B. et al.(2002)Ovarian and extraovarian endometriosis-associated cancer.Obstetrics & Gynecology,100,788-795.

[9] Nishida, M., Watanabe, K., Sato, N. and Ichikawa, Y. (2000) Malignant transformation of ovarian endometriosis. Gyneco-logic and Obstetrics Investigation,50(Suppl 1),18-25.

[10] Oral, E., Ilvan, S., Tustas, E. et al. (2003) Prevalence of endometriosis in malignant epithelial ovary tumours. European Journal of Obstetrics & Gynecology and Reproductive Biology,109,97-101.

[11] Steed, H., Chapman, W. and Laframboise, S. (2004)Endometriosis-associated ovarian cancer: a clinicopathologic review.Journal of Obstetrics and Gynaecology Canada,26,709-715.

[12] Varma, R., Rollason, T., Gupta, J.K. and Maher, E.R.(2004)Endometriosis and the neoplastic process.Reproduction,127,293-304.

[13] Yoshikawa, H., Jimbo, H., Okada, S. et al. (2000)Prevalence of endometriosis in ovarian cancer.Gynecologic and Obstetrics Investigation,50(Suppl 1),11-17.

[14] Nezhat, F., Datta, M. S., Hanson, V. et al. (2008) The relationship of endometriosis and ovarian malignancy: a review. Fertility and Sterility, 90, 1559-1570.

[15] Ness, R. B. (2003) Endometriosis and ovarian cancer: thoughts on shared pathophysiology. American Journal of Obstetrics & Gynecology, 1889, 280-294.

[16] Vigano, P., Somigliana, E., Chiodo, I. et al. (2006) Molecular mechanisms and biological plausibility underlying the malignant transformation of endometriosis: a critical analysis. Human Reproduction Update, 12, 77-89.

[17] Olive, D. L. and Schwartz, L. B. (1993) Endometriosis. New England Journal of Medicine, 328, 1759-1769.

[18] Giudice, L.C. and Kao, L.C. (2004) Endometriosis. Lancet, 364, 1789-1799.

[19] Kempers, R.D., Dockerty, M.B., Hunt, A.B. and Symmonds, R. E. (1960) Significant postmenopausal endometriosis. Surgical Gyneco-logy & Obstetrics, 111, 348-356.

[20] Punnonen, R., Klemi, P. J. and Nikkanen, V. (1980) Postmenopausal endometriosis. European Journal of Obstetrics & Gynecology and Reproductive Biology, 11, 195-200.

[21] Gazvani, R. and Templeton, A. (2002) New considerations for the pathogenesis of endometriosis. International Journal of Gynaecology & Obstetrics, 76, 117-126.

[22] Sampson, J. (1927) Peritoneal endometriosis due to menstrual dissemination of endometrial tissue into the peritoneal cavity. American Journal of Obstetrics & Gynecology, 14, 442-469.

[23] Halme, J., Hammond, C., Hulka, K. F. et al. Retrograde menstruation in healthy women and in patients with endometriosis. Obstetrics & Gynecology, 64, 151-154.

[24] Vlahos, N. F., Economopoulos, K. P. and Fotiou, S. (2011) Endometriosis, in vitro fertilisation and the risk of gynaecological malignancies, including ovarian and breast cancer. Best Practice & Research Clinical Obstetrics & Gynaecology, 24, 39-50.

[25] Munksgaard, P.S. and Blaakaer, J. (2011) The association between endometriosis and gynecological cancers and breast cancer: a review of epidemiological data. Gynecologic Oncology, 123, 157-163.

[26] Scully, R.E. (1987) Classification of human ovarian tumors. Environment Health Prespectives, 73, 15-25.

[27] Sampson, J. A. (1925) Endometrial carcinoma of the ovary, arising in endometrial tissue in that organ. Annals of Surgery, 10, 1-72.

[28] Scott, R. (1953) Malignant changes in endometriosis. Obstetrics & Gynecology, 2, 283-289.

[29] Brinton, L. A., Gridley, G., Persson, I. et al. (1997) Cancer risk after a hospital discharge diagnosis of endometriosis. American Journal of Obstetrics & Gynecology, 176, 572-579.

[30] Schairer, C., Persoon, I., Falkeborn, M. et al. (1997) Breast cancer risk associated with gynecologic surgery and indications for each surgery. International Journal of Cancer, 70, 150-157.

[31] Borgfeldt, C. and Andolf, E. (2004) Cancer risk after hospital discharge diangosis of benign ovarian cysts and endometriosis. Acta Obstetricia & Gynecologica Scandinavica, 83, 395-400.

[32] Melin, A., Sparen, P., Persson, I. and Bergqvist, A. (2006) Endometriosis and the risk of cancer with special emphasis on ovarian cancer. Human Reproduction, 21, 1237-1242.

[33] Melin, A., Sparen, P. and Bergqvist, A. (2007) The risk of cancer and the role of parity among women with endometriosis. Human Reproduction, 22, 3021-3026.

[34] Kobayashi, H., Sumimoto, K., Moniwa, N. et al. (2007) Risk of developing ovarian cancer among women with ovarian endometrioma: a cohort study in Shizuoka, Japan. International Journal of Gynecologic Cancer, 17, 37-43.

[35] Kobayashi, H., Sumimoto, K., Kitanaka, T. et al. (2008) Ovarain endometrioma-risks factors of ovarian cancer development. European Journal of

Obstetrics & Gynecology and Reproductive Biology, Gynecology, 138, 187-193.

[36] Brinton, L. A., Lamb, E. J., Moghissi, K. S. et al. (2004) Ovarian cancer risk associated with varying causes of infertility. Fertility and Sterility, 82, 405-414.

[37] Brinton, L. A., Westhoff, C. L., Scoccia, B. et al. (2005) Causes of infertility as predictors of subsequent cancer risk. Epidemiology, 16, 500-507.

[38] Olsen, J. E., Cerhan, J. R., Janney, C. A. et al. (2002) Postmenopausal cancer risk after self-reported endometriosis diagnosis in the Iowa Women's Health Study. Cancer, 94, 1612-1618.

[39] Ness, R. B., Grisso, J. A., Cottreau, C. et al. (2000) Factors related to inflammation of the ovarian epithelium and risk of ovarian cancer. Epidemiology, 11, 111-117.

[40] Ness, R. B., Cramer, D. W., Goodman, M. T. et al. (2002) Infertility, fertility drugs, and ovarian cancer: a pooled analysis of case-control studies. American Journal of Epidemiology, 155, 217-224.

[41] Modugno, F., Ness, R. B., Allen, G. O. et al. (2004) Oral con-traceptive use, reproductive history, and risk of epithelial ovarian cancer in women with and without endometriosis. American Journal of Obstetrics & Gynecology, 191, 733-740.

[42] Borgfeldt, C. and Andolf, E. (2004) Cancer risk after hospital discharge diagnosis of benign ovarian cysts and endometri-osis. Acta Obstetricia et Gynecologica Scandinavica, 83, 3995-4000.

[43] Rossing, M. A., Cushing-Haughen, K. L., Wicklund, K. G. et al. (2008) Risk of epithelial ovarian cancer in relation to benign ovarian conditions and ovarian surgery. Cancer Causes Control, 19, 1357-1364.

[44] Brinton, L. A., Sakoda, L. C., Sherman, M. E. et al. (2005) Relationship of benign gynecologic diseases to subsequent risk of ovarian and uterine tumors. Cancer Epidemiology, Biomar-

kers & Prevention, 14, 2929-2935.

[45] Sato, N., Tsunoda, H., Nishida, M. et al. (2000) Loss of het-erozygosity on 10q23. 3 and mutations of the tumor suppressor gene PTEN in benign endometrial of the ovary: possible sequence progression from benign endometrial cyst to endometrioid carcinoma and clear cell carcinoma of the ovary. Cancer Research, 60, 7052-7056.

[46] Jiang, X., Morland, S. J., Hitchcock, A. et al. (1998) Allelotyping of endometriosis with adjacent ovarian carci-noma reveals evidence of a common lineage. Cancer Research, 58, 1707-1712.

[47] Prowse, A. H., Manek, S., Varma, R. et al. (2006) Molecular genetic evidence that endometriosis is a precursor of ovarian cancer. International Journal of Cancer, 119, 556-562.

[48] Mandai, M., Yamaguchi, K., Matsumura, N. et al. (2009) Ovarian cancer in endometriosis: molecular biology, pathology, and clinical management. International Journal of Clinical Oncology, 14, 383-391.

[49] Clement, P. B. (2007) The pathology of endometriosis: a survey of the many faces of a common disease emphasizing diagnostic pitfalls and unusual and newly appreciated aspects. Advances in Anatomic Pathology, 14, 241-260.

[50] Prefumo, F., Todeschini, F., Fulcheri, E. et al. (2002) Epithelial abnormalities in cystic ovarian endometriosis. Gynecologic Oncology, 84, 280-284.

[51] Fukunaga, M. and Ushiogome, S. (1998) Epithelial meta-plastic changes in ovarian endometriosis. Modern Pathology, 11, 784-788.

[52] Somigliana, E., Vigano, P., Parazzini, F. et al. (2006) Association between endometriosis and cancer: a comprehensive review and a critical analysis of clinical and epidemiological evidence. Gynecologic Oncology, 101, 331-342.

[53] Munksgaard, P. S. and Blaakaer, J. (2012) The association between endometriosis and ovarian cancer: a review of histological, genetic and mo-

lecular alterations. Gynecologic Oncology, 124, 164-169.

[54] Fukanaga, M., Nomura, K., Ishikawa, E. and Ushiogome, S. (1997) Ovarian atypical endometriosis: its close association with malignant epithelial tumours. Histopathology, 30, 249-255.

[55] LaGrenade, A. and Silverberg, S. G. (1998) Ovarian tumors associated with atypical endometriosis. Human Pathology, 19, 1080-1084.

[56] Moll, U. M., Chumas, J. C., Chalas, E. and Mann, W. J. (1990) Ovarian carcinoma arising in atypical endometriosis. Obstetrics & Gynecology, 75, 537-539.

[57] Czernobilsky, B. and Morris, W. J. (1979) A histologic study of ovarian endometriosis with emphasis on hyperplastic and atypical changes. Obstetrics & Gynecology, 53, 318-323.

[58] Ogawa, S., Kaki, T., Amada, S. et al. (2000) Ovarian endome-triosis associated with ovarian carcinoma: a clinicopathological and immunohistochemical study. Gynecologic Oncology, 77, 298-304.

[59] Seidman, J. D., Feeley, K. M. and Wells, M. (1996) Prognostic importance of hyperplasia and atypia in endometriosis. International Journal of Gynecologic Pathology, 15, 1-9.

[60] Hanahan, D. and Weinberg, R. A. (2000) The hallmarks of cancer. Cell, 100, 57-70.

[61] Fialkow, P. J. (1976) Clonal origin of human tumors. Biochimica et Biophysica Acta, 458, 283-321.

[62] Nowell, P. C. (1976) The clonal evolution of tumor cell popu-lations. Science, 194, 23-28.

[63] Nilbert, M., Pejovic, T., Mandahl, N. et al. (1995) Monoclonal origin of endometriotic cysts. International Journal of Gynecologic Cancer, 5, 61-63.

[64] Jiang, X., Hitchcock, A., Bryan, E. J. et al. (1996) Microsatellite analysis of endometriosis reveals loss of heterozygosity at candidate ovarian tumor suppressor gene loci. Cancer Research, 56, 3534-3539.

[65] Jimbo, H., Hitomi, Y., Yoshikawa, H. et al. (1997)

Evidence for monoclonal expansion of epithelial cells in ovarian endometrial cysts. American Journal of Pathology, 150, 1173-1178.

[66] Tamura, M., Fukaya, T., Murakami, T. et al. (1998) Analysis of clonality in human endometriotic cysts based on evaluation of X chromosome inactivation in archival for-malin-fixed, paraffin-embedded tissue. Lab Investigation, 78, 213-218.

[67] Jimbo, H., Hitomi, Y., Yoshikawa, H. et al. (1999) Clonality analysis of bilateral ovarian endometrial cysts. Fertility and Sterility, 72, 1142-1143.

[68] Wu, Y., Basir, Z., Kajdacsy-Balla, A. et al. (2003) Resolution of clonal origins for endometriotic lesions using laser capture microdissection and the human androgen receptor (HUMARA) assay. Fertility and Sterility, 79, 710-717.

[69] Nabeshima, H., Murakami, T., Yoshinaga, K. et al. (2003) Analysis of the clonality of ectopic glands in peritoneal endo-metriosis using laser microdissection. Fertility and Sterility, 80, 1144-1150.

[70] Mayr, D., Amann, G., Siefert, C. et al. (2003) Does endome-triosis really have premalignant potential? A clonal analysis of laser-microdissected tissue. FASEB Journal, 17, 693-695.

[71] Jiang, X., Morland, S. J., Hitchcock, A. et al. (1998) Allelotyping of endometriosis with adjacent ovarian carcinoma reveals evidence of a common lineage. Cancer Research, 58, 1707-1712.

[72] Prowse, A. H., Manek, S., Varma, R. et al. (2006) Molecular genetic evidence that endometriosis is a precursor of ovarian cancer. International Journal of Cancer, 119, 556-562.

[73] Obata, K. and Hoshiai, H. (2000) Common genetic changes between endometriosis and ovarian cancer. Gynecologic and Obstetrics Investigation, 50, 39-43.

[74] Goumenou, A. G., Arvanitis, D. A., Matallio-

takis, I. M. et al. (2001) Microsatellite DNA assays reveal an allelic imbalance in p16 (Ink4), GALT, p53, and APOA2 loci in patients with endometriosis. Fertility and Sterility, 75, 160-165.

[75] Sato, N., Tsunoda, H., Nishida, M. et al. (2000) Loss of heterozygosity on 10q23.3 and mutation of the tumor suppressor gene PTEN in benign endometrial cyst of the ovary: possible sequence progression from benign endometrial cyst to endometrioid carcinoma and clear cell carcinoma of the ovary. Cancer Research, 60, 7052-7056.

[76] Martini, M., Ciccarone, M., Garganese, G. et al. (2002) Possible involvement of hMLH1, p16 (INK4a) and PTEN in the malignant transformation of endometriosis. International Journal of Cancer, 102, 398-406.

[77] Dinulescu, D. M., Ince, T. A., Quade, B. J. et al. (2005) Role of K-ras and Pten in the development of mouse models of endometriosis and endometrioid ovarian cancer. Nature Medicine, 11, 63-70.

[78] Bischoff, F. Z., Heard, M. and Simpson, J. L. (2002) Somatic DNA alterations in endometriosis: highfrequency of chromosome 17 and p53 loss in late-stage endometriosis. Journal of Reproductive Immunology, 55, 49-64.

[79] Nezhat, F., Cohen, C., Rahaman, J. et al. (2002) Comparative immunohistochemical studies of bcl-2 and p53 proteins in benign and malignant ovarian endometriotic cysts. Cancer, 94, 2935-2940.

[80] Sainz de la Cuesta, R., Izquierdo, M., Canamero, M. et al. (2004) Increased prevalence of p53 overexpression from typical endometriosis to atypical endometriosis and ovarian cancer associatedwith endometriosis. European Journal of Obstetrics & Gynecology and Reproductive Biology, 113, 87-93.

[81] Akahane, T., Sekizawa, A., Purwosunu, Y. et al. (2007) The role of p53mutation in the carcinomas arising from endome-triosis. International Journal of Gynecologic Pathology, 26, 345-351.

[82] Vercellini, P., Trecca, D., Oldani, S. et al. (1994) Analysis of p53 and ras gene mutations in endometriosis. Gynecologic and Obstetrics Investigation, 38, 70-71.

[83] Bayramoglu, H. and Duzcan, E. (2001) Atypical epithelial changes and mutant p53 geneexpression in ovarian endometriosis. Pathology and Oncology Research, 7, 33-38.

[84] Kurman, R. J. and Shih, I. (2010) The origin and pathogenesis of epithelial ovarian cancer: a proposed unifying theory. American Journal of Surgical Pathology, 34, 433-443.

[85] Kurman, R. J. and Shih, I. (2011) Molecular pathogenesis and extraovarian origin of epithelial ovarian cancer—shifting the paradigm. Human Pathology, 42, 918-931.

[86] Wiegand, K. C., Shah, S. P., Al-Agha, O. M. et al. (2010) ARID1A mutations in endometriosis-associated ovarian carcinomas. New England Journal of Medicine, 363, 1532-1543.

[87] Jones, S., Wang, T. L., Shih, I. et al. (2010) Frequent mutations of chromatin remodeling gene ARID1A in ovarian clear cell carcinoma. Science, 330, 228-231.

[88] Guan, B., Mao, T. L., Panuganti, P. K. et al. (2011) Mutation and loss of expression of ARID1A in uterine low-grade endometrioid carcinoma. American Journal of Surgical Pathology, 35, 625-632.

[89] Collaborative Group on Hormonal Factors in Breast Cancer (1997) Breast cancer and hormone replacement therapy: collaborative reanalysis of data from 51 epidemiological studies of 52, 705 women with breast cancer and 108, 411 women without breast cancer. Lancet, 350, 1047-1059.

[90] Beresford, S. A., Weiss, N. S., Voigt, L. F. and McKnight, B. (1997) Risk of endometrial cancer in relationto use of oestrogen combined with cyclic progestagen therapy in postmenopausalwomen. Lancet, 349, 458-461.

[91] Morch,L.S.,Lokkegaard,E.,Andreasen,A. H. et al. (2009) Hormone therapy and ovarian cancer.JAMA,302,298-305.

[92] Heaps,J.M.,Nieberg,R.K. and Berek,J.S. (1990)Malignant neoplasms arising in endometriosis. Obstetrics & Gynecology, 75, 1023-1028.

[93] Oxholm,D.,Knudsen,U.B.,Kryger-Baggesen, N. and Ravn, P. (2007) Postmenopausal endometriosis. Acta Obstetricia et Gynecologica Scandinavica,4,1-7.

[94] Zeitoun, K. M. and Bulun, S. E. (1999) Aromatase: a key molecule in the pathophysiology of endometriosis and a therapeutic target.Fertility and Sterility,72,961-969.

[95] Zeitoun, K., Takayama, K., Sasano, H. et al. (1998) Deficient 17beta-hydroxysteroid dehydrogenase type 2 expression in endometriosis: failure to metabolize 17beta-estradiol. Journal of Clinical Endocrinology and Metabolism,83,4474-4480.

[96] O'Donnell, A.J.,Macleod, K.G.,Burns, D.J.et al.(2005)Estrogen receptoralpha mediates gene expression changes and growth response in ovarian cancer cells exposed to estrogen.Endocrine Related Cancer,12,851-866.

[97] Matsuzaki, S., Murakami, T., Uehara, S. et al.(2001)Expression of estrogen receptor alpha and beta in peritoneal and ovarian endometriosis. Fertility and Sterility, 75, 1198-1205.

[98] Tsuchiya, A., Sakamoto, M. and Yasuda, J. (2003) Expression profiling in ovarian clear cell carcinoma: identification of hepatocyte nuclear factor-1 beta as a molecular marker and a possible molecular target for therapy of ovarian clear cell carcinoma. American Journal of Pathology,163,2503-2512.

[99] Kato,N.,Sasou,S.and Motoyama,Y.(2006) Expression of hepatocyte nuclear factor-1 beta(HNF-1 beta) in clear cell tumors and endometriosis of the ovary.Modern Pathology,19,83-89.

[100] del Carmen, M. G., Smith Sehdev, A. E., Fader,A.N.et al.(2003)Endometriosis-associated ovarian carcinoma: differential expression of vascular endothelial growth factor and estrogen/progesterone receptors. Cancer,98,1658-1663.

[101] Yamamoto, S., Tsuda, H., Takano, M. et al. (2008) Expression of platelet-derived growth factors and their receptors in ovarian clear-cell carcinoma and its putative precursors. Modern Pathology,21,115-124.

[102] McMeekin, D.S., Burger, R.A., Manetta, A. et al. (1995) Endometrioid adenocarcinoma of the ovary and its relationship to endometriosis.Gynecologic Oncology,59,81-86.

[103] Komiyama, S., Aoki, D., Tominaga, E. et al. (1999) Prognosis of Japanese patients with ovarian clear cell carcinoma associated with pelvic endometriosis: clinicopathologic evaluation.Gynecologic Oncology,72,342-346.

[104] Erzen,M., Rakar, S., Klancnik, B. et al. (2001)Endometriosisassociated ovarian carcinoma (EAOC): an entity distinct from other ovarian carcinomas as suggested by a nested case-control study. Gynecologic Oncology,83,100-108.

[105] Erzen,M.and Kovacic,J.(1998)Relationship between endometriosis and ovarian cancer. European Journal of Gynaecological Oncology,19,553-555.

[106] Chan,J.K.,Teoh,D.,Hu,J.M.et al.(2008)Do clear cell ovarian carcinomas have poorer prognosis compared to other epithelial cell types? A study of 1411 clear cell ovarian cancers.Gynecologic Oncology,109,370-376.

[107] Orezzoli, J. P., Russell, A. H., Oliva, E. et al. (2008)Prognostic implication of endometriosis in clear cell carcinoma of the ovary. Gynecologic Oncology,110,336-344.

[108] Pectasides,D.,Pectasides,E.,Psyrri,A.and Economopoulos,T.(2006) Treatment issues in clear cell carcinoma of the ovary: a different entity? Oncologist,11,1089-1094.

[109] Anglesio,M.S.,Care,M.S.,Kobel,M.et al. (2011)Clear cell carcinoma of the ovary: a report from the first ovarian clear cell symposium,June 24th,2010.Gynecologic Oncology,121,407-415.

[110] Behbakht,K.,Randall,T.C.and Benjamin,I. (1998) Clinical characteristics of clear cell carcinoma of the ovary.Gynecologic Oncology,70,255-258.

[111] Goff,B.A.,Sainz de la Cuesta,R.,Muntz,H.G. et al.(1996)Clear cell carcinoma of the ovary: a distinct histologic type with poor prognosis and resistance to platinum-based chemotherapy in stage III disease.Gynecologic Oncology,60, 412-417.

[112] Duska,L.R.,Garrett,L.,Henretta,M.et al. (2010)When 'never-events' occur despite adherence to clinical guidelines: the case of venous thromboembolism in clear cell cancer of the ovary compared to other epithelial histologic subtypes. Gynecologic Oncology, 116,374-377.

[113] Eltabbakh,G.H.,Mount,S.I.,Beatty,B.et al.(2006)Clinical and molecular differences between clear cell and papillary serous ovarian carcinoma. Journal of Surgical Oncology,93,379-386.

[114] Olsen,C.M.,Nagle,C.M.,Whiteman,D.C.et al.(2008) Body size and risk of epithelial ovarian and related cancers: a population-based case-control study. International Journal of Cancer,123,450-456.

[115] Purdie,D.M.,Bain,C.J.,Webb,P.M.et al. (2001)Body size and ovarian cancer: case-control study and systematic review (Australia).Cancer Causes Control,12,855-863.

[116] Riman,T.,Dickman,P.W.,Nilsson,S.et al. (2004)Some life-style factors and the risk of invasive epithelial ovarian cancer in Swedish women.European Journal of Epidemiology, 19,1011-1019.

[117] Greer,J.B.,Modugno,F.,Ness,R.B.and Allen,G.O.(2006)Anthropometry and the risk of epithelial ovarian cancer. Cancer, 106, 2247-2257.

[118] Kobel,M.,Kalloger,S.E.,Santos,J.L.et al. (2010) Tumor type and substage predict survival in stage I and II ovarian carcinoma: insights and implications. Gynecologic Oncology,116,50-56.

[119] Rauh-Hain, A.J., Winograd, D., Growdon, W.B.et al.(2012)Prognostic determinants in patients with uterine and ovarian clear cell carcinoma. Gynecologic Oncology, 125, 376-380.

[120] Kennedy, A.W., Markman, M.and Biscotti, C.V. (1999) Survival probability in ovarian clear cell adenocarcinoma. Gynecologic Oncology,74,108-114.

[121] Jenison,E.L.,Montag,A.H.and Griffiths,C.T. (1989)Clear cell adenocarcinoma of the ovary: a clinical analysis and comparison with serous carcinoma.Gynecologic Oncology,32,65-71.

[122] Bast,R.C.,Feeney,M.,Lazarus,H.et al. (1981) Reactivity of a monoclonal antibody with human ovarian carcinoma. Journal of Clinical Investigation,68,1331-1337.

[123] Bast,R.C.,Klug,T.C.and St John,E.(1983) A radioimmunoassay using a monoclonal antibody to monitor the course of epithelial ovarian cancer. New England Journal of Medicine,309,883-887.

[124] Alagoz,T.,Buller,R.E.,Berman,M.et al. (1994)What is a normal CA-125 level? Gynecologic Oncology,53,93-97.

[125] Bon,G.G.,Kenemans,P.,Verstraeten,R.et al. (1996)Serum tumour marker immunoassays in gynecologic oncology: establishment of reference values. American Journal of Obstetrics & Gynecology,174,107-114.

[126] Brooks, S.E. (1994) Preoperative evaluation of patients with suspected ovarian cancer. Gynecologic Oncology,55,S80.

[127] Kurtz, A.B., Tsimikas, J.V., Tempany, C.M.C. et al. (1999) Diagnosis and staging of ovarian cancer: comparative values of Doppler and con-

ventional US,CT,and MR imaging correlated with surgery and histopathologic analysis——report of the Radiology Diagnostic Oncology Group.Radiology,212,19-27.

[128] Hensen,J. H.,Van Breda Vriesman,A. C. and Puylaert,J. B.(2006)Abdominal wall endometriosis: clinical presentation and imaging features with emphasis on sonography. American Journal of Roentgenology,186,616-621.

[129] Francica,G.,Giardiello,C.,Angelone,G. et al.(2003)Abdominal wall endometriomas near cesarean delivery scars: sonographic and color doppler findings in a series of 12 patients. Journal of Ultrasound Medicine, 22,1041-1043.

[130] McDermott,S.,Oei,T. N.,Iyer,V. R. and Lee,S.I.(2012)MR imaging of malignancies arising in endometriomas and extraovarian endometriosis.Radiographics,32,845-863.

[131] Karlan,B. Y.,Hawkins,R.,Hoh,C. et al. (1993)Whole-body positron emission tomography with 2- [^{18} F]fluoro-2-deoxy-D-glucose can detect recurrent ovarian carcinoma.Gyneco-

logic Oncology,51,175-181.

[132] Hubner,K. F.,McDonald,T. W.,Niethammer, J.G. et al.(1993)Assessment of primary and metastatic ovarian cancer by positron emission tomography (PET) using 2-18 F-deocyD-glucose(2-18 F-FDG).Gynecologic Oncology, 51,197-204.

[133] Bristow,R.E.,del Carmen,M.G.,Pannu,H.K. et al.(2003)Clinically occult recurrent ovarian cancer: patient selection for second-ary cytoreductive surgery using combined PET/CT.Gynecologic Oncology,90,519-528.

[134] Rieber,A.,Nussle,K.,Stohr,H.et al.(2001) Preoperative diagnosis of ovarian tumors with MR imaging: comparison with transvaginal sonography,positron emission tomography, and histologic findings. American Journal of Roentgenology,117,123-129.

[135] Fenchel, S., Grab, D., Nuessle, K. et al. (2002)Asymptomatic adnexal masses: correlation of FDG PET and histopatho-logic findings.Radiology,223,780-788.

9

第9章
卵巢癌肉瘤

一、简介

卵巢癌肉瘤（ovarian carcinosarcoma，OCS）又称为恶性混合性中胚层肿瘤或恶性混合性苗勒管肿瘤（MMMT），是一类极为罕见的卵巢肿瘤，组织类型诊断极具挑战。OCS 肿瘤仅占所有卵巢肿瘤的 1％～4％ [1-6]。中位发病年龄为 60—70 岁 [1-6]。由于 OCS 非常罕见，很难从前瞻性研究中收集资料以提供确切的治疗策略。有关 OCS 患者的治疗流程来自上皮性卵巢癌管理的外延，并不可靠的经验或小规模的回顾性研究。

二、病理

癌肉瘤包括癌性（恶性上皮）和肉瘤性（间质）成分，上皮性成分通常为浆液性、子宫内膜样或未分化的腺癌。但有时也可以为透明细胞癌或鳞状细胞癌。肉瘤成分可以是同源性（卵巢本身的组织成分）或异源性（非卵巢来源成分）[7,8]。同源性成分包括纤维肉瘤、平滑肌肉瘤。异源性成分包括骨肉瘤、横纹肌肉瘤、脂肪肉瘤 [7,8]。目前二分类的临床使用尚不明确。一些研究发现异源性肉瘤成分的癌肉瘤预后较差 [9,10]。但是其他研究发现的结果恰恰相反 [5,11-13]。

这些肿瘤中上皮和间质成分通常随机分布，可以看到不同组分清晰的界面。两者几乎都是高级别肿瘤，但是间质成分偶尔可能有分化相对好一些的梭形细胞。通常不需要免疫组化进行诊断，有时细胞角蛋白染色有

助于诊断背景中大量不易分辨的不明确形态细胞中的上皮性成分 [14-16]。作为卵巢肿瘤多样性的实例，偶尔在高级别癌中大部分都是上皮性成分而只有小灶转为癌肉瘤，这些合并灶性癌肉瘤成分的肿瘤应诊断为"高级别浆液性腺癌合并局灶性癌肉瘤变"。又是癌肉瘤合并子宫内膜异位症，但很少像透明细胞瘤或子宫内膜样癌那样突入内膜异位症囊腔。癌肉瘤的鉴别诊断较为直接，但是需要指出，有时癌组织中会出现梭形上皮细胞，而癌肉瘤需要有瘤样梭形细胞才能确定有间质成分。具有梭形上皮细胞的癌，大多数为子宫内膜样癌，通常较癌肉瘤级别低，且上皮和梭状上皮细胞成分的界限不明确。为完整说明，需要注意的是，子宫肿瘤如苗勒管腺肉瘤也可以发生在卵巢，称为中胚层腺肉瘤。和子宫肿瘤类似，卵巢肿瘤的上皮成分虽不典型但也不完全恶性，这种组织结构需要和癌肉瘤进行区分。

三、病理生理学

癌肉瘤的遗传学起源尚不明确。目前已提出一些机制解释上皮癌和肉瘤两种性质肿瘤并存的现象 [17,18]。目前有三大主要学说，其中第一个以前曾是热点，但没有确切证据：①冲突学说，描述了上皮性癌和肉瘤性两者的发生彼此独立，提示它们是两种独立的肿瘤；②合并学说，支持两者有相同的干细胞前体，发育成上皮癌和肉瘤，两种组分在肿瘤发生早期进行不同分化；③转变学说，提出肉

瘤成分在肿瘤发生过程中从癌成分分化而来,肿瘤干细胞起源形成一种细胞类型,然后分化出第二种细胞类型。大多数研究癌肉瘤的基因起源的数据来自子宫癌肉瘤的研究。

同一克隆的上皮细胞可能介导了上皮向间质转化的假说得到了子宫癌肉瘤个案研究支持[19]。作者们注意到 p53 在上皮癌和肉瘤发生中存在相似的免疫反应,癌和肉瘤的转换区域出现基底膜的破坏。在评估 X 染色体灭活和微卫星分析中,12 例子宫癌肉瘤和 3 例卵巢癌肉瘤标本存在 p53 变异,研究者们发现所有癌肉瘤都是单克隆性的,支持合并学说[20]。这一研究表明卵巢癌肉瘤起源的单克隆性,为合并学说提供了理论依据。

然而,肿瘤起源的研究仍有很多矛盾的数据。一些研究支持单克隆学说。一项 30 例癌肉瘤的比较基因组杂交和荧光原位杂交研究显示染色体 8q 和 10q 上 *c-myc* 原癌基因呈现染色体扩增。这一结果支持单克隆学说[21]。Sonoda 等的研究支持合并学说。作者们指出,一例癌肉瘤中显示上皮癌和肉瘤成分都存在 BRCA2 等位基因克隆缺失,并出现 P53 体细胞突变[22]。子宫癌肉瘤两种肿瘤成分在 p53 染色的一致性(两种肿瘤 P53 蛋白表达或者都是阴性或都是阳性),提示上皮性和间质成分的起源相同[23]。细胞系培养和异体移植研究进一步证实肿瘤的单克隆来源。一项研究分析来自两个病人两种不同细胞系的异源子宫癌肉瘤[24]。FU-MMT-2 细胞系是上皮癌和肉瘤细胞混合体,以上皮癌为主。FU-MMT-1 标本的癌细胞只有肉瘤成分,有横纹肌母细胞分化。每个细胞系的肉瘤组分都表达肌源性和间质抗原以及上皮性抗原。FU-MMMT-2 标本的上皮癌细胞上皮抗原和 vimentin (间质抗原)均呈阳性表达,desmin 和肌球蛋白(间质抗原)均为阴性。上皮癌和肉瘤组分都表达上皮性抗原的观察结果,支持两种组分来源于同样的干细胞。

一项 3 例原发性腹膜癌肉瘤的研究评估了一些癌蛋白,包括 P53,P16,BCL2,Cerb-B2,E-cadherin,P-cadherin 和 N-cadherin[25]。3 例患者都有 P16 染色,其他标记物的表达无一致性。上皮癌和肉瘤组分表达无差异的现象,支持单一多能恶性细胞克隆学说。在子宫癌肉瘤超微结构的分析中,也有局灶上皮分化的报道[肉瘤成分中细胞桥粒和(或)细胞角蛋白张力细丝束成分,伴有基质和上皮的交叉以及两者之间的过渡形式][26,27]。这些表现支持癌肉瘤单克隆来源。

在 25 例子宫癌肉瘤的研究中,21 例患者上皮癌和肉瘤成分存在 p53 和 K-ras 变异以及 X 染色体失活[28]。Growden 等研究了妇科癌肉瘤的广泛基因组分型以识别组织特异的体细胞突变事件[29]。在 52 例患者中 46% 发现肿瘤基因突变,包括 TP53 (23%),PIK3CA(19%),KRAS(15%),CT-NNB1(4%)以及 NRAS(2%)。作者报道了上皮癌和肉瘤成分的比较分析,提示相似的突变特征。这一研究中,TP53 和 CTNNB1 突变在子宫和卵巢癌肉瘤发生过程中是相似的,但 PIK3CA,KRAS 和 NRAS 的活性突变只出现在子宫癌肉瘤中。

两例卵巢浆液性上皮癌复发为癌肉瘤的研究支持转变学说。异质性丧失的研究中,p53 突变以及微卫星分析提示原发和复发肿瘤存在相同的表现[30]。观察表明妇科癌肉瘤过度表达一些治疗性相关的突变可能对这些肿瘤的直接靶向干预有一定帮助。

四、临床表现

癌肉瘤通常较卵巢上皮性癌的发病年龄晚。对于癌肉瘤的女性患者,报道的平均发病年龄从 60 到 70 岁,至少有两项研究表明诊断癌肉瘤的患者年龄高于卵巢上皮性癌[4,6,10,31]。癌肉瘤是根据国际妇产科联合会(FIGO)卵巢癌分期标准进行分期的。大部分患者诊断时就表现为晚期疾病(FIGO

Ⅲ/Ⅳ)[3,4,6,10,31]。临床表现为盆腔或
腹部疼痛,早饱、腹胀、腹部张力高,胃肠道不
适[6,10]。经过年龄调整,癌肉瘤病人的症
状较上皮性癌患者要重[3,6]。

体格检查触及肿物是最常见的表现。超
过 90% 的女性可能有卵巢外播散,1/3 的病
例累及双侧卵巢并出现腹水[6]。目前报道
50% 以上的患者在初次诊断的时候就有淋巴
结转移[3,4,6]。卵巢癌肉瘤患者肺和大脑
转移较为罕见,子宫癌肉瘤正相反[3,4]。

五、治疗前评估

血清 CA125 水平升高可能用于评估治
疗反应[3,6]。Sood 等的研究表明,超过
90% 的病人 CA125 升高,术前水平超过
75U/ml 与预后不良有关[10]。但是,
CA125 作为观察肿瘤治疗效果的标志物其
价值尚未被证实[2]。一些研究表明,患者的
甲胎蛋白水平升高,提示这一指标可用于卵
巢癌肉瘤的患者。但是,血清甲胎蛋白水平
和治疗效果无相关性[32]。

只有少量文献提到了治疗前影像学检
查。Cho 等的研究表明,13 例病例中 8 例患
者最终病理证实为癌肉瘤[33]。所有患者都
接受术前的影像学评估,CT 或 MRI。5 例
患者卵巢病变为双侧,3 例为一侧[33]。11
例患者的病变为囊实性,2 例患者是不规则
多房厚壁囊肿[33]。最后病理检查两例患者
的囊内液是血性的[33]。大多数病例的附件
区肿物直径大于 10cm。所有的 8 例患者影
像学都显示有腹水[33]。在 11 例混合性包
中出现实性成分的致密而均质的对照增强
[33]。重要的是,大多数病例都是晚期。手
术分期一例为 FIGO Ⅲ B 期,一例 Ⅳ 期,6 例
Ⅲ C 期[33]。作者推测癌肉瘤可能侵袭性更
强,表现为术前影像学上的大块肿物[33]。
但是,仍需要指出,影像学表现并不特异,可
能只能提示癌肉瘤,并不能进行诊断[33]。

六、预后因素

以往的研究中,异源性癌肉瘤的患者预
后更差。但是近期的报道中,组织学(同源性
vs 异源性)对患者的预后没有明显的影响
[5,10,11,13,30]。相似的,其他组织学因
素,如级别、分裂象也和疾病的预后无明显相
关性,不能预测转移[17]。但是,肿瘤上皮成
分的组织学特征可以预测预后。一项研究
中,浆液性上皮成分比非浆液性上皮成分的
情况预后更差[34]。肉瘤成分超过 25％ 以
及原发肿瘤中出现大量的小血管和不良预后
相关[34,35]。一项 25 例患者的子宫卵巢癌
肉瘤研究中,VEGF、VEGFR-3 的表达增加,
小血管增多与不良预后相关[35]。卵巢癌肉
瘤大量表达 P53,比其他妇科肿瘤表达比例
要高[36]。P53 过度表达和晚期病变、不良
预后相关[36]。

一些预后不良的卵巢癌肉瘤患者的临床
预后因素包括高龄、晚期病变以及不满意的
肿瘤细胞减灭术[6,18,31,37]。卵巢癌肉瘤
的妇女和卵巢上皮性癌的患者相比预后更
差,中位生存期少于 18 个月[3,4,6,10,31]。
一项最大的病例系列报道(n = 50),Rauh-
Hain 等报道了卵巢癌肉瘤中位无瘤生存期
为 11 个月,上皮癌无瘤生存期为 16 个月
[31]。卵巢癌肉瘤的患者中位总生存期也明
显降低为 24 个月,上皮癌为 41 个月[31]。
这一研究中,满意的手术切除可以显著改善
患者的预后[31]。另一项回顾性研究中,47
例卵巢癌肉瘤的患者有 72％ 复发,平均时间
10.5 个月[10]。最大减瘤、低 CA125 水平、
同源性肿瘤、铂类化疗可以改善生存[10]。
一项 40 人的单中心卵巢癌肉瘤研究报道中
位生存期为 8.7 个月[3]。晚期肿瘤和大块
残留病灶和不良预后相关[3]。基于人群的
流行病学和结果的调查(SEER)显示,13 996
例原发性卵巢癌患者中 382 例为卵巢癌肉瘤
[38]。卵巢癌肉瘤在 50 岁以下的女性中很

罕见,相同分期(66%～68%为晚期)卵巢癌肉瘤的患者预后更差,即使是早期病变也是如此[38]。这一研究同样也显示卵巢癌肉瘤的中位生存期比卵巢上皮癌要短[38]。

七、治疗

1. 手术治疗　和卵巢上皮性癌一样,明显临床早期的癌肉瘤患者应当进行全面的分期手术。由于卵巢癌肉瘤很罕见,目前还没有前瞻性肿瘤细胞减灭术的研究。很久前的回顾性研究中,肿瘤细胞减灭术并不改善预后[13,39-42]。但是,过去的15年间,回顾性研究表明进行满意的肿瘤细胞减灭术可以改善卵巢癌肉瘤患者的预后[3,10,11,31,43-45]。

RauhHain等研究了50例卵巢癌肉瘤的患者,满意的肿瘤细胞减灭术和不满意的手术相比,无疾病生存和总生存率均有显著差异[31]。满意的手术定义为经过初次完整的手术残留的病灶直径小于或等于1cm。仅有镜下病灶的患者(n=11)的无瘤生存期为19个月,满意的肿瘤细胞减灭术有小于1cm

的残留病灶(n=26)的DFS为10个月,而大体残留患者仅有5个月(n=10,P=0.01)[31]。仅有镜下残留的患者中位总生存期为47个月,满意的肿瘤细胞减灭术有小于1cm的大体残留组为18个月,不满意的减灭术则为8个月(P=0.02)[31]。Rutledge等报道,初次满意的肿瘤细胞减灭术者中位总生存期为25个月,不满意者为16个月[37]。一个28例卵巢癌肉瘤病例系列研究表明,满意的肿瘤细胞减灭术(残余病灶<2cm)能显著延长复发的时间(P=0.001),但并不改善至死亡的时间(P=0.89)[44]。另一项回顾性研究中,初次满意的肿瘤细胞减灭术组中位生存率为46个月,不满意组为27个月[46]。表9-1总结了手术减瘤对癌肉瘤患者生存的影响。总之,大多数现有的回顾性研究支持应用肿瘤细胞减灭术治疗卵巢癌肉瘤,满意的减瘤术可以改善生存和预后。手术治疗方案类似于卵巢上皮性癌的患者。手术干预应由经验丰富的妇科肿瘤医生在专门的医疗中心进行,从而达到满意的减瘤目的[10,40,47,48]。

表 9-1　回顾性研究报道的肿瘤细胞减灭术对卵巢癌肉瘤生存的影响

满意的肿瘤细胞减灭术定义	患者数量	减瘤术对生存的影响	参考文献
<2cm	14	无	[13]
<2cm	15	无	[40]
<1.5cm	15	无	[41]
<2cm	24	无	[39]
<1cm	29	无	[42]
未报道	14	改善	[45]
<2cm	14	改善	[44]
<2cm	23	改善	[43]
未报道	30	改善	[11]
<1cm	41	改善	[10]
<2cm	40	改善	[3]
<1cm	50	改善	[31]
<1cm	19	与生存改善相关	[37]
<2cm	41	与生存改善相关	[6]

2. 化疗 目前已达成术后进行辅助化疗治疗女性卵巢癌肉瘤的共识。化疗治疗卵巢癌肉瘤和手术切除的意义相似，其根据主要来自目前报道的回顾性研究，包括不同种族患者，不同分期和不同的药物治疗。卵巢癌肉瘤通常被排除在 GOG 以及其他 I/II 期临床前瞻性试验之外。现有的数据支持应用铂类的全身化疗[2,17]。但是，应单独使用铂类化疗还是联合其他药物尚不明确。历史上的治疗方法包括铂类化疗药联合紫杉醇，铂类加异环磷酰胺，铂类加多柔比星和达卡巴嗪[2,17]。

三项前瞻性的 GOG 临床试验提示多柔比星单药治疗可能不够充分，而顺铂和异环磷酰胺的联合治疗可能对卵巢癌肉瘤有一定作用[49-51]。第一个试验评估了 31 例卵巢癌肉瘤患者应用多柔比星化疗的效果，缓解率为 10%（RR），只有一例部分缓解[49]。第二个试验评估了 28 例卵巢癌肉瘤患者应用异环磷酰胺加美司钠治疗的效果[50]。作者报道了 1 例完全缓解，4 例部分缓解，总缓解率 17.9%[50]。最近的 GOG 试验中，136 例入组的卵巢癌肉瘤患者接受顺铂化疗，剂量为 $50mg/m^2$，3 周一次，至出现疾病进展或严重毒副反应停药。只有 44 例患者可进行治疗效果的评估。一例患者完全缓解，8 例部分缓解，25 例治疗期间进展[51]。作者报道的顺铂反应率为 20%，类似于子宫癌肉瘤[51]。130 例患者的中位 PFS 和 OS 分别为 5.2 个月和 11.7 个月[51]。这一研究提供了第一个客观的数据说明顺铂在治疗卵巢癌肉瘤中是有效的系统性化疗药物。另外，这一研究同样也表明这类疾病要做大规模的前瞻性研究是何等困难。募集 136 例患者足足花了 20 年的时间[51]。

回顾性研究也同样可以为铂类药物治疗卵巢癌肉瘤提供依据。一项 47 例卵巢癌肉瘤的研究中，85% 的患者接受了不同方案的辅助化疗[10]。27 例患者接受铂类的化疗，其余接受非铂类化疗方案，含铂类化疗的反应率和中位生存期明显高于不含铂类的化疗（RR＝80% vs 12%，$P＝0.008$，中位生存 15vs6.6 个月，$P＝0.03$）[10]。卡铂联合紫杉醇的化疗方案治疗卵巢上皮性癌的效果显著，据此提出这一方案可能对卵巢癌肉瘤也有效。一项 26 例卵巢癌肉瘤患者使用卡铂紫杉醇化疗的研究表明，16 例患者（55%）达到完全缓解，6 例患者部分缓解，总缓解率 72%，中位生存期 27 个月[44]。相对的，Brown 等发现卵巢癌肉瘤患者对铂类联合的化疗反应率低于浆液性卵巢上皮癌[6]。一项大规模的回顾性病例系列研究中，RauhHain 等报道 50 例卵巢癌肉瘤术后的患者应用卡铂紫杉醇化疗总缓解率为 62%[31]。这一研究中，18 例卵巢癌肉瘤接受化疗的患者（36%）出现疾病进展，28 例患者（36%）完全缓解，3 例患者（6%）部分缓解[31]。与此相反，作为病例对照的 100 例卵巢上皮癌患者，缓解率为 83%，包括 75 例患者（75%）完全缓解（$P＝0.03$）[31]。

目前已观察到联合顺铂和异环磷酰胺可有效地治疗子宫癌肉瘤，因此也有用于治疗卵巢癌肉瘤的情况[50,52]。GOG 前瞻性研究中异环磷酰胺治疗卵巢癌肉瘤的中位生存期为 23 个月[50]。Rutledge 等的回顾性研究报道，11 例患者接受顺铂/异环磷酰胺作为一线化疗，16 例患者接受卡铂/紫杉醇[37]。使用顺铂/异环磷酰胺组的 PFS 和 OS 均提高[37]。卡铂/紫杉醇组的中位 PFS 时间为 12 个月，低于异环磷酰胺/顺铂组（$P＝0.005$）。使用异环磷酰胺组的 OS 也显著改善（$P＝0.03$），但这种联合化疗毒性更强，15%～20% 的患者会出现 3～4 度的粒细胞减少[37]。正在进行的 GOG II 期试验结果表明卡铂/紫杉醇在治疗子宫癌肉瘤方面效果突出，因此可移用到卵巢癌肉瘤上。综上，多个回顾性研究表明铂类化疗药是最有效的化疗。选择紫杉醇还是异环磷酰胺作为联合药物需根据患者的情况、耐受能力决定。化疗方案的研究总结表见表9-2。

3. 放疗 目前缺乏放疗治疗卵巢癌肉瘤的相关数据,主要依靠病例报道[3,5,10]。鲜有证据支持应用放疗治疗晚期及腹膜播散的肿瘤[2,17]。放疗对早期卵巢癌肉瘤的作用也不明确[2]。这一治疗方法可能对单发、孤立的盆腔复发有效,但缺乏临床研究[2,17]。

4. 未来的方向 晚期卵巢癌肉瘤患者较卵巢上皮癌患者的预后更差,中位生存期更短。这些肿瘤可能对铂类化疗不敏感。因此需要寻找新的治疗方法。生物靶向治疗在其他肿瘤的治疗中取得了一定的效果,如果能找到合适的靶点,这些药物将来可用于治疗卵巢癌肉瘤。但是由于该疾病非常罕见,难以进行临床试验来评估分子治疗的效果。

表皮生长因子(EGFR)可能在卵巢癌肉瘤中过度表达。这一受体的靶向药物为西妥昔单抗。文献报道肿瘤中的表达率高达30%[59,60]。一些研究也表明肿瘤过度表达 C-kit。16%～25%的卵巢癌肉瘤过度表达 C-kit,其靶向药物是伊马替尼[59,61,62]。COX-2 酶似乎也过度表达,可能为靶向治疗提供其他机会[62]。

也有报道女性生殖系统癌肉瘤中 Her-2 过度表达。一项研究显示,16 例患者中 9 例过度表达,只有一例通过荧光原位杂交(FISH)提示基因扩增[59]。另一项研究中,28 例患者有 9 例存在 Her-2 蛋白高表达,其中 4 例用 FISH 检测到基因扩增[62]。两例研究上皮成分的染色都较强[59,62]。虽然研究资料有限,也有应用曲妥单抗的研究。9 例卵巢癌肉瘤的患者中 4 例(44%)存在肿瘤血管上皮生长因子(VEGF)活跃表达,这与许多肿瘤不良预后明确相关,包括卵巢癌[63,64]。贝伐单抗用于治疗卵巢癌肉瘤的效果尚不明确。表 9-3 总结了卵巢癌肉瘤过度表达的基因和受体,以及可能的靶向治疗方法。

表 9-2　卵巢癌肉瘤化疗方案总结

研究类型	患者数量	化疗方案	效果(患者数)	中位 PFS/OS(月)	参考文献
GOG/前瞻性	31	多柔比星	部分缓解(1) 缓解率(10%)	未报	[49]
GOG/前瞻性	28	异环磷酰胺/美司钠	完全缓解(1) 部分缓解(4) 缓解率(17.9%)	未报	[50]
GOG/前瞻性	44	顺铂	完全缓解(1) 部分缓解(8) 缓解率(20%)	5.2/11.7	[51]
前瞻性	8	顺铂/异环磷酰胺	完全缓解(7) 部分缓解(1)	15/17	[53]
回顾性	8	VAC	完全缓解(2) 缓解率(25%)	未报	[11]
回顾性	11	CYVADIC	完全缓解(1) 部分缓解(2)	未报	[54]
回顾性	15	CYVADIC 或 CAP	完全缓解(6) 部分缓解(3) 缓解率(60%)	未报	[55]

续表

研究类型	患者数量	化疗方案	效果（患者数）	中位 PFS/OS（月）	参考文献
回顾性	10	铂类	完全缓解（4） 部分缓解（2）	未报/16	[45]
回顾性	13	顺铂/多柔比星	完全缓解（10） 部分缓解（1）	17/未报	[40]
回顾性	15	多种类型化疗，环 磷酰胺为主	完全缓解（2） 部分缓解（5）	未报	[56]
回顾性	24	主要铂类为基础 的方案	完全缓解（1） 部分缓解（7） 缓解率（33%）	未报	[5]
回顾性	10	铂类	完全缓解（3） 部分缓解（5） 缓解率（80%）	未报/15	[10]
回顾性	14	8 铂类-异环磷 酰胺 6 铂类-紫杉醇	未报	未报/23 未报/19	[52]
回顾性	28	卡铂-紫杉醇	完全缓解（16） 部分缓解（6） 缓解率（72%）	未报/27.1	[44]
回顾性	32	26 铂类，6 非铂类	缓解率（40%）	未报/8.7	[3]
回顾性	6	铂类	完全缓解（2） 缓解率（33%）	未报/23	[18]
回顾性	12	铂类	完全缓解（1） 部分缓解（2） 缓解率（25%）	6.4/8.2	[6]
回顾性	11	顺铂-异环磷酰胺	改善 PFS	未报/81%（2 年）	[37]
回顾性	10	铂类	未报	未报/46	[57]
回顾性	28	铂类	完全缓解（12） 部分缓解（7）	12/43	[42]
回顾性	22	铂类	未报	未报/26	[58]
回顾性	50	卡铂-紫杉醇	完全缓解（28） 部分缓解（3） 缓解率（62%）	11/24	[31]

CAP，顺铂、环磷酰胺、多柔比星；CR，完全缓解；CYVADIC，环磷酰胺、长春新碱、多柔比星、达卡巴嗪；GOG，妇科肿瘤学组；OS，总生存期；PFS，无进展生存期；PR，部分缓解；RR，应答率；VAC，长春新碱、更生霉素、环磷酰胺

八、监测

卵巢癌肉瘤的监测和卵巢上皮癌相同，目前缺乏前瞻性的数据提示应用不同的监测方法。应教育患者发现肿瘤复发的征象及症状。这些建议包括全面的系统检查和体格检查，前 2 年 2~4 个月 1 次，之后 3 年 3~6 个月 1 次，此后 1 年 1 次。诊断时 CA125 升高

的患者可以在每次复查时检查这一指标。近期一项欧洲多中心临床试验显示,过早治疗无症状的复发(CA125 水平升高)并不能改善预后,而且降低患者的生活质量[65]。NCCN 和妇科肿瘤协会都指出该研究存在局限性,应该与患者讨论 CA125 治疗监测的利弊[66]。临床有明确指征时可行 X 线胸片,腹部、盆腔、胸腔 CT 或 MRI,或者 PET-CT 检查[66]。

九、总结

卵巢癌肉瘤是一种罕见的恶性肿瘤,预后较差。诊断时通常为晚期病变,临床表现类似于卵巢上皮性癌。由于这一肿瘤很罕见,难以进行前瞻性的临床试验。因此,治疗方法和建议大部分是依据回顾性研究的临床经验。

满意的肿瘤细胞减灭术可以改善卵巢癌肉瘤患者的预后和生存,并应由经验丰富的妇科肿瘤医生在一流的妇科肿瘤临床中心进行手术。减瘤术后应进行含铂方案的化疗。根据患者的耐受性联合异环磷酰胺或紫杉醇药物治疗。进行随机前瞻性试验比较这两种药物难以实现。未来的研究应当聚焦于卵巢癌肉瘤的靶向治疗。这些努力将有助于了解肿瘤的分子机制以及其发生发展的危险因素。

表 9-3　卵巢癌肉瘤中过度表达的基因及受体

受体	癌肉瘤中过度表达	可用的治疗	参考文献
EGFR	30%	西妥昔单抗	[50,60]
c-Kit	16%～25%	伊马替尼	[59,61,62]
Cox-2	33%	Cox-2 抑制剂	[62]
Her-2-neu	40%～56%	曲妥珠单抗	[59,62]
VEGF	44%*	贝伐单抗	[63,64]

EGFR,表皮生长因子受体;VEGF,血管内皮生长因子

* VEGF 在 9 例卵巢癌肉瘤汇总 4 例出现过度表达

(杨　洁　译　李　雷　校)

参 考 文 献

[1]　Siegel, R., Ward, E., Brawley, O. and Jemal, A. (2011) Cancer statistics, 2011: the impact of eliminating socioeconomic and racial disparities on premature cancer deaths. CA Cancer Journal for Clinicians, 61, 212-236.

[2]　Mano, M. S., Rosa, D. D., Azambuja, E. et al. (2007) Current management of ovarian carcinosarcoma. International Journal of Gynecologic Cancer, 17, 316-324.

[3]　Harris, M. A., Delap, L. M., Sengupta, P. S. et al. (2003) Carcinosarcoma of the ovary. British Journal of Cancer, 88, 654-657.

[4]　Barholtz-Sloan, J., Bryant, C., Morris, R. et al. (2004) Survival of women diagnosed with malignant mixed mullerian tumors of the ovary (OMMMT). Gynecologic Oncology, 93, 506-512.

[5]　Chang, J., Sharpe, J. C., A' Hern, R. P. et al. (1995) Carcinosarcoma of the ovary: incidence, prognosis, treatment and survival of patients. Annals of Oncology, 8, 755-758.

[6]　Brown, E., Stewart, M., Rye, T. et al. (2004) Carcinosarcoma of the ovary: 19 years of prospective data from a single center. Cancer,

10,2148-2153.

[7] George,E.,Marvivel,J.C.and Dehner,L.P.(1991)Malignant mixed mullerian tumors: an immunohistochemical study of 47 cases with histogenic considerations and clinical correla-tion.Human Pathology,22,215-223.

[8] Scully,R.E.,Young,R.H.,and Clement,P.B.(1998)Tumors of the ovary,maldeveloped gonads,fallopian tube,and broad ligament,in Atlas of Tumor Pathology(ed Rosai,J.),3rd series,fascicle 23,Armed Forces Institute of Pathology,Washington,DC,pp.128-131.

[9] Dictor,M.(1985)Malignant mixed mesodermal tumor of the ovary: a report of 22 cases.Obstetrics & Gynecology,65,720-724.

[10] Sood,A.K.,Sorosky,J.I.,Gelder,M.S.et al.(1998)Primary ovarian sarcoma—Analysis of prognostic variables and the role of surgical cytoreduction.Cancer,82,1731-1737.

[11] Morrow,C.P.,d'Ablaing,G.,Brady,L.W.et al.(1984)A clinical and pathologic study of 30 cases of malignant mixed mullerian epithelial and mesenchymal ovarian tumors: a gynecologic oncology group study. Gynecologic Oncology,18,278-292.

[12] Boucher,D.and Tetu,B.(1994)Morphologic prognostic factors of malignant mulle-rian tumors of the ovary: a clinicopathologic study of 15 cases. International Journal of Gynecologic Pathology,13,22-28.

[13] Ariyoshi,K.,Kawauchi,S.,Kaku,T.et al.(2000)Prognostic factors in ovarian carcino-sarcoma: a clinicopathological and immuno-histochemical analysis of 23 cases. Histopa-thology,37,427-436.

[14] Seidman,J.D.,Russell,P.,and Kurman,R.J.(2002)Surface epithelial tumors of the ovary,in Blaustein's Pathology of the Female Genital Tract(ed Kurman,R.J.),5th edn,Springer-Verlag,New York,pp.885-886.

[15] Meis,J.M.and Lawrence,W.d.(1990)The im-munohistochemical profile of malignant mixed mullerian tumor.Overlap with endom-etrial adenocarcinoma. American Journal of Clinical Pathology,94,1-7.

[16] Costa,M.J.and Guinee,D.H.(2000)CD34 im-munohisto-chemistry in female genital tract carcinosarcoma(malignant mixed mullerian tumors)supports a dominant role of the car-cinomatous component. Applied Immunohis-tochemistry &Molecular Morphology, 8, 293-299.

[17] Cantrell,L.E.and Van Le,L.(2009)Carcino-sarcoma of the ovary: a review. Obstetrics and Gynecology Survey, 64,673-680.

[18] Inthasorn,P.,Beale,P.,Dairymple,C.et al.(2003)Malignant mixed mullerian tumour of the ovary: prog-nostic factor and response tof adjuvant platinum-based chemotherapy. Australian and New Zealand Journal of Ob-stetrics &Gynaecology,43,61-64.

[19] Guarino,M.,Giordano,F.,Palloti,F.et al.(1998)Malignant mixed mullerian tumor of the uterus.Features favoring its origin from a common clone and epithelial-to-mesenchymal transfor-mation mechanism of histogenesis. Tumori,84,391-397.

[20] Jin,Z.,Ogata,S.,Tamura,G.etal.(2003)Car-cinosarcomas(malignant mullerian mixed tumors)of the uterus and ovary: a genetic study with special reference to histogenesis. International Journal of Gynecologic Patholo-gy,22,368-373.

[21] Schipf,A.,Mayr,D.,Kichner,T.et al.(2008)Molecular genetic aberrations of ovarian and uterine carcinosarcomas—a CGH and FISH study.Virchows Archive,452,259-268.

[22] Sonoda,Y.,Saigo,P.E.,Gederici,M.G.et al.(2000)Carcinosarcoma of the ovary in a patient with germline BRCA2 mutation: evidence for monoclonal origin. Gynecologic Oncology, 76, 226-229.

[23] McCluggage,W.G.(2002)Malignant biphasic uterine tumors: carcinosarcomas or meta-plastic carcinomas? Journal of Clinical Pa-

thology,55,321-325.

[24] Emoto, M., Iwasaki, H., Kikucki, M. et al.
(1992) Two cell lines established from mixed
mullerian tumors of the uterus. Morphologic,
immunohistochemical and cytogenetic analyses.
Cancer,69,1759-1768.

[25] Ng, J. S., Han, A. C., Edelson, M. I. and
Rosenblum,N.G.(2003)Oncoprotein profiles of
primary peritoneal malignant mixed mullerian
tumors. International Journal of Gynecologic
Cancer,13,870-874.

[26] Geisinger,K.R.,Dabbs,D.J.and Marshall,R.
B.(1987)Malignant mixed mullerian tumors:
an ultrastructural and immunohistochemical
analysis with histogenic consideration. Cancer,
59,1781-1790.

[27] deBrito,P.A.,Silverberg,S.G.and Orenstein,
J. M. (1993) Carcinosarcomas (malignant
mixed mullerian tumors)of the female genital
tract: immunohistochemical and ultrastruc-
tural analysis of 28 cases.Human Pathology,
24,132-142.

[28] Wada, H., Enomoto, T., Fujita, M. et al. (1997)
Molecular evidence that most but not all carci-
nosarcomas of the uterus are combination
tumors.Cancer Research,57,1781-1790.

[29] Growden,W.B.,Roussel,B.N.,Scialabba,V.L.et
al.(2011)Tissuespecific signatures of activating
PIK3CA and RAS mutations in carcinosarcomas
of gynecologic origin. Gynecologic Oncology,
121,212-217.

[30] Gallardo, A., Matias Guiu, X., Lagarda, H. et
al.(2002)Malignant mullerian mixed tumor
arising from ovarian serous carcinoma: a
clinicopathologic and molecular study of two
cases: International Journal of Gynecologic
Pathology,21,268-272.

[31] Rauh Hain,A.J.,Growdon,W.B.,Rodriguez,
N.et al.(2011)Carcinosarcoma of the ovary:
a case-control study. Gynecologic Oncology,
121,477-481.

[32] Rebischung,C.,Pautier,P.,Morice,P. et al.
(2000) Alpha fetoprotein production by a

malignant mixed mullerian tumor of the
ovary.Gynecologic Oncology,77,203-205.

[33] Cho,S.B.,Park,C.M.,Park,S.W.et al.(2001)
Malignant mixed mullerian tumor of the ova-
ry: imaging findings. European Radiology,
11,1147-1150.

[34] Althavale, R., Thomakos, N., Godrey, K. et al.
(2007) The effect of epithelial and stromal
tumor components on FIGO stages Ⅲ and Ⅳ o-
varian carcinosarcomas treated with primary
surgery and chemotherapy. International Journal
of Gynecologic Cancer,17,1025-1030.

[35] Nayha,V.and Stenback, F.(2008)Angiogenesis
and expression of angiogenic agents in uterine
and ovarian carcinosar-comas. APMIS, 116,
107-117.

[36] Liu,F., Kohler, M. F., Marks, J. R. et al.
(1994) Mutation and overexpression of the
p53 tujor suppressor gene frequently occurs
in uterine and ovarian sarcomas. Obstetrics
&.Gynecology,83,118-124.

[37] Rutledge, T.L., Gold, M.A., McMeekin, D.S.
et al.(2006)Carcinosarcoma of the ovary—a
case series. Gynecologic Oncology, 100,
128-132.

[38] Barnholtz Sloan, J., Bryant, C., Morris, R. et al.
(2003)Epidemiology and survival of women di-
agnosed with malignant mixed mullerian tumors
of the ovary(OMMMT).[abstract].Proceedings
of American Society of Clinical Oncology, 22,
467 s.Abstract 1875.

[39] Barakat, R. R., Rubin, S. C., Wong, G. et al.
(1990) Mixed mesodermal tumor of the
ovary: analysis of prognostic factors in 31
cases.Obstetrics &. Gynecology,80,660-664.

[40] Plaxe,S.C.,Dottline,P.R.,Goodman, H.M.et
al. (1990) Clinical features of advanced
ovarian mixed mesodermal tumors and treat-
ment with doxorubicin and cisplatin-based
chemotherapy. Gynecologic Oncology, 37,
244-249.

[41] Terada, K. Y., Johnson, T. L., Hopkins, M. et
al. (1989) Clinicopathologic features of

ovarian mixed mesodermal tumors and carcinosarcomas. Gynecologic Oncology，32，228-232.

[42] Leiser，A.L.，Chi，D.S.，Ishill，N.M.and Tew，W. P.（2007）Carcinosarcoma of the ovary treated with platinum and taxane：the Memorial-Sloan Kettering Cancer Center experience.Gynecologic Oncology，105，657-661.

[43] Muntz，H. G.，Jones，M. A.，Goff，B. A. et al.（1994）Malignant mixed mullerian tumors of the ovary：experience with surgical cytoreduction and combination chemotherapy.Cancer，76，1209-1213.

[44] Duska，L. R.，Garrett，A.，Eltabakh，G. H. et al.（2002）Placlitaxel and platinum chemotherapy for malignant mixed mullerian tumors of the ovary.Gynecologic Oncology，85，459-463.

[45] Anderson，B.，Turner，D. A. and Benda，J.（1987）Ovarian sarcoma.Gynecologic Oncology，26，183-192.

[46] Silasi，D. A.，Illuzzi，J. L.，Kelly，M. G. et al.（2008）Carcinosarcoma of the ovary.International Journal of Gynecologic Cancer，18，22-29.

[47] Earle，C. C.，Schrag，D.，Neville，B. A. et al.（2006）Effect of surgeon specialty on processes of care and outcomes for ovarian cancer patients. Journal of National Cancer Institute，98，172-180.

[48] Engelen，M. J.，Kos，H. E.，Willemse，P. H. etal.（2006）Surgery by consultant gynecologic oncologists improves survival in patients with ovarian carcinoma.Cancer，106，589-598.

[49] Morrow，C. P.，Bundy，B. N.，Hoffman，J. et al.（1986）A Gyne cologic Oncology Group Study. Adriamycin chemotherapy for malignant mixed mesodermal tumor of the ovary. American Journal of Clinical Oncology，9，24-26.

[50] Sutton，G. P.，Blessing，J. A.，Homesley，H. D. et al.（1994）A Gynecologic Oncology Group study. A phase Ⅱ trial of ifosfamide and mesna in patients with advanced or recurrent mixed mesodermal tumors of the ovary previously treated with platinum-based chemotherapy.Gynecologic Oncology，53，24-26.

[51] Thigpen，J. T.，Blessing，J. A.，DeGeest，K. et al.（2004）Gynecologic Oncology Group study.Cisplatin as initial chemotherapy in ovarian carcinosarcoma.Gynecologic Oncology，93，336-339.

[52] Sit，A.S.，Price，F.V.，Kelley，J.L.et al.（2000）Chemotherapy for malignant mixed mullerian tumors of the ovary.Gynecologic Oncology，79，196-200.

[53] Crotzer，D.R.，Wolf，J.K.，Jenkins，A.D.et al.（2003）A pilot study of cisplatin，ifosfamide and mesna in the treatment of malignant mixed mesodermal tumors of the ovary [abstract]. Proceedings of American Society of Clinical Oncology，2003.Abstract 1906.

[54] Piver，N. S.，DeEulis，T. G.，Tele，S. B. et al.（1982）Cyclophosphamide，vincristine，adriamycin，and dimethyl triazeno imidazole carboxamide（CYVADIC）for sarcomas of the female genital tract.Gynecologic Oncology，14，319-323.

[55] Moore，M.，Fine，S. and Sturgeon，J.（1986）Malignant mixed mesodermal（MMM）tumors of the ovary：the Princess Margaret Hospital（PMH）experience. Proceedings of American Society of Clinical Oncology，5，14-17.

[56] Prendiville，J.，Murphy，D.，Renninson，J.et al.（1994）Carcinosarcoma of the ovary treated over a 10-year period at the Christie Hospital.International Journal of Gynecologic Cancer，4，200-205.

[57] Mok，J.E.，Kim，Y. M.，Jung，M. H. et al.（2006）Malignant mixed mullerina tumors of the ovary：experience with cytoreductive surgery and platinum-based combination chemotherapy. International Journal of Gynecologic Cancer，16，101-105.

[58] Cecin，I.，Sai，P.，Eralp，Y.etal.（2008）Ovarian carcinosarcomas：clinicopathological prognostic factors and evaluation of chemotherapy regimens containing platinum.Gynecologic Oncology，108，

136-140.

[59] Sawada, M., Tsuda, H., Kimura, M. et al. (2003) Different expression patterns of KIT, EGFR, and HER2(c-erb-b-2)oncoprotein between epithelial and mesenchymal components of uterine carcinosarcoma. Cancer Science, 94, 986-991.

[60] Costa, M. J. and Walls, J. (1996) Epidermal growth factor receptor and c-erb-B-2 oncoprotein expression in female genital tract carcinosarcomas (malignant mixed mullerian tumors). Clinicopathologic study of 82 cases. Cancer, 77, 533-542.

[61] Caudell, J. J., Deavers, M. T., Slomovitz, B. M. et al. (2005) Imatinib mesylate(gleevec)-targeted kinases are expressed in uterine sarcomas. Applied Immunohistochemistry & Molecular Morphology, 13, 167-170.

[62] Raspollini, M. R., Susini, T., Amunni, G. etal. (2005) COX-2, c-KIT, and HER2/neu expression in uterine carcinosarcomas: prognostic factors or potential markers for targeted therapies? Gynecologic Oncology,

96, 159-167.

[63] Zorzou, M. P., Markaki, S., Rodalakis, A. et al. (2005)Clinicopathological features of ovarian carcinosarcomas: a single institution experience. Gynecologic Oncology, 96, 136-142.

[64] Yamamoto, S., Konishi, I., Manda, M. et al. (1997) Expression of vascular endothelial growth factor (VEGF) in epithelial ovarian neoplasms: correlation with clinicopathology and patient survival and analysis of serum VEGF levels. British Journal of Cancer, 76, 1221-1227.

[65] Rustin, G. J., van der Burg, M. E., Griffin, C. L. et al. (2010) Early versus delayed treatment of relapsed ovarian cancer (MRC OV05/ EORTC 55955): a randomised trial. Lancet, 376, 1155-1163.

[66] NCCN Guidelines Version 1(2013) Epithelial ovarian cancer/fallopian tube cancer/primary peritoneal cancer, www. nccn. com (accessed 19 April 2013).

第10章
卵巢恶性生殖细胞肿瘤

一、简介

卵巢生殖细胞肿瘤可为良性或恶性,起源于原始生殖细胞。虽然占卵巢肿瘤的20%~25%,但只占所有卵巢恶性肿瘤的5%,因为绝大部分都是良性皮样囊肿(成熟囊性畸胎瘤)[1,2]。恶性卵巢生殖细胞肿瘤(MOGCT)为罕见肿瘤,主要影响女孩和年轻女性。MOGCT 包括无性细胞瘤、未成熟畸胎瘤、胚胎细胞癌、卵黄囊瘤、原发性卵巢(非妊娠性)绒毛膜癌、多胚瘤和混合性生殖细胞瘤。这些肿瘤通常发生于单侧,允许保留生育能力的手术治疗,具有晚期疾病发病率相对较低、对含铂类化疗敏感以及治愈率高的特点[3]。

二、流行病学

这类肿瘤主要发生于 10—30 岁的年轻女性,峰值约为 19 岁,约占 20 岁前女性全部卵巢肿瘤的 20%[4]。一项研究使用监测、流行病学和最终结果(SEER)数据库,确定了 1262 例 MOGCT[5],报道 414 例(32.8%)无性细胞瘤、449 例(35.6%)未成熟畸胎瘤和 362 例(28.7%)混合性生殖细胞瘤(GCT)[5]。年龄调整发病率为 0.338/100 000 女性 1 年,混合性生殖细胞瘤下降31.5%,无性细胞瘤下降 29.4%[5]。亚洲/太平洋岛裔和西班牙裔 MOGCT 发病率更高[5]。美国报道的 MOGCT 年龄调整发病率为 0.41/100 000,是上皮性卵巢癌发病率

的 1/40[6]。1992—1993 年,美国报道23 000例卵巢癌;217 例(0.9%)为未成熟畸胎瘤,143 例(0.6%)为无性细胞瘤[6]。

三、病理

表 10-1 显示了 2003 世界卫生组织MOGCT 分类系统,它将 GCT 分为三类:原始生殖细胞瘤、畸胎瘤以及单胚层畸胎瘤和与皮样囊肿有联系的体细胞瘤[7]。单胚层畸胎瘤几乎全部是良性的,罕见的与皮样囊肿有联系的体细胞瘤(多数为鳞状细胞癌)是一个单独的分类,这仅仅包含了原始生殖细胞瘤和未成熟畸胎瘤。临床上还常把原始MOGCT 进一步分为无性细胞瘤和非无性细胞瘤型肿瘤[3,8,9]。最常见的非无性细胞瘤型肿瘤为卵黄囊瘤、未成熟畸胎瘤和混合性生殖细胞瘤。胚胎癌、多胚瘤和非妊娠性绒毛膜癌都很罕见[3,8]。

表 10-1 2003 世界卫生组织恶性卵巢生
殖细胞肿瘤组织学分类

分类
原始生殖细胞瘤
无性细胞瘤
卵黄囊瘤
● 多囊性卵黄囊瘤
● 腺型
● 肝样型
胚胎癌
多胚瘤
非妊娠性绒毛膜癌

续表

分类
混合性生殖细胞瘤（注明成分）
双胚层或三胚层畸胎瘤
未成熟畸胎瘤
成熟畸胎瘤
● 实性
● 囊性，皮样囊肿
● 胎性畸胎瘤
单胚层畸胎瘤及与双胚层或三胚层畸胎瘤有联系的体细胞瘤
甲状腺瘤组
类癌组
神经外胚层瘤组
黑素细胞瘤组
肉瘤组
皮脂腺组
垂体型组
视网膜原基瘤组
其他

数据来源于参考文献[7]

1. 未成熟畸胎瘤 这类肿瘤通常为单侧、较大，形成圆形、卵形或分叶状肿物，切面杂色及分叶，灰质暗棕色，常有局灶囊肿[10,11]。这种大体杂色外观很重要，与成熟囊性畸胎瘤（皮样囊肿）更为单纯的主体囊性外观形成鲜明对比。后者有多种偶然的镜下表现可能会导致误诊为未成熟畸胎瘤，当大体特征为皮样囊肿时，做出未成熟畸胎瘤的诊断应极为慎重。

组织学上可见不同数量的未成熟组织[10,11]。诊断未成熟畸胎瘤所依赖的未成熟成分几乎都是未成熟神经上皮组织或细胞有丝分裂活跃的神经胶质。虽然在这些病例中同样存在未成熟间充质，包括软骨，但极少依赖这些成分来诊断未成熟畸胎瘤。实际上，皮样囊肿内的"未成熟"或"胚胎"外观的间充质组织，尤其是软骨，有时候会导致误诊为未成熟畸胎瘤，或至少引起这方面的考虑。

未成熟畸胎瘤根据包含未成熟神经成分的组织比例来进行组织学分级[10]。多年来，使用半定量方法来指导病理学家评估未成熟成分的量，但由于这些肿瘤中杂乱的混合成分，实践中很难得到可靠的结果。基本上认为未成熟组织有限为1级，中等量为2级，大量为3级。正如这些措辞所示，传统上使用的是三级系统，但在过去10年中，考虑使用更为简单的低级别或高级别来评价肿瘤，以往三级系统中的2级和3级都被认为是高级别。组织学分级对卵巢外播散的风险有提示意义。

高级别未成熟畸胎瘤逐步具有包含显微镜检局灶非畸胎瘤成分的潜能，通常是小灶的卵黄囊瘤，这有时候是起源于所谓的"胚胎样小体"，后者是高级别未成熟畸胎瘤最原始的成分。胚胎样小体本身被归类于高级别未成熟畸胎瘤，但当数量广泛时称为多胚瘤更为恰当，不过目前有趋势认为这些也是高级别未成熟畸胎瘤。在以畸胎瘤为主的背景中见到明确的卵黄囊瘤病灶时，应当记录，如此肿瘤将被归类于混合性生殖细胞瘤，对预后有不良影响[11]。

2. 无性细胞瘤 通常发生于单侧，但也是唯一会发生于双侧的原始生殖细胞瘤，大体检查可见10%为双侧，如果对侧卵巢大体正常而取了活检，显微镜检可发现额外10%的双侧病变[3]。该类肿瘤的大小差异很大，可为直径数厘米到超过50cm的巨大包块[6]。卵巢无性细胞瘤对应于睾丸精原细胞瘤，大体上为质硬、米色或淡棕褐色的分叶包块[12,13]。该类肿瘤的特征是弥漫生长的大囊泡、透明胞质、细胞核居中、细胞边界清晰的未分化生殖细胞[12,13]。基质内有小淋巴细胞丛浸润和纤维间隔，还可见到肉芽肿。

在有Y染色体、外观为女性的患者中，无性细胞瘤可起源于性腺母细胞瘤。这些患者可能有单纯性腺发育不良（46XY）或混合性性腺发育不良（45X/46XY）。Robert

Scully 医生首次描述了两例独特性腺肿瘤患者并引入性腺母细胞瘤这一名称[12]。这些肿瘤可能产生雌激素和睾酮,也表现为闭经和女性男性化[12]。估计在 50% 的病例中,性腺母细胞瘤可生长出无性细胞瘤。不过罕见情况下也可能出现其他恶性生殖细胞成分,包括卵黄囊瘤、未成熟畸胎瘤、胚胎癌或绒毛膜癌。对于性腺母细胞瘤患者,建议行核型分析。为了预防性腺肿瘤,性腺母细胞瘤患者应行卵巢切除术,因此正确的组织学诊断极为重要[13,14]。其他肿瘤性生殖细胞成分的存在具有重要预后价值,因此建议对肿瘤广泛采样,尤其是对不典型的区域[3,8]。

3. 卵黄囊瘤(内胚窦瘤) 该类肿瘤几乎均为单侧,体积大,直径可为 3～30cm,多数超过 10cm[8]。肿瘤被覆包膜、圆形、球形或卵形,质硬、光滑或分叶,外观灰黄,有部分区域出血和囊性或胶状改变[8]。一小部分与皮样囊肿有关,原因不明。这些肿瘤包含不规则空腔,内衬单层扁平至立方细胞,称作网状模式[15]。这种模式融合成囊肿明显的结构,但也可能存在多种其他模式,包括大的帘状细胞索(花彩模式)和实性生长,但后者通常较小。最著名的模式是一种乳头状模式,Gunnar Telium 医生借此发现了该类肿瘤的生殖细胞本质,其特征为含有中央血管的 Schiller-Duval 小体,也因此以往被称作内胚窦瘤,但该模式仅仅是该类肿瘤诸多模式之一,卵黄囊瘤这一名称更为宽泛因而被认可[15-17]。

该类肿瘤表达甲胎蛋白(AFP),细胞角蛋白 sycip-3 染色阳性,这是一种比 AFP 更新、更可靠的免疫组化染色[18]。大约 50% 的病例可见胎盘样碱性磷酸酶[18]。

4. 胚胎癌 单纯胚胎癌很少见,胚胎癌通常是混合性生殖细胞瘤的成分之一,因此其大体外观随肿瘤其他成分的类型和量而变化。该类肿瘤通常为实性、灰白、颗粒状,在较大的肿瘤中可见到坏死和出血区域[8]。这是一种上皮性肿瘤,形成巢状、乳头状或腺状结构。常可见产生人绒毛膜促性腺激素(hCG)的多核合体滋养细胞[16]。

5. 多胚瘤 该类肿瘤多为单侧实性,有出血和坏死区域[3,8]。组织学上它们由形态类似于约孕 12d 胚胎组织的胚胎样小体组成[16]。正如前文所述,在该类肿瘤中几乎总是有少量畸胎瘤性成分,Robert E. Scully 医生认为该类肿瘤可能是未成熟畸胎瘤中最不成熟的类型,我们也持该观点。其他权威人士倾向于认为这是混合性生殖细胞瘤的一种独特成分,因为定义要求的胚胎样小体中确实包含胚胎癌上皮和卵黄囊上皮。无论持何种观点,该类肿瘤非常少见,虽然在混合性生殖细胞瘤中此类外观的微小病灶并不罕见。

6. 绒毛膜癌 非妊娠性绒毛膜癌很罕见,是高度恶性的生殖细胞肿瘤类型,通常起源于恶性生殖细胞的胚外分化[16]。该类肿瘤多为单侧、较大、实性,外观灰白色,有坏死和出血区域[16]。组织学上,绒毛膜癌由细胞滋养细胞和合体滋养细胞组成。同一个肿瘤内不同区域,两种细胞成分的模式和比例也有显著差异。它们可能形成实性聚集,部分区域坏死和出血[16]。

四、发病机制

Palmer 等的研究发现 MOGCT 中微小 RNA miR-371373 和 miR-320 簇过度表达[17]。还有报道估计在 1/3 的无性细胞瘤中存在 KIT 突变,且与晚期疾病相关。微小 RNA 和 KIT 可能是 MOGCT 的潜在治疗靶点。

五、临床表现

MOGCT 通常体积较大,生长迅速。患者一般表现为腹部包块、腹水和腹痛[19-21]。估计 85% 的患者存在与腹部包块有关的腹痛[21]。还可见到肿瘤扭转、破裂或感染引起的腹膜炎和腹水。这些表现可导致患者被误诊为其他多种疾病,例如阑尾炎,只有在手术探查时才明确诊断[8]。症状平均持续时间较短,通常只有 2~4 周[19-21]。

MOGCT 可分泌激素,因此在初始评估、治疗监测和治疗后随访时可利用血清肿瘤标志物[3]。患者罕有肿瘤激素分泌引起的内分泌表现,例如月经异常以及同性性早熟[8]。无性细胞瘤女性可表现为闭经,有时与性腺发育不良和性腺母细胞瘤有关[8]。卵黄囊瘤产生 AFP,绒毛膜癌产生 β-hCG。罕见情况下 AFP 和 β-hCG 都可见于胚胎癌和多胚瘤[3,8]。无性细胞瘤可产生低水平的 β-hCG 和乳酸脱氢酶[8]。估计 1/3 的未成熟畸胎瘤可产生 AFP[8]。

在最初就诊时,估计 60%~70% 的患者肿瘤 FIGO 分期为 Ⅰ 或 Ⅱ 期,20%~30% 为 Ⅲ 期,Ⅳ 期病变相对罕见[22]。MOGCT 可经淋巴转移或腹膜播散。淋巴结转移比上皮性卵巢癌更为常见[8]。

六、治疗前评估

疑有 MOGCT 的患者应接受广泛的病史和体格检查评估。应考虑常规血液检查和血清标志物[3,8]。盆腔超声可帮助鉴别盆腔包块的性质。应当考虑做腹部和盆腔计算机断层(CT)扫描,这可能有助于明确卵巢外疾病累及的范围[3,8]。如果考虑无性细胞瘤诊断,例如表现为原发性闭经且体格检查可疑发现性腺发育不良者,应行染色体核型分析[8]。

七、预后因素

报道的 MOGCT 预后因素包括 FIGO 分期、初次手术后原位残留的病变、组织学类型以及术前血清肿瘤标志物升高[3,8,23,24]。

在 93 例 MOGCT 患者的研究中,报道组织学和 FIGO 分期是最显著的预后因素[23]。相比非无性细胞瘤/未成熟畸胎瘤,无性细胞瘤/未成熟畸胎瘤以及晚期 FIGO 分期(Ⅲ/Ⅳ)($P=0.001$)与治疗失败显著相关[23]。总体生存率受到组织学($P=0.0004$)、一线全身治疗失败后高剂量化疗($P=0.0405$)、挽救治疗后残留肿瘤($P=0.0014$)的显著影响[23]。另一项 113 例 MOGCT 的研究中,单因素和多因素分析显示初始肿瘤期别(相对风险 RR,5.96;$P=0.03$)和血清标志物 β-hCG 和 AFP 均升高(RR,3.90;$P=0.009$)可显著预测总体生存率[24]。诊断时的年龄不影响生存率[24]。诊断时 β-hCG 和 AFP 正常的患者,报道 1 年生存率为 89.6%,相比之下标志物升高者只有 50.4%[24]。报道 FIGO ⅠC、Ⅱ、Ⅲ 或 Ⅳ 期患者的 5 年生存率分别为 100%、85%、79% 和 71%[24]。

在 Mitchell 等的研究中,AFP 超过 1000 kU/L($P=0.002$)和不含铂化疗与复发风险升高有关[25]。多因素分析时,这两个因素在预测复发风险时是互相独立的[25]。该研究中初次手术后原位残留病变量并不显著影响结局[25]。

一些研究已经证实与卵黄囊瘤特异性相关的预后因素[21,26]。其中一项研究报道 Ⅰ、Ⅱ、Ⅲ 和 Ⅳ 期的 5 年生存率分别为 95.2%、7%、30% 和 25%[26]。两项研究显示诊断时存在腹水和腹水的量,以及初次手术后残留病变的量,都可预测结局[21,26]。在 Nawa 等的研究中,≤100ml 腹水的患者和超过 100ml 腹水的患者的 5 年生存率分别为 86.1% 和 74%($P<0.05$)[26]。Kawai 等的研究中报道相同体积腹水对应的生存率分别为 58.3% 和 42%($P<0.05$)[21]。Nawa 等的研究中,初次手术残留病变超过 2cm 的患者 5 年生存率为 29.2%,相比之下 ≤2cm 残留病变的患者生存率为 78%($P<0.01$)[26]。Kawai 等的研究中,报道无残留

病变的患者 5 年生存率为 82%，而残留病变≤2cm 的患者则为 36%（P = 0.003）[21]。仅根据形态学，罕见的单纯多囊性卵黄囊瘤也显然具有较好的预后（Young）。总之，报道 FIGO 分期、残留病变、组织学类型、治疗前肿瘤标志物升高以及不含铂的化疗会影响 MOGCT 患者的预后[3,8,21,23-26]。

八、治疗

1. 初次手术　手术在 MOGCT 处理中的作用是诊断和治疗。应根据术中发现及患者保留生育能力的意愿来指导手术操作的范围。

2. 早期疾病　对病变大体局限于卵巢的患者，手术主要目标为明确诊断，并确保广泛分期来指导辅助治疗。对转移性疾病患者，手术除明确诊断外，还应达到最大的肿瘤细胞减灭。

虽然腹腔镜手术分期技术上可行，且有小型研究提示其与开腹手术同样准确，但该方法仍处于研究之中，并非常规临床操作[27-30]。对病变大体局限于卵巢的患者，应行广泛手术分期[3,8]。处理早期 MOGCT 的手术分期原则是从上皮性卵巢癌借鉴而来，尚未在该类肿瘤处理中进行验证[3,8]。然而，多数妇科肿瘤学家同意该意见，来明确病变范围、预后信息，并指导辅助治疗[3,8]。

对早期病变患者，在初次探查时，应仔细视察上腹部和盆腔。如果存在腹水则应收集腹水，否则应收集盆腔冲洗液并送细胞学检查。术中冷冻切片可明确诊断。考虑到卵巢淋巴系统可能将恶性细胞播散至输卵管，推荐最小手术切除范围是输卵管卵巢切除术[3,8]。对已完成生育且病变大体局限于卵巢的患者，推荐行全子宫切除术、对侧输卵管卵巢切除术、盆腔和腹腔腹膜活检、网膜切除术、双侧盆腔和主动脉旁淋巴结切除术[3, 8]。儿科肿瘤组和儿童研究组进行的组间研究显示，不完全遵照标准手术分期并不会影响生存[31]。作者建议新的指南来替代广泛手术分期，包括细胞学冲洗液、腹膜表面检查，任何可疑结节活检、触诊淋巴结、视诊网膜，以及去除任何异常组织[31]。该策略尚未得到验证，需要进一步研究才能被正式采纳[3]。

对大体局限于卵巢、希望保留生育能力的 MOGCT 患者，保守手术比较合适。Kurman 对 182 例接受保留生育能力手术治疗 MOGCT 患者的研究中，预后没有变化[19]。在另一项 129 例 MOGCT 患者的回顾性研究中，108 例患者接受保留生育能力手术，报道总体生存率为 96%，平均随访时间 55 个月[32]。考虑到肿瘤通常为单侧发生，如果对侧卵巢外观正常，则不应活检。对侧卵巢隐匿性受累风险最高的是无性细胞瘤，估计为 10%～15%[2]。由于这些肿瘤对化疗极为敏感，出现无性细胞瘤时，有理由完整保留对侧卵巢[8]。Gershenson 在一篇相关文献综述中推断，对希望保留生育能力的 MOGCT 患者来说，单侧输卵管卵巢切除术并保留对侧附件和子宫就足够了[8]。

3. 晚期疾病　由于 MOGCT 很罕见，肿瘤细胞减灭术的价值尚不明确，不像针对上皮性卵巢癌那样明确[3,8]。目前倾向于最大化手术切除，这也是借鉴了上皮性卵巢癌的治疗，其获益尚未得到证实，因为 MOGCT 对化疗很敏感[3]。缺乏随机研究的数据，有研究报道了接受理想的肿瘤细胞减灭术（残留病变<2cm）的患者结局，其证据也是间接的。妇科肿瘤组（GOG）研究发现，辅助化疗后手术不理想的患者疾病进展的风险显著高于接受完整肿瘤细胞减灭术的患者（分别为 68% 比 28%）[33]。另一项在 111 例晚期 Ⅱ～Ⅳ 期或复发性 MOGCT 患者中评估手术再次分期后化疗价值的 GOG 临床试验中，初次手术后（除无性细胞瘤外）无临床可测量病变的患者的无进展生存期（PFS）高于有可测量病变的患者（分别为 65% 比 34%）

[34]。

　　在处理非无性细胞瘤型肿瘤时,理想的肿瘤细胞减灭术可能更有意义些。一项 33 例患者的研究中,报道 13 例在初次手术后有大块(>10cm)残留肿瘤[35]。虽然残留病变体积大,但 11 例无性细胞瘤患者都对全身治疗达到完全应答[35]。6 例残留大块非无性细胞瘤型肿瘤的患者中有 4 例达到完全应答[35]。16 例非大块、非无性细胞瘤型肿瘤患者中有 15 例完全应答,14 例患者为持续缓解[35]。总之,存在晚期 MOGCT 时,应尝试切除所有可见病变,但应确保手术安全且仔细考虑了其发病率以后,因为这些肿瘤对化疗极为敏感[3]。

　　4. 再分期手术　对于初次手术时未行广泛手术分期的 MOGCT 患者,关于再次分期手术的数据相当缺乏[3,8]。这种情况下分期对预后和处理的影响尚不明确[3]。完整切除原发卵巢肿瘤的患者可行 CT,若 CT 扫描未见残留病变,可开始辅助化疗[3]。对未分期无性细胞瘤 1 级未成熟畸胎瘤患者可能推荐监测随访,不适于上述方案,但是如果影像学检查为阴性且肿瘤标志物不高,也可以观察[3,8]。如果初次手术后血清标志物仍然升高、下降后呈平台或升高,则说明非无性细胞瘤型成分或残留肿瘤可能依然存在,需要给予辅助治疗[3]。

　　5. 二次探查手术　在完成辅助化疗后应考虑切除残留肿瘤,以便除外活动性残留肿瘤并预防成熟生长性畸胎瘤综合征,且预防后续畸胎瘤逆向去分化成为活动性恶性肿瘤[8]。残留肿瘤可能表现为坏死或纤维化、成熟畸胎瘤、未成熟畸胎瘤或存活肿瘤。残留病变的性质可指导安排后续处理[8]。然而手术切除残留肿瘤对结局的影响并不明确[36-39]。在完整切除肿瘤、未发现畸胎瘤性成分、没有化疗后残留病变的证据且肿瘤标志物正常的患者中,二次探查手术研究发现该手术并无益处[36-40]。Mathew 等研

发现对缺乏畸胎瘤性成分、化疗后体积小于 5cm 且两程全身化疗后血清标志物正常的患者而言,二次探查手术不带来获益[41]。该研究的无性细胞瘤或胚胎癌患者中没有一例存在存活残留肿瘤[41]。由于无性细胞瘤对细胞毒性药物固有的敏感性,在完成化疗后极少见存在残留存活肿瘤[36-40]。

　　6. 再次肿瘤细胞减灭术　回顾性研究提示在选定的复发性 MOGCT 患者中再次肿瘤细胞减灭术可能有益[42,43]。一项研究显示未成熟畸胎瘤患者相比其他组织学类型的 MOGCT 患者,再次肿瘤细胞减灭术后生存率改善[42]。应谨慎选择行再次肿瘤细胞减灭术的患者,例如孤立位点或局限性局灶或复发病变者[3]。

　　7. 化疗　治疗 MOGCT 的有效化疗是妇科肿瘤学史上最大的成就之一[3]。这方面的进展与治疗睾丸生殖细胞瘤的进步相同步[3,8]。在 1970 年以前,除无性细胞瘤外,几乎所有晚期 MOGCT 患者都死于疾病[3,7,9,15]。到 20 世纪 70 年代,长春新碱、放线菌素 D 和环磷酰胺联合治疗成为标准,对早期疾病患者具有中度疗效,但对诊断转移性肿瘤的患者治愈率低于 50%[33,44]。而在睾丸癌治疗中含铂类疗法的引入也彻底变革了 MOGCT 的全身治疗,从而使顺铂、长春碱和博来霉素(BEP)称为新的标准方案,现在估计 90% 的早期和 75%～80% 的晚期 MOGCT 患者可以实现长期生存[45-47]。

　　8. 非无性细胞瘤型肿瘤

　　(1) Ⅰ期疾病:虽然从组织学上看,早期、完整切除的内胚窦瘤、胚胎癌、高级别未成熟畸胎瘤、非妊娠性绒毛膜癌和混合性生殖细胞瘤患者的死亡率高,但在出现含铂类联合化疗后,该人群的预后已经显著改善[23,31,36,40,45,48-51]。在一项 GOG 研究中有 93 例患者完整切除 Ⅰ～Ⅲ期非无性细胞瘤型肿瘤且接受三程 BEP 化疗,其中 91 例无疾病生存,89 例 BEP 后持续,另外 2 例在二

次探查手术时发现小灶性未成熟畸胎瘤,但在研究发表时没有复发证据[36]。所有 I 期肿瘤患者在三程 BEP 化疗后疾病都没有复发[36]。使用更高剂量顺铂的患者结局没有改善[52,53]。没有随机数据来支持从该方案中剔除博来霉素,只有有限的数据提示某些 MOGCT 患者可能更合适仅用依托泊苷和顺铂[54]。还不能确定卡铂是否能代替顺铂,美国国立综合癌症网络(NCCN)推荐BEP[55]。推荐的 BEP 方案参见表 10-2。还没有随机研究评估最恰当的疗程数。应当在手术后 7～10d 开始全身治疗[40]。白细胞计数应该在计划的时间内给予全剂量,否则治愈意图可能受到影响[40]。

表 10-2 博来霉素、依托泊苷和顺铂方案

药物	剂量	给药途径	输注日
博来霉素	30U	Ⅳ	1、8、15
依托泊苷	100mg/m²	Ⅳ	1～5
顺铂	20mg/m²	Ⅳ	1～5

Ⅳ,静脉

IA 期、1 级未破裂的未成熟畸胎瘤患者经单侧输卵管卵巢切除术后结局较好,故单独手术就已足够[56-58]。在一项研究中,73 例未成熟畸胎瘤患儿仅接受手术治疗,中位随访 35 个月,所有患者和卵巢畸胎瘤患者的总体 3 年无事件生存率分别为 93% 和 98% [58]。13 例未成熟畸胎瘤和局灶内胚窦瘤患儿中,1 例出现疾病复发,使用含铂类化疗治疗成功[58]。另外 4 项研究包括 51 例仅接受手术治疗的 I 期、2 或 3 级未成熟畸胎瘤患者,只有 6 例患者出现疾病复发,经过挽救手术(有的还接受全身治疗)后所有患者都在末次随访时良好存活[56,57,59,60]。虽然这些数据可能支持对 IA 期、2 或 3 级未成熟畸胎瘤患者只行手术治疗,但多数指南对该人群还是推荐辅助化疗。总之,对 I 期、1 级未破裂未成熟畸胎瘤患者,单侧输卵管卵巢切除术就足够了。对 2 或 3 级未成熟畸胎

瘤患者,由于只行手术治疗的经验还有限,因此推荐三程 BEP 化疗。我们也推荐对所有其他 I 期非无性细胞瘤型肿瘤患者予 3 程 BEP 化疗。

(2)晚期疾病:对 Ⅱ～Ⅳ期患者,推荐治疗是最大化的肿瘤细胞减灭术,术后给予至少 4 程 BEP 辅助化疗[55]。即使在亚理想手术的患者中,报道的长期生存率也达到 60%～80%[23,31,34,48-51,53]。和早期疾病一样,还没有确定最理想的化疗疗程数。可给予完整切除 Ⅱ 或 Ⅲ 期肿瘤的患者 4 程 BEP 化疗[44,61]。对 Ⅳ 期肿瘤或有大体残留病变的患者,6 程化疗更为合适[44,61]。目前 GOG 正在进行一项前瞻性研究,对中度风险(Ⅱ～Ⅲ期)、完成肿瘤细胞减灭术的儿童和青少年 MOGCT 患者,给予 3 程而非 4 程 BEP 化疗,每次治疗输注 3d 而非 5d[62]。使用卡铂替代顺铂的安全性还不明确[50,63]。NCCN 推荐BEP[55]。对治疗开始前肿瘤标志物升高的患者,应在治疗期间监测肿瘤标志物水平。肿瘤标志物持续性高于正常或升高的患者,推荐挽救化疗[55]。

9. 无性细胞瘤 该类肿瘤与其他 MOGCT 不同,更倾向于局限在卵巢(约有 2/3 的病例为 IA 期肿瘤),有 10%～15% 为双侧,更可能以可预测的模式进行转移,对放疗极为敏感。因为放疗的长期并发症尤其是不育,在引入含铂类化疗后,不再推荐放疗。

IA 期肿瘤患者单靠随访监测,结局就很好。估计复发风险为 15%～25%,给予包括含铂类化疗的挽救治疗后,长期治愈率高达 90% 以上[46,64-66]。如果是 IB 或以上期别、完整切除肿瘤或更为晚期无法切除的病变,则含铂类化疗可预防复发,且允许保留生育功能[34,65,67]。一项 26 例无性细胞瘤患者的研究中,54% 为 Ⅲ 或 Ⅳ 期患者,有 25 例(96%)在 3～6 程 BEP 化疗后无疾病

[65]。和关于其他 MOGCT 所述一样,无性细胞瘤最适合的疗程数也尚未明确。完整切除 I 期肿瘤的患者适于接受 3 程 BEP 化疗,而对更晚期疾病患者,推荐 4 程化疗[34,64-67]。

10. 复发性疾病　虽然多数 MOGCT 患者得到治愈,但有一小部分仍会复发。大多数复发出现于一线治疗完成后 24 个月内[3,8]。由于该病复发很罕见,因此没有标准治疗方案,多数治疗策略借鉴了治疗睾丸癌患者的经验[3,8]。该人群的挽救治疗方案包括长春碱、异环磷酰胺和顺铂;依托泊苷、异环磷酰胺和顺铂;或紫杉醇、异环磷酰胺和顺铂[68-71]。治疗持续性、难治性或铂类耐药(完成含铂类化疗 6 周内复发)疾病的患者时,可能需要高剂量化疗和干细胞移植[72-74]。报道复发性 MOGCT 患者的挽救率为 50%[72-74]。

一项随机研究比较了常规剂量化疗加高剂量化疗和干细胞移植作为一线治疗和单用常规剂量化疗治疗预后较差转移性肿瘤患者的疗效,发现随机到高剂量化疗加干细胞移植组的患者生存率没有改善[75]。

11. 选定患者的监测策略　现在的趋势是扩大手术治疗后单靠监测随访的 MOGCT 患者群体。以往认为适合使用该策略的患者是 IA 期无性细胞瘤和 1 级、IA 期未成熟畸胎瘤。一项研究中有 11 例 I 或 II 期、1 或 2 级未成熟畸胎瘤患者仅接受手术治疗,12 例临床随访,10 例接受二次探查手术[56]。两例(一例为 IA 期、2 级,另一例为 IC 期、2 级)出现腹部复发,经手术切除成功挽救[56]。另一项研究中有 24 例 IA 期 MOGCT,全部接受监测随访[57];9 例无性细胞瘤患者被排除[57];9 例患有未成熟畸胎瘤,6 例患有内胚窦瘤[57]。15 例患者中有 3 例(20%)出现疾病复发。2 例复发性内胚窦瘤患者在 4 个月时复发,都经全身治疗挽救[57]。第 3 例患者在最初诊断后 13 个月时怀孕,出现腹水和肝转移,在开始全身治疗后 4 周死于肺栓塞[57]。适于单纯监测随访的患者群体可能比组织学上提示该策略的群体更广。然而还需要更多的研究来确认其疗效和安全性[3,8]。

九、监测

虽然多数 MOGCT 在最初 2 年内复发,但无性细胞瘤可在 10 年或更久之后复发[3,8]。监测策略包括体格检查、系统回顾、测定相关肿瘤标志物(即使最初没有升高)[3,8]。NCCN 推荐对诊断时肿瘤标志物升高的患者,在最初 2 年内每 2～4 个月测定一次肿瘤标志物[55]。SGO 建议所有患者在最初 2 年内每 2～4 个月进行一次体格检查、系统回顾和肿瘤标志物测定[76]。2 年后到第 5 年或更久以后,推荐每年进行一次体格检查和系统回顾[76]。这种情况下影像学检查的作用尚难确定,缺乏前瞻性研究的数据来证实其具有超出临床和肿瘤标志物监测的价值。NCCN 和妇科肿瘤协会(SGO)仅推荐在诊断时肿瘤标志物正常的患者在最初 2 年内每 2～4 个月进行一次放射学影像评估[55,76]。

十、结论

虽然 MOGCT 具有固有的侵袭性,但现在 MOGCT 患者的预后都很好。肿瘤局限于卵巢的 MOGCT 患者可以选择保留生育能力的手术治疗。广泛分期和未分期肿瘤的再分期手术的价值还不明确[3,8]。希望保留生育能力的晚期疾病患者,保留子宫和对侧附件的手术可能是合适的。

晚期肿瘤患者推荐行肿瘤细胞减灭术,因为该术式可行且安全,而且 MGCT 对化疗天然敏感。除了 IA 期无性细胞瘤和 IA 期、1 级、未破裂的未成熟畸胎瘤患者,推荐完整切除的 I 期 MOGCT 患者接受 3 程 BEP 化疗。该方案同样推荐给 II～IV 期未完全切除或转移性无性细胞瘤和非无性细胞瘤型肿瘤患者。报道接受全身治疗的复发性疾病患者挽救率为 50%。

(计鸣良 译 赵 峻 校)

参 考 文 献

[1] Sagae, S. and Kudo, R. (2000) Surgery for germ cell tumors. Seminars in Surgical Oncology, 19, 76-81.

[2] Tewari, K., Cappuccini, F., Disaia, P. J. et al. (2000) Malignant germ cell tumors of the ovary. Obstetrics & Gynecology, 95, 128-135.

[3] Gershenson, D. M. (2007) Management of ovarian germ cell tumors. Journal of Clinical Oncology, 25, 2938-2943.

[4] Norris, H. J. and Jensen, R. D. (1972) Relative frequency of ovarian neoplasms children and adolescents. Cancer, 30, 713-719.

[5] Smith, H. O., Berwick, M., Verschraegen, C. F. et al. (2006) Incidence and survival rates for female malignant germ cell tumors. Obstetrics & Gynecology, 107, 1075-1085.

[6] Quirk, J. T., Natarajan, N. and Mettlin, C. J. (2005) Agespecific ovarian cancer incidence rate patterns in the United States. Gynecologic Oncology, 99, 248-250.

[7] Tavassoli, F. A. and Deville, P. (2003) Pathology and Genetics of Tumours of the Breast and Female Genital Organs, International Agency for Research on Cancer, Lyon, France.

[8] Pectasides, D., Pectasides, E. and Kassanos, D. (2008) Germ cell tumors of the ovary. Cancer Treatment Reviews, 34, 427-441.

[9] Roth, L. M. and Talerman, A. (2006) Recent advances in the pathology and classification of ovarian germ cell tumors. International Journal of Gynecologic Pathology, 25, 305-320.

[10] Norris, H. J., Zirkin, H. J. and Benson, W. L. (1976) Immature (malignant) teratoma of the ovary: a clinical and pathologic study of 58 cases. Cancer, 37, 2359-2363.

[11] Woodruff, J. D., Protos, P. and Peterson, W. F. (1968) Ovarian teratomas. Relationship of histologic and ontogenic factors to prognosis. American Journal of Obstetrics & Gynecology, 102, 702-707.

[12] Scully, R. E. (1953) Gonadoblastoma: a gonadal tumor related to the dysgerminoma (seminoma) and capable of sexhormone production. Cancer, 6, 455-459.

[13] Krasna, I. H., Lee, M. L., Smilow, P. et al. (1992) Risk of malignancy in bilateral streak gonads: the role of the Y chromosome. Journal of Pediatric Surgery, 27, 1376.

[14] De Arce, M. A., Costigan, C., Gosden, J. R. et al. (1992) Further evidence consistent with Yqh as an indicator of risk of gonadal blastoma in Y-bearing mosaic Turner syndrome. Clinical Genetics, 41, 28-32.

[15] Kurman, R. J. and Norris, H. J. (1976) Endodermal sinus tumor of the ovary: a clinical and pathologic analysis of 71 cases. Cancer, 38, 2404-2408.

[16] DiSaia, P. J. and Creasman, W. T. (2007) Germ cell, stromal and other ovarian tumors, in Clinical Gynecologic Oncology, 7th edn (ed W. T. Creasman), Mosby-Elsevier, New Jersey, pp. 381-393.

[17] Palmer, R. D., Murray, M. J., Saini, H. K. et al. (2010) Malignant germcell tumors display common microRNA profiling resulting in global changes in expression of messenger RNA targets. Cancer Research, 70, 2911-2923.

[18] Khoo, S. K., Buntine, D. W., Massey, P. F. and Jones, I. S. (1981) Endodermal sinus tumour of the ovary: the place of alphafetoprotein detection, surgery and chemotherapy. Australian and New Zealand Journal of Obstetrics & Gynaecology, 21, 217-225.

[19] Kurman, R. J. and Norris, H. J. (1977)

Malignant germ cell tumors of the ovary. Human Pathology,8,551-564.

[20]　Gershenson,D.M.,Del Junco,G.,Herson,J. and Rutledge,F.N.(1983)Endodermal sinus tumor of the ovary: the M.D.Anderson experience.Obstetrics & Gynecology,61,194-202.

[21]　Kawai,M.,Kano,T.,Furuhashi,Y. et al. (1991)Prognostic factors in yolk sac tumors of the ovary. A clinicopathologic analysis of 29 cases.Cancer,67,184-192.

[22]　Gershenson,D.M.(1994) Management of early ovarian cancer: germ cell and sex cord-stromal tumors. Gynecologic Oncology,55, S62-S72.

[23]　Lai,C.H.,Chang,T.C.,Hsueh,S.et al.(2005) Outcome and prognostic factors in ovarian germ cell malignancies. Gynecologic Oncology,96, 784-791.

[24]　Murugaesu,N.,Schmid,P.,Dancey,G.et al. (2006)Malignant ovarian germ cell tumors: Identification of novel prognostic markers and long-term outcome after multimodality treatment. Journal of Clinical Oncology,24, 4862-4866.

[25]　Mitchell,P.L.,Al-Nasiri,N.,A'Hern,R.et al. (1999) Treatment of nondysgerminomatous ovarian germ cell tumors: an analysis of 69 cases.Cancer,85,2232-2244.

[26]　Nawa,A.,Obata,N.,Kikkawa,F.et al.(2001) Prognostic factors of patients with yolk sac tumors of the ovary.American Journal of Obstetrics & Gynecology,184,1182-1188.

[27]　Ghezzi,F.,Cromi,A.,Uccella,S.et al.(2007) Laparoscopy versus laparotomy for the surgical management of apparent early stage ovarian cancer. Gynecologic Oncology,105, 409-413.

[28]　Chi,D.S.,Abu-Rustum,N.R.,Sonoda,Y.et al.(2005) The safety and efficacy of laparoscopic surgical staging of apparent stage I ovarian and fallopian tube cancers. American Journal of Obstetrics & Gynecology,192, 1614-1619.

[29]　Park,J.Y.,Kim,D.Y.,Suh,D.S.et al.(2008) Comparison of laparoscopy and laparotomy in surgical staging of early-stage ovarian and fallopian tubal cancer.Annals of Surgical Oncology,15,2012-2017.

[30]　Nezhat,F.R.,Ezzati,M.,Chuang,L.et al. (2009)Laparoscopic management of early ovarian and fallopian tube cancers: surgical and survival outcome. American Journal of Obstetrics & Gynecology,200,83.e1.

[31]　Billmire,D.,Vinocur,C.,Rescorla,F.et al. (2004) Outcome and staging evaluation in malignant germ cell tumors of the ovary in children and adolescents: an intergroup study.Journal of Pediatric Surgery,39,424-429.

[32]　Peccatori,F.,Bonazzi,C.,Chiari,S.et al.(1995) Surgical management of malignant ovarian germ cell tumors: 10 years experience of 129 patients. Obstetrics & Gynecology,86,367-372.

[33]　Slayton,R.E.,Park,R.C.,Silverberg,S.G.et al. (1985)Vincristine,dactinomycin,and cyclophosphamide in the treatment of malignant germ cell tumors of the ovary. A Gynecologic Oncology Group Study (a final report). Cancer,56, 243-248.

[34]　Williams,S.D.,Blessing,J.A.,Moore,D.H.et al. (1989) Cisplatin, vinblastine, and bleomycin in advanced and recurrent ovarian germ-cell tumors. A trial of the Gynecologic Oncology Group.Annals of Internal Medicine,111,22-27.

[35]　Bafna,U.D.,Umadevi,K.,Kumaran,C.et al. (2001) Germ cell tumors of the ovary: is there a role for aggressive cytoreductive surgery for nondysgerminomatous tumors? International Journal of Gynecologic Cancer, 11,300-306.

[36]　Williams,S.,Blessing,J.A.,Liao,S.Y.et al. (1994)Adjuvant therapy of ovarian germ cell tumors with cisplatin,etoposide,and bleomycin: a trial of the Gynecologic Oncology Group. Journal of Clinical Oncology,12, 701-706.

[37] Gershenson,D.M.,del Junco,G.,Silva,E.G.et al.(1986) Immature teratoma of the ovary. Obstetrics & Gynecology,68,624-629.

[38] Abu-Rustum,N.R.and Aghajanian,C.(1998) Management of malignant germ cell tumors of the ovary. Seminars in Oncology, 25, 235-242.

[39] Culine, S., Lhomme, C., Michel, G. et al. (1996)Is there a role for second-look laparotomy in the management of malignant germ cell tumors of the ovary? Experience at Institut Gustave Roussy. Journal of Surgical Oncology,62,40-45.

[40] Williams, S. D. (1998) Ovarian germ cell tumors: an update. Seminars in Oncology, 25,407-413.

[41] Mathew,G.K.,Singh,S.S.,Swaminathan,R.G. and Tenali, S. G. (2002) Laparotomy for post chemotherapy residue in ovarian germ cell tumors. Journal of Postgraduate Medicine, 52, 262-265.

[42] Munkarah,A.,Gershenson,D.M.,Levenback,C.et al.(1994) Salvage surgery for chemorefractory ovarian germ cell tumors.Gynecologic Oncology, 55,217-223.

[43] Messing,M.J.,Gershenson,D.M.,Morris,M. et al.(1992)Primary treatment failure in patients with malignant ovarian germ cell neoplasms. International Journal of Gynecologic Cancer,2,295-300.

[44] Gershenson,D.M.,Copeland,L.J.,Kavanagh, J.J.et al.(1985)Treatment of malignant non-dysgerminomatousgerm cell tumors of the ovary with vincristine,dactinomycin,and cyclophosphamide.Cancer,56,2756-2761.

[45] Culine, S., Lhomme, C., Kattan, J. et al. (1995) Cisplatinbased chemotherapy in dysgerminoma of the ovary: thirteen- year experience at the Institut Gustave Roussy. Gynecologic Oncology,58,344-348.

[46] Williams, S. D., Blessing, J. A., Hatch, K. D. and Homesley, H. D. (1991) Chemotherapy of advanced dysgerminoma: trials of the Gyne-

cologic Oncology Group. Journal of Clinical Oncology,9,1950-1955.47.

[47] Einhorn, L. H. and Donohue, J. (1977) Cisdiamminedichloroplatinum, vinblastine, and bleomycin combination chemotherapy in disseminated testicular cancer.Annals of Internal Medicine,87,293-298.

[48] Gershenson, D. M., Morris, M., Cangir, A. et al.(1990) Treatment of malignant germ cell tumors of the ovary with bleomycin, etoposide, and cisplatin. Journal of Clinical Oncology,8,715-719.

[49] Dimopoulos, M. A., Papadopoulou, M., Andreopoulou,E.et al.(1998)Favorable outcome of ovarian germ cell malignancies treated with cisplatin or carboplatin-based chemotherapy: a Hellenic Cooperative Oncology Group study. Gynecologic Oncology, 70, 70-76.

[50] Mann, J. R., Raafat, F., Robinson, K. et al. (2000) The United Kingdom Children's Cancer Study Group's second germ cell tumor study: carboplatin, etoposide, and bleomycin are effective treatment for children with malignant extracranial germ cell tumors, with acceptable toxicity. Journal of Clinical Oncology,18,3809-3814.

[51] Segelov, E.,Campbell,J.,Ng,M.et al.(1994) Cisplatinbased chemotherapy for ovarian germ cell malignancies: the Australian experience. Journal of Clinical Oncology, 12, 378-382.

[52] Cushing, B.,Giller,R.,Cullen,J.W.et al.(2004) Randomized comparison of combination chemotherapy with etoposide, bleomycin, and either high-dose or standard-dose cisplatin in children and adolescents with high-risk malignant germ cell tumors: a pediatric intergroup study-Pediatric Oncology Group 9049 and Children's Cancer Group 8882. Journal of Clinical Oncology,22,2691-2697.

[53] Culine, S., Kattan, J., Lhomme, C. et al. (1994) A phase II study of high-dose

cisplatin, vinblastine, bleomycin, and etoposide (PVeBV regimen)in malignant nondysgerminomatous germ-cell tumors of the ovary.Gynecologic Oncology,54,47-52.

[54]　Lopes, L. F., Macedo, C. R., Pontes, E. M. et al. (2009)Cisplatin and etoposide in childhood germ cell tumor: brazilian pediatric oncology society protocol GCT-91.Journal of Clinical Oncology, 27,1297-1302.

[55]　National Comprehensive Cancer Network (NCCN) guidelines, www. nccn. org(accessed 28 September 2013).

[56]　Bonazzi, C., Peccatori, F., Colombo, N. et al. (1994) Pure ovarian immature teratoma, a unique and curable disease: 10 years' experience of 32 prospectively treated patients. Obstetrics & Gynecology,84,598-602.

[57]　Dark, G. G., Bower, M., Newlands, E. S. et al. (1997)Surveillance policy for stage I ovarian germ cell tumors. Journal of Clinical Oncology,15,620-626.

[58]　Marina, N. M., Cushing, B., Giller, R. et al. (1999) Complete surgical excision is effective treatment for children with immature teratomas with or without malignant elements: A Pediatric Oncology Group/Children's Cancer Group Intergroup Study.Journal of Clinical Oncology,17, 2137-2143.

[59]　Mangili, G., Scarfone, G., Gadducci, A. et al. (2010)Is adjuvant chemotherapy indicated in stage I pure immature ovarian teratoma(IT)? A multicentre Italian trial in ovarian cancer (MITO-9). Gynecologic Oncology, 119, 48-53.

[60]　Cushing, B., Giller, R., Ablin, A. et al. (1999) Surgical resection alone is effective treatment for ovarian immature teratoma in children and adolescents: a report of the pediatric oncology group and the children's cancer group.American Journal of Obstetrics & Gynecology, 181, 353-365.

[61]　Lu, K. H. and Gershenson, D. M. (2005)Update on the management of ovarian germ cell

tumors. Journal of Reproductive Medicine, 50,417-422.

[62]　http://clinicaltrials. gov/ct2/show/NCT00053352? term= COG+trial+AGCT0132&rank=1(accessed 29 September 2013).

[63]　Stern, J. W. and Bunin, N. (2002) Prospective study of carboplatin- based chemotherapy for pediatric germ cell tumors. Medical & Pediatric Oncology,39,163.

[64]　Gershenson, D. M., Wharton, J. T., Kline, R. C. et al. (1986) Chemotherapeutic complete remission in patients with metastatic ovarian dysgerminoma.Potential for cure and preservation of reproductive capacity. Cancer, 58, 2594-2599.

[65]　Brewer, M., Gershenson, D. M., Herzog, C. E. et al. (1999) Outcome and reproductive function after chemotherapy for ovarian dysgerminoma.Journal of Clinical Oncology,17, 2670-2675.

[66]　Williams, S. D., Kauderer, J., Burnett, A. F. et al.(2004)Adjuvant therapy of completely resected dysgerminoma with carboplatin and etoposide: A trial of the Gynecologic Oncology Group. Gynecologic Oncology, 95, 496-499.

[67]　Pawinski, A., Favalli, G., Ploch, E. et al. (1998) PVB chemotherapy in patients with recurrent or advanced dysgerminoma: a Phase II study of the EORTC Gynaecological Cancer Cooperative Group.Clinical Oncology,10,301-306.

[68]　Loehrer, P. J., Sr, Lauer, R., Roth, B. J. et al. (1988)Salvage therapy in recurrent germ cell cancer: Ifosfamide and cisplatin plus either vinblastine or etoposide. Annals of Internal Medicine,109,540-546.

[69]　Loehrer, P. J., Sr, Gonin, R., Nichols, C. R. et al.(1998)Vinblastine plus ifosfamide plus cisplatin as initial salvage therapy in recurrent germ cell tumor. Journal of Clinical Oncology,16,2500-2504.

[70]　McCaffrey, J. A., Mazumdar, M., Bajorin, D. F. et al. (1997) Ifosfamide and cisplatin-

containing chemotherapy as firstline salvage therapy in germ cell tumors; response and survival. Journal of Clinical Oncology, 15, 2559-2563.

[71] Kondagunta, G. V., Bacik, J., Donadio, A. et al. (2005) Combination of paclitaxel, ifosfamide, and cisplatin is an effective second-line therapy for patients with relapsed testicular germ cell tumors. Journal of Clinical Oncology, 23, 6549-6555.

[72] Broun, E. R., Nichols, C. R., Gize, G. et al. (1997) Tandem high dose chemotherapy with autologous bone marrow transplantation for initial relapse of testicular germ cell cancer. Cancer, 79, 605-610.

[73] Bhatia, S., Abonour, R., Porcu, P. et al. (2000) High-dose chemotherapy as initial salvage chemotherapy in patients with relapsed testicular cancer. Journal of Clinical Oncology, 18, 3346-3351.

[74] Motzer, R. J., Mazumdar, M., Sheinfeld, J. et al. (2000) Sequential dose-intensive paclitaxel, ifosfamide, carboplatin, and etoposide salvage therapy for germcell tumor patients. Journal of Clinical Oncology, 18, 1173-1180.

[75] Motzer, R. J., Nichols, C. J., Margolin, K. A. et al. (2007) Phase III randomized trial of conventional-dose chemotherapy with or without high-dose chemotherapy and autologous hematopoietic stem-cell rescue as first-line treatment for patients with poor-prognosis metastatic germ cell tumors. Journal of Clinical Oncology, 25, 247-256.

[76] Salani, R., Backes, F. J., Fung, M. F. et al. (2011) Posttreatment surveillance and diagnosis of recurrence in women with gynecologic malignancies: Society of Gynecologic Oncologists recommendations. American Journal of Obstetrics & Gynecology, 204, 466-471.

第11章
卵巢恶性性索间质肿瘤

一、简介

卵巢性索间质肿瘤包括一组异源性的良性及恶性肿瘤,它们由环绕于卵母细胞外的细胞中的干细胞发展而来,包括那些分泌卵巢激素的细胞[1]。性索间质肿瘤包括:颗粒细胞瘤、纤维瘤、泡膜细胞瘤和支持-间质细胞瘤[2]。颗粒-间质细胞肿瘤包括颗粒细胞瘤,往往是恶性的,而纤维瘤和泡膜细胞瘤则多为良性[2]。根据病理分化程度,支持-间质肿瘤可为良性也可为恶性[2]。颗粒细胞瘤趋向女性特征分化,而支持-间质肿瘤则趋向男性特征分化[2]。本章焦点为恶性卵巢性索间质肿瘤(MOSCSTs),估计在卵巢癌中占1.2%[2]。罹患MOSCSTs的患者往往早期即出现临床症状,肿瘤多为低级别,罕见淋巴转移[2-5]。

二、流行病学

根据 Surveillance, Epidemiology, and End ResultsSEER 数据库,性索间质肿瘤的总体发病率为 0.2/100 000 名女性[6]。较之白种人女性(0.18/100 000),黑种人的发病率更高(0.44/100 000)[6]。颗粒细胞肿瘤约占卵巢癌患者的1%,而支持-间质细胞肿瘤所占比例在卵巢恶性肿瘤中不足0.5%[2,6]。MOSCSTs 患者的平均年龄为50岁,较之上皮性卵巢癌(EOC)患者年轻,后者平均年龄为61岁[6]。支持-间质细胞肿瘤患者的年龄更小,平均为25岁。通过

SEER 研究发现,12%的 MOSCSTs 患者年龄小于30岁,57%的支持-间质细胞肿瘤患者诊断时年龄为30—59岁[6]。这些肿瘤均于早期出现症状。根据 SEER 的数据,约90%的患者发病时病变局限于卵巢[6]。目前尚缺乏危险因素的相关数据。在高 MBI 指数,有乳腺或卵巢癌的非白种女性中,颗粒细胞瘤的发病率可能更高[7]。而近期吸烟或既往有吸烟史、口服避孕药物或经产妇中风险会减低[7]。颗粒细胞肿瘤分为成人型和幼年型。成人型占其中的95%,多发于中老年女性,有报道其中位年龄为50—54岁[6]。幼年型颗粒细胞肿瘤占颗粒细胞肿瘤的5%[7],在儿童和青年女性中更为常见,较之成人型,幼年型颗粒细胞肿瘤的特点是细胞增殖率较高,远期复发率较低。

三、病理

1. 颗粒细胞肿瘤　大体上,颗粒细胞肿瘤形态各异。可以是大的,单侧的,柔软或坚硬的,多房的囊肿,可以像黏液性囊腺瘤那样,内膜充填凝血块或浆液[2,8]。肿瘤由于脂肪蓄积而呈现黄色。组织学上,成人型颗粒细胞瘤的大小差异很大,瘤细胞通常弥漫成片,也常以索状、小梁状和滤泡状生长,后者往往较小,被称为 Call-Exner 小体。Call-Exner 小体由环形细胞构成,这些细胞胞质较少,有苍白的咖啡豆样的沟状细胞核[2,8]。异型细胞及有丝分裂并不常见。幼年型颗粒细胞瘤的特点为实性生长伴局灶性滤泡

形成,其胞质较成人型丰富。尤为值得注意的是,细胞核圆形、深染,有丝分裂活跃,部分异型性明显。以往多有误诊,即便现在也难以完全避免。

免疫组化(IHC)有助于正确诊断。性索间质分化标记物的抗体有所帮助,尤其是抑制素[9,10]。其他肿瘤中也可出现抑制素阳性,尤其是这些肿瘤细胞内的黄体细胞,因此抑制素对于卵巢性索间质肿瘤并非完全特异,不过在合适的情况下会有帮助[9]。尽管钙结合蛋白在卵巢性索间质肿瘤中通常都是阳性的,但对间质细胞并无特异性[9]。其他标记物如苗勒管抑制物,CD99,波形蛋白,SF-1,WT1,S-100 蛋白,平滑肌肌动蛋白等,有时也在应用,但并不能利用这些标记将颗粒细胞肿瘤与其他肿瘤相鉴别[9-11]。

2. **支持-间质细胞瘤**　大体上,这些肿瘤表面光滑,实性,坚硬,呈分叶状[2]。低分化的肿瘤常有出血灶,而分化较好的肿瘤不常出血[12]。这些肿瘤主要在镜下通过分化程度加以区分。分化良好的肿瘤含有实性或空心的管状结构,为纤维间质包绕,其中含有间质细胞[2]。中分化者往往由混合的支持及间质细胞组成,呈管状生长。分化差的肿瘤,细胞紧密排列,类似于肉瘤,核分裂数量增加。这类肿瘤的病理最为复杂,中分化或低分化肿瘤中会出现两种非常有趣的情况:首先,胃肠型腺体,也就是所谓的异源性成分,有时会伴有微小的类癌灶;其次,间质异源成分会孤立出现,类似横纹肌肉瘤或软骨肉瘤。前者对于预后是否存在不良影响尚未明确。后者往往在低分化、预后差的肿瘤中出现,并导致预后更差。在中分化及低分化的肿瘤中,另一个有趣的形态特征是裂隙状的腺体形成乳头或息肉样结构,类似于浆液性肿瘤。这些所谓的网状肿瘤好发于年轻患者,平均年龄 15 岁。当临床医生对这一年龄段的患者做出浆液性肿瘤的诊断时,应与网状型支持-间质细胞瘤相鉴别。同时应注意,

部分支持-间质细胞瘤患者的血清甲胎蛋白会升高,虽然不像卵黄囊瘤那样明显升高,但至少说明对于存在附件包块的年轻患者,血清甲胎蛋白升高并非卵黄囊瘤的绝对特异标志。

四、发病机制

Shah 等报道了 FOXL2 基因(编码一种转录因子)在成人型颗粒细胞瘤中的错义突变,成人型颗粒细胞中该突变所占比例为86/89,而卵泡膜瘤中该突变所占比例为3/14,幼年型颗粒细胞瘤中该突变所占比例为1/10[13]。一项对 296 个家系进行的研究包括了 325 例患有胸膜肺母细胞瘤(PPB)的儿童以及 3 例同时患有 PPB 和支持-间质细胞瘤的儿童[14]。在 PPB 患者的家属中,有 6 例患有卵巢性索间质肿瘤[14]。在这 6 例患者中有 4 例发现了生殖细胞 DICER1 基因的突变,而 3 例同时患有 PPB 和支持-间质细胞瘤的儿童中,有 2 例亦有该突变。在另一项研究中则发现,43 例支持-间质细胞瘤患者中,有 26 例(60%)其体细胞 DICER1 在 RNase Ⅲb 域发生基因突变,且其中有 4 例肿瘤患者还有生殖细胞 DICER1 的突变[15]。另外也有关于支持-间质细胞肿瘤合并宫颈胚性横纹肌肉瘤的病例报道。

五、临床表现

一般患者会因肿块出现腹部或盆腔症状,并通过体格检查或影像学得到进一步证实。因肿瘤分泌雌激素或雄激素而出现内分泌相关症状[16,17]。如肿瘤分泌雌激素,则可能出现性早熟,子宫异常出血,绝经后出血以及子宫内膜增生或内膜癌。如肿瘤分泌雄激素,将出现男性化体征[16,17]。患者伴随支持-间质细胞肿瘤出现的男性化特征存在着显著差异,这些差异不仅与年龄有关(通常以 40 岁为界),也与卵巢间质细胞肿瘤雄激素显效的速度有关;通常在老年患者(平均年

龄63岁)中,雄激素的显效较慢,故往往表现为多毛症而非明显的男性化。

1. **颗粒细胞瘤** 这些肿瘤通常表现为盆腹腔巨大包块(平均直径12cm),多分泌雌激素,因此常见雌激素过多的相关症状[18]。在一项对118例颗粒细胞肿瘤患者的研究发现,55%的患者有雌激素过多的相关症状,如异常子宫出血及子宫内膜增生[18]。也可出现乳房触痛,绝经后出血,性早熟,继发于肿瘤扭转的腹痛、肿瘤破裂及腹腔内出血[18]。

2. **支持-间质细胞瘤** 这些肿瘤多产生雄激素及雄激素前体物质,因此患者可能出现男性化症状(如闭经、月经稀发、乳腺萎缩、多毛、声音低沉、男性脱发、阴蒂肥大及痤疮)[18,19]。出现症状时肿瘤平均直径为12cm,诊断时已有卵巢外病灶的仅占2%～3%[19]。总体来说,支持-间质细胞瘤若细胞分化好,则预后良好,通过卵巢切除术即可治愈。中等分化的肿瘤约10%表现出恶性肿瘤的临床病程。然而,文献记载迄今最大的研究(Young and Scully 1984)发现,分化差的肿瘤几乎60%是恶性的。因此从病理学的角度将中分化与低分化肿瘤区别开的界限尤为重要。应保留肿瘤细胞低分化的概念,肿瘤包含没有特点的难以归类的生长区域,并有经典的可怕的镜下特征:细胞分裂活跃,细胞密度极大。与颗粒细胞瘤不同,支持-间质细胞肿瘤复发时间较早,仅6%～7%在5年后复发[19]。单纯的支持细胞分泌雌激素,且能产生肾素,从而导致低血钾或高血压。单纯的间质肿瘤分泌雄激素,多为局限于一侧卵巢门的小型肿块[20]。

六、治疗前评估

对怀疑患有性索间质细胞肿瘤的患者应进行系统回顾及体格检查。对出现雌激素或雄激素相关症状的患者,应进行血清学的激素水平测定。抑制素是颗粒细胞肿瘤最有意义的标志物。该肽链有A、B两种异构体,应同时对两种异构体进行测定,其中异构体B多升高[21]。颗粒细胞瘤患者的雌二醇及苗勒抑制物水平均升高,但诊断价值有限[21-23]。支持-间质细胞瘤患者的血清睾酮及雄烯二酮浓度可升高[19,20,24]。颗粒细胞瘤与子宫内膜增生/子宫内膜癌的相关性已经明确[25]。对有异常子宫出血,绝经后子宫内膜厚度超过5mm且存在附件区包块,以及少数在术前已确诊为颗粒细胞瘤的患者,均推荐进行子宫内膜的活检[2,26]。颗粒细胞瘤患者行子宫内膜活检时,能发现25%～50%的子宫内膜增生及5%～10%的子宫内膜癌[2,26]。合并颗粒细胞瘤的子宫内膜癌,往往分化较好,分期较早[18]。

七、预后因素

颗粒细胞瘤患者的预后首先取决于诊断时的分期以及初次手术后残留病灶的大小[27-29]。据报道,对于完全切净的Ⅰ期患者(也是绝大部分患者),其5年生存率为90%;肿瘤直径较大(10～15cm)及肿瘤破裂的患者其预后不佳[30-33]。已有研究探索了各种镜下特点如细胞异型性及分裂象增多,以及肿瘤生长模式对预后的潜在影响,有些研究显示上述参数与预后相关;然而,如果只考虑Ⅰ期未破裂的肿瘤,且认识到至少部分旧研究的对象包含了颗粒细胞瘤以外的肿瘤,我们的意见认为,从治疗角度目前尚无任何特征具有重要的临床相关性[30-34]。简单说来,病理学家的任务是首先将卵巢颗粒细胞瘤与其他肿瘤相鉴别,明确诊断后,最重要的基本预后参数包括分期、肿瘤破裂与否及肿瘤大小。这些肿瘤可能复发。在一项关于32例Ⅰ期患者的研究发现,5年、10年及20年的生存率分别为94%、82%和62%[34]。中位复发时间间隔为4～6年,甚至有几例复发出现在初诊的40年后[32-34]。

支持-间质细胞肿瘤患者的5年生存率为70%～90%[19]。预后取决于分期和组织学分化程度[19]。Young 对 207 例患者的研究发现,11%的肿瘤分化程度较好,54%为中分化,13%分化差[19]。复发见于 18%的患者[19]。细胞分化好的患者均为良性肿瘤,中分化和分化差的患者中分别有 11%和 59%表现恶性肿瘤的临床行为[19]。

八、治疗

1. 手术　MOSCSTs 的手术分期仍沿用卵巢上皮性肿瘤的手术分期。全面分期手术包括全子宫及双附件切除术。鉴于 MOSCSTs 转移至淋巴结较为罕见,可不行盆腔及腹主动脉旁淋巴结的清扫[3,4]。然而,肿大的淋巴结应该予以切除。此外,当患者可能患有其他恶性卵巢肿瘤时,也应行淋巴结切除术。对于希望保留生育功能、且肿瘤局限于一侧卵巢的患者,如果冷冻病理并不明确,可进行切除一侧附件的保守手术[35-37]。颗粒细胞肿瘤患者术前如未进行子宫内膜活检,术中应进行诊刮[35-37]。

2. 辅助治疗　对于 IA 期的颗粒细胞瘤患者,单纯手术治疗就已足够[36]。对于分期较晚的患者,预后则相对不佳。然而,由于病例罕见且缺乏随机对照数据,辅助治疗是否能为 IB-IV 期患者带来益处,目前尚无定论[36]。已有几项对晚期幼年型颗粒细胞瘤患儿的研究支持辅助治疗的应用[19,38-41]。但很难将这些结果外延至对成人型颗粒细胞瘤的治疗中,因为成人型颗粒细胞瘤的细胞增殖率较低,而远期复发率高。一些回顾性研究支持对晚期(Ⅲ/Ⅳ 期)成人型颗粒细胞瘤患者使用辅助治疗[28,42,43]。NCCN 指南推荐对 Ⅱ 到 Ⅳ 期的卵巢间质瘤患者以及有高危因素的 Ⅰ 期患者(如肿瘤破裂的 IC 期患者)进行以铂类为基础的化疗[35]。推荐的方案为博来霉素、依托泊苷和顺铂的联合治疗(BEP 方案)。GOG 正在进行一项随机研究,比较 BEP 和卡铂/紫杉醇治疗新诊断的、从未接受化疗复发性转移

MOSCSTs 患者。

对于未转移的支持-间质细胞肿瘤,单纯手术治疗就已足够[35]。如果肿瘤并未转移,但细胞分化差或含有间质异源成分,仍推荐使用铂类为基础的辅助治疗[35]。这些建议所基于的数据信息绝大部分来源于病例报道[38,44]。

3. 转移/复发　卵巢颗粒细胞瘤趋向于在盆腔复发,复发也可以发生于上腹部以及腹膜后[4]。对于局部复发且可完全切净的病例,可行手术切除[4,32]。至于其他情况,则建议使用化疗。据报道 BEP 的总体有效率为 58%~84%[45-47]。绝大部分晚期患者可有短期缓解[45-47]。其他方案包括多柔比星、卡铂和依托泊苷,顺铂、长春新碱和博来霉素(PVB 或 VBP 方案)[48-50]。目前尚无数据显示其他方案优于 BEP 方案,可视为二线方案。紫杉烷类化合物的效果正在研究中[51-53]。GOG 正在研究以贝伐单抗治疗复发患者[54]。

对于支持-间质细胞瘤复发的患者,同样推荐使用 BEP 方案。其他可用的方案包括环磷酰胺、多柔比星和顺铂(CAP),卡铂、表柔比星和依托泊苷,顺铂、长春新碱和博来霉素,以及铂类/紫杉烷类的联合用药[52,53,55-57]。

九、监测

NCCN 推荐在最初的 2 年内每 2~4 个月进行一次系统回顾、体格检查以及血清肿瘤标志物的测定,接着改为每 6 个月一次[35]。并不推荐将影像学作为常规检查[35]。如怀疑复发,评估内容应包括血清肿瘤标志物及 CT[35]。

十、结论

大多数 MOSCSTs 患者均可获得早期诊断。肿瘤很少转移至淋巴结。对于已经完成生育的女性,建议行全子宫和双附件切除

术。对于希望保留生育功能的患者,推荐单侧附件切除以及活检以行分期。对于晚期患者,建议使用铂类为基础的全身化疗。鉴于肿瘤有远期复发倾向,有必要进行长期监测随访。

（娄文佳 译 李 雷 校）

参 考 文 献

[1] Young, R.H. (2005) Sex cord-stromal tumors of the ovary and testis: their similarities and differences with consideration of selected problems. Modern Pathology, 18, S81-S98.

[2] Schumer, S. T. and Cannistra, S. A. (2003) Granulosa cell tumor of the ovary. Journal of Clinical Oncology, 21, 1180-1189.

[3] Brown, J., Sood, A. K., Deavers, M. T. et al. (2009) Patterns of metastasis in sex cord-stromal tumors of the ovary: can routine staging lymphadenectomy be omitted? Gynecologic Oncology, 113, 86-90.

[4] Abu-Rustum, N. R., Restivo, A., Ivy, J. et al. (2006) Retroperitoneal nodal metastasis in primary and recurrent granulosa cell tumors of the ovary. Gynecologic Oncology, 103, 31-34.

[5] Thrall, M.M., Paley, P., Pizer, E. et al. (2011) Patterns of spread and recurrence offset cord-stromal tumors of the ovary. Gynecologic Oncology, 122, 242-245.

[6] Quirk, J. T. and Natarajan, N. (2005) Ovarian cancer incidence in the United States, 1992-1999. Gynecologic Oncology, 97, 519-523.

[7] Boyce, E. A., Costaggini, I., Vitonis, A. et al. (2009) The epidemiology of ovarian granulosa cell tumors: a case-control study. Gynecologic Oncology, 115, 221-225.

[8] Lack, E.E., Perez-Atayde, A.R., Murthy, A.S. et al. (1981) Granulosa theca cell tumors in premenarchal girls: a clinical and pathologic study of ten cases. Cancer, 48, 1846-1854.

[9] Movahedi-Lankarani, S. and Kurman, R. J. (2002) Calretinin, a more sensitive but less specific marker than alpha-inhibin for ovarian sex cord-stromal neoplasms: an immunohistochemical study of 215 cases. American Jour-

nal of Surgical Pathology, 26, 1477-1482.

[10] Matias-Guiu, X., Pons, C. and Prat, J. (1998) Mullerian inhibiting substance, alpha-inhibin and CD99 expression in sex cord-stromal tumors and endometrioid ovarian carcinomas resembling sex cord-stromal tumors. Human Pathology, 29, 840-846.

[11] Zhao, C., Vinh, T. H., McManus, K. et al. (2009) Identification of the most sensitive and robust immunohistochemical markers in different categories of ovarian sex cordstromal tumors. American Journal of Surgical Pathology, 33, 354-362.

[12] Mooney, E.E., Nogales, F.F. and Tavassoli, F.A. (1999) Hepatocytic differentiation in retiform Sertoli-Leydig cell tumors: distinguishing a heterologous element from Leydigcells. Human Pathology, 30, 611-615.

[13] Shah, S.P., KÖbel, M., Senz, J. et al. (2009) Mutation of FOXL2in granulosa-cell tumors of the ovary. New England Journal of Medicine, 360, 2719-2729.

[14] Schultz, K.A., Pacheco, M.C., Yang, J. et al. (2011) Ovarian sex cord-stromal tumors, pleuropulmonary blastoma and DICER1 mutations: a report from the International Pleuropulmonary Blastoma Registry. Gynecologic Oncology, 122, 246-250.

[15] Heravi-Moussavi, A., Anglesio, M.S., Cheng, S.W. et al. (2012) Recurrent somatic DICER1 mutations in nonepithelial ovarian cancers. New England Journal of Medicine, 366, 234-242.

[16] Varras, M., Vasilakaki, T., Skafida, E. and Akrivis, C. (2011) Clinical, ultrasonographic, computed tomography and histopathological manifestations of ovarian steroid cell tumour, not

otherwise specified: our experience of a rare case with female virilisation and review of the literature. Gynecological Endocrinology, 27, 412-416.

[17] Outwater, E. K., Wagner, B. J., Mannon, C. et al. (1998) Sex cord-stromal and steroid cell tumors of the ovary. Radiographics, 18, 1523-1527.

[18] Evans, A. T., 3rd, Gaffey, T. A., Malkasian, G. D., Jr et al. (1980) Clinicopathologic review of 118 granulosa and 82 theca cell tumors. Obstetrics & Gynecology, 55, 231-238.

[19] Young, R. H. and Scully, R. E. Ovarian Sertoli-Leydig cell tumors. A clinicopathological analysis of 207 cases. American Journal of Surgical Pathology, 9, 543-548.

[20] Horny, H. P., Braumann, W., Weiss, E. et al. (1995) Virilizin gstromal Leydig cell tumor (Leydig cell-containing thecoma) of the ovary in pregnancy. A case report with extensive immunohistochemical investigation of the tumor cells. General & Diagnostic Pathology, 141, 57-62.

[21] Mom, C. H., Engelen, M. J., Willemsen, P. H. et al. (2007) Granulosa cell tumors of the ovary: the clinical value of serum inhibin A and B levels in a large single center cohort. Gynecologic Oncology, 105, 365-369.

[22] Rey, R. A., Lhomme, C., Marcillac, I. et al. (1996) Antimullerian hormone as a serum marker of granulosa cell tumors of the ovary: comparative study with serum alphainhibin and estradiol. American Journal of Obstetrics & Gynecology, 174, 958-963.

[23] Lane, A. H., Lee, M. M., Fuller, A. F. et al. (1999) Diagnostic utility of Mullerian inhibiting substance determination in patients with primary and recurrent granulosa cell tumors. Gynecologic Oncology, 73, 51-56.

[24] Oliva, E., Alvarez, T., and Young, R. H. Sertoli cell tumors of the ovary: a clinicopathologic and immunohistochemical study of 54 cases. American Journal of Surgical Pa-thology, 29, 143-148.

[25] Adamian, R. T. (1991) Hyperplastic processes and endometrial cancer in patients with hormone-producing ovarian tumors. Voprosy Onkologii, 37, 48-53.

[26] Zanagnolo, V., Pasinetti, B. and Sartori, E. (2004) Clinical review of 63 cases of sex cord-stromal tumors. European Journal of Gynaecological Oncology, 25, 431-436.

[27] Cronjé, H. S., Niemand, I., Bam, R. H. and Woodruff, J. D. (1999) Review of the granulosa-theca cell tumors from the Emil Novak ovarian tumor registry. American Journal of Obstetrics & Gynecology, 180, 323-327.

[28] Uygun, K., Aydiner, A., Saip, P. et al. (2003) Granulosa cell tumor of the ovary: retrospective analysis of 45 cases. American Journal of Clinical Oncology, 26, 517-522.

[29] Lee, Y. K., Park, N. H., Kim, J. W. et al. (2008) Characteristics of recurrence in adult-type granulosa cell tumor. International Journal of Gynecological Cancer, 18, 642-647.

[30] Stenwig, J. T., Hazekamp, J. T. and Beecham, J. B. (1979) Granulosa cell tumors of the ovary. A clinicopathological study of 118 cases with long-term follow-up. Gynecologic Oncology, 7, 136-141.

[31] Fox, H., Agrawal, K. and Langley, F. A. (1975) A clinicopathologic study of 92 cases of granulosa cell tumor of the ovary with special reference to the factors influencing prognosis. Cancer, 35, 231-236.

[32] Sehouli, J., Drescher, F. S., Mustea, A. et al. (2004) Granulosa cell tumor of the ovary: 10 years follow-up data of 65 patients. Anticancer Research, 24, 1223-1229.

[33] Malmström, H., Högberg, T., Risberg, B. and Simonsen, E. (1994) Granulosa cell tumors of the ovary: prognostic factors and outcome. Gynecologic Oncology, 52, 50-56.

[34] Lauszus, F. F., Petersen, A. C., Greisen, J. and Jakobsen, A. (2001) Granulosa cell tumor of

the ovary: a populationbased study of 37 women with stage I disease. Gynecologic Oncology, 81, 456-462.

[35] National Comprehensive Cancer Network (NCCN) (2013) guidelines, http://www.nccn.org(accessed 30 September 2013).

[36] Gershenson, D. M. (1994) Management of early ovarian cancer: germ cell and sex cord-stromal tumors. Gynecologic Oncology, 55, S62-S65.

[37] Zhang, M., Cheung, M. K., Shin, J. Y. et al. (2007) Prognostic factors responsible for survival in sex cord stromal tumors of the ovary-an analysis of 376 women. Gynecologic Oncology, 104, 396-402.

[38] Schneider, D. T., Calaminus, G., Wessalowski, R. et al. (2003) Ovarian sex cord-stromal tumors in children and adolescents. Journal of Clinical Oncology, 21, 2357-2361.

[39] Young, R. H., Dickersin, G. R. and Scully, R. E. (1984) Juvenile granulosa cell tumor of the ovary. A clinicopathological analysis of 125 cases. American Journal of Surgical Pathology, 8, 575-581.

[40] Calaminus, G., Wessalowski, R., Harms, D. and Göbel, U. (1997) Juvenile granulosa cell tumors of the ovary in children and adolescents: results from 33 patients registered in a prospective cooperative study. Gynecologic Oncology, 65, 447-452.

[41] Schneider, D. T., Calaminus, G., Wessalowski, R. et al. (2002) Therapy of advanced ovarian juvenile granulosa cell tumors. Klinische Padiatrie, 214, 173-179.

[42] Al-Badawi, I. A., Brasher, P. M., Ghatage, P. et al. (2002) Postoperative chemotherapy in advanced ovarian granulosa cell tumors. International Journal of Gynecological Cancer, 12, 119-123.

[43] Chan, J. K., Zhang, M., Kaleb, V. et al. (2005) Prognostic factors responsible for survival in sex cord stromal tumors of the ovary-a multivariate analysis. Gynecologic Oncology, 96, 204-208.

[44] Li, B., Wu, L. Y., Zhang, W. H. et al. (2004) Clinical analysis of 11 cases of ovarian Setoli-Leydig cell tumor. Zhonghua Fu Chan Ke ZaZhi, 39, 334-339.

[45] Homesley, H. D., Bundy, B. N., Hurteau, J. A. and Roth, L. M. (1999) Bleomycin, etoposide, and cisplatin combination therapy of ovarian granulosa cell tumors and other stromal malignancies: a Gynecologic Oncology Group study. Gynecologic Oncology, 72, 131-137.

[46] Colombo, N., Sessa, C., Landoni, F. et al. (1986) Cisplatin, vinblastine, and bleomycin combination chemotherapy in metastatic granulosa cell tumor of the ovary. Obstetrics & Gynecology, 67, 265-269.

[47] Gershenson, D. M., Morris, M., Burke, T. W. et al. (1996) Treatment of poor-prognosis sex cord-stromal tumors of the ovary with the combination of bleomycin, etoposide, and cisplatin. Obstetrics & Gynecology, 87, 527-532.

[48] Powell, J. L. and Otis, C. N. (1997) Management of advanced juvenile granulosa cell tumor of the ovary. Gynecologic Oncology, 64, 282-287.

[49] Muntz, H. G., Goff, B. A. and Fuller, A. F., Jr (1990) Recurrent ovarian granulosa cell tumor: role of combination chemotherapy with report of a long-term response to a cyclophosphamide, doxorubicin and cisplatin regimen. European Journal of Gynaecological Oncology, 11, 263-266.

[50] Segal, R., DePetrillo, A. D. and Thomas, G. (1995) Clinical review of adult granulosa cell tumors of the ovary. Gynecologic Oncology, 56, 338-341.

[51] Tresukosol, D., Kudelka, A. P., Edwards, C. L. et al. (1995) Recurrent ovarian granulosa cell tumor: a case report of a dramatic response to Taxol. International Journal of Gynecological Cancer, 5, 156-161.

[52] Brown, J., Shvartsman, H. S., Deavers, M. T. et al. (2004) The activity of taxanes in the treatment of sex cord-stromal ovarian tumors. Journal of Clinical Oncology, 22, 3517-3521.

[53] Brown,J.,Shvartsman,H.S.,Deavers,M.T.et al.(2005) The activity of taxanes compared with bleomycin,etoposide,and cisplatin in the treatment of sex cord-stromal ovarian tumors. Gynecologic Oncology,97,489-493.

[54] Tao,X.,Sood,A.K.,Deavers,M.T. et al.(2009) Anti-angiogenesis therapy with bevacizumab for patients with ovarian granulosa cell tumors. Gynecologic Oncology, 114, 431-436.

[55] Tomlinson,M.W.,Treadwell,M.C.and Deppe,G.(1997)Platinum based chemotherapy to treat recurrent Sertoli-Leydig cell ovarian carcinoma during pregnancy.European Journal of Gynaecological Oncology,18,44-47.

[56] Fujimoto, A., Saitou, M., Ishihara, O. et al.(1995)A case of ovarian malignant Sertoli-Leidig cell tumor treated with CBDCA, etoposide and epirubicin chemotherapy.Gan To-Kagaku Ryoho,22,1843-1847.

[57] van der Meer,J.,de Vries,E.G.,Vriesendorp,R.et al.(1985)Hemolytic uremic syndrome in a patient on cis-platinum,vinblastine and bleomycin.Journal of Cancer Research and Clinical Oncology,110, 119-123.

12

第12章

卵巢小细胞和神经内分泌癌

一、简介

除了在临床肿瘤实践中遇到的最常见的上皮性卵巢肿瘤外,还存在具有内分泌特性的卵巢恶性肿瘤。在这类肿瘤中,产生和分泌激素的性索间质肿瘤和生殖细胞肿瘤是最常见的类型。另外其他有临床意义的具有内分泌特性的卵巢肿瘤包括小细胞癌(small cell carcinoma,SCCO)和非小细胞神经内分泌癌(non-small cell neuroendocrine carcinoma type,NSCNEC)。世界卫生组织(World Health Organization,WHO)认为 SCCO 分为两类截然不同的类型:高钙血症型 SCCO 和肺型 SCCO[1]。NSCNEC 也被称为大细胞神经内分泌癌(表 12-1)。总之,这类非常罕见而高致死性的肿瘤需要独特的治疗方法,并且在从诊断到治疗的过程中需要多学科的参与。本章回顾了这些亚型并且突出了它们与常见组织学类型的差别,其目的是通过提高认识和报道增强对疾病的理解。

表 12-1   WHO 卵巢肿瘤组织学分类

上皮性肿瘤
性索-间质肿瘤
生殖细胞肿瘤
生殖细胞性索-间质肿瘤
卵巢网肿瘤
其他肿瘤
小细胞癌,高血钙型
小细胞癌,肺型
大细胞癌,神经内分泌型

续表

肝样癌
原发卵巢间皮瘤
妊娠性绒毛膜癌
腺样囊性癌
基底细胞癌
卵巢 wolffian 肿瘤
副神经节瘤
黏液瘤
肿瘤样情况
淋巴和造血系统肿瘤
继发肿瘤

数据来自 WHO

二、小细胞癌

1. 流行病学   在既往的文献中卵巢小细胞肿瘤被描述为是罕见的高度恶性肿瘤,因此导致对这类肿瘤的发病率、临床特点、预后和治疗认识不足。小细胞肿瘤占所有妇科恶性肿瘤的比例不足 2%,并多数来源于宫颈[2]。报道的卵巢原发小细胞癌不足 300 例。它们多见于中位年龄为 23.9 岁的女性[3]。卵巢小细胞肿瘤分为两种类型:高钙血症型(SCCOHT)和肺型(SCCOPT)。

(1)高钙血症型:尽管 SCCOHT 在普通人群中非常罕见,但它是 40 岁以下女性最常见的卵巢未分化癌[2-6]。这说明对于年轻女性新诊断的卵巢恶性肿瘤需要高度怀疑 SCCOHT。这种癌症很少是家族性的,在某些病例可为双侧,但几乎 99% 的病例为单侧[5]。患者诊断 SCCOHT 的年龄范围为 7

个月至 46 岁,多数发生在 20 岁和 30 岁,平均发病年龄为 24 岁[6]。接近 50% 的患者在初始诊断时为 I 期,然而大多在 2 年内死亡[7]。毋庸置疑,肿瘤转移肯定会缩短生存期[8]。

有趣的是,原发肿瘤的大小与肿瘤的分期没有明确相关性,但大的肿瘤与生存期延长相关,可能是由于包块大而更早就诊[8]。

(2)肺型:从名称本身看,SCCOPT 与肺的 SCCO 在形态学上是相似的。SCCOPT 多发生在生育年龄晚期或绝经后的女性,平均年龄为 59 岁[9-11]。

2. 病理

(1)高钙血症型:卵巢的 SCCO 是由 RoberE. Scully 医生在 1979 年首次作为单独的病理类型提出来,并且他报道的病例数是迄今为止最多的[5]。SCCOHT 通常表现为大的(平均约为 15cm)、绝大部分为实性的、奶油色包块,与卵巢无性细胞瘤或淋巴瘤类似[4]。检查发现超过 20% 的病例发生破裂,常伴有坏死、出血,偶尔会有囊性变。罕见的情况下,肿瘤可呈大的囊性病变[4]。显微镜下,最常见的表现形式为小的、密集的上皮细胞排列成片。偶尔可以看到巢状、条索状、小梁样和单独的细胞。在 80% 的病例会看到大小不一的滤泡,这一组织学表现会与颗粒细胞肿瘤发生混淆(彩图 12-1)。一般来说,肿瘤细胞小而圆,形态单一,胞质稀疏,细胞核小、单个核仁,常可见核分裂象(彩图 12-2)[4]。

通常情况下,上述一般形式会有一些变化,可以是肿瘤局部改变或是大体改变,使得诊断非常困难。最常见的改变是大约 50% 的肿瘤中会出现一种大细胞成分。大细胞成分变化极大,可以从占据肿瘤成分的一小部分到一大部分,有时甚至是肿瘤独特的或显著性的表现。这些以大细胞为显著特点的肿瘤被描述为"大细胞变异型"

[5]。这些大细胞有致密球形、中到大量的嗜酸性胞质,并且细胞核的排列方向一致。大细胞比小细胞的核仁更明显。SCCOHT 其他变异特征包括灶性的黏液性上皮,见于大约 10% 的病例。SCCOHT 通常与严重的血管浸润相关[8]。

超微结构检查能够发现桥粒连接和基底膜连接的上皮样特征。最常见的发现为大量扩张的粗面内质网形成大的囊泡,充满密度不一的蛋白类物质,McMahon 等描述的 6 例原发肿瘤中均有该特征[12]。很明显的是,肿瘤缺乏神经内分泌型的致密核心颗粒。在 50% 的肿瘤中可以看到微丝,尤其在大细胞中微丝可形成核周螺旋结构[12]。

值得注意的是,SCCOHT 通常表达 WT1,很少表达 TTF-1,这一点与其他小胞癌不同。SCCOHT 也经常表达 p53、WT1 和上皮性的标志物[2]。

(2)肺型:肺型 SCCO 的细胞特征和神经内分泌标志物(表 12-2)与肺小细胞肿瘤类似[10]。SCCOPT 多为实性、大的肿物(平均为 13.5cm),伴有囊性成分[9]。显微镜检查显示小到中等程度圆形到梭形的细胞,细胞胞质稀少、核仁大、核深染,紧密排列呈巢状、岛状和梁状(彩图 12-3)[9]。一般来说,肿瘤与表面上皮性成分紧邻或相互混杂,这些上皮成分多为子宫内膜样或 Brenner 肿瘤,然而有一些表现为鳞状分化或黏液腺体。有一种亚型含有嗜银颗粒[4,9]。

3. 发病机制

(1)高钙血症型:卵巢小细胞癌的组织发生学还不清楚。上皮性、性索间质、生殖细胞的起源都有论及,但目前没有确凿的证据证实任何一类起源[4]。SCCO 整体与神经内分泌分化相关,但现在的共识是 SCCOHT 并不属于神经内分泌类型[2,7]。由于缺乏小细胞癌的分子学信息,Stephens 等对一例

表 12-2　特殊染色和免疫组化

高血钙型小细胞癌	肺型小细胞癌
肿瘤细胞可能表达：	免疫组化表达：
角蛋白	角蛋白
波形蛋白	EMA
EMA	NSE
嗜铬蛋白	嗜铬蛋白（罕见）
层粘连蛋白	Leu7（罕见）
肿瘤细胞不表达：	
B72.3	
S-100 蛋白	
抑制素	
对甲状旁腺激素相关蛋白 的免疫反应：	
染色深度和血清钙水平之 间的相关性差	

SCCOHT 患者的肿瘤组织进行了分子学的研究[13]。与正常卵巢组织的 RNA 相比较，Stephens 等通过单核苷酸芯片技术发现一些高度上调和下调的基因，但是通过比较基因组学（CGH）研究没有发现染色体的异常。抑制素为一种常见的卵巢性索间质肿瘤标志物，但小细胞癌肿瘤组织的抑制素染色均为阴性，这是反对性索间质起源的证据[4]。尽管在一些肿瘤中可以看到黏液样上皮细胞，但这并不表明肿瘤是上皮来源，因为在很多类型的卵巢癌中会见到黏液样上皮细胞，并且 SCCOHT 患者的年龄范围与上皮性肿瘤明显不同[4]。

在 7 例小细胞卵巢癌肿瘤中，Matias-Guiu 等发现 5 例患者的甲状旁腺相关多肽蛋白（parathyroid-related polypeptide protein，PTHrp）的免疫活性增强[14]。然而，总体来说，血清钙水平和免疫活性之间缺乏相关性。这些发现可能是来源于依赖细胞多肽含量的免疫组织化学染色（immunohistochemistry，

IHC），而不是激素产生和（或）释放的结果[14]。这些发现表明 SCCOHT 患者的高血钙可能是 PIHrp 导致的。80%～100%的 SCCOHT 可表达 p53，表明 TP53 基因异常可能导致 SCCOHT 的高度侵袭性行为[2]。

临床前研究可能对 SCCOHT 的生物学有额外的认识。BIN-67 是一个经过验证的 SCCOHT 细胞系，其 IHC 表达形式与人类经验相似，尤其是高表达的 WT1 和缺乏抑制素的表达[2]。相比于更加常见的卵巢癌细胞系，BIN-67 细胞表达高水平的波形蛋白，并且对降钙素有所反应，其 cAMP 增加超过 20 倍[2]。然而 BIN-67 细胞测序分析没有发现 TP53（高级别浆液性癌）或 KRAS/BFAF（黏液性或低级别浆液性癌）的突变[2]。这些结果表明其他未明确的生物学因素导致 SCCOHT 的侵袭性行为。

（2）肺型：一般 SCCOPT 呈现角蛋白、上皮膜抗原和神经特异性烯醇化酶（neuron-specific enolase，NSE）染色阳性。流式细胞分析发现多数为非整倍体而不是二倍体[9,15]。

4. 临床表现

（1）高钙血症型：这种肿瘤同其他卵巢恶性肿瘤一样，通常表现为腹痛、腹胀[2,16]。在最大的病例系列研究中，62%的病例与高钙血症相关[5]。因此，这是与旁分泌高钙血症相关的最常见的卵巢肿瘤，并且在大多数的病例中是与高钙血症相关的唯一的人类肿瘤[4]。但是高钙血症相关的症状少见。其他表现包括低血糖、低血钠、抗利尿激素分泌异常综合征（SIADH）和一些罕见的现象如肌无力综合征[16]。升高的血清钙水平经过治疗后通常会降到正常，血钙水平可以用来监测疾病进展或者评估治疗效果[8]。

与其他组织类型的卵巢癌相似，SCCOHT 血清 CA125 的水平也会升高。一项最大系列的病例研究发现 CA125 的平均

水平为 176U/ml（范围 25～691）[7]。在 CA125 水平与肿瘤大小之间，以及 CA125 水平和高钙血症之间、高钙血症和肿瘤大小之间，相关性均很小[8]。约 58% 的病例存在腹膜播散[7]。SCCOHT 的转移方式与其他常见卵巢肿瘤相似，在初始评估的时候也可发现肝脏的转移。

（2）肺型：SCCOPT 在发病的平均年龄（59 vs. 23）、双侧发生率（45% vs. 1%）和高钙血症表现（45% vs. 1%）上均与 SCCOHT 不同[10]。此外，超过 66% 的 SCCOPT 的患者合并其他卵巢异常，如子宫内膜样癌。已经证实，这些患者中成熟囊性畸胎瘤的发生率罕见升高[10]。报道的 SCCOPT 副肿瘤综合征包括过多肾上腺皮质激素分泌导致的库欣综合征、Eaton-Lambert 综合征、SI-ADH、副肿瘤性的肾损害、弥漫性的葡萄膜黑色素囊肿增生、与抗 Hu 抗体相关的感觉神经损害、小脑皮质退化。此外，临床上升高的激素和标志物包括 5-羟色胺、生长抑素、胰岛素、粒细胞集落刺激因子（G-CSF）、胃泌素、血管活性肠多肽、NSE、孕激素释放多肽、甲状旁腺激素相关蛋白、β-黑色素细胞刺激激素和降钙素[15]。

5. 治疗前评估　通过检测相关的肿瘤标志物（AFP、βFP 测相、LDH、CEA 和 NSE）可以排除生殖细胞肿瘤[16]。至于影像学检查，在一些选择性的患者中 PET/CT 可以展现出 SCCOHT 侵袭性代谢的特点[16]。有限分期的病变局限于局部的解剖区域，并会累及局灶淋巴结。

6. 治疗　由于卵巢小细胞癌少见，没有做过前瞻性的研究，也没有这样的研究可能进行。因此，很难得出确切的结论明确最佳的治疗或手术方式。尽管如此，已报道的文献分析存在一些共同的治疗方式。尽管多数的患者接受积极的肿瘤细胞减灭术，然后进行细胞毒性药物的联合化疗，但总体治愈率仍然没有改变。快速耐药，以及此后的高复发率是其原因，尽管前期反应良好[2]。

（1）高钙血症型：近期一项多国回顾性研究纳入 17 例 SCCOHT 患者，分析支持手术、化疗和放疗（序贯或与放疗同步）的三联方法[2]。

（2）手术：对于寻求保留生育功能的患者，且替代的手术方案可行，或者子宫和病变对侧卵巢外观正常的情况下，一些专家会推荐非手术治疗（也就是说保留子宫和卵巢），[10,16]。但是，Young 等在大的病例系列研究中报道了对于 IA 期病变，切除双侧卵巢和输卵管会有更好的结局。Pautier 等也支持积极的肿瘤细胞减灭术[5]。至今还没有保留生育功能手术后成功妊娠的报道；在联合化疗和（或）放疗的时代，实现成功妊娠具有挑战。Harrison 等的报道与其他文献报道相比，Ⅰ 期患者的总体生存得到改善。在这一研究中，70% 的患者在中位随访时间 40 个月时无病存活，其中 5 例患者长期存活[16]。值得关注的是，研究中的所有患者均在大的妇科癌症中心接受了治疗，并且多数进行了全面的分期手术，从而改善了 Ⅰ 期患者的结局。这更加说明手术能力是早期疾病获得成功预后的潜在决定因素。

（3）化疗：联合化疗方案，尤其是那些含依托泊苷、顺铂/卡铂或长春新碱的方案，与不进行治疗相比，显著改善了患者的生存期。具体而言，一项纳入 27 例患者的小规模的前瞻性研究证实，剂量密集的顺铂、多柔比星、依托泊苷和环磷酰胺（PAVEP）方案的 5 年生存率可达 49%。但是，这一获益在 Ⅰ 期或 Ⅱ 期病变更加明显。其他方案包括长春新碱、顺铂、环磷酰胺、博来霉素、表柔比星和依托泊苷（VPCBAE）方案，卡铂/紫杉醇方案或顺铂/依托泊苷方案。长期存活的患者虽然很少，但这些患者多倾向接受顺铂/依托泊苷方案——一种小细胞癌常用的方案[8]。

Distelmaier 等报道，应用辅助联合化疗和大剂量的巩固化疗来治疗儿童和青少年的 SCCOHT,能够改善治疗结果[17]。

(4)放疗:在一项 3 例患者的研究中,一例患者在手术时发现有腹膜转移[18]。对于这例患者,使用辅助放疗可能会有助于她的 5 年无进展生存期[18]。在 Young 等的大的系列研究中,5 例长期存活患者中有 4 例患者的治疗中包括放疗[5]。考虑到小细胞癌的复发不同于上皮性卵巢癌常见的多灶性腹膜播散,Woopen 等推荐合理使用全腹腔放疗,但须考虑放疗风险:肠梗阻、肠穿孔、肠瘘和(或)放疗毒性[7]。

(5)替代治疗:已经证实,光动力学治疗这种在妇科肿瘤少用的治疗方法可使肿瘤局部坏死,并破坏小鼠移植瘤模型的肿瘤组织。迄今为止,还缺乏临床有效性的研究[18]。虽然 BIN-67 细胞株对标准化疗药物耐药,但它对溶瘤病毒的敏感性提示在 SCCOHT 中应该探讨这些治疗方法的应用[2]。因为生物学途径的证据愈加明显,所以靶向治疗也获得了很多关注。最近在 SCCOHT 中进行的突变分析发现了需要进一步验证的额外靶点。到目前为止,没有启动随机研究来验证是否靶向药物能够提供新的治疗机会。然而,少数的病例报道已经在使用伊马替尼或贝伐单抗进行治疗。例如,Kanwar 等报道

在一例 c-KIT 阳性的 SCCOHT 患者,手术和细胞毒性药物辅助化疗后使用伊马替尼;这例患者在诊断后的 3 年中获得完全缓解[19]。

(6)临床前进展:BIN-67 细胞系来源于 SCCOHT。体外试验显示 BIN-67 细胞系对铂类为基础的化疗和紫杉醇显著耐药。溶瘤病毒尤其是牛痘病毒 JX-594 和 VSV,对 BIN-67 细胞系的细胞毒性比常见的上皮性卵巢癌细胞系 A2780 更强[2]。事实上,肿瘤细胞活力被降低了 93%。这些结果表明溶瘤病毒的治疗潜力可能超过铂类药物,从而成为 SCCOHT 的最佳治疗[2]。基因表达谱可以帮助确定针对个体肿瘤的治疗方法。Stephens 等进行了 SCCOHT 的药物靶向富集分析,并绘制了差异表达基因药物靶向数据库(表 12-3)[13]。

(7)肺型:Cohen 等报道了接受初始手术治疗后继续辅助化疗的 SCCOPT 患者[10]。7 例长期随访的患者,平均存活时间为 8 个月。最长的长期存活者(7.5 年)为ⅢC 期,接受了 TAH/BSO 和腹膜后淋巴结清扫,并随后进行了环磷酰胺、顺铂、表柔比星、依托泊苷和长春新碱的辅助化疗。另一例在接受手术和卡铂及紫杉醇辅助化疗后 36 个月时没有发现疾病存在的证据。

表 12-3 药物靶向富集分析和潜在靶向治疗

基因符号	基因描述	表达比例 (肿瘤/正常)	潜在可用药物
FGFR1	成纤维细胞生长因子 1	11.5	帕唑帕尼
PSMB11	蛋白酶体亚基,β 型,11	10.2	硼替佐米
SRD5A2	类固醇-5-5A 还原酶,α 多肽 2	6.5	度他雄胺/坦索罗辛,非那雄胺,度他雄胺
MAPK11	促分裂原活化蛋白激酶 11	6.1	SCIO-469
SRC	v-src 肉瘤病毒癌基因同源物(禽类)	4	达沙替尼,AZM-475271,塞卡替尼
FLT4	fms 相关的酪氨酸激酶 4	3.3	舒尼替尼,索拉菲尼

续表

基因符号	基因描述	表达比例 （肿瘤/正常）	潜在可用药物
DNMT3A	DNA(胞嘧啶-5-)-甲基转移酶 3 基	3.2	5-Aza-2-deoxycytidine， 5-氮胞苷
TGFB2	转化生长因子,β 化	3.1	AP-12009
SRD5A1	类固醇-5-5A 还原酶,α 多肽 1	3	度他雄胺/坦索罗辛,非那雄胺,度他雄胺
CDK1	细胞周期蛋白依赖性激酶 1	2.9	黄酮吡醇
HSP90AA1	热休克蛋白 90kDaA,A 类成员 1	2.7	17-DMAG,IPI-504
PDGFC	血小板衍生生长因子 C	2.4	伊马替尼
AKT3	v-akt 鼠类胸腺瘤病毒癌基因同源物 2	2.1	哌立福辛,GSK2141795,肌醇,曲西立滨
CXCR4	趋化因子受体 4	2.1	普乐沙福
PSMD12	蛋白酶体 26S 亚基,非 ATP 酶,12	2.1	硼替佐米
SSTR3	生长抑素受体 3	2	帕瑞肽,奥曲肽
BRCA1	乳腺癌 1 型易感基因 1	0.24	顺铂,PARP 抑制物
BRCA2	乳腺癌 1 型易感基因 2	0.062	顺铂,PARP 抑制物,丝裂霉素

7. 监测　SCCOHT 和 SCCOPT 的随访监测具有挑战性,因为多数的患者在诊断后的 1～2 年死亡[16]。随诊的实验室检查和影像学检查没有正式指南。保守方法是按照上皮性卵巢癌在治疗后第一年内的检查策略,不延长随诊间隔时间一直持续下去。

三、卵巢的 NSCNEC

1. 流行病学　文献描述了这一类罕见的神经内分泌卵巢癌,它缺乏小细胞组织学的特征。卵巢的 NSCNEC 也被称为大细胞性的神经内分泌癌,已经报道了大约 40 例。多数的病例(n＝34)其典型表现为肿瘤中混有其他组织学亚型(如上皮性和生殖细胞性肿瘤),通常跟患者的预后差相关[3]。单纯的 NSCNEC 只有 6 例报道[20]。患者的中位年龄为 61 岁,年龄范围为 27—81 岁。

2. 发病机制/病理　推测 NSCNEC 可能来源于卵巢上皮-间质肿瘤或生殖细胞肿瘤中存在的神经内分泌细胞。NSCNEC 占肿瘤成分的 10%～90%。只有两例表现为纯粹的神经内分泌分化[1,20]。显微镜下,神经内分泌成分呈现大的和(或)中等的椭圆形到圆形的细胞。肿瘤细胞多以实性形式、巢状或小梁状排列。核分裂指数为 20～70 分裂象/10 个高倍视野(在一项研究中平均为 38 核分裂象/10 个高倍视野[21])。可有广泛的坏死[21]。

在 Versa 等的病例系列报道中,免疫组化染色结果包括:角蛋白(6/6)、CK7(4/5)、CK20(3/5)、CAM5.2(3/3)、嗜铬蛋白 A(8/11)、突触素(9/9)、NSE(1/1)、CD56(4/8)和 c-kit(5/7)[21]。在 Veras 等的系列晚期病例中,转移肿瘤均由神经内分泌肿瘤组成[21]。非小细胞神经内分泌肿瘤具有细胞角蛋白、NSE、嗜铬蛋白、5-羟色胺和一些肽类激素的免疫反应性[9]。

3. 临床表现　常见的表现症状包括腹痛和腹胀。不论绝经状态如何，临床过程均表现为高度侵袭性行为的特点[22]。来自 M. D. Anderson 的一个研究小组报道了他们 16 年间（1990—2005）11 例患者的经验。患者的年龄为 22—63 岁（平均为 46.7 岁）。最常见的临床表现为腹部/盆腔疼痛（6 例），其次为腹水（2 例）、盆腔包块、阴道出血和腹胀（各 1 例）[21]。

与 NSCNEC 相关的其他症状源于内分泌异常。例如，产生生长抑素的卵巢神经内分泌肿瘤的特点为血液生长抑素水平显著升高。这导致生长抑素瘤（抑制性）综合征，包括轻度的高血糖、胆石症、脂肪泻、腹泻、胃酸过少和不明原因体重降低。低血糖很少遇到，但有报道。Sugiyama 等报道了一例合并分泌生长抑素的卵巢肿瘤而出现血糖波动的女性，她在接受附件切除后血糖完全稳定[23]。糖负荷后连续血糖检测提示胰岛素和反调节激素均受到抑制。有趣的是，产生生长抑素的肿瘤本身具有生长抑素的受体。因此，生长抑素类似物奥曲肽能降低血液生长抑素水平并改善生长抑素瘤症状[23]。

除一例外，肿瘤几乎全部为单侧性（右侧为主），囊性或囊实性，大小为 5～26cm（平均为 16.2cm）。在这例双侧肿瘤的患者中，肿瘤转移到对侧的卵巢[21]。

4. 治疗前评估　总体而言，NSCNEC 相关的组织学和免疫特点会给鉴别诊断带来困难。非常罕见的卵巢副神经节瘤是一种相关的内分泌肿瘤，它既没有细胞角蛋白的着色也不具有 NSCNEC 的恶性表现。卵巢的类癌样肿瘤，不管是原发还是转移的，具有与 NSCNEC 相似的免疫谱，除 5-羟色胺外还可能产生多种肽类激素。一种普通的类癌样肿瘤具有与 NSCNEC 明显不同的特点和组织学外观[1]。

5. 治疗　鉴于 NSCNEC 的高度侵袭特性（少数病例生存期超过 12～24 个月），对任何术后辅助和转移性病例通常需要考虑化疗。治疗主要源于对小细胞癌以卡铂和依托泊苷联合化疗的经验[24]。然而，病例报道也发现了其他潜在有效的联合化疗方案，包括顺铂和环磷酰胺后续依托泊苷和顺铂，或者紫杉醇和卡铂方案[20]。Isonishi 在 3 例初治手术切除的 NSCNEC 标本中进行了体外药物敏感试验。药物敏感性是相似的；所有 3 例患者均对紫杉醇敏感，但对伊立替康耐药，有 2 例患者对铂类和多柔比星敏感。她们的数据显示紫杉醇、多柔比星和铂类（TAP）的联合化疗可能有效[25]。但是，目前仍缺乏体内试验的数据。不同于肺的 NSCNEC，脑转移是可能的。对达到部分或完全缓解的患者，在初始化疗后（或者如果可能的话在手术后）需要在治疗过程中考虑预防性的颅脑放疗[24]。Pautier 等探索了剂量密集型巩固化疗的应用，他们指出，在经验丰富的肿瘤专家的指导下其毒性反应可以控制[26]。具体来说，他们的治疗方案包括以下几种。

● 初始或中间型肿瘤细胞减灭术（3～6 个疗程后），包括全子宫切除、双附件切除、大网膜切除、盆腔和腹主动脉旁淋巴结切除以及腹膜活检。

● PAVEP 化疗：顺铂（P）80mg/m^2 静脉注射＞1h，第 1 天，多柔比星（A）40mg/m^2 第 1 天，依托泊苷（V）75mg/m^2/d＞1h 静脉注射，第 1～3 天，环磷酰胺（EP）300mg/m^2 第 1～3 天，G-CSF（非格司亭或来格司亭）第 7～12 天。PAVEP 方案每 3 周进行一次，应用 4～6 个疗程。根据血液学毒性调整剂量。如果中性粒细胞绝对数＜1000/mm^3 或者血小板计数＜100 000/mm^3 即暂停化疗。化疗的疗程数根据初始的分期（Ⅰ期 4 程，Ⅱ至Ⅲ期 6 程）、毒性反应和采集干细胞的能力决定[26]。

● 如果完全缓解：给予一个疗程的大剂

量巩固化疗（CARBOPEC 方案），即卡铂 $400mg/(m^2 \cdot d)$，第 $1 \sim 4$ 天，依托泊苷 $450mg/(m^2 \cdot d)$，第 $1 \sim 4$ 天，环磷酰胺 $450mg/(m^2 \cdot d)$，第 $1 \sim 4$ 天（CARBOPEC 方案），随后进行自体血干细胞的移植。干细胞的采集是在第 3 程或第 4 程 PAVEP 化疗后，以 G-CSF（非格司亭或来格司亭）进行支持，从第 6 天直到血液分离为止。大剂量治疗所需要的 CD34＋阳性细胞的浓度最少为 3×10^6 细胞/每千克体重。

四、结论

虽然对卵巢神经内分泌小细胞癌和非神经内分泌小细胞（高血钙型），以及所谓的大细胞神经内分泌癌的描述已经超过 30 年，但仅有有限的关于治疗和预后的信息可以提供给临床医师作为指导。正因为如此，所有这些罕见的癌症病例都应当在肿瘤专业组进行讨论，并且如果合适的话转诊到三级医学中心。不管是 SCCOHT、SCCOPT 还是 NSC-NEC，即便是 Ⅰ 期疾病或者接受了相对较好的铂类为基础的化疗，预后通常很差。前临床研究是利用这些罕见肿瘤的动物模型来深入了解肿瘤生物学并探索最佳的治疗联合。换用替代性的临床标本，如循环肿瘤细胞或者腹水中获得的肿瘤细胞，都是目前卵巢癌研究的焦点，但在这些罕见的亚型中还没有开展。显然，开发新的治疗方法或更新目前的治疗方法需要更深入的了解这些肿瘤的生物学过程。这种工作始于忠实记录癌症治疗的经验。重要的是，无论阳性和阴性结果的研究都应当予以报道从而避免发表偏倚。

（王永学　译　李　雷　校）

参 考 文 献

[1] Lindboe, C. F. (2007) Large cell neuroendocrine carcinoma of the ovary. APMIS, 115, 169-176.

[2] Gamwell, L. F., Gambaro, K., Merziotis, M. et al. (2013) Small cell ovarian carcinoma: genomic stability and responsiveness to therapeutics. Orphanet Journal of Rare Disease, 8, 33.

[3] Gardner, G. J., Reidy-Lagunes, D. and Gehrig, P. A. (2011) Neuroendocrine tumors of the gynecologic tract: A Society of Gynecologic Oncology (SGO) clinical document. Gynecologic Oncology, 122, 190-198.

[4] Clement, P. B. (2005) Selected miscellaneous ovarian lesions: small cell carcinomas, mesothelial lesions, mesenchymal and mixed neoplasms, and non-neoplastic lesions. Modern Pathology, 18 (Suppl 2), S113-S129.

[5] Young, R. H., Oliva, E. and Scully, R. E. (1994) Small cell carcinoma of the ovary, hypercalcemic type. A clinicopathological analysis of 150 cases. American Journal of Surgical Pathology, 18, 1102-1116.

[6] Scully, R. E. (1995) Small cell carcinoma of hypercalcemic type. International Journal of Gynecological Pathology, 12, 148-152.

[7] Woopen, H., Sehouli, J., Pietzner, K. et al. (2012) Clinical experience of young patients with small cell ovarian carcinoma of the hypercalcemic type (OSCCHT). European Journal of Obstetrics & Gynecology and Reproductive Biology, 165, 313-317.

[8] Estel, R., Hackethal, A., Kalder, M. and Munstedt, K. (2011) Small cell carcinoma of the ovary of the hypercalcaemic type: an analysis of clinical and prognostic aspects of a rare disease on the basis of cases published in the literature. Archives of Gynecology and Obstetrics, 284, 1277-1282.

[9] Eichhorn, J. H. and Young, R. H. (2001) Neuroendocrine tumors of the genital tract. American Journal of Clinical Pathology, 115 (Suppl), S94-S112.

[10] Cohen, J. G., Chan, J. K. and Kapp, D. S. (2012) The management of small-cell carcinomas of

the gynecologic tract.Current Opinion in Oncology,24,572-579.

[11] Wynn,D.,Everett,G.D. and Boothby,R.A. (2004)Small cell carcinoma of the ovary with hypercalcemia causes severe pancreatitis and altered mental status.Gynecologic Oncology, 95,716-718.

[12] McMahon,J.T.and Hart,W.R.(1988)Ultrastructural analysis of small cell carcinomas of the ovary. American Journal of Clinical Pathology,90,523-529.

[13] Stephens,B.,Anthony,S.P.,Han,H. et al. (2012) Molecular characterization of a patient's small cell carcinoma of the ovary of the hypercalcemic type.Journal of Cancer,3, 58-66.

[14] Matias-Guiu,X.,Prat,J.,Young,R.H. et al. (1994) Human parathyroid hormone-related protein in ovarian small cell carcinoma. An immunohistochemical study. Cancer, 73, 1878-1881.

[15] Frazier,S.R.,Kaplan,P.A. and Loy,T.S. (2007) The pathology of extrapulmonary small cell carcinoma. Seminars in Oncology, 34,30-38.

[16] Harrison,M.L.,Hoskins,P.,du Bois,A.et al. (2006)Small cell of the ovary,hypercalcemic type - analysis of combined experience and recommendation for management. A GCIG study.Gynecologic Oncology,100,233-238.

[17] Distelmaier,F.,Calaminus,G.,Harms,D.et al. (2006)Ovarian small cell carcinoma of the hypercalcemic type in children and adolescents: a prognostically unfavorable but curable disease. Cancer,107,2298-2306.

[18] Nelsen,L.L.,Muirhead,D.M.and Bell,M.C. (2010) Ovarian small cell carcinoma,hypercalcemic type exhibiting aresponse to high-dose chemotherapy. South Dakota Medicine, 63,375-377.

[19] Kanwar,V.S.,Heath,J.,Krasner,C.N. and Pearce,J.M.(2008)Advanced small cell carcinoma of the ovary in a seventeenyear-old female, successfully treated with surgery and multi-agent chemotherapy.Pediatric Blood & Cancer,50,1060-1062.

[20] Shakuntala,P.N.,Uma Devi,K.,Shobha,K.et al.(2012)Pure large cell neuroendocrine carcinoma of ovary: a rare clinical entity and review of literature.Case Reports in Oncological Medicine,2012,120727.

[21] Veras,E.,Deavers,M.T.,Silva,E.G.and Malpica,A.(2007)Ovarian nonsmall cell neuroendocrine carcinoma: a clinicopathologic and immunohistochemical study of 11 cases. American Journal of Surgical Pathology,31, 774-782.

[22] Tsuji,T.,Togami,S.,Shintomo,N.et al.(2008) Ovarian large cell neuroendocrine carcinoma. Journal of Obstetrics and Gynaecology Research,34,726-730.

[23] Sugiyama,T.,Nakanishi,M.,Hoshimoto,K.et al.(2012)Severely fluctuating blood glucose levels associated with a somatostatin-producing ovarian neuroendocrine tumor.Journal of Clinical Endocrinology & Metabolism,97,3845-3850.

[24] Shrimali,R.K.,Correa,P.D. and Reed,N.S. (2001)Dosedense and dose-intense chemotherapy for small cell ovarian cancer: 2 cases and review of the literature. Medical Oncology,28, 766-770.

[25] Isonishi,S.,Nishii,H.,Saitou,M.et al.(2008) Small cell carcinoma of the ovary: clinical and biological study. International Journal of Clinical Oncology,13,161-165.

[26] Pautier,P.,Ribrag,V.,Duvillard,P. et al. (2007)Results of a prospective dose-intensive regimen in 27 patients with small cell carcinoma of the ovary of the hypercalcemic type. Annals of Oncology,18,1985-1989.

13

第13章
卵 巢 类 癌

一、引言

1867 年 Thoedore Langhans 首次描述了类癌。在对一位死于结核病的 50 岁女性进行尸检时,他发现了一个突向肠腔的实性蕈状黏膜下肿瘤。病变的边界清晰规则,没有浸润邻近组织的表现[1],19 世纪后半叶,Lubarsch[2],Ransom[3]和 Notthafft[4]报道了几例类似的病变。病变并不浸润和(或)破坏邻近组织的表现激起了每位作者的兴趣。实际上,Lubarsch 质疑这些病变是否是"真的"癌,Notthafft 称之为"起始的癌"[2,4]。

直到 1907 年 Oberndorfer 首次使用"karzinoide"(癌样)一词[5],这些少见肿瘤才被命名。它描述了一组惰性生长的病变,与当时认为典型的癌所表现出的快速生长和高度侵袭性不一样,它的行为形成鲜明对比[6]。

一般而言,类癌肿瘤的组织学特点是含有规则、圆形细胞核的小细胞[7]。它们来源于神经内分泌细胞,经常会分泌多种不同的激素和生物胺,包括 5-羟色胺、促肾上腺皮质激素[8]、组胺[9]、多巴胺[10]、P 物质[11]、神经降压肽[12]、前列腺素[13]和激肽释放酶[14]。5-羟色胺和血管活性物质分泌进入循环系统可能导致发作性潮红、呼吸哮鸣、腹泻、右心瓣膜病变。这些症状和体征的组合即为类癌综合征[15]。

类癌肿瘤在多个解剖部位均有描述。最常见的是肺和胃肠道,尤其是回肠和阑尾[16]。1939 年 Stewart 等首次书面记载了卵巢类癌[17]。该报道描述的 2 例患者类癌肿瘤来源于卵巢畸胎瘤。之后的报道发现卵巢类癌并不总与畸胎瘤伴随发生[18-20]。

二、流行病学

总体上,据估计在美国类癌肿瘤的发病率为 1～2 例每 100 000 人[21,22]。由于类癌常常为惰性,真实发病率很可能被低估。1976 年,一项瑞典的研究报道发病率为 8.4 例每 100 000 人。此数据是在单一地理区域基于手术标本和尸体解剖计算得出的[23]。原发卵巢类癌少见,占所有类癌的 0.52%[22],占所有卵巢肿瘤的比例小于 0.1%[24]。医学文献已经报道的原发卵巢类癌小于 400 例,而且大多数是在 1981 年之前发表[25-31]。

三、病理

免疫组化的应用有助于原发卵巢类癌的组织学诊断。类癌肿瘤含有嗜铬素 A、亲银性、嗜银性染色阳性的神经内分泌颗粒。电子显微镜通过观察细胞质颗粒特征性的形态有助于鉴别肿瘤[27]。根据组织学特征原发卵巢类癌可进一步分类,包括以下几类:岛状型、小梁型、甲状腺肿型和黏液型[18,25]。

1. 岛状型类癌 由中肠衍生而来。它是最常见的原发卵巢类癌类型,通常在成熟性囊性畸胎瘤中发现。在这些病例中,它的发生可能与胃肠道或呼吸道上皮有关[18]，岛状型类癌也可能出现在实性畸胎瘤、黏液性肿瘤内[30]，可能与支持-间质细胞肿瘤有关[32]，或者为纯型[18,30]。纯型岛状型类癌与其他肿瘤性生殖细胞成分无关，全部由类癌组织组成。纯型岛状型类癌占所有卵巢岛状型类癌的40%。这些肿瘤来源于畸胎瘤或者卵巢中的肠嗜铬细胞，并单向发展而来。由于从未在卵巢中发现肠嗜铬细胞，后者的可能性较小[18]。

大体检查，卵巢岛状型类癌在成熟囊性畸胎瘤中形成坚固、实性、均质、边界清楚的结节。如果是纯型岛状型类癌，则为坚固或质硬、实性的肿物。这些肿瘤释放的5-羟色胺具有纤维生成效应，致使肿瘤质地坚硬。纤维生成效应在肿瘤巢周围产生致密、透明化的结缔组织间质[18]。卵巢岛状型类癌肿瘤大小差异很大，从显微镜下大小至最大径20cm。此外，其颜色从浅棕色至黄色或白灰色不尽相同。它们几乎都是单侧，但是可能伴有对侧卵巢的成熟性囊性畸胎瘤或黏液性肿瘤[30]。

镜下检查，卵巢岛状型类癌的特点与中肠类癌相似[30]。它们由实性的岛、巢以及小腺泡组成，通常具有小腔。巢和腺泡由多边形上皮细胞组成，其内含有丰富的胞质以及位于中央的圆形细胞核（彩图13-1）。有丝分裂少见，肿瘤细胞一致。腺泡可能包含少量黏蛋白染色阳性的分泌物。分泌物偶尔会浓缩钙化，在腺腔内形成小钙化球。肿瘤细胞胞质含有红色、橙色或棕色颗粒，颗粒主要位于细胞基底部。这些颗粒在细胞巢边缘排列的细胞中更丰富，显示出亲银性和嗜银性反应。随着电子显微镜的应用，在肿瘤细胞中可见大量的神经分泌颗粒。这些颗粒的大小和形状明显不同，其形状可能是圆形、卵圆形或狭长形，如前文所述，岛状型类癌肿瘤可能分泌5-羟色胺，通过免疫荧光和免疫过氧化物酶技术可证实在肿瘤细胞胞质中存在

5-羟色胺[18]。神经激素肽偶见于肿瘤细胞中，但是在小梁型或甲状腺肿型类癌中更加常见[33]。

2. 小梁型类癌 由前肠和后肠衍生而来。大多数这种肿瘤和成熟性囊性畸胎瘤相关，但偶可为纯型。这种肿瘤的大体形态和岛状型类癌相似，可能是在囊性畸胎瘤中发现的实性结节。小梁型类癌肿瘤也可能形成实性包块。一直以来均报道小梁型类癌肿瘤是单侧病变，但是可能伴有对侧卵巢的成熟性囊性畸胎瘤[18,29,34]。

原发卵巢小梁型类癌肿瘤大小4～25cm。显微镜下，小梁型类癌肿瘤由平行走行的长条状、波浪状、分支状的条索、花带或小梁组成，周围包绕致密纤维结缔组织（彩图13-2）。周围的结缔组织可能透明化，结缔组织的数量不尽相同。肿瘤细胞条索由一到两层细胞组成，细胞包含丰富的轻度兼嗜性颗粒细胞质。细胞质常含有橙色-红色颗粒，嗜银性染色阳性，亲银性染色偶有阳性。细胞核明显，卵圆形或狭长形。有丝分裂活性低，有丝分裂象并不常见。超微结构下，小梁型类癌肿瘤细胞包含均一的、圆形或卵圆形的神经分泌颗粒[27,19]。如前文所述，神经激素肽在小梁型类癌肿瘤细胞内比岛状型类癌内常见得多[18,33]。

3. 甲状腺肿型类癌 是第二常见的原发性卵巢类癌肿瘤类型。它们含有与类癌组织关系密切的甲状腺组织（彩图13-3），典型的类癌肿瘤成分呈小梁状[18,28]。但是，也可以为岛状，或者为岛状与小梁状混合。大约40%的甲状腺肿型类癌是纯型。其余的可能伴有卵巢成熟性囊性畸胎瘤或黏液性肿瘤[28]。纯型卵巢甲状腺肿型类癌肿瘤形成肉样、黄褐色包块。当伴有其他卵巢病变时，甲状腺肿型类癌为囊性包块内的实性结节[18]。

镜下检查，两种成分（甲状腺或类癌组织）都可能占多数。甲状腺成分具有正常甲

状腺滤泡的形态。数个研究已经表明甲状腺肿型类癌的甲状腺滤泡中存在甲状腺球蛋白和甲状腺素[35-37]。此外,已发现某些甲状腺肿型类癌含降钙素[28,38],也已观察到间质组织中含有淀粉样蛋白[38,39]。在类癌成分中,50%患者的肿瘤细胞含有亲银性颗粒。在甲状腺滤泡内,超过50%患者的胶质成分中可见双折射—水合草酸钙晶体[18,28]。超微结构下,肿瘤细胞中均含有神经分泌颗粒,其外观与小梁型类癌的颗粒相似[28]。

4. 黏液型类癌 原发卵巢黏液型类癌并不常见。的确存在时,多数为纯型,但可能伴有成熟性囊性畸胎瘤。原发卵巢黏液型类癌最常见为单侧,但也可能转移至对侧卵巢[18,40]。

大体检查,原发卵巢黏液型类癌通常较大,最大径从4~30cm,大多数肿瘤最大径超过8cm。典型的黏液型类癌为灰黄色、质硬、实性包块,其内可能含有囊性区域。伴有成熟性囊性畸胎瘤时,其外观亦相似[18,40]。

镜下检查,原发卵巢黏液型类癌由众多具有极小腔隙的小腺体或腺泡组成,腔隙被覆均一的充满黏蛋白的立方或柱状细胞,细胞内含有圆形或卵圆形的小细胞核(彩图13-4)。由于黏蛋白过度膨胀可能使一些细胞破裂。这可能导致腺体内黏蛋白小池形成,甚至腺体消失,在结缔组织中形成黏蛋白池。周围结缔组织的形态不尽相同,从疏松水肿到致密纤维化或透明化。某些区域肿瘤细胞可以侵蚀周围结缔组织而形成印戒样外观。在一些黏液型类癌中此模式占多数。黏液型类癌肿瘤细胞也可能形成巨大的实性聚合体,呈现不均一的形态和更不典型的特征(例如巨大深染的细胞核和活跃的有丝分裂象)。可能存在细胞质颗粒,颜色不一,如橙红及鲜红色。在一些黏液型类癌,可能存在或富含的嗜银性和亲银性颗粒。但是与前文所述的类癌类型相比较为少见[18]。

超微结构下,一些细胞含有神经分泌颗粒,另一些则不含。含有神经分泌颗粒的细胞不含黏蛋白样物质,而含有黏蛋白样物质的细胞则不含神经分泌颗粒。通过免疫过氧化物酶技术可以发现一些黏液型类癌肿瘤细胞含有5-羟色胺和或胃泌素[18]。

四、发病机制

由于原发卵巢类癌少见,缺乏关于其发病机制的数据。但是,近期有关肺和胃肠道的分子发病机制和肿瘤生物学的研究数据也许可以推测至卵巢来源的类癌。遗传性多发内分泌瘤综合征Ⅰ型(MEN-1)患者MEN1基因出现特征性的突变,与之相关的典型类癌来源于前肠[41-43]。MEN1基因位于11q13,已被克隆,并发现它与散发MEN-1相关肿瘤的发生有关[44,45]。肺的类癌肿瘤,使用杂合性丢失和比较基因组杂交分析发现频繁的体细胞MEN1区域缺失[42,43]。在相当一部分病例中,发现了失活MEN1突变。在有限数量的回肠、十二指肠和胃来源的类癌中发现了11q缺失。在肺类癌肿瘤中,其他常见的基因变化包括3p,5q,9p,10q和13q缺失[46]。p53基因在大多数人类肿瘤中经常发生突变,但在类癌肿瘤中罕见突变,提示p53在类癌肿瘤的发生中并不重要[47,48]。

五、临床表现

无论何种组织学类型,原发卵巢类癌的典型表现是痛性或无痛性腹部包块。不同组织学类型的发病年龄不一致。岛状型和小梁型类癌患者通常是围绝经期或绝经后[29,34,49]。大多数甲状腺肿型类癌患者是绝经后[28,49]。与其他卵巢类癌相比,黏液型类癌更常见于更年轻的阶段(14—53岁)[50]。原发卵巢类癌肿瘤缺乏特征性影像学表现,因此诊断主要依赖于病理检查。但是对某些临床特征应当提高对卵巢类癌的警惕。

数名作者报道小梁型和甲状腺肿型卵巢类癌表现为严重便秘[19,51-55]。考虑此表现是由肽 YY 介导。肽 YY 是短肽（36 氨基酸），正常情况下是回肠和结肠黏膜细胞对食物消耗反应所释放[56]。肽 YY 通过抑制胃动力和增加结肠内水、电解质吸收来帮助餐后消化及营养吸收[57]。在一篇关于严重便秘相关卵巢类癌的综述中，88%（7/8）的患者在多于 80% 的肿瘤细胞内肽 YY 明显染色，其余的病例在多于 50% 的肿瘤细胞中肽 YY 明显染色[52]。

如前文所述，卵巢甲状腺肿型类癌含有与类癌肿瘤密切相关的甲状腺组织。但是，与甲状腺组织成分有关的临床表现却极为罕见，据报道一例患者术前发现甲状腺功能亢进。另外 4 例患者在术前或术后发现甲状腺功能相关症状[28,49]。

由 5-羟色胺和血管活性物质释放进入循环系统介导，类癌患者可能表现为类癌综合征。类癌综合征特点为发作性潮红、呼吸哮鸣、腹泻和右心瓣膜病变[15]。无论原发肿瘤的位置，患者均可能出现类癌综合征。但是，胃肠道类癌患者并不常出现类癌综合征的表现，因为 5-羟色胺和血管活性物胺被肝脏代谢灭活。胃肠道类癌患者出现类癌综合征时，常常有明显的肝脏转移[58]。相反，1/3 的卵巢类癌患者发生类癌综合征[30]。类癌综合征几乎都与卵巢岛状型类癌有关，很少与小梁型、甲状腺肿型和黏液型有关[18]。原发卵巢类癌患者发生类癌综合征的频率增加，其原因可能是 5-羟色胺和血管活性胺通过卵巢静脉直接分泌入体循环，而不会被肝脏灭活[58]。原发卵巢类癌患者发生类癌综合征的频率增加的原因也可能和原发肿瘤大小有关，肿瘤越大功能越活跃。原发卵巢肿瘤最大径超过 10cm 时类癌综合征最为常见，而小于 4cm 时罕见[18,30,58]。此外，胃肠道类癌肿瘤通常较小，这也可能是类癌综合征频率下降的部分原因[58]。

六、治疗前评估

原发卵巢类癌通常是在术中或术后对切除的附件包块行病理检查后才得以诊断。如前文所述，原发卵巢类癌没有特征性影像学表现，但是电脑断层扫描（CT）成像有助于评估转移性病变。术前 CA125 常在正常范围，甚至在晚期病例中也是如此[25]。附件包块伴有类癌综合征时，术前评估时要更加警惕原发卵巢类癌肿瘤。当术前怀疑为原发卵巢类癌时，放射标记奥曲肽成像在术前发现未知的原发或转移病变的敏感性为 89%[59,60]。尿液 5-羟基吲哚乙酸（5-HIAA）在类癌综合征患者中升高。Davis 等发现在 17 例原发卵巢类癌患者中，3 例（18%）5-HIAA 排泄增加，更重要的是，尿液 5-HIAA 排泄增加仅见于有类癌综合征表现的女性。在这项研究中，4 位女性有类癌综合征，3 位（75%）尿液 5-HIAA 水平升高[25]。除了帮助诊断类癌肿瘤，测定尿液 5-HIAA 排泄也可能有助于术后监测。在切除类癌肿瘤后尿液 5-HIAA 水平应当下降，这为评估疾病活动性和治疗反应提供了一种非侵袭性方法[18]。

七、治疗

原发卵巢岛状型类癌生长缓慢，很少发生转移[30,49,61,62]。甲状腺肿型类癌转移的可能性甚至更小，在小梁型类癌中尚无转移的报道[18,28,49]。与之相反，原发卵巢黏液型类癌更具侵袭性。其临床行为与阑尾黏液型类癌更为相似[63-65]。无论何种组织学类型，原发卵巢类癌肿瘤的治疗方式是手术切除。对于想保留卵巢功能的绝经前患者，可行单侧卵巢切除。对于绝经后和围绝经期患者，应当行全子宫双附件切除术。手术分期对原发卵巢类癌患者没有意义[25]。但是，应当切除转移病变和卵巢外播散病灶[18]。在诊断肿瘤为卵巢来源之前，需要仔细评估肠道和对侧卵巢。肠道或肠系膜肿物、双侧卵巢受累或腹膜转移都强烈提示卵巢外起源。在这种情况下,手术治疗应当包括双附件切除以及原发肿瘤的切除[25,66]。

由于大多数原发卵巢类癌患者病变局限于卵巢,手术切除可治愈,预后良好。Davis等报道在这种临床情形中,10年生存率几乎为100%[25]。但是,晚期病变患者的结局普遍较差。晚期患者的估计中位生存期为1.2年,5年生存率为33%[25]。对于晚期病变患者尚无标准辅助治疗方法。少数关于晚期病变成功辅助治疗的病例报道采用的治疗方法各不相同,包括氟尿嘧啶和链佐星联合[25],单药顺铂[67],放射性腹腔内金以及钴治疗[68]。由于患者预后不同,卵巢原发

和转移性类癌的鉴别尤为重要,转移性类癌一般更具侵袭性,33%的患者在1年内死亡,75%的患者在诊断后5年内死亡[58]。与原发性病例相反,转移性类癌通常是双侧,常有其他腹腔播散的表现,并且也不伴有畸胎瘤,而这在原发类癌中是典型表现。

八、监测

原发卵巢类癌患者治疗后监测没有标准化路径。手术切除对大多数女性可达治愈效果。但是,据报道初次诊断为Ⅰ期病变后最晚可至13年后复发[25]。对有类癌综合征表现的患者,尿液5-HIAA排泄测定可能发现复发病例。除此之外,治疗后监测也包括体格检查和放射影像检查[18]。

(李 源 译 向 阳 校)

参 考 文 献

[1] Langhans, T. (1867) Ueber einen drüsenpolyp im ileum. Virchows Archive Pathological Anatomy, 38, 550-560.

[2] Lubarsch, O. (1888) Ueber dem primaren Krebs des ileum nebst bemerkungen über das gleichzeitige vorkommen von Krebs und tuberculose. Virchows Archive Pathological Anatomy, 111, 280-317.

[3] Ransom, W. B. (1890) A case of primary carcinoma of the ileum. Lancet, 2, 1020-1023.

[4] Notthafft, A. (1895) Ueber die entstehung der carcinome. Deutsches Archiv für klinische Medicin, 54, 555-587.

[5] Oberndorfer, S. (1907) Karzinoide Tumoren des Dünndarms. Frankfurter Zeitschrift für Pathologie, 1, 425-429.

[6] Modlin, I. M., Shapiro, M. D. and Kidd, M. (2004) Siegfried Oberndorfer: origins and perspectives of carcinoid tumors. Human Pathology, 35(12), 1440-1451.

[7] Soga, J. and Tazawa, K. (1971) Pathologic analysis of carcinoids. Histologic reevaluation of 62 cases. Cancer, 28(4), 990-998.

[8] Limper, A. H., Carpenter, P. C., Scheithauer, B. and Staats, B. A. (1992) The Cushing syndrome induced by bronchial carcinoid tumors. Annals of Internal Medicine, 117(3), 209-214.

[9] Pernow, B. and Waldenstrom, J. (1957) Determination of 5-hydroxytryptamine, 5-hydroxyindole acetic acid and histamine in thirty-three cases of carcinoid tumor (argentaffinoma). The American Journal of Medicine, 23(1), 16-25.

[10] Feldman, J. M. (1985) Increased dopamine production in patients with carcinoid tumors. Metabolism, 34(3), 255-260.

[11] Skrabanek, P., Cannon, D., Kirrane, J. and Powell, D. (1978) Substance P secretion by carcinoid tumours. Irish Journal of Medical Science, 147(2), 47-49.

[12] Feldman, J. M. and O'Dorisio, T. M. (1986) Role of neuropeptides and serotonin in the diagnosis of carcinoid tumors. The American Journal of Medicine, 81(6B), 41-48.

[13] Sandler, M., Karim, S. M. and Williams, E. D.

(1968)Prostaglandins in amine-peptide-secreting tumours.Lancet,2(7577),1053-1054.

[14] Lucas,K.J.and Feldman,J.M.(1986)Flushing in the carcinoid syndrome and plasma kallikrein.Cancer,58(10),2290-2293.

[15] Thorson,A.,Biorck,G.,Bjorkman,G. and Waldenstrom,J.(1954)Malignant carcinoid of the small intestine with metastases to the liver,valvular disease of the right side of the heart(pulmonary stenosis and tricuspid regurgitation without septal defects),peripheral vasomotor symptoms,bronchoconstriction, and an unusual type of cyanosis;a clinical and pathologic syndrome. American Heart Journal, 47(5),795-817.

[16] Kulke,M.H.and Mayer,R.J.(1999)Carcinoid tumors.NEJM,340(11),858-868.

[17] Stewart,M.J.,Willis,R.A.and deSaram,G.S. W. (1939) Argentaffin carcinoma (carcinoid tumor)arising in ovarian teratoma.Journal of Pathological Bacteria,49,207-212.

[18] Talerman,A.(1984)Carcinoid tumors of the ovary.Journal of Cancer Research and Clinical Oncology,107(2),125-135.

[19] Motoyama,T.,Katayama,Y.,Watanabe,H.et al. (1992) Functioning ovarian carcinoids induce severe constipation. Cancer, 70 (2), 513-518.

[20] Brown,P.A.and Richart,R.M.(1969)Functioning ovarian carcinoid tumors.Case report and review of the literature.Obstetrics & Gynecology,34(3),390-395.

[21] Godwin,J.D.,2nd.(1975)Carcinoid tumors. An analysis of 2,837 cases.Cancer,36(2), 560-569.

[22] Modlin, I. M. and Sandor, A. (1997) An analysis of 8305 cases of carcinoid tumors. Cancer,79(4),813-829.

[23] Berge, T. and Linell, F. (1976) Carcinoid tumours. Frequency in a defined population during a 12-year period.Acta Pathologica Microbiologica Scandinavica A,84(4),322-330.

[24] Robboy,S.J.,Scully, R. E. and Norris, H. J. (1974) Carcinoid metastatic to the ovary. A clinicopathologic analysis of 35 cases.Cancer, 33,798-811.

[25] Davis, K. P., Hartmann, L. K., Keeney, G. L. and Shapiro, H.(1996)Primary ovarian carcinoid tumors. Gynecologic Oncology, 61 (2), 259-265.

[26] Pappa, I., Peros, G., Lappas, C. et al. (2011) Management of ovarian carcinoid syndrome. International Journal of Gynaecologic Obstetrics,115(2),205-207.

[27] Serratoni,F.T.and Robboy,S.J.(1975)Ultrastructure of primary and metastatic ovarian carcinoids: analysis of 11 cases. Cancer, 36 (1),157-160.

[28] Robboy, S. J.and Scully, R. E. (1980) Strumal carcinoid of the ovary: an analysis of 50 cases of a distinctive tumor composed of thyroid tissue and carcinoid. Cancer, 46 (9), 2019-2034.

[29] Robboy, S. J., Scully, R. E. and Norris, H. J. (1977)Primary trabecular carcinoid of the ovary. Obstetrics & Gynecology, 49 (2), 202-207.

[30] Robboy, S. J., Norris, H. J. and Scully, R. E. (1975)Insular carcinoid primary in the ovary. A clinicopathologic analysis of 48 cases.Cancer,36(2),404-418.

[31] Qizilbash,A.H.,Trebilcock,R.G.,Patterson, M. C. and Lamont, K. G. (1974) Functioning primary carcinoid tumor of the ovary.A light-and electron-microscopic study with review of the literature. American Journal of Clinical Pathology,62(5),629-638.

[32] Young,R.H.,Prat,J.and Scully,R.E.(1982)Ovarian Sertoli-Leydig cell tumors with heterologous elements. I.Gastrointestinal epithelium and carcinoid: a clinicopathologic analysis of thirty-six cases.Cancer,50(11),2448-2456.

[33] Sporrong, B., Falkmer, S., Robboy, S. J. et al. (1982) Neurohormonal peptides in ovarian carcinoids: an immunohistochemical study of 81 primary carcinoids and of intraovarian me-

tastases from six mid-gut carcinoids. Cancer, 49(1), 68-74.

[34] Talerman, A. and Evans, M. I. (1982) Primary trabecular carcinoid tumor of the ovary. Cancer, 50(7), 1403-1407.

[35] Ueda, G., Sato, Y., Yamasaki, M. et al. (1978) Strumal carcinoid of the ovary: histological, ultrastructural, and immunohistological studies with anti-human thyroglobulin. Gynecologic Oncology, 6(5), 411-419.

[36] Greco, M. A., LiVolsi, V. A., Pertschuk, L. P. and Bigelow, B. (1979) Strumal carcinoid of the ovary: an analysis of its components. Cancer, 43(4), 1380-1388.

[37] Ulbright, T. M., Roth, L. M. and Ehrlich, C. E. (1982) Ovarian strumal carcinoid. An immunocytochemical and ultrastructural study of two cases. American Journal of Clinical Pathology, 77(5), 622-631.

[38] Dayal, Y., Tashjian, A. H., Jr and Wolfe, H. J. (1979) Immunocytochemical localization of calcitonin-producing cells in a strumal carcinoid with amyloid stroma. Cancer, 43(4), 1331-1338.

[39] Arhelger, R. B. and Kelly, B. (1974) Strumal carcinoid. Report of a case with electron microscopical observations. Archives of Pathology, 97(5), 323-325.

[40] Baker, P. M., Oliva, E., Young, R. H. et al. (2001) Ovarian mucinous carcinoids including some with a carcinomatous component: a report of 17 cases. American Journal of Surgical Pathology, 25(5), 557-568.

[41] Calender, A. (1999) New insights in genetics of digestive neuroendocrine tumors, in Recent Advances in the Pathophysiology and Management of Inflammatory Bowel Disease and Digestive Endocrine Tumors (eds M. Mignon and J. Colombel), John Libbey Eurotext Publishing, Paris, pp. 155-161.

[42] Debelenko, L. V., Brambilla, E., Agarwal, S. K. et al. (1997) Identification of MEN1 gene mutations in sporadic carcinoid tumors of the lung. Human Molecular Genetics, 6 (13),

2285-2290.

[43] Walch, A. K., Zitzelsberger, H. F., Aubele, M. M. et al. (1998) Typical and atypical carcinoid tumors of the lung are characterized by 11q deletions as detected by comparative genomic hybridization. American Journal of Pathology, 153(4), 1089-1098.

[44] D'Adda, T., Keller, G., Bordi, C. and Hofler, H. (1999) Loss of heterozygosity in 11q13-14 regions in gastric neuroendocrine tumors not associated with multiple endocrine neoplasia type 1 syndrome. Lab Investigation, 79 (6), 671-677.

[45] Gortz, B., Roth, J., Krahenmann, A. et al. (1999) Mutations and allelic deletions of the MEN1 gene are associated with a subset of sporadic endocrine pancreatic and neuroendocrine tumors and not restricted to foregut neoplasms. American Journal of Pathology, 154 (2), 429-436.

[46] Onuki, N., Wistuba, I. I., Travis, W. D. et al. (1999) Genetic changes in the spectrum of neuroendocrine lung tumors. Cancer, 85 (3), 600-607.

[47] Lohmann, D. R., Fesseler, B., Putz, B. et al. (1993) Infrequent mutations of the p53 gene in pulmonary carcinoid tumors. Cancer Research, 53(23), 5797-5801.

[48] Lohmann, D. R., Funk, A., Niedermeyer, H. P. et al. (1993) Identification of p53 gene mutations in gastrointestinal and pancreatic carcinoids by nonradioisotopic SSCA. Virchows Archives B Cell Pathology Including Molecular Pathology, 64(5), 293-296.

[49] Scully, R. E. (1979) Tumors of the Ovary and Maldeveloped Gonads, Armed Forces Institutes of Pathology, Washington DC.

[50] Talerman, A. (1982) Carcinoid, in Pathology of the Female Genital Tract, 2nd edn (ed A. Blaustein), Springer Verlag, New York, pp. 639-645.

[51] Yaegashi, N., Tsuiki, A., Shimizu, T. et al. (1995) Ovarian carcinoid with severe consti-

pation due to peptide YY production.Gynecologic Oncology,56(2),302-306.

[52] Matsuda, K., Maehama, T. and Kanazawa, K. (2002)Strumal carcinoid tumor of the ovary: a case exhibiting severe constipation associated with PYY. Gynecologic Oncology, 87 (1), 143-145.

[53] Utsumi, N., Hayasaka, T. and Motoyama, T. (2003) Ovarian carcinoid exhibiting double function. Pathology International, 53 (3), 191-194.

[54] Kawano, K., Ushijima, K., Fujimoto, T. et al. (2007)Peptide YY producing strumal carcinoid of the ovary as the cause of severe constipation with contralateral epithelial ovarian cancer.Journal of Obstetrics &.Gynaecological Research, 33 (3),392-396.

[55] Shigeta, H., Taga, M., Kurogi, K. et al. Ovarian strumal carcinoid with severe constipation: immunohistochemical and mRNA analyses of peptide YY. Human Pathology, 30 (2),242-246.

[56] Taylor,I.L.(1985)Distribution and release of peptide YY in dog measured by specific radioimmunoassay. Gastroenterology, 88 (3), 731-737.

[57] Liu, C.D., Aloia, T., Adrian, T.E.et al. (1996) Peptide YY: a potential proabsorptive hormone for the treatment of malabsorptive disorders.The American Surgeon,62(3),232-236.

[58] Talerman, A. (2002) Germ cell tumor of the ovary, in Blaustein's Pathology of The Female Genital Tract (ed R. J. Kurman), Springer-Verlag,New York,pp.1006-1008.

[59] Lamberts, S. W., Bakker, W. H., Reubi, J.C. and Krenning, E. P. (1990) Somatostatin-receptor imaging in the localization of endocrine tumors.NEJM,323(18),1246-1249.

[60] Krenning,E.P.,Kwekkeboom,D.J.,Oei,H.Y.et al.(1994) Somatostatin-receptor scintigraphy in gastroenteropancreatic tumors. An overview of European results. Annals of the New York Academy of Sciences,733,416-424.

[61] Fox, H. and Langely, F. (1976) Tumours of the Ovary, William Heinemann Medical Books Ltd.,London.

[62] Sens, M.A., Levenson, T.B. and Metcalf, J.S. (1982)A case of metastatic carcinoid arising in an ovarian teratoma.Case report with autopsy findings and review of the literature. Cancer,49(12),2541-2546.

[63] Klein, H.Z.(1974)Mucinous carcinoid tumor of the vermiform appendix. Cancer,33(3), 770-777.

[64] Subbuswamy, S.G., Gibbs, N.M., Ross, C.F. and Morson,B.C.(1974)Goblet cell carcinoid of the appendix.Cancer,34(2),338-344.

[65] Warkel,R.L.,Cooper, P.H.and Helwig,E.B. (1978) Adenocarcinoid, a mucin-producing carcinoid tumor of the appendix: a study of 39 cases.Cancer,42(6),2781-2793.

[66] Diaz-Montes,T.P.,Rosenthal,L.E.,Bristow, R.E. and Grumbine, F.C. (2006) Primary insular carcinoid of the ovary. Gynecologic Oncology,101(1),175-178.

[67] Porter, A. T. and Ostrowski, M. J. (1988) Successful treatment of malignant carcinoid tumour with intravenous cis-platinum. European Journal of Surgical Oncology,14(6),703-704.

[68] Woodruff,J.D.,Rauh,J.T.and Markley,R.L. (1966) Ovarian struma. Obstetrics &. Gynecology,27(2),194-201.

3 第三部分
少见子宫恶性肿瘤

第14章

子宫癌肉瘤

一、流行病学及临床表现

子宫癌肉瘤占子宫恶性肿瘤的比例<5%[1]。在美国其每年发生率为 1~4/100 000个妇女[2]。其预后较差可能与诊断时多为晚期以及癌的高度侵袭性有关。在有临床表现时超过 40% 的患者病灶已扩散至子宫外。如果不考虑分期,超过 50% 的患者肿瘤将复发[3,4]。子宫癌肉瘤是上皮细胞间充质转化(EMT)的最好例证之一,其主要特征为转化,表达间充质干细胞标记(钙黏蛋白表达的改变和转录因子 Snail 的表达)和更具有较大的迁移潜能[5]。

子宫癌肉瘤的临床特征和风险因素与子宫内膜样腺癌具有很多相似之处,因此目前其分期与子宫内膜样腺癌相同。它们具有相同的高危因素,如:肥胖、未育、外源性雌激素的应用,包括他莫昔芬[6-15]。和子宫内膜癌一样,种族也是其发病相关因素之一。基于"流行病学监测及最终结果"(the Sureillance,Epidemiology,End Results,SEER)数据库的一项大型研究显示,相对于占子宫内膜癌 15% 的比例来说,美国黑种人或非高加索人种占子宫癌肉瘤的比例相对较高,分别为(17.8%与23%)[16]。最后,既往有盆腔放疗史的患者更容易患子宫癌肉瘤[17-19]。

子宫癌肉瘤的症状同其他子宫恶性肿瘤。最常见的表现为异常的阴道出血和疼痛。阴道出血是其最常见的症状[20]。体格检查可扪及盆腔包块,50% 的患者可看见息肉样肿块从宫颈管脱出[21]。多达 15% 的患者有宫颈受累[20]。大约 60% 的子宫癌肉瘤患者在最初诊断时已是晚期[22-24]。

二、病理

巨检,典型的息肉样外生性肿块,伴有出血、坏死和不同程度的肌层受浸。子宫癌肉瘤是一种由癌(上皮组织)和肉瘤(结缔组织)两种成分混合组成的肿瘤。根据肉瘤成分的类型不同,分为同源性癌肉瘤(肉瘤成分来自子宫原有的间叶组织成分)和异源性癌肉瘤(肉瘤中含有子宫以外的组织成分)(彩图14-1)。最常见的癌/肉瘤的组合为混合型同源性肿瘤,包含高级别浆液性癌和高级别间质肉瘤。然而,在每一个组成成分中不同的组织学类型均可能被发现[6,25]。通常癌的组成成分包括:子宫内膜样腺癌、透明细胞癌和未分化癌,1/3 的癌肉瘤包含两种或更多的肉瘤成分,最常见的同源性肉瘤成分包括高级别子宫内膜间质肉瘤、平滑肌肉瘤或未分化子宫内膜样肉瘤。异源性肉瘤成分包括横纹肌肉瘤、软骨肉瘤、骨肉瘤和脂肪肉瘤。

三、发病机制

癌肉瘤的发病机制尚不十分清楚。根据多克隆理论,两种组织是起源于不同的细胞,然而单克隆理论却认为肿瘤起源于同一个多分化潜能干细胞,可以向上皮成分和间质成分分别分化[22]。大多数基因分析支持单克隆理论,认为两种组织成分共同起源于一个干细胞[26]。

很多涉及癌肉瘤发病分子机制的研究正在进行[27]。其中包括通过表皮生长因子（EGFR）1和2的AKT途径；通过雌激素和孕激素受体的内分泌途径；通过胰岛素样生长因子（IGF）1和2的IGF途径[28-30]。早期的研究探索性发现靶向治疗如：甲磺酸伊玛替尼和索非替尼具有微弱的效果[31-33]。

四、诊断评估

尽管对于疑为子宫恶性肿瘤的妇女在手术前通常需行子宫内膜的活检[34,35]，但是也不能准确发现诊断癌肉瘤所需的两种组织成分。一项研究发现，72例最终诊断为子宫肉瘤的患者，仅64%有术前诊断标本[通过内膜组织活检和（或）诊刮获得]，而且均被证实仅有癌的成分[34]。

在确诊后，需要做放射影像学的检查以除外转移病灶。然而，子宫的影像并不能区分出是腺癌还是癌肉瘤。在一系列的MRI检查中，88%的影像不能将癌肉瘤从宫内膜腺癌中区分出来[36]。美国国立综合癌症网络（NCCN）指出，MRI和CT两者均可作为评估子宫外转移病灶的合理影像学检查[37]。

在一些机构中，PET结合CT（PET/CT）已经取代了传统的影像学检查。因为PET/CT能提供更有限定的数据集，这就意味着其能提供更多的信息测试，从而能更好地制订治疗方案[38-40]。如一项有19例患者的小样本研究中，PET/CT的检查结果改变了7例患者的临床治疗方案。2例患者疑为骨转移，PET/CT检查结果为阴性，从而进行了根治性的手术治疗；5例因PET/CT发现为晚期病变的患者则未行手术治疗[39]。尽管有这些数据，但与历史对照相比，应用PET/CT并不能提高总体生存率。在一项有92例子宫肉瘤患者（未排除癌肉瘤）的回顾性研究中，多因素分析发现尽管术前影像学检查改变了9%的治疗方案，但它并不能预测是否能进行理想的肿瘤减灭术[40]。

五、手术治疗

手术是子宫癌肉瘤的主要治疗方式。对于没有临床证据表明有子宫外转移的患者来说，应进行全面的手术分期以确保分期准确[41,42]（表14-1）。手术方式同子宫内膜腺癌，包括全子宫、双侧附件切除术，对于病变仅局限于子宫者也要进行盆腔和腹主动脉旁区域淋巴结切除术[43]。至少20%临床分期为Ⅰ/Ⅱ期的患者由于淋巴结转移而分期上升[24]。几个小型研究发现淋巴结切除不仅可用于诊断而且可作为一种治疗手段[44-48]。Nemani等的一项SEER研究表明，Ⅰ～Ⅲ期的患者进行淋巴结切除有益于提高患者的生存期[45]。

表 14-1 2009 年子宫癌肉瘤 FIGO 分期

分期		肿瘤范围
Ⅰ期	ⅠA	没有肌层受侵或肌层受侵<1/2
	ⅠB	肌层受侵≥1/2
Ⅱ期		肿瘤侵犯宫颈间质，但没有子宫外转移
Ⅲ期	ⅢA	肿瘤累及浆膜层和（或）附件
	ⅢB	阴道和（或）宫旁受累
	ⅢC1	盆腔淋巴结阳性
	ⅢC2	腹主动脉旁淋巴结阳性和（或）盆腔淋巴结阳性
Ⅳ期	ⅣA	肿瘤侵及膀胱或直肠黏膜
	ⅣB	远处转移，包括腹腔内和（或）腹股沟淋巴结转移

经 Elsevier 许可由参考文献[42]改编

对于诊断为癌肉瘤的患者应进行外科减瘤术。特别是对于有良好的手术条件而且术前检查认为能进行彻底的细胞减灭术（无肉眼残留病灶）的患者[22]。一项评估 44 例晚期癌肉瘤（14 例 Ⅲ$_C$ 期，30 例 ⅣB 期）患者预后的回顾性研究，也证明了这一观点[47]。达到彻底的细胞减灭术的患者与术后有肉眼残留病灶的患者相比更具有生存优势，中位生存期分别为（52 个月 vs. 9 个月，$P <$ 0.0001），具有统计学意义。多因素分析表明，彻底的细胞减灭术是改善总体生存率的独立预后因素。

六、辅助治疗

1. Ⅰ～Ⅱ期　不论分期，辅助治疗在子宫癌肉瘤患者中均值得常规推荐[37]。然而，对于早期患者，尽管研究表明辅助治疗能降低复发风险和提高无进展生存期，但仅有少数证据表明辅助治疗能提高总体生存率[48-51]。如在一项多机构的回顾性研究中评估了 111 例早期子宫癌肉瘤（Ⅰ期占 85％）的预后，在进行了手术分期后，44 例观察、23 例放疗、19 例化疗、15 例化疗联合放疗[51]。尽管分期、化疗和淋巴结脉管间隙受侵（LVSI）与无进展生存显著相关，但与总体生存均无关。

妇科肿瘤学组（GOG）将 156 例 Ⅰ 或 Ⅱ 期子宫肉瘤的患者随机分为术后辅助多柔比星化疗或术后观察的两组[50]，其复发率分别为 41％与 53％，辅助多柔比星化疗能降低复发率，但却没有统计学意义，其并没有改善患者的无进展生存或总体生存率，却导致患者的心脏毒性和淋巴毒性。

最近，欧洲癌症调查和治疗组织（EORTC）（EORTC 55874）的一项研究中募集 200 例Ⅰ和Ⅱ期子宫肉瘤患者（包括 91 例癌肉瘤），随机分为术后观察组和辅助盆腔放疗组[49]，放疗组比观察组更能减低局部复发率（4％ vs. 24％），但是，对生存却并无益处。

目前 GOG 正在进行一项Ⅲ期随机试验（GOG 261）用以评估应用紫杉醇＋卡铂与紫杉醇＋异环磷酰胺在Ⅰ～Ⅳ期进展性或复发的癌肉瘤患者中的治疗效果[52]。

2. ⅠB～Ⅳ期　手术分期为ⅠB-Ⅳ期的癌肉瘤患者术后辅助治疗的价值已得到证实，这是基于 GOG 150 的一项研究发现。这项研究包括 206 例Ⅰ～Ⅳ期的子宫癌肉瘤患者，70％为晚期患者，患者随机分为辅助全腹放疗组或辅助顺铂、异环磷酰胺＋美司钠化疗组（每 3 周 1 次，共 3 周期）[53]。化疗组降低了复发风险（HR 0.79，95％ CI 0.53～0.79）及死亡风险（HR 0.79，95％ CI 0.53～1.18），尽管后者没有统计学意义（$P =$ 0.085）。化疗组具有较高的阴道复发率和 3/4 级神经毒性。相比之下，全腹放疗组的患者则具有较高的腹腔内复发、远处转移和胃肠道毒性。尽管这些结果表明化疗更加有效，但是最佳的化疗方案仍需进一步确定。

七、化疗的选择

尽管异环磷酰胺＋顺铂是既往治疗癌肉瘤的标准化疗方案，但异环磷酰胺仍被认为是治疗癌肉瘤最有效的药物之一[54,55]。GOG 108 研究中，194 例患者随机分为单独应用异环磷酰胺组和联合应用顺铂组[56]。联合应用者具有更好的总体生存率（54％ vs. 36％）。尽管异环磷酰胺＋顺铂也能提高无进展生存，但两组之间总体生存并无差异。后续的一项试验表明，异环磷酰胺＋紫杉醇相对于单独应用异环磷酰胺不仅能改善总体缓解率（45％ vs. 29％），而且能够提高总体生存（14 个月 vs. 8 个月）[57]。尽管异环磷酰胺＋顺铂和异环磷酰胺＋紫杉醇尚未进行直接比较，但异环磷酰胺＋紫杉醇具有相对小的毒性，使它更能够被普遍应用。

除了以异环磷酰胺为基础的方案，卡铂＋紫杉醇也可作为毒性较小的选择方案[57,58]。一项 GOG Ⅱ期实验评估了 46 例应用卡铂＋紫杉醇化疗的患者,其完全缓解率为 13%,部分缓解率为 41%,总缓解率为 54%(95% CI 37%~67%)[59]。基于这些满意的研究结果,目前 GOG 正在进行一项 261 例患者的试验,用以比较卡铂＋紫杉醇与异环磷酰胺＋紫杉醇化疗的疗效[52],其结果值得期待。

八、放疗有什么作用

放疗通常用于早期子宫癌肉瘤患者的治疗[60-62],尽管其在辅助治疗中的价值并不十分清楚[20,63]。一项包括 300 例患者(53%的患者进行了手术和放疗)的研究表明,辅助放疗相对于单纯手术来说具有更低的盆腔复发率(28% vs. 48%,$P=0.0002$),尽管两者的 5 年生存率并无差别(27% vs.36%,$P=0.10$)[20]。

EORTC 也进行了一项 Ⅲ 期试验(EORTC 55874)比较了全盆腔放疗和观察组之间的区别。在 91 例 Ⅰ~Ⅱ 期的癌肉瘤患者中,两组的无瘤生存和总体生存率并无差异,但放疗能提高局部肿瘤的控制率[49]。一项包含 1988—2004 年 1819 例患者的 SEER 观察研究,发现放疗使早期患者的死亡率降低了 21%[64]。放疗的最大受益者是那些未行淋巴结切除的患者,降低了 25%的死亡率,这可能归功于放疗杀灭了一些隐匿性病灶的缘故。

放疗也可用于后续治疗或作为多种治疗方式中的一部分[60-62,65,66],尽管多数数据来源于单一机构的回顾性分析。如 Makker 等报道 49 例患者联合应用化疗＋放疗,相对于单独应用化疗的患者来说能提高无进展生存率(66% vs.34%)和总体生存率(35% vs.9%)[65]。Wong 和其同事分别报道了 43 例应用顺铂和异环磷酰胺为基础的化疗加或不加放疗的治疗经验,认为化疗＋放疗能提高患者的生存($P=0.002$)[60]。最后,一项应用多种方式治疗 Ⅰ~Ⅱ 期患者

的初步研究表明接受了化疗(顺铂＋表柔比星)联合放疗的患者,其总体生存率为 95%($P=0.001$)[61]。

九、复发肿瘤的治疗

对于复发性癌肉瘤的治疗方法与子宫内膜癌复发患者相同。然而,治疗方案仍令人失望。

GOG 评价了拓扑替康用于 48 例复发癌肉瘤患者的治疗(其中大部分患者既往曾接受过化疗联合放疗),其总缓解率为 10%,另外病变稳定(SD)27%[66]。另一项 GOG 研究显示应用多西他赛联合吉西他滨治疗复发癌肉瘤患者仅具有较低的缓解率[67]。正在进行的临床试验用以评估生物治疗的价值如:抗血管生成剂、组蛋白去乙酰化酶抑制剂(HIDAC)、哺乳动物西罗莫司靶向抑制剂(mTOR)和 Hedgchog 抑制剂。由于复发性癌肉瘤缺乏有效的治疗,我们鼓励患者参加临床试验。

有少数患者,既往未接受过放疗可能只出现孤立的阴道复发,对于这部分患者放疗值得推荐。对于那些在放疗后出现局部复发的患者,手术可作为一种选择方式。在术前需排除其他部位的转移,并且需告知患者对于复发性癌肉瘤手术切除的长期效果尚缺乏数据证明。

十、预后

分期是影响子宫癌肉瘤患者预后最重要的因素[41,45]。一项大型研究中 121 例子宫癌肉瘤患者在术后进行了观察(29%)、放疗(38%)或化疗(33%),不考虑治疗方式,其 5 年生存率 Ⅰ/Ⅱ 期、Ⅲ 和 Ⅳ 期分别为 59%、22% 和 9%[22]。其他改善生存的预后因素包括:诊断时年龄<40 岁、高加索人、进行淋巴结切除、分期早[16]。残存病灶也影响预后[68]。一项研究发现术前 CA125 升高可以预测有子宫外转移,术后 CA125 升高与高

的死亡风险相关（HR 5.73,95％ CI 1.5～21.1）[69]。

除了分期,子宫本身因素也影响预后,如LVSI、年龄、肌层浸润深度、肿瘤组织学类型也影响预后[64,70-73]。

十一、随访

NCCN 指南推荐子宫癌肉瘤患者治疗后的随访方式与子宫内膜腺癌患者相同[37]。尽管缺乏证据,通常随访包括术后 2 年内每 3 个月进行 1 次体格检查;术后 2～3 年每 3～6 个月进行 1 次胸部、腹部及盆腔的 CT 影像学检查;术后 3～5 年每半年进行 1 次体格检查和影像学检查;术后 5 年以后每年检查 1 次。

另外,需告知患者注意观察一些潜在的复发症状,如:阴道出血、呼吸短促、腹胀。对于那些术前有 CA125 升高的患者,CA125 检查也是一项好的随访监测指标。

十二、结论

子宫癌肉瘤患者预后差,迫切需要改进对这种侵袭性肿瘤的治疗策略。尽管对其辅助治疗方案尚无共识,但由于其局部和远处转移的高复发率特性,表明辅助治疗仍具有重要作用。关于化疗联合放疗仍需进行深入的研究。最重要的是,更好的认识癌肉瘤发病的分子机制,将可能改进对这种侵袭性肿瘤的治疗策略。

（刘　红　译　张国楠　校）

参 考 文 献

[1] Arend,R.,Doneza, J. A. and Wright, J. D. (2011)Uterine carcinosarcoma.Current Opinion on Oncology,23,531-536.

[2] Brooks,S.E.,Zhan,M.,Cote,T.and Baquet, C.R. (2004) Surveillance, epidemiology, and end results analysis of 2677 cases of uterine sarcoma 1989-1999. Gynecologic Oncology, 93,204-208.

[3] Cimbaluk,D.,Rotmensch,J.,Scudiere,J.et al. (2007)Uterine carcinosarcoma:immunohistochemical studies on tissue microarrays with focus on potential therapeutic targets.Gynecologic Oncology,105,138-144.

[4] Guiuntoli,R.L.,2nd,Metzinger,Ds.,DiMarco,C.S.et al.(2003)Retrospective review of 208 patients with leiomyosarcoma of the uterus:prognostic indicators, surgical management,and adjuvant therapy.Gynecologic Oncology,89,460-469.

[5] Castilla, M. A., Moreno-Bueno, G., Romero-Pérez,L.et al.(2011)Micro-RNA signature of the epithelial-mesenchymal transition in endometrial carcinosarcoma.Journal of Pathology,223,72-80.

[6] Gadducci, A., Cosio, S., Romanini, A. and Genazzani, A. R. (2008) The management of patients with uterine sarcoma:a debated clinical challenge.Critical Reviews in Oncology/Hematology,65,129-142.

[7] Zelmanowicz, A., Hildesheim, A., Sherman, M.E.et al.(1998)Evidence for a common etiology for endometrial carcinomas and malignant mixed mullerian tumors. Gynecologic Oncology,69,253-257.

[8] Schwartz, S. M., Weiss, N. S., Daling, J. R. et al.(1996)Exogenous sex hormone use,correlates of endogenous hormone levels,and the incidence of histologic types of sarcoma of the uterus.Cancer,77,717-724.

[9] McCluggage, W. G. and Perenyei, M. (2000) Microglandular adenocarcinoma of the endometrium.Histopathology,37,285-287.

[10] McCluggage,W.G.,McManus,D.T.,Lioe,T. F.and Hill,C.M.(1997)Uterine carcinosarcoma in association with tamoxifen therapy. British Journal of Obstetrics and Gynaecology,104,748-750.

[11] Fotiou,S.,Hatjieleftheriou,G.,Kyrousis,G.et

al.(2000)Long-term tamoxifen treatment：a possible aetiological factor in the development of uterine carcinosarcoma：two casereports and review of the literature.Anticancer Research,20,2015-2020.

[12] Treilleux, T., Mignotte, H., Clement-Chassagne,C.et al.(1999)Tamoxifen and malignant epithelial-nonepithelial tumours of the endometrium：report of six cases and review of the literature.European Journal Surgical Oncology,25,477-482.

[13] Friedrich,M.,Villena-Heinsen,C.,Mink,D.et al.(1999)Carcinosarcoma,endometrial intraepithelial carcinoma and endometriosis after tamoxifen therapy in breast cancer.European Journal of Obstetrics & Gynecology and Reproductive Biology,82,85-87.

[14] Evans,M.J.,Langlois,N.E.,Kitchener,H.C. and Miller,I.D.(1995)Is there an association between long-term tamoxifen treatment and the development of carcinosarcoma（malignant mixed Müllerian tumor）of the uterus? International Journal of Gynecological Cancer,5,310-313.

[15] Wickerham,D.L.,Fisher,B.,Wolmark,N.et al.(2002)Association of tamoxifen and uterine sarcoma.Journal of Clinical Oncology,20,2758-2760.

[16] Bansal, N., Herzog, T.J., Seshan, V.E. et al. (2008)Uterine carcinosarcomas and grade 3 endometrioid cancers：evidence for distinct behavior.Obstetrics & Gynecology,112,64-70.

[17] Pothuri,B.,Ramondetta,L.,Martino,M.et al. (2003)Development of endometrial cancer after radiation treatment for cervical carcinoma. Obstetrics & Gynecology,101,941-945.

[18] Pothuri, B., Ramondetta, L., Eifel, P. et al. (2006)Radiationassociated endometrial cancers are prognostically unfavorable tumors：a clinicopathologic comparison with 527 sporadic endometrial cancers.Gynecologic Oncology,103,948-951.

[19] Hagiwara,T.,Mori, T. and Kaku, T.(2005) Development of endometrial cancer following radiation therapy for cervical carcinoma.European Journal of Gynaecological Oncology, 26,191-195.

[20] Callister,M.,Ramondetta,L.M.,Jhingran,A. et al. (2004) Malignant mixed Mullerian tumors of the uterus"analysis of patterns of failure,prognostic factors,and treatment outcome.International Journal of Radiation Oncology,Biology,Physics,58,786-796.

[21] Kuyumcuoglu,U.and Kale, A.(2009)Homologous type of malignant mixed Mullerian tumor of the uterus presenting as a cervical mass.Journal of the Chinese Medical Association,72,533-535.

[22] Gonzalez Bosquet, J., Terstriep, S.A., Cliby, W.A.et al.(2010)The impact of multi-modal therapy on survival for uterine carcinosarcomas.Gynecologic Oncology,116,419-423.

[23] Galaal,K.,Kew,F.M.,Tam,K.F.et al.(2009) Evaluation of prognostic factors and treatment outcomes in uterine carcinosarcoma.European Journal of Obstetrics & Gynecology and Reproductive Biology,143,88-92.

[24] Major,F.J.,Blessing,J.A.,Silverberg,S.G.et al.(1993)Prognostic factors in early-stage uterine sarcoma. A Gynecologic Oncology Group study.Cancer,71,1702-1709.

[25] Crum,C.and Lee, K.R.(2006)Diagnostic Gynecologic and Obstetric Pathology, Elsevier Saunders,Amsterdam.

[26] Kenochan,L.E.and Garcia,R.L.(2009)Carcinosarcomas（malignant mixed Mullerian tumor）of the uterus：advances in elucidation of biologic and clinical characteristics.Journal of National Comprehensive Cancer Network, 7,550-556.

[27] Euscher, E., Wei, C., Ramondetta, L. et al. (2011)Reverse-Protein Lysate Array Identified Potential Therapeutic Targets in Uterine Carcinosarcoma. Supplement to Gynecologic Oncology：Abstracts Presented for the 42nd

Annual Meeting of the Society of Gynecologic Oncologists 2011,Vol 120 pS92.

[28] Amant,F. and Vergote, I. (2004) Importance of the endometrioid carcinoma subtype and sarcomatous component in uterine carcinosarcoma.Gynecologic Oncology,93,272-273;author reply 273-274.

[29] Livasy, C. A., Reading, F. C., Moore, D. T. et al. (2006) EGFR expression and HER2/neu overexpression/amplification in endometrial carcinosarcoma. Gynecologic Oncology, 100, 101-106.

[30] Rice,L. W., Stone, R. L., Xu, M. et al. Biologic targets for therapeutic intervention in endometrioid endometrial adenocarcinoma and malignant mixed mullerian tumors. American Journal of Obstetrics & Gynecology, 194: 1119-1126;discussion 1126-1128.

[31] Nimeiri,H.S., Oza, A.M., Morgan, R.J.et al. (2010) A phase II study of sorafenib in advanced uterine carcinoma/carcinosarcoma: a trial of the Chicago, PMH, and California Phase II Consortia. Gynecologic Oncology, 117,37-40.

[32] Huh,W. K., Sill, M. W., Darcy, K. M. et al. (2010) Efficacy and safety of imatinib mesylate (Gleevec) and immunohistochemical expression of c-kit and PDGFR-β in a Gynecologic Oncology Group Phase II Trial in women with recurrent or persistent carcinosarcomas of the uterus. Gynecologic Oncology,117,248-254.

[33] Menczer,J.,Schreiber,L.,Sukmanov,O.et al. (2010) COX-2 expression in uterine carcinosarcoma. Acta Obstetrics & Gynecology Scand-inavia,89,120-125.

[34] Bansal, N., Herzog, T. J., Burke, W. et al. (2008) The utility of preoperative endometrial sampling for the detection of uterine sarcomas.Gynecologic Oncology,110,43-48.

[35] Sagae, S., Yamashita, K., Ishioka, S. et al. (2004) Preoperative diagnosis and treatment results in 106 patients with uterine sarcoma

in Hokkaido,Japan.Oncology,67,33-39.

[36] Bharwani,N., Newland, A., Tunariu, N. et al. (2010) MRI appearances of uterine malignant mixed mullerian tumors.American Journal of Roentgenology,195,1268-1275.

[37] NCCN guidelines Version 1.2013-Endometrial Carcinoma. http://www. nccn. org/professionals/physician _ gls/pdf/uterine. pdf (accessed 28 July 2013).

[38] Tirumani,S.H.,Ojili,V.,Shanbhogue,A.K.et al.(2012) Current concepts in the imaging of uterine sarcoma.Abdominal Imaging,38,397-411.

[39] Ho,K. C., Lai, C. H., Wu, T. I. et al. (2008) 18F-fluorodeoxyglucose positron emission tomography in uterine carcinosarcoma. European Journal of Nuclear Medicine and Molecular Imaging,35,484-492.

[40] Nugent, E., Zighelboim, I., Case, A. S. et al. (2009) The value of perioperative imaging in patients with uterine sarcomas. Gynecologic Oncology,115,37-40.

[41] Sartori, E., Bazzurini, L., Gadducci, A. et al. (1997) Carcinosarcoma of the uterus: a clinicopathological multicenter CTF study. Gynecologic Oncology,67,70-75.

[42] Creasman, W. (2009) Revised FIGO staging for carcinoma of the endometrium. International Journal of Gynecology & Obstetrics, 105,109.

[43] Prat,J. (2009) FIGO staging for uterine sarcomas.International Journal of Gynecology & Obstetrics,104,177-178.

[44] Yamada,S.D., Burger, R.A., Brewster, W.R. et al.(2000) Pathologic variables and adjuvant therapy as predictors of recurrence and survival for patients with surgically evaluated carcinosarcoma of the uterus. Cancer, 88, 2782-2786.

[45] Nemani, D., Mitra, N., Guo, M. and Lin, L. (2008) Assessing the effects of lymphadenectomy and radiation therapy in patients with uterine carcinosarcoma: a SEER analysis.Gy-

necologic Oncology,111,82-88.

[46] Vorgias,G.and Fotiou,S.(2010)The role of lymphadenectomy in uterine carcinosarcomas (malignant mixed mullerian tumours):a critical literature review.Archives of Gynecology & Obstetrics,282,659-664.

[47] Tanner,E.J.,Leitao,M.M.,Jr,Garg,K.et al. (2011)The role of cytoreductive surgery for newly diagnosed advanced-stage uterine carcinosarcoma.Gynecologic Oncology,123,548-552.

[48] Page,B.R.,Pappas,L.,Cooke,E.W.and Gaffney,D.K.(2012)Does the FIGO 2009 endometrial cancer staging system more accurately correlate with clinical outcome in different histologies? Revised staging,endometrial cancer,histology.International Journal of Gynecologic Cancer,22,593-598.

[49] Reed,N.S.,Mangioni,C.,Malmström,H.et al.(2008)Phase III randomised study to evaluate the role of adjuvant pelvic radiotherapy in the treatment of uterine sarcomas stages I and Ⅱ:an European Organisation for Research and Treatment of Cancer Gynaecological Cancer Group Study(protocol 55874).European Journal of Cancer,44,808-818.

[50] Omura,G.A.,Blessing,J.A.,Major,F.et al. (1985)A randomized clinical trial of adjuvant adriamycin in uterine sarcomas:a Gynecologic Oncology Group Study.Journal of Clinical Oncology,3,1240-1245.

[51] Cantrell,L.A.,Havrilesky,L.,Moore,D.T.et al.(2012)A multiinstitutional cohort study of adjuvant therapy in stage Ⅰ-Ⅱ uterine carcinosarcoma.Gynecologic Oncology,127,22-26.

[52] Paclitaxel and Carboplatin or Ifosfamide in Treating Patients With Newly Diagnosed Persistent or Recurrent Uterine or Ovarian Cancer,http://clinicaltrials.gov/show/NCT00954174(accessed 21 August 2013).

[53] Wolfson,A.H.,Brady,M.F.,Rocereto,T.et al.(2007)A gynecologic oncology group randomized phase Ⅲ trial of whole abdominal irradiation (WAI) vs. cisplatin-ifosfamide and mesna(CIM)as post-surgical therapy in stage Ⅰ-Ⅳ carcinosarcoma(CS)of the uterus.Gynecologic Oncology,107,177-185.

[54] Sutton,G.P.,Blessing,J.A.,Rosenshein,N.et al.(1989)Phase II of ifosfamide and mesna in mixed mesodermal tumors of the uterus(a Gynecologic Oncology Group study).American Journal of Obstetrics & Gynecology, 161,309-312.

[55] Sutton,G.,Brunetto,V.L.,Kilgore,L.et al. (2000)A phase Ⅲ trial of ifosfamide with or without cisplatin in carcinosarcoma of the uterus:a Gynecologic Oncology Group Study. Gynecologic Oncology,79,147-153.

[56] Homesley,H.D.,Filiaci,V.,Markman,M.et al.(2007)Phase Ⅲ trial of ifosfamide with or without paclitaxel in advanced uterine carcinosarcoma:a Gynecologic Oncology Group Study.Journal of Clinical Oncology,25,526-531.

[57] Hoskins,P.J.,Le,N.,Ellard,S.et al.(2008) Carboplatin plus paclitaxel for advanced or recurrent uterine malignant mixed müllerian tumors The British Columbia Cancer Agency experience.Gynecologic Oncology,108,58-62.

[58] Lacour,R.A.,Euscher,E.,Atkinson,E.N.et al.(2011)A phase Ⅱ trial of paclitaxel and carboplatin in women with advanced or recurrent uterine carcinosarcoma. International Journal of Gynecologic Cancer,21,517-522.

[59] Powell,M.A.,Filiaci,V.L.,Rose,P.G.et al. (2010) Phase II evaluation of paclitaxel and carboplatin in the treatment of carcinosarcoma of the uterus:a Gynecologic Oncology Group study. Journal of Clinical Oncology, 28,2727-2731.

[60] Wong,L.,See,H.T.,Khoo-Tan,H.S.et al. (2006)Combined adjuvant cisplatin and ifosfamide chemotherapy and radiotherapy for malignant mixed müllerian tumors of the uterus. International Journal of Gynecologic Cancer,16,1364-1369.

[61] Manolitsas,T.P.,Wain,G.V.,Williams,K.E. et al. (2001) Multimodality therapy for patients with clinical stage I and II malignant mixed Mullerian tumors of the uterus. Cancer,91,1437-1443.

[62] Menczer,J.,Levy,T.,Piura,B. et al. (2005) A comparison between different post-operative treatment modalities of uterine carcinosarcoma.Gynecologic Oncology,97,166-170.

[63] Wright,J.D.,Seshan,V.E.,Shah,M. et al. (2008) The role of radiation in improving survival for early-stage carcinosarcoma and leiomyosarcoma. American Journal of Obstetrics & Gynecology,199,536e1-536e8.

[64] Chi,D.S.,Mychalczak,B.,Saigo,P.E. et al. (1997) The role of whole-pelvic irradiation in the treatment of early-stage uterine carcinosarcoma.Gynecologic Oncology,65,493-498.

[65] Makker,V.,Abu-Rustum,N.R.,Alektiar,K.M. et al. (2008) A retrospective assessment of outcomes of chemotherapy-based versus radiation-only adjuvant treatment for completely resected stage I-IV uterine carcinosarcoma. Gynecologic Oncology,111,249-254.

[66] Miller,D.S.,Blessing,J.A.,Schilder,J. et al. (2005) Phase II evaluation of topotecan in carcinosarcoma of the uterus: a Gynecologic Oncology Group study. Gynecologic Oncology,98,217-221.

[67] Miller,B.E.,Blessing,J.A.,Stehman,F.B. et al. (2010) A phase II evaluation of weekly gemcitabine and docetaxel for the second-line treatment of recurrent carcinosarcoma of the uterus: a gynecologic oncology group study. Gynecologic Oncology,118,139-144.

[68] Inthasorn,P.,Carter,J.,Valmadre,S. et al. (2002) Analysis of clinicopathologic factors in malignant mixed Mullerian tumors of the uterine corpus. International Journal of Gynecological Cancer,12,348-353.

[69] Huang,G.S.,Chiu,L.G.,Gebb,J.S. et al. (2007) Serum CA125 predicts extrauterine disease and survival in uterine carcinosarcoma.Gynecologic Oncology,107,513-517.

[70] Silverberg,S.G.,Major,F.J.,Blessing,J.A. et al. (1990) Carcinosarcoma (malignant mixed mesodermal tumor) of the uterus. A Gynecologic Oncology Group pathologic study of 203 cases. International Journal of Gynecological Pathology,9,1-19.

[71] Temkin,S.M.,Hellman,M.,Lee,Y.C. and Abulafia,O. (2007) Early-stage carcinosarcoma of the uterus: the significance of lymph node count. International Journal of Gynecologic Cancer,17,215-219.

[72] Gorai,I.,Yanagibashi,T.,Taki,A. et al. (1997) Uterine carcinosarcoma is derived from a single stem cell: an in vitro study. International Journal of Cancer,72,821-827.

[73] Sreenan,J.J. and Hart,W.R. (1995) Carcinosarcomas of the female genital tract. A pathologic study of 29 metastatic tumors: further evidence for the dominant role of the epithelial component and the conversion theory of histogenesis.American Journal of Surgical Pathology,19,666-674.

15 第15章
子宫平滑肌肉瘤

一、引言

子宫肉瘤是具有肉瘤样基质的多种成分类型的混合性肿瘤,占子宫恶性肿瘤的3%～7%[1]。除了子宫内膜间质肉瘤和子宫内膜腺肉瘤以外,这些肿瘤都有侵袭性生物学行为特点,具有包括局部和远处转移的倾向,预后差[1]。因为这类肿瘤在临床上罕见以及组织病理学的多样性,所以在确定相关预后因素和最佳治疗策略方面尚缺乏共识[2]。国际妇产科联盟(The International Federation of Gynecology and Obstetrics,FIGO)对该病的分类和分期反映了各种子宫肉瘤的大不相同的生物学行为(表 15-1)[3]。虽然子宫平滑肌肉瘤(Uterine Leiomyosarcoma,LMS)仅占子宫恶性肿瘤的 1%～2%,但它是子宫肉瘤中最常见的类型。

表 15-1 FIGO 2009 子宫肉瘤分期

分期	定义
I	肿瘤局限于子宫
I A	≤5cm
I B	＞5cm
II	肿瘤超出子宫,局限于盆腔
II A	侵犯附件
II B	侵犯其他盆腔组织
III	肿瘤侵犯腹腔组织(不仅是突向腹腔)
III A	一处受累
III B	一处以上受累

续表

分期	定义
IV	
IV A	肿瘤侵犯膀胱和(或)直肠
IV B	远处转移

经 Elsevier 许可由参考文献[3]改编
FIGO(国际妇产科联盟). International Federation of Gynecology and Obstetrics

二、流行病学

鉴于该病在临床罕见,大规模的流行病学研究来明确其特异的危险因素是不可能的。在美国,根据"流行病学监测及最终结果"(the Sureillance,Epidemiology,End Results,SEER)数据库显示,子宫肉瘤的发生率在 1979—2001 年约为每十万女性中有 0.36 人,或者 1989—1999 年的每十万美国人中有 3～7 人[4]。肉瘤的发生率可能在增加。1988—2001年发生率从 7.6%增加到 9.1%[5]。确诊时的平均年龄是 60 岁[4,5]。

非洲裔美国妇女(黑种人)的 LMS 发病风险是白种人的 2 倍[5,6]。应用他莫昔芬 5 年或更长时间也与增加子宫肉瘤发病风险有关[7-9]。尽管如此,患病的绝对风险仍然很小,在乳腺癌预防研究中显示约为每十万人中有 17 人患病[10]。在使用他莫昔芬后发生 LMS 的特异风险难以确定。关于使用他莫昔芬相关的子宫肉瘤的发病风险,根据美国妇产科学院的研究,美国食品和药品协会(FDA)的黑盒子在警告和建议中提到:服用他莫昔芬的妇女有患子宫肉瘤的风险[11,12]。

盆腔放射治疗与子宫肉瘤发病风险增加有关。但是，可能与癌肉瘤的相关性更强一些，其不再被划分为肉瘤分类[13]。在一项关于 LMD 患者的研究中，208 例患者中就有 1 例（0.5%）有放疗（radiation therapy，RT）史[14]。

某些遗传因素与子宫肉瘤发病风险增加有关。遗传性平滑肌瘤病和肾细胞癌（hereditary leiomyomatosis and renal cell carcinoma，HLRCC）综合征是一种延胡索酸水解酶基因突变引起的常染色体显性遗传疾病，延胡索酸水解酶是一种三羧酸循环中的酶[15,16]，与皮肤平滑肌瘤和子宫平滑肌瘤发生有关，有关的还有侵袭形式的乳突状的肾细胞癌[15,16]。在美国以外完成的研究显示，这种相关性也与子宫肉瘤的发病风险增加有关[15,16]。但这个观点在美国的队列研究中并没有得到证实[15,16]。一个可能的解释就是，在美国许多处于风险中的妇女在进展成肉瘤之前就因为子宫平滑肌瘤而接受了子宫切除术。患过视网膜神经胶质瘤的儿童（尤其是遗传性的类型）在成年后其患肉瘤的风险更高，包括发生于子宫的肉瘤[17]。

三、病理学

LMS 通常是体积较大的（>10cm）、黄色至棕褐色的肿块，质软、鱼肉样，有明显的出血和坏死区[18]。虽然肿瘤可能长入子宫腔内，但肿瘤中心仍是在子宫肌层[18]。不规则的边缘、呈侵袭性生长和血管受侵是比较常见的[18]。从组织学来说，LMS 表现为细胞过多，许多非典型的细胞核，高有丝分裂率，通常每 10 个高倍视野大于 15 个分裂象（mitotic figures per 10 high-power fields，MF/10HPF）[19,20]。两种少见的 LMS 类型：上皮样的和黏液样的。它们的病理学特征与那些普通的梭形细胞 LMS 不同。在这

些类型中，通常核异型性通常较轻微，核分裂象较低，少于 3MF/10HPF[21]。

在上皮样的 LMS，可能没有坏死[22]。这些肿瘤以圆形到多角形的细胞为特点，这些细胞具有较多的、清亮的、嗜伊红的细胞质[22]。黏液样的 LMS 通常是细胞过少。虽然缺乏明显的细胞核异型性和高核分裂活性，但基于其侵袭性生长的边缘，所以这两种类型肿瘤都被划分为肉瘤[23]。

建立最低限度的 LMS 病理学诊断标准十分具有挑战性。各种各样的良性平滑肌肿瘤（如富于细胞型平滑肌瘤、奇异型平滑肌瘤、黏液样平滑肌瘤和上皮样平滑肌瘤）有着不寻常的组织学特征，可能被误诊为恶性肿瘤。恶性肿瘤的病理学标准详见 Young 的章节。比较少见的是，当无法确诊肿瘤为良性或恶性的时候，不能确定恶性潜能的平滑肌肿瘤（smooth muscle tumors of uncertain malignant potential，STUMP）的命名就比较合适了。2003 年世界卫生组织（World Health Organization，WHO）的诊断标准使得这些不寻常的特殊良性肌瘤组织学类型从高分化或低级别的 LMS 中鉴别出来[24]。

有关 LMS 的免疫组织化学研究已经有了描述。LMS 通常表达平滑肌肿瘤的标志物，包括：人结合蛋白、平滑肌肌动蛋白、组蛋白去乙酰化酶 8（histone deacetylase 8，HDCA8）和 h-钙调素结合蛋白[25-32]。LMS 也可能 CD10 阳性和上皮性标志物阳性，如上皮膜抗原（epithelial membrane antigen，EMA）和角蛋白[25-32]。第一个标志物可能与子宫内膜间质肉瘤混淆，后面两个标志物可能与癌混淆。估计有 30%～40% 的 LMS，雌激素受体（estrogen receptor，ER）、孕激素受体（progesterone receptor，PR）和雄激素受体（androgen receptor，AR）是呈过度表达的，但据报道仅有不等的例数的 c-KIT 有免疫反应性[33]。据报道，与良性平滑肌肿瘤比较

时,在 LMS 中有 Ki67 的高表达[28-32]。有 25%～47% 的 LMS 有 p53 突变和过度表达[28,31,32]。同样地,LMS 过度表达 p16,这是一个可以帮助区分良性和恶性子宫平滑肌肿瘤的标志物[26-28]。

四、发病机制

LMS 的发病机制仍不十分清楚。LMS 是一种不稳定的肿瘤,有复杂的染色体异常和失常的基因调节,这可能反映了是许多基因错误累积的最终结果[34]。考虑到它们的基因不稳定性以及 p53 突变、侵袭性生物学行为、化疗耐药等因素,LMS 可能与 2 型子宫内膜癌和高级别浆液性卵巢和输卵管癌相似[34]。在 LMS 的治疗上,以这些突变基因为治疗靶点可能是有希望的方向。

五、临床表现

LMS 通常表现为阴道出血、子宫增大或盆腔包块、盆腔组织受压的症状如疼痛、尿频、便秘或腹胀。阴道出血可能也见于同时有恶臭的阴道流液。因为 LMS 和子宫平滑肌瘤在刚出现时有一些共同的症状和体征,所以很难在术前进行鉴别。一些患者可能表现为因肿瘤破裂引起的腹腔积血,或子宫外扩散。在诊断为子宫平滑肌瘤需要行子宫切除的绝经期妇女,应该考虑到 LMS 的可能。在这个年龄段的妇女,报道的肉瘤发生率为 1%～2%[35]。

通常来说,迅速长大的子宫肿块要考虑到 LMS 的可能性[36]。在 Parker 等的研究中,1331 例妇女接受了子宫切除术或子宫肌瘤切除术,所报道的子宫肉瘤的发生率非常低,比较了临床检查或超声检查发现的子宫增大迅速的那部分妇女与其他妇女的 LMS 发生率类似[36]。在 371 例子宫增大迅速的妇女中,有 1 例子宫肉瘤(0.27%),而其他组别妇女中有 2 例肉瘤(0.15%)[36]。研究者的结论是绝大多数子宫增大迅速的妇女并没有肉瘤[36]。

六、治疗前评估

LMS 的确诊要靠子宫肌瘤切除术后或子宫切除术后的组织学检查。影像学研究在 LMS 诊断方面并没有特异性。一般来说,超声、计算机断层扫描(computer tomography,CT)、磁共振(magnetic resonance imaging,MRI)和正电子放射断层扫描(positron-emission tomography,PET)并不能区分 LMS 和子宫平滑肌瘤[37,38]。

在超声检查中,LMS 可能会显示血流信号增加,提示是血供增加。尽管如此,这并不是区分 LMS 和子宫平滑肌瘤的特异性征象[39]。同样,在 MRI 检查中,如不均匀增强的肿块等一些影像表现仍不具有特异性。在 MRI 中,肿块显示中低 T_1 信号,如显示局限性的 T_1 高信号,提示与病理性出血有关。也可能会出现一些 T_2 高信号的区域,则符合肿瘤内部的坏死表现[40]。CT 扫描对于评估恶性疾病是有帮助的。LMS 会转移至肺、肝以及比较少见的胰腺和肾转移。脑、卵巢和淋巴结受累也比较罕见。可能出现腹腔内的扩散和腹水。这些体征都是可以用 CT 扫描发现的。应用 PET/CT 来检测远处转移是比较有限的,因为缺乏质量高的研究数据支持[41]。

约有 33% 的 LMS 会出现远处转移[42-45]。在术后确诊 LMS 以后进行胸部和盆腹腔的 CT 扫描有利于指导术后辅助治疗。

七、预后因素

LMS 是一种侵袭性的恶性肿瘤,即使是局限于子宫的早期患者,仍有复发的可能。该病复发率为 53%～71%[1]。在一项关于局限于子宫的 LMS 的研究中,所报道的 I 期患者 5 年存活率为 51%,II 期为 25%(根据

FIGO1988 年分期系统)[46]。所有存在盆腔外转移病灶的患者均在 5 年内死亡[46]。分期是 LMS 最重要的预后因素。在 SEER 数据库中,分析了 1396 例 LMS,显示对于疾病特异的生存来说,分期是一个独立的预后因素($P < 0.001$)[44]。Ⅰ～Ⅱ期患者生存率为 50%,Ⅲ～Ⅳ期为 0～28%[25,47-50]。

LMS 的淋巴结转移发生率是比较低的,在没有肉眼可见扩散的患者中为 4%～11%[1,2,42,43,51-53]。淋巴结受累的预后意义是有限的[1,2,44]。这些结论与 LMS 在所有软组织肿瘤中的淋巴结受累率低是一致的[54,55]。在一项关于 208 例 LMS 的研究中,36 例接受了淋巴结切除术的患者中有 4 例淋巴结转移(11%),其中 3 例存在子宫外病灶[2]。比较经组织学证实淋巴结阴性的Ⅰ期患者(手术分期)和估计淋巴结没有受累的Ⅰ期患者(临床分期)的生存率,两组患者的生存率类似[2]。在另一项关于 63 例 LMS 患者的研究中,接受了淋巴结切除的患者的中位无瘤生存率(DFS)和总体生存率(OS)与没有接受淋巴结切除术的患者类似(分别为:2.51 vs.2.36 年,$P = $ 没有统计学意义,2.44 vs.3.16 年,$P = $ 没有统计学意义)[56]。同样地,在 Kapp 等的研究指出,在淋巴结阳性患者的 5 年生存率为 26%,而淋巴结阴性者为 64%($P < 0.001$)。淋巴结是否受累在多变量分析中没有统计学意义[淋巴结转移的风险比(hazard ratio,HR)为 1.168,95%CI 0.947～1.440][44]。

年龄大的患者预后差[1,4,25,48,53,57]。在 D'Angelo 等的研究指出,在单变量分析中,年龄与生存有关($P = 0.001$),但在多变量分析中却不相关[57]。在另一项研究中,50 岁及以上患者的疾病进展风险增加 2.073 倍($P = 0.0048$)[51]。Wu 等报道,与年轻患者相比,50 岁以上患者的死亡风险比年轻患者增加 11.07($P = 0.017$)[53]。其他一些研究没有证实 LMS 患者年龄与预后的

关系[1,52,56]。

在许多研究中都指出核分裂象计数与预后有关[1,25,46,48,52,56,58]。在美国妇科肿瘤学组(Gynecologic Oncology Group,GOG)的一项关于早期子宫肉瘤的研究中指出,在 LMS 患者中,核分裂象计数是唯一有意义的、与疾病无进展生存(PFS)相关的预后因素($P = 0.03$)[1]。在另一项关于 108 例Ⅰ～Ⅱ期 LMS 患者的研究中,核分裂活性与无转移间歇期有关($P = 0.03$)[58]。然而,其他研究没有显示这种相关性[49,50,53]。这些有关核分裂活性预后意义的不同观点可能与组织处理、切片厚度、HPF(高倍视野)大小、核分裂象计数定义方面的不同有关[59]。

肿瘤大小可能与预后有关,尤其是Ⅰ期的 LMS 患者[2,46,49,53]。在 Abeler 等的研究指出,在单变量分析和多变量分析中,病灶局限于子宫的 LMS 患者的肿瘤大小与 5 年生存率有关[46]。肿瘤>100mm 的患者的生存率为 29.3%($P < 0.0001$)[46]。以 100mm 为肿瘤大小的分界点,在多因素分析中,死亡相对危险系数是 2.7($P < 0.01$)[46]。在另一项包含了 51 例Ⅰ～Ⅳ期 LMS 患者的研究显示,肿瘤大小是一个独立的死亡预测指标(>11 vs.≤11cm,HR 11.63,95%CI 2.14～63.12,$P = 0.004$)[53]。

关于肿瘤分级的预后意义仍有争议。Kapp 等的研究指出,肿瘤高级别与生存有关[44]。在另一项关于Ⅰ期 LMS 的研究中,分级是唯一与生存相关的预后因素[50]。在 GOG 关于子宫肉瘤的研究指出,在 LMS 患者中,分级与患者无进展生存没有相关性[1]。

在 Rauh-Hain 等关于 167 例 LMS 的研究显示,在Ⅰ～Ⅱ期患者中,肿瘤>11cm(HR 5.9,$P < 0.001$)和核分裂象计数≥25/10HPF(HR 2.3,$P = 0.05$)是总生存相关的独立预测因素[60]。对于晚期患者(Ⅲ期和Ⅳ期),Cox 比例风险模型分析显示,核分裂象计数≥25/10HPF 是总体生存率的独立预

测因子($P=0.01$)[60]。

据报道,其他如 p53、Ki67、p16 和 Bcl-2 也与 LMS 预后有关。关于它们独立于分期对预后影响的证据仍不确定,分期仍是 LMS 最重要的有意义的预后因素[57]。

总的来说,即使不考虑分期,LMS 的预后仍较差[44,61]。一项关于 1396 例 LMS 患者的研究指出,患者 5 年生存率为 66% [61]。其中 71% 的患者是Ⅰ期或Ⅱ期[61]。以分期分组研究,Ⅰ期患者的 5 年总生存率为 76%,Ⅱ期为 60%,Ⅲ期为 45%,Ⅳ期为 29%[61]。预后差与肿瘤高级别(HR 1.83,95% CI 1.43～2.34)、分期晚(HR 1.58,95% CI 1.47～1.71)、非洲裔美国人种(黑种人)(HR 1.45,95% CI 1.09～1.94)有关[61]。虽然肿瘤分级有预后意义,但目前尚没有统一的或普遍接受的分级系统。鉴于 FIGO 或美国癌症联合委员会(the American Joint Committee on Cancer,AJCC)的分期系统都未能很好地提供 LMS 总生存相关的预后信息,应该建立一个包含了患者年龄、肿瘤尺寸、肿瘤分级、局部扩散、远处转移和核分裂率的列表来预测患者的 5 年生存[61-63]。

八、治疗

1. 手术 LMS 的确诊常是在子宫肌瘤切除术后或子宫切除术后。对于病灶局限于子宫的 LMS 患者,推荐的治疗是全子宫切除术(total hysterectomy,TH)和双侧输卵管卵巢切除术(bilateral salpingo-oophorectomy,BSO),尤其是围绝经期和绝经期的患者。对于绝经前患者在全子宫切除的同时是否行 BSO 需个体化对待。对于部分这样的患者,应该考虑到为了保留生育能力而保留卵巢,以及切除卵巢引起的过早的手术绝经及其对术后生活质量的影响。关于 BSO 对于生存影响的研究数据很有限。约有 40% 的 LMS 的雌激素受体和(或)孕激素受体呈

过度表达[64,65]。一项关于 341 例 50 岁以下的Ⅰ～Ⅱ期 LMS 患者的研究指出,BSO 与 5 年无瘤生存率无关[44]。这项研究的局限性在于没有说明在确诊 LMS 之前就接受了 BSO 妇女的数量。在一项病例对照研究中,有 25 例患者保留了卵巢,另外与之在肿瘤分期、分级方面都匹配的 25 例患者接受了 BSO,这两组患者的无复发生存率和总生存率均无明显差异[2]。一个可能的策略是对于雌激素和(或)孕激素受体阳性的Ⅰ期、绝经前的 LMS 患者行 BSO。

对于有子宫外扩散的 LMS,当患者身体状况允许手术、并且有可能达到完全切除时,手术仍有适合的治疗方案。当病灶局限于盆腔或腹腔时,建议行子宫全切(TH)、BSO 或肿瘤细胞减灭术。有研究结果指出,与术后有残留病灶的患者相比,手术达到无肉眼残留病灶的患者的预后较好[42,66]。

对于有腹腔外转移的 LMS 患者来说,理想的肿瘤细胞减灭术是不可能实现的,因此手术是没有意义的。Park 等的研究指出,与达到理想的肿瘤细胞减灭术的患者相比,有残留病灶的患者的预后较差[67]。关于这部分患者,还有一个观点是可能因为尝试手术而延迟了全身性治疗的时间。对于患者有明显的局部症状的,如流血和疼痛,全子宫切除术是可以考虑的。对于患者因身体状况太差而无法接受手术时,治疗方案的选择应该采取个体化的原则,以缓解症状为主,而不是以治愈为目标。系统性治疗的利和弊都应该仔细考虑到。

对于子宫切除术后最终病理才诊断为 LMS 的患者,不推荐行第二次手术来进行肿瘤分期。应该进行胸部、腹腔、盆腔的 CT 扫描对患者全面评估,有助于制订术后的辅助治疗方案。在适合手术的患者中,二次手术对于部分患者是有必要的。这部分患者主要指初次手术方式为子宫肌瘤切除术的,那么建议行 TH;对于绝经前患者,仅行了

TH，对于不要求保留卵巢的患者可行BSO；对于仅接受了经阴道子宫切除、子宫颈切除，和 BSO 的这部分患者的处理仍有待讨论。最后，对于肿瘤已被分碎的患者，建议行手术探查以确保切除腹腔内的所有残留肿瘤病变。

LMS 发生淋巴结转移的风险较低。在GOG 一项关于 59 例临床 I 期 LMS 患者的研究中，所有患者均接受了全面的手术分期，淋巴结转移率小于 5%[1]。在另一项 37 例LMS 的研究中，发现了 3 例淋巴结转移[68]。这 3 例患者的淋巴结均有长大，手术中就怀疑有转移。

2. 辅助治疗　关于 LMS 的治疗，有几种治疗方法可以选择，包括化疗、放疗以及化疗和放疗的联合治疗。但是各种辅助治疗对于预后的改善作用仍不十分明确。

鉴于目前尚缺乏足够的证据支持对于I～II 期 LMS 患者采取辅助治疗能改善预后，因此，观察更为适合[69-72]。对于早期LMS 患者采取化疗不能明显改善患者的总体生存率。GOG 一项关于 156 例 I～II 期子宫肉瘤患者的 III 期临床试验中，随机分为多柔比星化疗组和观察组，结果显示：与观察组相比，化疗组的复发率较低（41%vs. 53%）[69]，但差异没有统计学意义，化疗并没有改善患者的无进展生存和总生存率[69]。在另一项研究中[70]，25 例高级别 LMS 患者、均接受了肿瘤的完全切除，术后行吉西他滨＋多西他赛方案化疗，59% 的 I～II 期 LMS 患者 3 年仍保持肿瘤无进展，2 年无进展生存率为 45%、平均生存时间为 13 个月[70]。该研究的不足之处是样本量较小，并且缺乏对照组[70]。在一项前瞻性的 II 期临床试验中，对 47 例病变局限于子宫的高级别 LMS 患者采取了吉西他滨＋多西他赛方案化疗以及四个周期的多柔比星化疗[71]。89% 的患者完成了全部 8 周期的化疗[71]。肿瘤复发的平

均时间为 27 个月，3 年无进展生存率为57%[71]。化疗是否能改善早期 LMS 患者的预后仍不明确。目前，GOG 与英国癌症研究中心、欧洲癌症研究与治疗组织（the European Organisation for Research and Treatment of Cancer，EORTC）合作的项目正在进行中，是关于在高级别、接受了完全的肿瘤切除的 I 期 LMS 患者中采取吉西他滨＋多西他赛化疗、随后进行多柔比星化疗的方案的治疗组与观察组比较的研究。

放疗不能改善早期 LMS 患者的生存。在 EORTC 的一项关于 I～II 期子宫肉瘤的研究中[72]，患者被随机分配到放疗组和观察组，在 103 例 LMS 患者中，与观察组比较而言，盆腔放疗并没有改善患者的局部或远处部位的无进展生存率。该研究结果显示了总生存的下降趋势（HR 0.64，95% CI 0.36～1.14），但没有达到差异具有统计学意义[72]。

III～IV 期 LMS 患者疾病进展的风险比较大，即使是在接受了完全的手术切除后。虽然辅助治疗对于改善患者总生存的意义仍不明确，但通常还是会对这部分患者采取系统性治疗。如前所述，唯一的前瞻性研究指出，对于 I～II 期 LMS 患者采取吉西他滨＋多西他赛化疗并没有改善患者的总体生存[70]。对于晚期 LMS 患者采取多种方法的综合治疗，如术后的放化疗，仍处于探索阶段。在一项包含了 81 例子宫肉瘤患者的研究中，53 例为 LMS，随机分配到单独盆腔放疗组和放化疗组，化疗药物为异环磷酰胺、顺铂和多柔比星，由于效果不好，导致研究提早终止[73]。与单独盆腔放疗相比较，增加化疗使得复发率有降低（39% vs. 62%）、3 年疾病无进展生存率增高（52% vs. 41%）的倾向，并且改善了患者的 3 年生存率（80% vs. 67%），但均没有统计学意义[73]。化疗的患者 3/4 级毒性反应的发生率较高，包括中性粒细胞减少（84%）、发热性中性粒细胞

减少(22%)和恶心/呕吐(24%)[73]。2例死于发热性粒细胞减少[73]。联合治疗仍处于探索阶段,仅适用于临床试验。

复发性LMS的治疗取决于肿瘤是否可手术切除。LMS可能转移至肺、肝、腹腔、盆腔和盆腔/腹主动脉旁淋巴结[74]。对于可手术切除病灶的复发患者应该考虑采取手术治疗。有一些小样本量的研究支持这一观点[75-77]。有研究指出,对31例发生肺部转移的患者采取了部分肺切除治疗,患者中有总生存达70个月[76]。对于转移病灶为孤立的,但身体状况无法接受手术的患者,可以选择放疗。虽然射频消融(radio-frequency ablation,RFA)的疗效缺乏随机研究资料,但对于转移病灶直径小于4cm的患者可考虑采取RFA[78]。

当患者的远处转移病灶不能手术切除时,可采用全身性治疗达到缓解的目的。最佳的化疗药物或方案仍不清楚。考虑到有前瞻性的研究结果显示吉西他滨+多西他赛方案的高缓解率,但这个方案更适合作为二线方案[79,80]。在GOG87L中,42例患者接受了吉西他滨+多西他赛化疗,总有效率为36%[79]。17%~20%出现了3/4级中性粒细胞减少,74%患者感乏力,G1毒性发生率为14%,肺毒性发生率为9%[79]。另外一项GOG研究,131G,对51例在完成一线治疗后出现了疾病进展的患者采取了吉西他滨+多西他赛化疗[80]。总有效率为27%,52%的患者在6个月内处于无瘤生存状态[80]。

有证据支持在复发性LMS治疗中选择多柔比星[81,82]。在一项GOG研究中,104例从未接受过化疗的患者被随机分配到多柔比星组和多柔比星+环磷酰胺组[81]。两种化疗方案的总有效率为19%[81]。平均总生存期无明显差异,多柔比星组为12个月,多柔比星+环磷酰胺组为11个月[81]。有报道,多柔比星+异环磷酰胺的总有效率

为30%[82]。

吉西他滨在复发性、转移性LMS的治疗中也是有效的。一项包含了44例患者的研究指出,吉西他滨的总有效率为20%[83]。在GOG一项包含了56例患者的研究中,异环磷酰胺的总有效率为17%[84]。异环磷酰胺+多柔比星的总有效率为30%,缓解期为4个月[82]。

在欧洲,曲贝替定(trabectedin)已被批准用于既往接受过蒽环类药物为基础的化疗的晚期软组织肉瘤的治疗。曲贝替定在LMS治疗中的作用仍不清楚。在GOG一项包含20例LMS患者的Ⅱ期临床试验中,仅有2例治疗有效,平均无进展生存期为5.8个月[85]。在一项含有66例LMS患者的回顾性研究中,总有效率为16%,平均无进展生存期为3个月[86]。目前,有Ⅲ期临床试验正在进行曲贝替定对于多柔比星治疗后疾病进展的LMS的疗效评估,并与达卡巴嗪比较。关于达卡巴嗪和替莫唑胺用于治疗晚期LMS的疗效的资料还比较有限[87-89]。

帕唑帕尼,一种口服的多激酶抑制剂,已在美国批准用于既往接受过蒽环类为基础的化疗的晚期软组织肉瘤。在一项EORTC的Ⅲ期临床试验中,372例软组织肉瘤患者被随机分配到帕唑帕尼组和对照组[90]。帕唑帕尼组与对照组的无进展生存期平均为5个月和2个月(HR 0.31,95% CI 0.67~1.11)[90]。在总体生存期方面,差异无统计学意义(13 vs. 11个月,HR 0.86,95% CI 0.67~1.110)[90]。帕唑帕尼的有效率为6%[90]。表15-2总结了对于转移性或复发性LMS的全身性治疗的选择。

据报道,阿那曲唑和来曲唑在治疗转移性LMS的有效率均在10%以下[91-93]。鉴于其不良反应小,芳香化酶抑制剂可能成为复发灶少、激素受体阳性的、无症状患者的治疗选择之一[91-93]。

表 15-2　治疗转移性或复发性平滑肌肉瘤的有效化疗方案

化疗方案	剂量	患者例数	结果	参考文献
多西他赛＋吉西他滨	多西他赛 75mg/m² ,第 8 天 吉西他滨 900mg/m² ,第 1、8 天	42	36%（ORR） 4.4 个月（平均 PFS） 16 个月（平均 OS）	[79]
多柔比星与多柔比星＋环磷酰胺比较	多柔比星 60mg/m² ,每 21 天 多柔比星 60mg/m² ＋环磷酰胺 500mg/m² ,每 21 天	104	19%（ORR,两种方案都是）	[81]
吉西他滨	吉西他滨 1000mg/m² ,第 1、8、15 天	48	20%（ORR）	[83]
异环磷酰胺	1.5g/m² ,每 21 天,同时美司钠	56	17%（ORR）	[84]
异环磷酰胺＋多柔比星	异环磷酰胺 5.0g/m² ,每 21 天,同时美司钠 多柔比星 50mg/m² ,每 21 天	35	30%（ORR）	[82]
曲贝替定	1.5mg/m2,每 21 天	20	2 例有效 5.8 个月（PFS）	[85]
帕唑帕尼	800mg,每天一次	372	5 个月（PFS）	[90]

ORR,总有效率;OS,总生存率;PFS,无进展生存期

九、随访

考虑到 LMS 的侵袭性和易复发特性,即使是早期患者,仍推荐严密随访。美国国立综合癌症网络（National Comprehensive Cancer Nerwork,NCCN）推荐在前 2 年内,每 3～4 个月一次查体,每 3～4 个月一次胸部、腹部、盆腔扫描;2 年后,每 6 个月随访一次[94]。

十、结论

子宫 LMS 很少见,具有侵袭性,即使在确诊时病灶局限于子宫,该病的复发率仍较高。对于病灶局限于子宫的患者,初次手术治疗推荐行全子宫切除术＋BOS。对于病灶超出子宫的、可承受手术的患者,应该考虑行肿瘤细胞减灭术。全身性治疗适用于不能手术者或因身体情况无法承受手术者。

鉴于缺乏足够证据支持化疗和放疗的疗效,对于病灶局限于子宫的患者来说,推荐观察。全身性治疗推荐用于晚期患者（Ⅲ～Ⅳ期）。多西他赛/吉西他滨化疗可用于晚期或复发患者。对于一线治疗后疾病进展的患者,化疗方案的选择应取决于患者的身体状态和避免化疗药物毒性作用的叠加。对于激素受体阳性的 LMS 患者,内分泌治疗可作为治疗选择之一。考虑到 LMS 的高复发率,不管分期如何,都应进行严密随访。

（王登凤　译　张国楠　校）

参 考 文 献

[1] Major,F.J.,Blessing,J.A.,Silverberg,S.G.et al.(1993)Prognostic factors in early stage uterine sarcoma: a Gynecologic Oncology Group study.Cancer,71,1702-1709.

[2] Giuntoli,R.L.,Ⅱ,Metzinger,D.S.,DiMarco,C.S.et al.(2003)Retrospective review of 208 patients with leiomyosarcoma of the uterus: prognostic indicators, surgical management,

and adjuvant therapy. Gynecologic Oncology, 89,460-469.

[3] FIGO(2009)staging for uterine sarcomas. International Journal of Gynaecologic Obstetrics,104 (179).

[4] Toro, J. R., Travis, L. B., Wu, H. J. et al. (2006)Incidence patterns of soft tissue sarcomas, regardless of primary site, in the surveillance, epidemiology and end results program, 1978-2001: An analysis of 26, 758 cases. International Journal of Cancer, 119, 2922-2935.

[5] Ueda, S. M., Kapp, D. S., Cheung, M. K. et al. (2008) Trends in demographic and clinical characteristics in women diagnosed with corpus cancer and their potential impact on the increasing number of deaths. American Journal of Obstetrics & Gynecology, 198, 218.e1-218e6.

[6] Brooks, S. E., Zhan, M., Cote, T. and Baquet, C. R. (2004) Surveillance, epidemiology, and end results analysis of 2677 cases of uterine sarcoma 1989-1999 Gynecologic oncology, 93,204-209.

[7] Mourits, M. J., De Vries, E. G., Willemse, P. H. et al. (2001) Tamoxifen treatment and gynecologic side effects: a review. Obstetrics & Gynecology,97,855-862.

[8] Yildirim, Y., Inal, M. M., Sanci, M. et al. (2005)Development of uterine sarcoma after tamoxifen treatment for breast cancer: report of four cases. International Journal of Gynecological Cancer,15,1239-1244.

[9] Wysowski, D. K., Honig, S. F. and Beitz, J. (2002) Uterine sarcoma associated with tamoxifen use. New England Journal of Medicine,346,1832-1841.

[10] Wickerham, D. L., Fisher, B., Wolmark, N. et al. (2002) Association of tamoxifen and uterine sarcoma. Journal of Clinical Oncology,20,2758-2765.

[11] http://www. fda. gov/Safety/MedWatch/ SafetyInformation/ SafetyAlertsforHuman-

MedicalProducts/ucm154510. htm （accessed 29 August 2013).

[12] American College of Obstetricians and Gynecologists Committee on Gynecologic Practice (2006) ACOG committee opinion. No. 336: Tamoxifen and uterine cancer. Obstetrics & Gynecology,107,1475-1481.

[13] Fang, Z., Matsumoto, S., Ae, K. et al. (2004) Postradiation soft tissue sarcoma: a multiinstitutional analysis of 14 cases in Japan. Journal of Orthopedic Science,9,242-246.

[14] Giuntoli, R. L., 2nd, Metzinger, D. S., DiMarco, C. S. et al. (2003) Retrospective review of 208 patients with leiomyosarcoma of the uterus: prognostic indicators, surgical management, and adjuvant therapy. Gynecologic Oncology,89,460-465.

[15] Launonen, V., Vierimaa, O., Kiuru, M. et al. (2001)Inherited susceptibility to uterine leiomyomas and renal cell cancer. Proceedings of National Academy of Sciences,98,3387-3392.

[16] Toro, J. R., Nickerson, M. L., Wei, M. H. et al. (2003) Mutations in the fumarate hydratase gene cause hereditary leiomyomatosis and renal cell cancer in families in North America. American Journal of Human Genetics,73,95-99.

[17] Yu, C. L., Tucker, M. A., Abramson, D. H. et al. (2009)Causespecific mortality in long-term survivors of retinoblastoma. Journal of National Cancer Institute,101,581-586.

[18] Kurman, R. J. (2001) Pathology of the Female Genital Tract, 4th ed. Springer Verlag, New York. p, p.499.

[19] Chiang, S. and Oliva, E. (2013) Recent developments in uterine mesenchymal neoplasms. Histopathology,62,124-137.

[20] Evans, H. L., Chawla, S. P., Simpson, C. and Finn, K. P. (1988) Smooth muscle neoplasms of the uterus other than ordinary leiomyoma. A study of 46 cases with emphasis on diagnostic criteria and prognostic factors. Cancer, 62,2239-2247.

[21] Kurman,R.J.and Norris, H.J.(1976)Mesen-chymal tumors of the uterus. VI. Epithelioid smooth muscle tumors including leiomyo-blastoma and clear-cell leiomyoma. A clinical and pathological analysis of 26 cases.Cancer, 37,1853-1865.

[22] Moinfar, F., Azodi, M. and Tavassoli, F. A. (2007) Uterine sarcomas. Pathology, 39, 55-61.

[23] Atkins, K., Bell, S., Kempson, M. and Hen-drickson, M.(2001)Myxoid smooth muscle tumors of the uterus. Modern Pathology, 132A,14.

[24] WHO(2003)World Health Organization clas-sification of tumours, in Pathology and Ge-netics of Tumours of the Breast and Female Genital Organs(eds F. A. Tavassoli and P. Devilee),IARC Press,Lyon.

[25] Mayerhofer, K., Obermair, A., Windbichler, G. et al. (1999) Leiomyosarcoma of the uterus:a clinicopathologic multicenter study of 71cases. Gynecologic Oncology, 74, 196-201.

[26] Atkins, K. A., Arronte, N., Darus, C. J. and Rice, L. W. (2008) The use of p16 in enhancing the histologic classification of uter-ine smooth muscle tumors.American Journal of Surgical Pathology,32,98-102.

[27] Bodner-Adler, B., Bodner, K., Czerwenka, K. et al. Expression of p16 protein in patients with uterine smooth muscle tumors:an im-munohistochemical analysis.Gynecologic On-cology,96,62-66.

[28] Chen,L.and Yang,B.(2008)Immunohistochemical analysis of p16, p53, and Ki-67 expression in uterine smooth muscle tumors. International Journal of Gynecological Pathology,27,326-332.

[29] Mittal, K.and Demopoulos, R.I.(2001)MIB-1 (Ki-67), p53, estrogen receptor, and proges-terone receptor expression in uterine smooth muscle tumors. Human Pathology, 32, 984-997.

[30] O'Neill,C.J.,McBride, H. A.,Connolly, L. E.

and McCluggage, W. G. (2007) Uterine leio-myosarcomas are characterized by high p16, p53 and MIB1 expression in comparison with usual leiomyomas, leiomyoma variants and smooth muscle tumours of uncertain malignant potential. Histopathology, 50, 851-858.

[31] Jeffers,M.D.,Farquharson,M.A.,Richmond, J.A.and McNicol, A.M.(1995)P53 immuno-reactivity and mutation of the p53 gene in smooth muscle tumours of the uterine corpus.Journal of Pathology,177,65-70.

[32] Akhan,S.E.,Yavuz,E.,Tecer,A.et al.(2005) The expression of Ki-67, p53, estrogen and progesterone receptors affecting survival in uterine leiomyosarcomas. A clinicopathologic study.Gynecologic Oncology,99,36-42.

[33] Raspollini, M. R., Pinzani, P., Simi, L. et al. (2005)Uterine leiomyosarcomas express KIT protein but lack mutation(s)in exon 9 of c-KIT.Gynecologic Oncology,98,334-335.

[34] D'Angelo,E.and Pratt,J.(2010)Uterine sar-comas:a review.Gynecologic Oncology,116, 131-139

[35] Leibsohn,S.,d'Ablaing,G.,Mishell,D.R.,Jr and Schlaerth,J.B.(1990)Leiomyosarcoma in a series of hysterectomies performed for pre-sumed uterine leiomyomas.American Journal of Obstetrics & Gynecology,162,968-973.

[36] Parker,W.H.,Fu, Y.S.and Berek,J.S.(1994) Uterine sarcoma in patients operated on for presumed leiomyoma and rapidly growing leiomyoma. Obstetrics & Gynecology, 83, 414-419.

[37] Rha,S.E.,Byun,J.Y.,Jung,S.E.et al.(2003) CT and MRI of uterine sarcomas and their mimickers.American Journal of Roentgenolo-gy,181,1369-1375.

[38] Kitajima,K.,Murakami,K.,Kaji, Y.and Sug-imura,K.(2010)Spectrum of FDG PET/CT findings of uterine tumors. American Journal of Roentgenology,195,737-744.

[39] Wu, T. I., Yen, T. C., and Lai, C. H. Clinical

presentation and diagnosis of uterine sarcoma, including imaging. Best Practice & Research Clinical Obstetrics & Gynaecology, 6, 681-689.

[40] Sahdev, A., Sohaib, S. A., Jacobs, I. et al. (2001) MR imaging of uterine sarcomas. American Journal of Roentgenology, 177, 1307-1311.

[41] Shah, S. H., Jagannathan, J. P., Krajewski, K. et al. (2010) Uterine sarcomas: then and now. American Journal of Roentgenology, 199, 213-223.

[42] Dinh, T. A., Oliva, E. A., Fuller, A. F., Jr et al. (2004) The treatment of uterine leiomyosarcoma. Results from a 10-year expevience (1990-1999) at the Massadhusetts General Hospital. Gynecologic Onology, 92, 648-653.

[43] Goff, B. A., Rice, L. W., Fleischhacker, D. et al. (1993) Uterine leiomyosarcoma and endometrial stromal sarcoma: lymph node metastases and sites of recurrence. Gynecologic Oncology, 50, 105-109.

[44] Kapp, D. S., Shin, J. Y. and Chan, J. K. (2008) Prognostic factors and survival in 1396 patients with uterine leiomyosarcomas: emphasis on impact of lymphadenectomy and oophorectomy. Cancer, 112, 820-826.

[45] Sandruck, J., Escobar, P., Lurain, J. and Fishman, D. (2004) Uterine leiomyosarcoma metastatic to the sphenoid sinus: a case report and review of the literature. Gynecologic Oncology, 92, 701-705.

[46] Abeler, V. M., Royne, O., Thoresen, S. et al. (2009) Uterine sarcomas in Norway. A histopathological and prognostic survey of a total population from 1970 to 2000 including 419 patients. Histopathology, 54, 355-364.

[47] Salazar, O. M., Bonfiglio, T. A., Patten, S. F. et al. (1978) Uterine sarcomas: natural history, treatment and prognosis. Cancer, 42, 1152-1160.

[48] Kahanpaa, K. V., Wahlstrom, T., Grohn, P. et al. (1986) Sarcomas of the uterus: a clinico-pathologic study of 119 patients. Obstetrics & Gynecology, 67, 417-424.

[49] Nordal, R. R., Kristensen, G. B., Kaern, J. et al. (1995) The prognostic significance of stage, tumor size, cellular atypia and DNA ploidy in uterine leiomyosarcoma. Acta Oncology, 34, 797-802.

[50] Blom, R., Guerrieri, C., Stall, O. et al. (1998) Leiomyosarcoma of the uterus: a clinicopathologic, DNA flow cytometric, p53, and mdm-2 analysis of 49 cases. Gynecologic Oncology, 68, 54-61.

[51] Gadducci, A., Landoni, F., Sartori, E. et al. (1996) Uterine leiomyosarcoma: analysis of treatment failures and survival. Gynecologic Oncology, 62, 25-32.

[52] Pautier, P., Genestie, C., Rey, A. et al. (2000) Analysis of clinicopathologic prognostic factors for 157 uterine sarcomas and evaluation of a grading score validated for soft tissue sarcoma. Cancer, 88, 1425-1431.

[53] Wu, T. I., Chang, T. C., Hsueh, S. et al. (2006) Prognostic factors and impact of adjuvant chemotherapy for uterine leiomyosarcoma. Gynecologic Oncology, 100, 166-172.

[54] Fong, Y., Coit, D. G., Woodruff, J. M. et al. (1993) Lymph node metastasis from soft tissue sarcoma in adults. Analysis of data from a prospective database of 1772 sarcoma patients. Annals of Surgery, 217, 72-77.

[55] Behranwala, K. A., A'Hern, R., Omar, A. M. et al. (2004) Prognosis of lymph node metastasis in soft tissue sarcoma. Annals of Surgical Oncology, 11, 714-719.

[56] Ayhan, A., Aksan, G., Gultekin, M. et al. (2009) Prognosticators and the role of lymphadenectomy in uterine leiomyosarcomas. Archives of Gynecological Obstetrics, 280, 79-85.

[57] D'Angelo, E., Spagnoli, L. G. and Prat, J. (2009) Comparative clinicopathologic and immunohistochemical analysis of uterine sarcomas diagnosed using the World Health Or-

ganization classification system. Human Pathology,40,1571-1585.

[58] Pelmus, M., Penault-Llorca, F., Guillou, L. et al. (2009) Prognostic factors in early-stage leiomyosarcoma of the uterus. International Journal of Gynecological Cancer,19,385-390.

[59] Gadducci, A. (2011) Prognostic factors in uterine sarcoma. Best Practices & Research Obstetrics and Gynaecology,25,783-795.

[60] Rauh-Hain, J. A., Oduyebo, T., Diver, E. J. et al. Uterine leiomyosarcoma: an updated series. International Journal of Gynecological Cancer,23, 1036-1043.

[61] Iasonos, A., Keung, E. Z., Zivanovic, O. et al. (2013)External validation of a prognostic nomogram for overall survival in women with uterine leiomyosarcoma. Cancer, 119, 1816-1823.

[62] Zivanovic, O., Jacks, L. M., Iasonos, A. et al. (2012)A nomogram to predict postresection 5-year overall survival for patients with uterine leiomyosarcoma.Cancer,118,660-667.

[63] Zivanovic, O., Leitao, M. M., Iasonos, A. et al. (2009) Stagespecific outcomes of patients with uterine leiomyosarcoma:a comparison of the international Federation of gynecology and obstetrics and american joint committee on cancer staging systems.Journal of Clinical Oncology,27,2066-2017.

[64] Leitao, M. M., Jr, Hensley, M. L., Barakat, R. R.et al.(2012)Immunohistochemical expression of estrogen and progesterone receptors and outcomes in patients with newly diagnosed uterine leiomyosarcoma. Gynecologic Oncology,124,558-564.

[65] Kelley, T. W., Borden, E. C. and Goldblum, J. R.(2004)Estrogen and progesterone receptor expression in uterine and extrauterine leiomyosarcomas: an immunohistochemical study. Applied Immunohistochemistry & Molecular Morphology,12,338-344.

[66] Sagae, S., Yamashita, K., Ishioka, S. et al. (2004)Preoperative diagnosis and treatment results in 106 patients with uterine sarcoma in Hokkaido,Japan.Oncology,67,33-37.

[67] Park,J.Y.,Kim,D.Y.,Suh,D.S.et al.(2008) Prognostic factors and treatment outcomes of patients with uterine sarcoma:analysis of 127 patients at a single institution, 1989-2007 Journal of Cancer Research in clinical oncology,134,1277-1283.

[68] Leitao,M.M.,Sonoda,Y.,Brennan,M.F.et al. (2003) Incidence of lymph node and ovarian metastases in leiomyosarcoma of the uterus. Gynecologic Oncology,91,209-214.

[69] Omura, G. A., Blessing, J. A., Major, F. et al. (1985) A randomized clinical trial of adjuvant adriamycin in uterine sarcomas: a Gynecologic Oncology Group Study.Journal of Clinical Oncology,3,1240-1245.

[70] Hensley, M. L., Ishill, N., Soslow, R. et al. (2009) Adjuvant gemcitabine plus docetaxel for completely resected stages Ⅰ-Ⅳ high grade uterine leiomyosarcoma: results of a prospective study. Gynecologic Oncology, 112,563-567.

[71] Hensley,M.L.,Wathen,R.,Maki,R.G.et al. (2010) Adjuvant treatment of high-risk primary uterine leiomyosarcoma with gemcitabine/docetaxel(GT), followed by doxorubicin(D):results of phase Ⅱ multicenter trial SARC005(abstract #10021).Journal of Clinical Oncology,28,15 s.

[72] Reed, N. S., Mangioni, C., Malmström. et al. (2008)Phase Ⅲ randomised study to evaluate the role of adjuvant pelvic radiotherapy in the treatment of uterine sarcomas stages Ⅰ and Ⅱ: an European Organisation for Research and Treatment of Cancer Gynaecological Cancer Group Study(protocol 55874).European Journal of Cancer,44,808-812.

[73] Pautier,P.,Floquet,A.,Berton-Rigaud,D.and Piperno-Neumann, S. (2011) A randomized clinical trial of adjuvant chemotherapy with doxorubicin,ifosfamide,and cisplatin in localized uterine sarcomas:Results from 81 ran-

domized patients(abstract 10022).Journal of Clinical Oncology,29,10022.

[74]　Moskovic, E., MacSweeney, E., Law, M. and Price, A. (1993) Survival, patterns of spread and prognostic factors in uterine sarcoma: a study of 76 patients.British Journal of Radiology,66,1009-1013.

[75]　Anraku, M., Yokoi, K., Nakagawa, K. et al. (2004) Pulmonary metastases from uterine malignancies: results of surgical resection in 133 patients.Journal of Thoracic and Cardiovascular Surgery,127,1107-1111.

[76]　Burt,B.M.,Ocejo,S.,Mery,C.M.et al.(2011) Repeated and aggressive pulmonary resections for leiomyosarcoma metastases extends survival. Annals of Thoracic Surgery, 92, 1202-1207.

[77]　Clavero,J.M.,Deschamps,C.,Cassivi,S.D.et al. (2006) Gynecologic cancers: factors affecting survival after pulmonary metastasectomy. Annals of Thoracic Surgery, 81, 2004-2009.

[78]　O'Cearbhaill,R.E.,Maki,R.G.,Zheng,J.et al.(2009) Evaluation of the role of thermal ablation in the treatment of soft tissue sarcomas. 2009 Connective Tissue Oncology Society Meeting,Miami,FL. #39259.

[79]　Hensley,M.L.,Blessing,J.A.,Mannel,R.and Rose,P.G.(2008)Fixed-dose rate gemcitabine plus docetaxel as firstline therapy for metastatic uterine leiomyosarcoma: a Gynecologic Oncology Group phase II trial. Gynecologic Oncology,109,329-334.

[80]　Hensley,M.L.,Blessing,J.A.,Degeest,K.et al.(2008)Fixeddose rate gemcitabine plus docetaxel as second-line therapy for metastatic uterine leiomyosarcoma: a Gynecologic Oncology Group phase II study. Gynecologic Oncology,109,323-328.

[81]　Muss,H.B.,Bundy,B.,DiSaia,P.J.et al.(1985) Treatment of recurrent or advanced uterine sarcoma.A randomized trial of doxorubicin versus doxorubicin and cyclophosphamide (a phase III

trial of the Gynecologic Oncology Group). Cancer,55,1648-1653.

[82]　Sutton,G.,Blessing,J.A.and Malfetano,J.H. (1996) Ifosfamide and doxorubicin in the treatment of advanced leiomyosarcomas of the uterus: a Gynecologic Oncology Group study.Gynecologic Oncology,62,226-231.

[83]　Look,K.Y.,Sandler,A.,Blessing,J.A.et al. (2004)Phase II trial of gemcitabine as second-line chemotherapy of uterine leiomyosarcoma: a Gynecologic Oncology Group(GOG) Study. Gynecologic Oncology,92,644-647.

[84]　Sutton,G.P.,Blessing,J.A.,Barrett,R.J.and McGehee, R. (1992) Phase II trial of ifosfamide and mesna in leiomyosarcoma of the uterus: a Gynecologic Oncology Group study.American Journal of Obstetrics & Gynecology,166,556-561.

[85]　Monk,B.J.,Blessing,J.A.,Street,D.G.et al. (2012) A phase II evaluation of trabectedin in the treatment of advanced, persistent, or recurrent uterine leiomyosarcoma: a gynecologic oncology group study.Gynecologic Oncology,124,48-52.

[86]　Sanfilippo, R., Grosso, F., Jones, R.L. et al. (2011) Trabectedin in advanced uterine leiomyosarcomas: a retrospective case series analysis from two reference centers. Gynecologic Oncology,123,553-558.

[87]　Garcre-Del-Muro, X., Lopez-Pousa, A., Maurel, J.et al.(2011)Randomized phase II study comparing gemcitabine plus dacarbazine versus dacarbazine alone in patients with previously treated soft tissue sarcoma: a Spanish Group for Research on Sarcomas study.Journal of Clinical Oncology,29,2528-2532.

[88]　Anderson,S.and Aghajanian,C.(2005)Temozolomide in uterine leiomyosarcomas.Gynecologic Oncology,98,99-104.

[89]　Garcia del Muro, X., Lopez-Pousa, A., Martin, J. et al.(2005)A phase II trial of temozolomide as a 6-week, continuous, oral schedule in patients with advanced soft tissue sarcoma: a study by

the Spanish Group for Research on Sarcomas. Cancer,104,1706-1710.

[90] van der Graaf,W.T.,Blay,J.Y.,Chawla,S.P. et al. (2012) Pazopanib for metastatic soft-tissue sarcoma (PALETTE): a randomised, double-blind,placebo-controlled phase 3 trial. Lancet,379,1879-1884.

[91] Ioffe,Y.J.,Li,A.J.,Walsh,C.S.et al. (2009) Hormone receptor expression in uterine sarcomas: prognostic and therapeutic roles. Gynecologic Oncology,115,466-471.

[92] Hardman,M.P.,Roman,J.J.,Burnett,A.F.and Santin,A.D.(2007)Metastatic uterine leiomyosarcoma regression using an aromatase inhibitor. Obstetrics & Gynecology,110,518-522.

[93] O'Cearbhaill,R.,Zhou,Q.,Iasonos,A.et al. (2010)Treatment of advanced uterine leiomyosarcoma with aromatase inhibitors.Gynecologic Oncology,116,424-429.

[94] National Comprehensive Cancer Network (NCCN) guidelines,www.nccn.org(accessed 31 August 2013).

第16章

子宫体黏液肿瘤

一、引言

在美国,子宫内膜癌是最常见的妇科恶性肿瘤。美国癌症学会评估,在 2013 年将有 49 560 人被确诊为子宫内膜癌新发病例[1],而死亡人数估计为 8190 人[1]。子宫内膜癌分为Ⅰ型和Ⅱ型,Ⅰ型子宫内膜癌约占 80%,其发生机制与高雌激素水平有关,患者常常分期早,肿瘤级别低,预后好。这类肿瘤组织学常为子宫内膜样肿瘤,肿瘤细胞分级为 1 级或者 2 级,由上皮内肿瘤或不典型和(或)复杂性子宫内膜增生发展而来[2,3]。黏液性子宫内膜腺癌(MECs)属于Ⅰ型肿瘤。Ⅱ型子宫内膜癌占子宫内膜癌的 10%~20%,主要是 3 级子宫内膜样癌和非子宫内膜样癌,包括浆液性癌,透明细胞癌,鳞癌,移性细胞癌以及未分化的子宫内膜癌[2-4]。表 16-1 列出了子宫内膜癌的亚型。

表 16-1　子宫内膜癌组织亚型

组织学亚型	病例数	百分比
子宫内膜样癌	3769	87.4
浆液性癌	127	2.9
透明细胞	94	2.2
黏液性癌	26	0.6
鳞癌	7	0.2
其他	289	6.7
总数	4312	100

经 Elsevier 许可由参考文献[4]改编

子宫内膜患者大多数预后良好,然而一些不良预后因素已经明确是其不良预后、复发和死亡的高危因素[4,5]。可以通过详细全面的手术分期来获得这些不良预后因素,包括肿瘤的组织类型和分级,淋巴脉管间隙受累,肌层浸润深度以及淋巴结转移情况[4,5]。许多子宫内膜癌患者由于体质太弱或者有高危因素,例如病态肥胖,患者接受全面详细的分期手术风险高,治疗中可能需简化手术过程来尽可能的减少并发症。在这些患者中,术前诊断的价值显得尤为重要。肿瘤的组织学类型是其中一个重要预后因素,它是影响生存期的独立预后因素,例如浆液性子宫内膜癌其复发风险大约为 50%,其生存期也相应下降[6]。

纯粹的 MEC 在非子宫内膜样宫内膜癌中十分罕见,在子宫内膜癌中不足 10%[6-9]。这种组织类型在 1983 年首次被描述,纯粹的 MEC 要求超过 50% 的肿瘤细胞胞质含有过碘酸雪夫反应(PAS)阳性的黏液素[7,10]。关于指导 MEC 临床诊断和治疗的相关文献极少,且研究文献缺乏前瞻性数据,而且事实上很多研究发表时患者并未行宫内膜癌全面分期手术,其仅仅描述研究机构一些经验性的初级成果,包括术前放疗的治疗方法。一些研究数据显示 MECs 和低级别子宫内膜样宫内腺癌的预后相似[11]。尽管如此,黏液性组织学类型作为子宫内膜癌的一个预后因素的价值仍然是有限的,这是因为目前大多数资料来自回顾性研究所得出的结论。在本章节中将回顾关于 MEC 的诊断、治疗和临床研究结果。

二、流行病学

由于 MEC 少见,所以关于 MEC 的临床研究报道甚少。关于这类子宫内膜癌的流行病学及危险因素尚不完全清楚[12-25]。Dallenbach-Hellweg 等推测可能使用三苯氧胺和其他人工合成的孕激素会增加 MEC 发生的风险[26]。在 Musa 等的病例-对照研究中,口服避孕药的患者患宫内膜样子宫内膜癌(EEC)的比例高于 MEC 的比例,分别为 $32:75(P=0.02)$[25]。由于该研究为回顾性研究且纳入患者数量少,故未能得出任何明确的结论[25]。该研究者推定口服避孕药可能为患者提供患 MEC 的保护作用强于患 EEC[25]。

三、病理学

MEC 与原发于宫颈管内膜和卵巢的黏液性恶性肿瘤类似[10]。在文献中描述了两种组织学亚型[10],其基底部的细胞呈柱形或假复层,就像卵巢黏液性肠型腺癌。这种黏液腺癌的表现可以在大于 50% 的肿瘤细胞中发现[10]。在显微镜下,这些肿瘤细胞具有乳头状结构,腺体呈囊性扩张,覆盖排列着柱状上皮或假复层柱状上皮[10]。细胞质癌胚抗原染色(CEA)阳性,过碘酸雪夫反应(PAS)阳性,黏蛋白胭脂红阳性[10]。该肿瘤细胞具有耐淀粉酶水解的特点,因此含有较多的黏液素和较少的糖原,就此特点可以区分宫内膜透明细胞癌和分泌期子宫内膜[10,11]。黏液细胞的分化与鳞状细胞分化没有太大相关性[10]。黏液细胞的化生和增生可以发生在子宫内膜附近[10,11]。由息肉发展成为腺癌占总病例数的 20%～25%[10]。

虽然纯粹的仅有 MEC 成分的子宫内膜癌十分少见,但是,在目前已经报道的所有病例中,MEC 作为主要组织学成分大约占 5%(彩图 16-1)[7]。细胞的非典型性和有丝分裂相的表现并不是 MEC 的主要特征[10]。通常情况下 MEC 腺体结构是保持完整的,而且大多数病变分化良好(彩图 16-2)[27]。为了研究子宫内膜中 MEC 的起源,必须排除原发于宫颈管内的肿瘤[10]。如果在宫颈管组织取样中发现了黏液腺癌,正好清楚地表明该黏液腺癌的原发部位为宫颈管内,因为黏液腺癌也是宫颈管内膜的常见恶性肿瘤[28]。有些 MEC 的病变表现为微腺型,在宫颈管内膜的活检标本中很难与宫颈管微腺体增生相区别[10],所以这些肿瘤最终被报道为微腺癌[10]。很少有 MECs 表现肠型分化,肠型分化的肿瘤通常含有大量杯状细胞[10]。

子宫内膜黏液腺癌主要应与原发子宫颈内膜黏液腺癌相鉴别。但如果仅仅通过活检或者诊刮的标本来鉴别是很困难的。但是,明确肿瘤的原发部位至关重要,因为不同的原发部位肿瘤的治疗方案是不同的。原发子宫内膜的 MEC 推荐采取Ⅰ型筋膜外子宫全切除术,而发生在宫颈管内的黏液性恶性肿瘤则需要行根治性子宫切除术。一些研究认为对活检标本可以通过免疫组化的方法有效地判断腺癌的原发部位,原发性子宫内膜腺癌的波形蛋白和雌激素受体(ER)阳性而CEA 阴性,宫颈管腺癌则相反[10]。然而,另外尚有研究发现宫内膜样腺癌和黏液性腺癌最主要的鉴别点是其分化不同而非原发部位[10]。手术前的影像学检查可以帮助了解肿瘤的原发部位。

四、临床表现

异常子宫出血是 MEC 患者最常见的临床症状,大约 90% 的 MEC 患者会出现异常子宫出血。在 Giordano 等报道中,综述了先前文献报道的 24 例 MEC 患者[17],其中 23 例有绝经后阴道出血(95.8%)[17]。在另一个报道中,31 例 MEC 患者,2 例(6.4％)有月经紊乱,27 例(87％)出现绝经后阴道出血[29]。子宫内膜黏液性癌的临床表现类似雌激素依赖型子宫内膜癌[30],大多数患者处于Ⅰ期阶段[30],病变肿瘤细胞多为 1 级,尽管偶尔也可以看到 2 级肿瘤细胞[30]。

五、治疗前评估

MEC 是通过组织病理学最终确诊。对疑为 MEC 患者的治疗前评估,应如同评估临床症状疑似任何子宫内膜癌的患者。对于患者的查体应该重点关注子宫的大小、活动度和轴位,仔细检查子宫颈,同时通过双合诊评估双侧附件。当患者有阴道出血症状时,盆腔检查常常可以发现出血的主要原因。对于育龄期妇女,在宫内膜活检前应先进行尿或者血 HCG 的实验室检查以排除妊娠。对于子宫出血明显的患者,如果怀疑患者有贫血或者凝血功能障碍时,患者应进行血红蛋白和凝血功能的测定。

子宫内膜取样被推荐作为评估的一个部分。如果患者不能耐受内膜取样活检或者宫内膜活检不能明确诊断,那么就应该对患者进行诊刮术(D & C)。如前所述,MEC 的鉴别诊断包括子宫颈黏液性腺癌,鉴别的最大挑战点仅仅在于形态学上的不同。幸运的是,这种情况并不是常常遇到,因为宫颈黏液腺癌非常罕见[31]。当遇到诊断比较困难的时候,根据前面讨论的区别对待原则,宫腔镜和分段诊刮能有效地识别肿瘤的原发部位。盆腔磁共振成像(MRI)检查对于了解子宫内膜和子宫颈管的解剖结构也是很有帮助的。鉴于大多数子宫内膜黏腺癌是早期病变,故除非怀疑有子宫外的病变,以及需要影像学检查来帮助制订手术策略,否则并不推荐术前进行详细全面的影像学检查。

六、治疗

根据以往的经验,MEC 的治疗方法与EEC 的治疗方法相似。

标准的手术方式是全子宫切除术＋双侧附件切除术(BSO)。虽然盆腹腔冲洗液结果不再影响 FIGO 分期,但是仍然推荐在进行全子宫切除术时收集盆腹腔冲洗液[32]。根据 2009 年 FIGO 分期标准,子宫内膜癌全面分期手术包括全子宫切除术＋双侧附件切除术＋盆腹腔淋巴结以及腹主动脉旁淋巴结切除术[32-34]。

鉴于大多数 MEC 患者肿瘤级别低,病变早期,所以我们主张是否行全面手术分期应该根据术中冷冻切片检查提示的危险因素来决定。我们所做的子宫内膜癌全面手术分期符合 FIGO 的分期标准,是基于术中冷冻切片检查对切除的子宫进行 4 个肿瘤因素评价:包括肿瘤大小,组织学分级,组织学亚型与肌层浸润深度[35]。对于 MEC,大多数病变都是低级别的而且黏液组织病理学亚型也并不是高危因素,所以全面的手术分期仅仅适用于肿瘤直径≥2cm,和(或)深肌层浸润的病例。故对于原发肿瘤小且没有深肌层浸润的 MEC 患者,不做淋巴结切除术,可以避免淋巴结切除术所致的并发症。对于子宫内膜癌的其他组织学亚型,是否推荐术后进行辅助治疗应该根据术后手术标本的最终病理诊断和复发高危因素来决定。

复习关于 MEC 治疗效果的相关文献,是本章节的重点内容。如前所述,大多数患者患病时大于 60 岁,肿瘤级别低,分期早[7,27,29],通常淋巴脉管间隙受浸的发生率低[27]。在 Ross 等的研究中,21 例 MEC 患者中,9 例(43％)肿瘤细胞 1 级,11 例(52％)2级,仅有 1 例(5％)为 3 级[7]。另外一个报道有相似的结论,18 例 MEC 患者中 13 例(72％)肿瘤细胞分级为 1 级,3 例(17％)为 2级,2 例(11％)为 3 级[27]。在 Owusu-Darko 等的研究中,31 例 MEC 患者中,27例(79.4％)肿瘤细胞为 1 级,5 例(14.7％)为 2 级,仅 2 例(5.9％)为 3 级[36]。Jalloul

等也同样发现分级为 1 级的肿瘤在病例中占主导,31 例中 24 例(77.4%)为 1 级,7 例(22.6%)为 2 级[29]。

在一项纳入 18 例 MEC 患者的研究报道中,肌层受侵占 66%[27]。在 Jalloul 等的研究中,肌层受侵占 74%,但是 80% 的患者肌层浸润深度小于 1/2[29]。在 Ross 等一系列研究中,肌层受侵占 50%[7]。这几个研究所统计的 MEC 大多数为 Ⅰ 期[27,37]。在其他的研究中,纳入的 31 例患者中 5 例(16%)为 Ⅲ 期子宫内膜癌[29],这是文献报道纳入患者人数最多的研究之一。尽管如此,关于研究结论必须考虑以下两个因素,第一,FIGO 手术分期从 1988 年开始实施,大多数研究报道的 MEC 发表在此之前。第二,许多患者在既往较久远的研究中施行了术前放疗[7,27]。

在一些研究中报道 MEC 患者的预后较 EEC 更好[11,27,38-48]。在其他研究中发现这两组患者的结局并无差异,特别是当以肿瘤级别和肿瘤分期作为分层研究的时候[7,26,37]。Musa 等统计发现 MEC 患者的平均生存期与 EEC 相似[25]。在这个病例对照研究中,41 例 MEC 中的每 1 例都与 2 个 EEC 对照组配对研究,34 例 MEC 患者(85%)分期为 Ⅰ 期或者 Ⅱ 期[25]。在 MEC 患者中,70% 行了全面手术分期[25]。研究者没有发现在辅助治疗、复发率或者生存期上两组有任何不同[25]。Jalloul 等报道了 31 例 MEC 患者,所有患者均经手术分期[29],26 例患者(83.9%)分期为 IA 期,患者平均随访 62 个月[29],报道的 5 年总存率为 86.3%,由此推断 Ⅰ 期和 Ⅱ 期 MEC 仅采用单纯手术治疗预后就非常良好(29)。在我们的 34 例 MEC 与 64 例 EEC 的病例对照研究中,MEC 组的 5 年总生存率与 EEC 组相似[36]。

MEC 可以发生局部复发和远处转移。在 Owusu-Darko 等的研究中,关于接受辅助放疗对照组和病例组无统计学差异[36]。在两组中均有 3 例患者出现阴道复发(36)。Melhem 和 Tobon 报道的 18 例 ⅠA 期和 ⅠB 期 MEC 患者中 3 例复发,所有患者的初始治疗均仅接受了全子宫切除术＋双侧附件切除术[27]。3 例复发者中,2 例肿瘤分级为 3 级且肌层浸润深度为 40%～50%,1 例患者肿瘤转移至腹主动脉旁区,而另 1 例患者肿瘤转移至肺[27]。第 3 例患者在子宫切除术后 4.5 年出现膀胱和阴道复发[27]。18 例患者中 4 例接受了辅助放疗[27]。在 Jalloul 等研究中,31 例中 4 例(13%)复发[29],平均复发时间为 13.5 个月。4 例复发的患者分期均为 Ⅲ 期,肿瘤复发区域为盆腔淋巴结或腹主动脉旁淋巴结转移,或者两者都有[29]。该研究中没有患者接受了辅助放疗[29]。Ross 等研究并未提及关于复发的相关细节问题[7],21 例患者中 7 例接受了辅助放疗[7]。所有的研究都受样本量的限制,全面的手术分期和辅助放疗存在不一致性,这使得对辅助放疗在预防局部复发风险上的作用很难给出最后明确的结论。表 16-2 总结了上述几个关于 MEC 治疗研究的结果。

七、随访

因为缺乏前瞻性数据指导 MEC 制定不同的随访方式,所以推荐的 MEC 的随访监测方式同所有其他的子宫内膜癌患者一样。我们推荐美国国立综合癌症网络(NCCN)指南的随访方式[49],这需要教导患者了解肿瘤复发的症状和体征[49],同时每 3～6 个月进行一次全面的系统检查和体格检查,共持续两年,接着每 6 个月或者每一年一次检查[49],同时还需要每年进行一次胸部 X 线检查。对于诊断时年龄小于 55 岁、有明显疾病相关的家族史和(或)选择性高危因素如遗传性非息肉病性大肠癌综合征的患者,还应该进行基因检测。必要时还应该推荐患者进行 CT 或 MRI 检查。

表 16-2 关于子宫黏液腺癌的研究 *

编号	患者人数	平均年龄	分期标准	分期人数 n(%)	放疗 RTX	化疗 CT	平均随访时间	5年DFS	复发人数	死亡人数
[29]	31	63 (43-91)	FIGO 2009	ⅠA:26(83.9) ⅢA:2(6.5) ⅢC:3(9.7)	0	3	62个月	86.3%	4	2
[25]	41	65.3 (43-80)	FIGO 年限不详	Ⅰ~Ⅱ:34(85) Ⅲ~Ⅳ:6(15)	20	4	43个月		10	NR
[36]	34	63	FIGO 2009	ⅠA:31(91.2) ⅠB:2(5.9) Ⅱ:1(2.9)	7	0	NR	89%	3	5
[7]	21	NR	CS	Ⅰ:21(100)	25%PTS 15%AS	NR	8.6年	NR	NR	NR
[27]	18	60.2 (47-89)	CS	ⅠA:13(72) ⅠB:5(28)	6PTS 4 AS		86个月		3	2
[39]	14	57 (37-81)	NR	NR	NR	NR	NR	NR	NR	NR
[26]	11	66	FIGO 1988	ⅠA:3(27) ⅠB:5(46) UK:3(27)	NR	NR	NR	NR	NR	NR
[40]	10	58.6	NR	所有病例< 50%MI	NR	NR	>5年	NR	0	0

* 所有研究纳入的患者不少于 10 人

AS,术后;CS,临床分期;CT,化疗;DFS,无瘤生存期;FIGO,国际妇产科联盟;MI,肌层受侵;NR,未报道;PTS,术前;RTX,放疗;UK,未知

八、结论

纯粹的 MEC 在非宫内膜样腺癌的子宫内膜癌中非常少见,占子宫内膜癌比例不到10%。作为子宫内膜癌的一种亚型,MEC 组织学上表现为乳头状突起结构,腺体呈囊性扩张,覆盖排列着柱状上皮或假复层柱状上皮。诊断 MEC 需要排除子宫内膜样宫内膜腺癌常见的黏液分化情况,宫颈管黏液腺癌浸润至子宫内膜以及远处原发黏液腺癌转移至子宫这 3 种情况。

目前指导临床医生诊治 MEC 的文献非常有限,这也反映出这种肿瘤十分少见。MEC 的治疗方法与其他子宫内膜癌相似。大多数子宫内膜黏液腺癌的患者大于 60 岁,常常是低级别分期早的肿瘤。MEC 相比同级别同分期的 EEC 临床结局更好。临床推荐的 MEC 辅助治疗和监测随访方式都参照其他亚型子宫内膜癌处理。

(胡 婷 译 张国楠 校)

参 考 文 献

[1] Siegel,R., Naishadham, D. and Jemal, A. (2013) Cancer statistics, 2013. CA: A Cancer Journal for Clinicians,63,11-30.

[2] Bokhman,J.V.(1983)Two pathogenetic types

of endometrial carcinoma.Gynecologic Oncology,15,10-17.

[3] Felix,A.S.,Weissfield,J.L.,Stone,R.A.et al. (2010) Factors associated with Type I and Type II endometrial cancer.Cancer Causes & Control,21,1851-1856.

[4] Creasman, W. T., Odicino, F., Maisonneuve, P. et al. (2006) Carcinoma of the corpus uterine: FIGO 6th Annual Report on the Results of Treatment in Gynecologic Cancer. International Journal of Gynaecology & Obstetrics,95,S105-S143.

[5] Keys, H.M.,Roberts,J.A.,Brunetto,V.L.et al.(2004)A phase III trial of surgery with or without adjunctive external pelvic radiation therapy in intermediate risk endometrial adenocarcinoma:a Gynecologic Oncology Group study.Gynecologic Oncology,92,744-751.

[6] Hendrickson, M., Ross, J., Eifel, P. J. et al. (1982)Adenocarcinoma of the endometrium: analysis of 256 cases with carcinoma limited to the uterine corpus.Pathology review and analysis of prognostic variables. Gynecologic Oncology,13,373-392.

[7] Ross,J.C.,Eifel,P.J.,Cox,R.S.et al.(1983) Primary mucinous adenocarcinoma of the endometrium. A clinicopathologic and histochemical study. American Journal of Surgical Pathology,7,715-729.

[8] Sorvari,T.E.(1969)A histochemical study of epithelial mucosubstances in endometrial and cervical adenocarcinomas. With reference to normal endometrium and cervical mucosa. Acta Pathologica et Microbiologica Scandinavica,Supplementum,207,1-6.

[9] Salm,R.(1962)Mucin production of normal and abnormal endometrium.Archives of Pathology,73,30-39.

[10] Blaustein, A. and Kurman, R. J. (2002) Blaustein's Pathology of the Female Genital Tract,5th edn,Springer,New York,NY.

[11] Tiltman,A.J.(1980)Mucinous carcinoma of the endometrium.Obstetrics & Gynecology, 55,244-247.

[12] Slomovitz,B.M.,Burke,T.W.,Eifel,P.J.et al. (2003) Uterine papillary serous carcinoma (UPSC):a single institution review of 129 cases.Gynecologic Oncology,91,463-467.

[13] Podratz,K.C.and Mariani,A.(2003)Uterine papillary serous carcinomas:the exigency for clinical trials. Gynecologic Oncology, 91, 461-465.

[14] Thomas, M.,Mariani,A.,Wright,H.D.et al. (2008) Surgical management and adjuvant therapy for patients with uterine clear cell carcinoma:a multi-institutional review.Gynecologic Oncology,108,293-297.

[15] Moore,K.N.and Fader,A.N.(2011)Uterine papillary serous carcinoma.Clinical Obstetrics & Gynecology,54,278-283.

[16] Boruta, D.M.,Gehrig,P.A.,Fader,A.N.and Olawaiye,A.B.(2009)Management of women with uterine papillary serous cancer:a Society of Gynecologic Oncology(SGO)review.Gynecologic Oncology,115,142-149.

[17] Giordano,G.,D'Adda,T.,Gnetti,L.et al. (2006)Endometrial mucinous microglandular adenocarcinoma: morphologic, immunohistochemical features,and emphasis in the human papillomavirus status.International Journal of Gynecological Pathology,25,77-82.

[18] Lachance,J.A.,Everett,E.N.,Greer,B.et al. (2006)The effect of age on clinical/pathological features, surgical morbidity and outcome in patients with endometrial cancer. Gynecologic Oncology,101,470-476.

[19] Bjorge, T., Engeland, A., Tretti, S. and Weiderpass, E. (2007) Body size in relation to cancer of the uterine corpus in 1 million Norwegian women. International Journal of Cancer,120,378-383.

[20] http://seer.cancer.gov/statfacts/html/corp.html(accessed 22 April 2013).

[21] McCullough,M.L.,Patel,A.V.,Patel,R.et al. (2008) Body mass and endometrial cancer risk by hormone replacement therapy and

cancer subtype. Cancer Epidemiology, Bio-markers & Prevention,17,73-78.

[22] Wright, J. D., Fiorelli, K., Schiff, P. B. et al. (2009) Racial disparities for uterine corpus tumors: changes in clinical characteristics and treatment over time. Cancer,115,1276-1282

[23] Sherman, M. E. and Devessa, S. S. (2003) Analysis of racial differences in incidence, survival and mortality for malignant tumors of the uterine corpus. Cancer,98,176-183.

[24] Maxwell, G. L., Tian, C., Risinger, J. et al. (2006) Racial disparity in survival among patients with advanced/recurrent endometrial adenocarcinoma: a Gynecologic Oncology Group Study. Cancer,107,2197-2205.

[25] Musa, F., Huang, M., Adams, B. et al. (2012) Mucinous histology is a risk factor for nodal metastases in endometrial cancer. Gynecologic Oncology,125,541-545.

[26] Dallenbach-Hellweg, G. and Hahn, U. (1995) Mucinous and clear cell adenocarcinomas of the endometrium in patients receiving antiestrogens (tamoxifen) and gestagens. International Journal of Gynecological Pathology,14, 7-15.

[27] Melhem, M. F. and Tobon, H. (1987) Mucinous adenocarcinoma of the endometrium: a clinico-pathological review of 18 cases. International Journal of Gynecological Pathology, 6,347-355.

[28] Maier, R. C. and Norris, H. J. (1980) Coexistence of cervical intraepithelial neoplasia with primary adenocarcinoma of the endocervix. Obstetrics & Gynecology,56,361-368.

[29] Jalloul, R. J., Mohamed, E. A., Ali-Fehmi, R. et al. (2012) Mucinous adenocarcinoma of the endometrium: case series and review of the literature. International Journal of Gynecological Cancer, 22,812-818.

[30] Mendivil, A., Schuler, K. M. and Gehrig, P. A. (2009) Nonendometrioid adenocarcinoma of the uterine corpus: a review of selected histologic subtypes. Cancer Control,16,46-52.

[31] Young, R. H. and Clement, P. B. (2002) Endocervical adenocarcinoma and its variants: their morphology and differential diagnosis. Histopathology,41,185-207.

[32] Percorelli, S. (2009) Revised FIGO staging for carcinoma of the vulva, cervix and endometrium. International Journal of Gynaecological Obstetrics,105,103-104.

[33] Walker, J. L., Piedmonte, M. R., Spirtos, N. M. et al. (2009) 3. Laparoscopy compared with laparotomy for comprehensive surgical staging of uterine cancer: Gynecologic Oncology Group Study LAP2. Journal of Clinical Oncology,32, 5331-5336.

[34] Walker, J. L., Piedmonte, M. R., Spirtos, N. M. et al. (2012) Recurrence and survival after random assignment to laparoscopy versus laparotomy for comprehensive surgical staging of uterine cancer: Gynecologic Oncology Group LAP2 Study. Journal of Clinical Oncology,7,695-700.

[35] Kumar, S., Medeiros, F., Dowdy, S. C. et al. (2001). A prospective assessment of the reliability of frozen section to direct intraoperative decision making in endometrial cancer. Gynecologic Oncology,127,525-531.

[36] Owusu-Darko, S., Rauh-Hain, J. A., Clark, R. M. et al. A comparison of outcomes in patients with early stage mucinous endometrial and endometrioid endometrial cancer with and without adjuvant therapy. American Journal of Reproductive Medicine,(in press).

[37] Clement, P. B. and Young, R. H. (2004) Nonendometrioid carcinomas of the uterine corpus: a review of their pathology with emphasis on recent advances and problematic aspects. Advances in Anatomic Pathology,11, 117-142.

[38] Levine, A. J. (1969) Endometrial adenocarcinoma evaluated by histologic and functional criteria. Cancer,24,229-235.

[39] Qiu, W. and Mittal, K. (2003) Comparison of morphologic and immunohistochemical features of cervical microglandular hyperplasia with low-

grade mucinous adenocarcinoma of the endometrium. International Journal of Gynecological Pathology,22,261-265.

[40] Czernobilsky, B., Katz, Z., Lancet, M. et al. (1980) Endocervical-type epithelium in endometrial carcinoma: a report of 10 cases with emphasis on histochemical methods for differenfial diagnosis American Journal of surgical pothology,4,481-489.

[41] Young, R. H. and Scully, R. E. (1992) Uterine carcinomas simulating microglandular hyperplasia. A report of six cases. American Journal of Surgical Pathology,16,1092-1097.

[42] Zaloudek, C., Hayashi, G. M., Ryan, I. P. et al. (1997) Microglandular adenocarcinoma of the endometrium: a form of mucinous adenocarcinoma that may be confused with microglandular hyperplasia of the cervix. International Journal of Gynecological Pathology, 16, 52-59.

[43] Zheng, W., Yang, G. C., Godwin, T. A. et al. (1995) Mucinous adenocarcinoma of the endometrium with intestinal differentiation: a case report. Human Pathology,26,1385-1388.

[44] Fukunaga, M. (2000) Mucinous endometrial adenocarcinoma simulating microglandular hyperplasia of the cervix. Pathology International,50,541-545.

[45] Williams, A. S., Kost, E. R., Hermann, J. et al. (2002) Hysteroscopy in the evaluation and treatment of mucinous adenocarcinoma Obstetrics & Gynecology,99,509-511.

[46] Gotoh, T., Hayashi, N., Takeda, S. et al. (2004) Synchronous mucinous adenocarcinoma of the endometrium and mucinous cystadenoma of bilateral ovaries presenting during fertility therapy. International Journal of Gynecological Cancer,14,169-171.

[47] Quddus, M. R., Zhang, C., Sung, C. J. et al. (2005) Intraepithelial mucinous carcinoma arising in an endocervical-type mucinous polypoid adenomyoma of the uterine corpus: a case report. Journal of Reproductive Medicine,50,643-646.

[48] Abiko, K., Baba, T., Ogawa, M. et al. (2010) Minimal deviation mucinous adenocarcinoma ('adenoma malignum') of the uterine corpus. Pathology International,60,42-47.

[49] NCCN Guidelines Version 1.2013. Uterine neoplasms, www. nccn. com (accessed 24 April 2013).

第17章

子宫透明细胞癌

一、引言

子宫透明细胞癌(uterine clear cell carcinoma,UCCC)是一类罕见的子宫肿瘤,由于缺少前瞻性的研究数据,其基于循证学依据的治疗进展受到影响。UCCC是一种子宫恶性上皮肿瘤,占所有子宫内膜癌的 $1\%\sim6\%$[1-6]。1911 年 Boneville[7]首次描述此病,1957 年 Kay[8]报道了 2 例病例,并规范了英文名称。1976 年 Kurman 和 Scully[9]通过 21 例病例分析,发现其预后较差。研究证实,UCCC 和 Ⅰ型子宫内膜样腺癌(endometrioid endometrial cancer,EEC)遗传机制不同[10]。特别是微阵列基因芯片研究,明确了 EEC 和 UCCC 不同的基因表达模式。所有期别的 UCCC 患者 5 年生存率约为 42%[5,6],其预后较差与子宫外播散有关,且临床认为肿瘤局限于子宫的患者中,有 40% 存在隐性的子宫外转移[11,12]。早期 UCCC 患者存在反复复发和远处转移的特点,其与 EEC 多为局部复发不同[13.14]。

二、流行病学

UCCC 的流行病学特征与其他 Ⅱ型子宫内膜癌相似。它主要发生于绝经后的非肥胖女性,与使用雌激素无关,在非洲裔美国人中更常见。和 EEC 相比,UCCC 可能在他莫昔芬治疗的乳腺癌患者中和诊断为内膜癌并行盆腔放疗的患者中更常见[15,16]。此外,UCCC 相对于 EEC,具有较高的核分级、较

多的深肌层浸润、更多见淋巴血管间隙浸润和子宫外转移,因而预后更差[17]。然而,透明细胞癌相对于其他"高危"组织学类型的子宫内膜癌,对预后的影响存在争议。近期两个研究发现,Ⅰ期和Ⅱ期 UCCC 患者,与相同分期的 EECG3 患者在生存率上无差异[18]。Abeler 等[5]的回顾性研究发现,97 名 UCCC 患者的总体五年生存率为 42%,而子宫内膜乳头状浆液性癌(uterine papillary serous carcinoma, UPSC)为 27%。Carcangiu 等[14]统计了 29 例国际妇产科联盟(FIGO)病理分期Ⅰ期和Ⅱ期的 UCCC 患者(11 例行腹膜后淋巴取样)和 47 例Ⅰ期和Ⅱ期的 UPSC(17 例行腹膜后淋巴取样),结果Ⅰ期 UCCC 患者 5 年生存率为 73%,UPSC 为 44%。Ⅱ期 UCCC 患者 5 年生存率为 59%,UPSC 为 32%。在另一个研究中,比较了组织学为浆液性子宫内膜癌、透明细胞癌、低分化(G3)内膜样腺癌的患者,结果发现 UCCC 患者和 FIGO 组织学分级 G3 的患者,在诊断时 FIGO 分期为Ⅲ~Ⅳ的分别占 36% 和 29%,以上两者的 5 年疾病特异性生存率分别为 68% 和 77%。此外,死亡患者中 UCCC 占 3%,而在疾病相关死亡病例中占 8%[19]。

三、病理学

UCCC 无明显的病理特征。组织学上,它可以表现为以下任意形式:乳头状,管腔囊状或实性状。这些特征可以是单独存在或多

种合并存在。乳头状结构最常见[20]，其乳突可以呈丝状，正常或异常大小及形状，伴内部玻璃样变性或水肿变性，呈散在或环形排列。细胞类型可以有以下五种中的一或多种表现：①多角状伴透明、富含糖原的胞质和异型核；②鞋钉状；③多角状伴嗜酸性胞质；④扁平状；⑤立方状。细胞核特征为典型的中分化或低分化。其他共同的特征包括：管腔内有黏蛋白，局部出现含有嗜酸性透明黏蛋白颗粒的胞质液泡，间质透明样变及基底膜有沉积物。组织学上，透明细胞成分须占 50% 以上，才能诊断为透明细胞癌[21]。分化程度上，所有患者均为低分化；与宫颈透明细胞不同的是，子宫透明细胞癌与母体已烯雌酚的暴露无关[22]。免疫组化表现为，Ki67 高表达，p53 低表达，雌激素受体（ER）和孕激素受体（PR）缺乏。有助于鉴别透明细胞癌与子宫内膜样腺癌（通常 ER/PR 阳性）和子宫内膜乳头状浆液性癌（p53 高表达）[23]。

四、病因学

子宫内膜样腺癌的二元模型病因学假说，是基于内膜癌两种亚型的临床病理参数差异得出，且已由免疫组化和分子生物学研究证实[24-26]。Ⅰ型子宫内膜癌被认为是由雌激素刺激引起，且组织学类型为子宫内膜样腺癌；而Ⅱ型子宫内膜癌与雌激素暴露无关，由萎缩的内膜发生病变，通常组织学类型为浆液性癌和透明细胞癌。Ⅰ型子宫内膜癌，最常见的基因改变为 PTEN 突变和微卫星不稳定。而Ⅱ型子宫内膜癌中，约 90% 患者可以发现 p53 基因突变[27,28]。到目前为止，尚未有关 UCCC 的分子生物学特征研究，该类型肿瘤的致病机制通路不清楚，UCCC 的病因学也未充分了解，但是应与内膜样腺癌不同。实际上，免疫组化研究 UCCC 中 p53、Ki-67、ER、PR 的表达，结果显示：该类型肿瘤的病因学在分子水平不同

于其他类型内膜癌[23]。也有研究显示，90%UCCC 患者的子宫标本中存在癌前期病变。这些病变主要存在于正常内膜区域的孤立腺体或表面上皮，呈现出清晰胞质和（或）嗜伊红细胞增多，并带有不同程度的核异型性。在同一研究中发现，良性或内膜样腺癌的子宫标本中不存在上述病变[29]。Arai[30]比较了 13 例子宫内膜透明细胞癌和 144 例内膜样腺癌发现，p53、周期蛋白 A（cyclin A）和 P-糖蛋白（P-glycoprotein）高表达，周期蛋白 E（cyclin E）、E-钙黏蛋白（E-cadherin）和 PR 低或无表达。相比于内膜样腺癌，透明细胞癌中的 p53 过表达更相关；但是相比于子宫内膜浆液性乳头状癌，则是后者更为常见[23,31]。

Zorn 等[32]使用 cDNA 微阵列技术，对内膜样腺癌、浆液性癌和透明细胞癌中的基因表达模式进行了研究。同时也对肾透明细胞癌进行了分析。发现内膜样腺癌和浆液性癌显示出与原位器官不同的过表达模式。有趣的是，在内膜癌、卵巢癌和肾癌中，透明细胞组织学类型显示出显著相似的基因表达模式。此研究中几种肿瘤对应的高相关性提示，透明细胞癌或许具有某种共同且特异的分子机制。

五、临床表现

大多数 UCCC 患者因绝经后阴道出血才得以诊断。诊断方法与其他类型子宫内膜癌相同。子宫内膜活检具有高度的诊断可信性，敏感性大于 99%[33]。较少采用的方法是，通过异常的宫颈抹片来诊断 UCCC。尽管，宫颈抹片不是子宫内膜癌可靠的筛查手段，但是在 UCCC 患者中趋向于异常[34-36]。盆腔超声可以辅助诊断。但是，在解读绝经后阴道出血女性的超声结果时应该谨慎。研究发现，包括透明细胞癌在内的高级别内膜癌患者中，35% 患者超声评价的内膜厚度小于 5mm[37]。

六、治疗前评估

对于子宫内膜癌患者初始的术前评估，除了病史、临床检查和子宫内膜活检，还包括全血细胞分析、肝功能和肾功能、X 线胸片。如果怀疑宫颈受累，则应该行增强磁共振成像（MRI）检查。

一些学者提出了淋巴结受累的术前评估，然而，只有几种术前影像学方法对 UCCC 进行了描述[38]。计算机断层扫描（CT）和 MRI 是广泛使用评价包括子宫内膜癌在内的恶性肿瘤淋巴结播散的非侵入性影像学技术，两种技术基于测量淋巴结大小，从而检出可疑癌转移淋巴结，如横径大于 10mm，是怀疑淋巴结受侵犯的最常用标准。然而，这些影像学技术敏感性均较低（20%～65%），特异性为 73%～99%[39-41]。

18F-脱氧葡萄糖正电子发射断层扫描/计算机断层扫描（18F-fluorodeoxyglucose positron emission tomography/computed tomography，18F-FDG PET/CT）近期已经用于内膜癌评估。Kitajima 等[42]报道，基于患者分析，其特异性和准确性分别为 86.7% 和 77.5%；仅考虑淋巴结，影像的特异性和准确性分别为 99.6 和 97.8%；仅考虑盆腔淋巴结，则分别为 99.8% 和 98.3%。另一方面，该研究发现，PET/CT 的敏感性较低，其取决于 CT 所测量的淋巴结大小，对于小于 4mm 的淋巴结，其发生转移的检出率为 16.7%；对于淋巴结 5～9mm 的检出率为 66.7%。

Signorelli 等[43]进行了回顾性研究，关于 18F-FDG PET/CT 在诊断子宫内膜癌高危患者中淋巴结转移的诊断准确性，组织病理学分析 24.3%（9/37）的患者有盆腔淋巴结转移。基于患者的敏感性、准确性、阳性预测值、阴性预测值和准确性分别为 77.8%，100.0%，100.0%，93.1% 和 94.4%。基于淋巴结病灶的敏感性、准确性、阳性预测值、阴性预测值和准确性分别为 66.7%，99.4%，90.9%，97.2% 和 96.8%。从上述数据看，PET-CT 对内膜癌高危患者盆腔淋巴结转移评估具有较高的准确性，有助于制订最佳初始手术治疗方案。

七、治疗

UCCC 患者治疗包括手术、化疗和（或）放疗等综合治疗，常常是多种治疗方式联合。然而，因为该肿瘤较少见，尚未见仅对 UCCC 进行前瞻性临床研究。现有的前瞻性临床研究均来自于以常见的内膜癌组织学类型即内膜样腺癌、乳头状浆液性癌为主要研究对象的大样本中，包含部分 UCCC 的分析。UCCC 的回顾性分析报道也只有小样本的研究。

1. 手术 UCCC 与低级别的内膜样腺癌相比，子宫外播散可能性更大[11]。因此，多数学者同意进行全面的手术分期，包括全面的淋巴结取样，以明确肿瘤侵犯程度。若由于未进行全面的手术分期而未能发现子宫外播散，则可能导致不充分的辅助治疗，丧失改善预后的机会。或者，如果没有手术分期，辅助治疗的决定必须单纯建立在子宫病理基础上。近期 Thomas[44]的综述强调了 UCCC 全面手术分期的重要性。在该篇研究中，52% 临床表现为局限于子宫的患者，全面手术分期中发现了具有子宫外侵犯和转移。Cirisano 等[12]通过大样本的回顾性研究证实了，对于临床分期为 Ⅰ～Ⅱ 期内膜癌的患者，进行全面手术分期后，手术病理分期升级为 Ⅲ～Ⅳ 期者，有 39% 是透明细胞癌，47% 是 UPSC，仅 12% 是内膜样癌。

对于晚期 UCCC 患者，研究标准的治疗方式较困难，部分原因是因为化疗和放疗疗效局限性。基于此，肿瘤细胞减灭术使残留残余病灶最小具有较大的治疗价值。Thomas 等[44]研究发现，相较于术后有残余病灶者，ⅢC～Ⅳ 期患者进行肿瘤细胞减灭术,有更好的无疾病生存率(superior disease-free survival,DFS)和总体生存率(overall survival,OS)。Thomas 等的研究,是唯一一个强调手术在子宫内膜透明细胞癌患者中临床价值作用的研究。

2. 放疗 已有对子宫内膜癌,包括透明细胞癌具有高危因素的患者,进行术前和术后放疗的研究评估。大多数涉及术前放疗的报道,均来自单中心的临床经验。这些研究没有发现术前放疗有显著的疗效[45,46]。最初将放疗用于治疗内膜癌,是用于术后辅助治疗。术后对高危因素的子宫内膜癌患者,包括透明细胞癌,进行全腹盆腔放疗(whole abdominopelvic radiation,WAPI),近期有两篇回顾性研究对此进行了评估[47,48]。这些研究显示,手术分期 I 和 II 期的 UCCC 患者的 5 年 DFS 和 OS 分别大于 80% 和 60%。研究显示,与相似分期的 EEC 相比,术后予 WAPI 治疗组的 DFS 和 OS 没有显著改善。相比于早期 UCCC 和晚期 EEC,晚期 UCCC 的 DFS 和 OS 更差。两篇研究均有报道,术后使用 WAPI,长期的主要并发症发生率为 7%~12%。

Rauh-Hain 等[49]调查了 I 期 UCCC 患者有或无辅助治疗的结局,也比较了上述患者与对照组 I 期 G3 子宫内膜样腺癌患者的结局。该研究发现,25 名 I 期 UCCC 患者,13 名(52%)未接受辅助治疗,12 名(48%)接受辅助放疗。观察组和放疗组的五年 DFS 分别是 78% 和 75%(P=0.7),5 年 OS 分别为 85% 和 82%(P=0.1)。相较于对照组,I 期 UCCC 患者的五年 DFS 和 OS 无显著差异,为 77% 和 75%(P=0.8),84% 和 88%(P=0.5)。作者因而总结,I 期 UCCC 患者,考虑到因缺少对复发风险的改善或任何生存延长,认为辅助放疗无明显获益。该数据对肿瘤局限于子宫的 UCCC 患者使用放疗的获益,提出了质疑。

Murphy 等[50]报道了 I 至 IV 期 UCCC 患者术后放疗的结局。研究对象中,进行盆腔和腹主动脉旁淋巴结取样的患者分别占 68% 和 44%。13 例患者进行了全盆腔放疗,2 例进行了阴道近距离放疗,7 例同时进行了盆腔和近距离放疗。没有患者行辅助 WAPI 或腹主动脉旁淋巴结放疗。结果有 16 例(42%)复发,复发中位时间为 18.4 个月(5~46 个月)。总的五年 DFS 为 38.5%。盆腔复发 8 例(21%),其中 5 例阴道复发、3 例盆壁复发。然而,在行辅助放疗的 22 例中无盆腔复发,而 16 例未行放疗的患者中,8 例(50%)盆腔复发(P<0.0001)。作者总结,与浆液性乳头状癌相比较,UCCC 似乎没有较高的腹腔复发倾向,因此不支持对这些患者常规行 WAPI,UCCC 患者有远处复发倾向,更需要进行辅助化疗。这是仅有的关于 UCCC 辅助放疗的研究。

Sutton 等[51]进行了对浆液性乳头状癌或 UCCC 的规模最大的前瞻性研究。在该 II 期试验中,透明细胞癌占研究对象的 38%。I 和 II 期术后行 WAPI 治疗的肿瘤患者,无进展生存率(progression-free survival,PFS)为 54%。值得注意的是,超过一半的复发发生于辐射野中。另一方面,III 和 IV 期高危子宫内膜癌患者,PFS 只有 27%。这与相同分期的 EEC 患者的 29% 的 PFS 数据相似。OS 未被报道。

尽管放疗通常推荐内膜癌高风险患者使用,尚无联合辅助放化疗对比单用辅助化疗的 III 期临床研究。同样,对内膜癌高风险(包括 UCCC)患者,术后放疗和化疗的合理顺序尚待前瞻性研究。

3. 化疗 一直以来,UCCC 患者的标准化疗方式的研究进展困难,主要是因为这类肿瘤的罕见性导致缺少前瞻性数据。一些回顾性研究化疗对内膜癌高危患者(浆液性乳头状癌和透明细胞癌)的作用。Burke 等[52]进行了对于 I~IV 期的内膜癌患者的一项研究。化疗方案为静脉采用顺铂、多柔比星、环磷酰胺,每4周为1个周期,连用6个周期。化疗后的患者,在中位随访时间37个月时,子宫外侵犯患者的DFS为26个月,无子宫外受累者DFS为36个月。在单变量和多变量的回顾性分析中,透明细胞癌的组织学类型均不是一个重要的预后影响因素。

妇科肿瘤学组(GOG)及其他组织,进行了数个Ⅱ期试验,以明确细胞毒药物在子宫内膜癌包括高危组织学类型如UCCC中的作用。基于这些试验,发现多柔比星、顺铂、紫杉醇是对于UCCC具有最大活性的药物[53-56]。因此,GOG对化疗药物在晚期或复发内膜癌中作用,进行了5项Ⅲ期随机试验[57-61]。试验表明,单药多柔比星的总体有效率为25%,多柔比星和顺铂或多柔比星和紫杉醇二联的有效率为34%~49%,多柔比星、紫杉醇、顺铂三联(TAP方案)的有效率为57%。TAP三联方案相较于多柔比星和顺铂二联方案,能够显著改善OS,差异有统计学意义。所有联用方案均比单药方案有更加显著的血液系统毒性。此外,三联方案比多柔比星和顺铂方案的神经毒性更重(神经病变3级分别为27%和4%)。在前述证明顺铂(单药或联用的一部分)对晚期或复发内膜癌患者有效后,有几项研究继续探究了此类肿瘤的其他化疗方法。卡铂是研究热点,因为它相比于顺铂的不良反应较小。此外,卡铂和紫杉醇(TC)方案在治疗子宫内膜癌,包括UCCC的患者中似乎有效。一个由GOG进行的Ⅲ期试验中,对比了TAP和TC方案(GOG protocol 209),患者随机行TAP或TC方案。该研究的初始目的之一是探究在生存方面,TC方案是否等于或不低于TAP方案的疗效;目的之二是探究TC是否有更小的毒性。每组中约50%的患者表现出了对化疗的客观有效,30%患者达到疾病稳定。TAP和TC方案的中位PFS均为14个月。三联方案的OS稍高一些,(38个月 vs32个月),但是此差异无统计学意义。

除了具有相同的PFS,TSP方案的中位OS为38个月,TC方案的为32个月,两者无显著差异[62]。

这些试验中UCCC患者例数不多,因而对于此特殊组织学类型患者,获得其治疗方案的有意义的数据较为困难。McMeekin[63]等从之前的4项GOG试验中分析数据,发现化疗有效率与组织学类型无关。这四项试验中总的有效率,UCCC为32%,EEC为44%,此差异无统计学意义。这些数据似乎证明了,EEC患者的结果可以用来指导UPSC和UCCC患者的治疗方案。然而,在这四项试验中,UCCC相对于EEC的死亡风险比为1.5($P=0.01$),进展风险比为1.5($P=0.009$),表明采用相同的化疗方案,UCCC总的预后较差。该研究的重要性是其包括的评估化疗有效的UCCC患者数最多,而且是一项前瞻性研究。

早期UCCC即有反复复发和远处复发的倾向。相对而言,EEC倾向于局部复发,因此UCCC患者单一放疗方案有一定的局限性。局限于子宫的UCCC手术分期(Ⅰ和Ⅱ期)后的辅助化疗方式尚待充分探究。几项小规模的、非对照的、回顾性研究已经显示,对早期UCCC患者使用以铂类为基础的辅助化疗方案,具有潜在获益[52,64]。这些研究中,化疗周期均在6个周期以上,除非因为毒性作用。Thomas[44]的综述建议,辅助化疗可能对于经全面手术分期的、确实局限于子宫的UCCC患者并非必要。但是并非可以从这一篇研究中就得出肯定结论。考虑到其有早期复发的倾向和侵袭性的生物学行为,对于诊断为UCCC患者,包括那些诊断时病灶局限于子宫者,基于铂类的辅助化疗似乎是合理的。

八、监测

在尚无前瞻性临床监测研究之前,UCCC患者所遵循的监测方案,与其他子宫内膜癌相似。应该教育患者,报告肿瘤复发的症状或征象。对于初次治疗后最佳的随访频率尚不清楚,但是通常为每 3 个月 1 次,连续 2 年予门诊就诊和查体,然后为每 6 个月至 1 年的随访间隔[65]。大多数内膜癌复发的患者是有症状的,表现为出血(阴道、膀胱、直肠)、食欲减退、体重下降、疼痛(盆腔、腹部、臀部或背部),咳嗽,呼吸困难、水肿(腹部或下肢)[66]。尽管推荐对患者进行阴道细胞学检查,每 6 个月 1 次,连续 2 年,然后每年 1 次,但这可能不是一个性价比高的监测复发的方法。CA125 测定是可以选择的,主要对术前 CA125 升高的子宫浆液性乳头状癌的患者有用。X 线胸片可以每年检查 1 次,尽管研究显示了这一方法的有用程度较低[67]。不提倡例行盆腔超声和 CT;然而,这些方法或许可以用来评价有症状的患者。近期,较为关注 PET ± CT 用于内膜癌复发的监测[68]。然而,它用于常规筛查尚未被充分研究,有待前瞻性研究证明 PET/CT 是否会在内膜癌监测中起作用。此外,PET/CT 的昂贵费用可能限制了它在常规监测中的使用。

九、总结

UCCC 是少见的子宫内膜癌,在所有内膜癌中仅占不超过 5%。UCCC 的病因学尚不十分清楚,但是似乎与内膜样腺癌的病因学不同,近期的一些研究表明透明细胞癌可能存在癌前病变。全面的手术分期是制订合理的术后治疗策略的标准。UCCC 患者经常发生盆腔、腹主动脉旁以及远处复发转移,腹腔内复发转移相对少见。盆腔放疗似乎可以减少盆腔复发的风险,而关于 WAPI 的疗效尚存争议。在 Ⅲ 或 Ⅳ 期和复发的 UCCC 患者,基于铂类的辅助化疗,再加上紫杉醇和多柔比星的二联或三联方案,有效性已得到证明,不过三联方案的毒副作用更大。

进行有关 UCCC 患者辅助化疗和放疗方案的研究是必要的。子宫透明细胞癌或许与卵巢和肾透明细胞癌有遗传相似性,因而,对于已经用于其他器官部位的其他治疗方式,如生物治疗的研究,也应该在 UCCC 患者中进行探究。目前,UCCC 的最佳治疗策略尚未明确。临床有必要探讨术后辅助治疗的标准方案,既改善患者生存,同时毒性在可接受范围内。

(王益勤　译　王建六　校)

参 考 文 献

[1] Siegel, R., Naishadham, D. and Jemal, A. (2013) Cancer statistics, 2013. CA: A Cancer Journal for Clinicians, 63(1), 11-30.

[2] Bokhman, J.V. (1993) Two pathogenetic types of endometrial carcinoma. Gynecologic Oncology, 15, 10-17.

[3] Hecht, J.L. and Mutter, G.L. (2006) Molecular and pathologic aspects of endometrial carcinogenesis. Journal of Clinical Oncology, 24 (29), 4783-4791.

[4] Lim, D. and Olivia, E. (2010) Nonendometrioid endometrial carcinomas. Seminars Diagnostic Pathology, 27(4), 241-260.

[5] Abeler, V.M. and Kjorstad, K.E. (1991) Clear cell carcinoma of the endometrium: a histopathological and clinical study of 97 cases. Gynecologic Oncology, 40, 207-217.

[6] Abeler, V.M., Vergote, I.B., Kjorstad, K.E. et al. (1996) Clear cell carcinoma of the endometrium. Prognosis and metastatic pattern. Cancer, 78, 1740-1747.

[7] de Boneville, H.E. (1911) Uber einege Falle von Carcinoma Corporis Uteri mit viel Glycogen. Virchow's Archives Pathological Anatomy, 204, 201-209.

[8] Kay, S. (1957) Clear cell carcinoma of the en-

dometrium.Cancer,10,124-130.

[9] Kurman,R.J.and Scully,R.E.(1976)Clear cell carcinoma of the endometrium: an analysis of 21 cases.Cancer,37(2),872-882.

[10] Risinger,J.I.,Maxwell,G.L.,Chandramouli, G.V.et al.(2003)Microarray analysis reveals distinct gene expression profiles among different histologic types of endometrial.Cancer Research,63(1),6-11.

[11] Creasman,W.T.,Kohler,M.F.,Odicino,F.et al.(2004)Prognosis of papillary serous,clear cell,and grade 3 stage I carcinoma of the endometrium.Gynecologic Oncology,95（3）, 593-596.

[12] Cirisano,J.,Frank,D.,Robboy,S.J.et al. （1999）Epidemiologic and surgicopathologic findings of papillary serous and clear cell endometrial cancers when compared to endometrioid carcinoma.Gynecologic Oncology,74 (3),385-394.

[13] Boren,T.P.and Miller,D.S.(2010)Should all patients with serous and clear cell endometrial carcinoma receive adjuvant chemotherapy? Women's Health,6(6),789-795.

[14] Carcangiu,M.L.and Chambers,J.T.(1995) Early pathologic stage clear cell carcinoma and uterine papillary serous carcinoma of the endometrium:comparison of clinicopathologic features and survival.International Journal of Gynecological Pathology,14(1),30-38.

[15] Hoffman,K.,Nekhlyudov,L.and Deligdisch, L.(1995)Endometrial carcinoma in elderly women. Gynecologic Oncology, 58 （2）, 198-201.

[16] Magriples,U.,Naftolin,F.,Schwartz,P.E.and Carcangiu,M.L.(1993)High-grade endometrial carcinoma in tamoxifen-treated breast cancer patients. Journal of Clinical Oncology, 11（3）, 485-490.

[17] Sakuragi,N.,Hareyama,H.,Todo,Y.et al. （2000）Prognostic significance of serous and clear cell adenocarcinoma in surgically staged endometrial carcinoma. Acta Obstetricia et Gynecologica Scandinavica,79(4),311-316.

[18] Alektiar, K. M., McKee, A., Lin, O. et al. （2002）Is there a difference in outcome between stage Ⅰ-Ⅱ endometrial cancer of papillary serous/ clear cell and endometrioid FIGO Grade 3 cancer? International Journal of Radiation Oncology, Biology, Physics, 54 (1),79-85.

[19] Hamilton,C.A.,Cheung,M.K.,Osann,K.et al.(2006)Uterine papillary serous and clear cell carcinomas predict for poorer survival compared to grade 3 endometrioid corpus cancers. British Journal of Cancer, 94（5）, 642-646.

[20] Clement, P.B. and Young, R.H.(2004)Nonendometrioid carcinomas of the uterine corpus:a review of their pathology with emphasis on recent advances and problematic aspects. Advances in Anatomic Pathology, 11(3),117-142.

[21] Olawaiye,A.B.and Boruta,D.M.,2nd.(2009) Management of women with clear cell endometrial cancer:a Society of Gynecologic Oncology(SGO)review.Gynecologic Oncology, 113(2),277-283.

[22] Kanbour-Shakir,A.and Tobon,H.(1991)Primary clear cell carcinoma of endometrium:a clinicopathologic study of 20 cases.International Journal of Gynecological Pathology,10, 67-78.

[23] Lax,S.F.,Pizer,E.S.,Ronnett,B.M.and Kurman,R.J.(1998)Clear cell carcinoma of the endometrium is characterized by a distinctive profile of p53,Ki-67,estrogen,and progesterone receptor expression. Human Pathology, 29(6),551-558.

[24] Bokhman,J.V.(1983)Two pathogenetic types of endometrial carcinoma.Gynecologic Oncology,15,10-17.

[25] Koul,A.,Willen,R.,Bendahl,P.O.et al.(2002) Distinct sets of gene alterations in endometrial carcinoma implicate alternate modes of tumorigenesis.Cancer,94,2369-2379.

[26] Lax, S. F., Kendall, B., Tashiro, H. et al. (2000) The frequency of p53, K-ras mutations, and microsatellite instability differs in uterine endometrioid and serous carcinoma; evidence of distinct molecular genetic pathways. Cancer, 88, 814-824.

[27] Catasus, L., Machin, P., Matias-Guiu, X. et al. (1998) Microsatellite instability in endometrial carcinomas; clinico-pathologic correlations in a series of 42 cases. Human Pathology, 29, 1160-1164.

[28] Sherman, M. E., Bur, M. E. and Kurman, R. J. (1995) p53 in endometrial cancer and its putative precursors; evidence for diverse pathways of tumorigenesis. Human Pathology, 26, 1268-1274.

[29] Fadare, O., Liang, S. X., Ulukus, E. C. et al. (2006) Precursors of endometrial clear cell carcinoma. American Journal of Surgical Pathology, 30(12), 1519-1530.

[30] Arai, T., Watanabe, J., Kawaguchi, M. et al. (2006) Clear cell adenocarcinoma of the endometrium is a biologically distinct entity from endometrioid adenocarcinoma. International Journal of Gynecological Cancer, 16, 391-395.

[31] Vang, R., Whitaker, B. P., Farhood, A. I. et al. (2001) Immunohistochemical analysis of clear cell carcinoma of the gynecologic tract. International Journal of Gynecological Pathology, 20, 252-259.

[32] Zorn, K. K., Bonome, T., Gangi, L. et al. (2005) Gene expression profiles of serous, endometrioid, and clear cell subtypes of ovarian and endometrial cancer. Clinical Cancer Research, 11(18), 6422-6430.

[33] Huang, G. S., Gebb, J. S., Einstein, M. H. et al. (2007) Accuracy of preoperative endometrial sampling for the detection of high-grade endometrial tumors. American Journal of Obstetrics & Gynecology, 196 (3), 243 e1-243 e5.

[34] Gu, M., Shi, W., Barakat, R. R. et al. (2001) Pap smears in women with endometrial carcinoma. Acta Cytology, 45(4), 555-560.

[35] Eddy, G. L., Wojtowycz, M. A., Piraino, P. S., and Mazur, M. T. Papanicolaou smears by the Bethesda system in endometrial malignancy: utility and prognostic importance. Obstetrics & Gynecology, 90(6), 999-1003.

[36] Demirkiran, F., Arvas, M., Erkun, E. et al. (1995) The prognostic significance of cervico-vaginal cytology in endometrial can-cer. European Journal of Gynaecologic Oncology, 16 (5), 403-409.

[37] Wang, J., Wieslander, C., Hansen, G. et al. (2006) Thin endometrial echo complex on ultrasound does not reliably exclude type 2 endometrial cancers. Gynecologic Oncology, 101 (1), 120-125.

[38] Picchio, M., Mangili, G., Samanes Gajate, A. M. et al. (2010) High-grade endometrial cancer: value of [(18) F] FDG PET/CT in preoperative staging. Nuclear Medicine Communications, 31(6), 506-512.

[39] Connor, J. P., Andrews, J. I., Anderson, B. and Buller, R. E. (2000) Computed tomography in endometrial cancer. Obstetrics & Gynecology, 95, 692-696.

[40] Manfredi, R., Mirk, P., Maresca, G. et al. (2004) Local-regional staging of endometrial carcinoma: role of MR imaging in surgical planning. Radiology, 231, 372-378.

[41] Rockall, A. G., Sohaib, S. A., Harisinghani, M. G. et al. (2005) Diagnostic performance of nanoparticle-enhanced magnetic resonance imaging in the diagnosis of lymph node metastases in patients with endometrial and cervical cancer. Journal of Clinical Oncology, 23, 2813-2821.

[42] Kitajima, K., Murakami, K., Yamasaki, E. et al. (2008) Accuracy of 18F-FDG PET/CT in detecting pelvic and paraaortic lymph node metastasis in patients with endometrial cancer. AJR, 190, 1652-1658.

[43] Signorelli, M., Guerra, L., Buda, A. et al. (2009) Role of the integrated FDG PET/CT in the surgical management of patients with

high risk clinical early stage endometrial can-
cer: detection of pelvic nodal metastases. Gy-
necologic Oncology, 115(2), 231-235.

[44] Thomas, M., Mariani, A., Wright, J. D. et al.
(2008) Surgical management and adjuvant
therapy for patients with uterine clear cell
carcinoma: a multi-institutional review. Gyne-
cologic Oncology, 108(2), 293-297.

[45] Reisinger, S. A., Staros, E. B., Feld, R. et al.
(1992) Preoperative radiation therapy in
clinical stage II endometrial carcinoma. Gyne-
cologic Oncology, 45(2), 174-178.

[46] Lanciano, R. M., Curran, W. J., Jr, Greven, K.
M. et al. (1990) Influence of grade, histologic
subtype, and timing of radio-therapy on out-
come among patients with stage II carci-
noma of the endometrium. Gynecologic On-
cology, 39(3), 368-373.

[47] Smith, R. S., Kapp, D. S., Chen, Q. and Teng,
N. N. (2000) Treatment of high-risk uterine
cancer with whole abdomino-pelvic radiation
therapy. International Journal of Radiation
Oncology, Biology, Physics, 48(3), 767-778.

[48] Stewart, K. D., Martinez, A. A., Weiner, S. et
al. Ten year outcome including patterns of
failure and toxicity for adjuvant whole ab-
dominopelvic irradiation in high-risk and poor
histologic feature patients with endometrial
carcinoma. International Journal of Radiation
Oncology, Biology, Physics, 54(2), 527-535.

[49] Rauh-Hain, J. A., Costaaggini, I., Olawaiye,
A.B. et al. (2010) A comparison of outcome in
patients with stage 1 clear cell and grade 3
endometrioid adenocarcinoma of the endome-
trium with and without adjuvant therapy. Eu-
ropean Journal of Gynaecological Oncology,
31(3), 284-287.

[50] Murphy, K. T., Rotmensch, J., Yamada, S. D.
and Mundt, A. J. (2003) Outcome and patterns
of failure in pathologic stages I-IV clear-cell
carcinoma of the endometrium: implications
for adjuvant radiation therapy. International
Journal of Radiation Oncology, Biology,

Physics, 55(5), 1272-1276.

[51] Sutton, G., Axelrod, J. H., Bundy, B. N. et al.
Adjuvant whole abdominal irradiation in clin-
ical stages I and II papillary serous or clear
cell carcinoma of the endometrium: a phase
II study of the Gynecologic Oncology Group.
Gynecologic Oncology, 100(2), 349-354.

[52] Burke, T. W., Gershenson, D. M., Morris, M. et
al. (1994) Postoperative adjuvant cisplatin,
doxorubicin, and cyclo-phosphamide (PAC)
chemotherapy in women with high-risk endo-
metrial carcinoma. Gynecologic Oncology, 55
(1), 47-50.

[53] Muggia, F. M., Blessing, J. A., Sorosky, J. and
Reid, G. C. (2002) Phase II trial of the
pegylated liposomal doxorubicin in previously
treated metastatic endometrial cancer: a Gy-
necologic Oncology Group study. Journal of
Clinical Oncology, 20(9), 2360-2364.

[54] Aapro, M. S., van Wijk, F. H., Bolis, G. et al.
(2003) Doxorubicin versus doxorubicin and
cisplatin in endometrial carcinoma: definitive
results of a randomised study (55872) by the
EORTC Gynaecological Cancer Group.
Annals of Oncology, 14(3), 441-448.

[55] Thigpen, J. T., Blessing, J. A., Homesley, H. et
al. (1989) Phase II trial of cisplatin as first-
line chemotherapy in patients with advanced
or recurrent endometrial carcinoma: a Gyne-
cologic Oncology Group study. Gynecologic
Oncology, 33(1), 68-70.

[56] Ball, H. G., Blessing, J. A., Lentz, S. S. and
Mutch, D. G. (1996) A phase II trial of pacli-
taxel in patients with advanced or recurrent
adenocarcinoma of the endometrium: a Gyne-
cologic Oncology Group study. Gynecologic
Oncology, 62(2), 278-281.

[57] Fleming, G. F., Brunetto, V. L., Cella, D. et al.
(2004) Phase III trial of doxorubicin plus cis-
platin with or without paclitaxel plus filgras-
tim in advanced endometrial carcinoma: a Gy-
necologic Oncology Group Study. Journal of
Clinical Oncology, 22(11), 2159-2166.

[58] Fleming, G. F., Filiaci, V. L., Bentley, R. C. et al. (2004) Phase Ⅲ randomized trial of doxorubicin + cisplatin versus doxorubicin + 24h paclitaxel + filgrastim in endometrial carcinoma: a Gynecologic Oncology Group study. Annals of Oncology, 15(8), 1173-1178.

[59] Gallion, H. H., Brunetto, V. L., Cibull, M. et al. (2003) Randomized Phase Ⅲ trial of standard timed doxorubicin plus cisplatin versus circadian timed doxorubicin plus cisplatin in stage Ⅲ and Ⅳ or recurrent endometrial carcinoma: a Gynecologic Oncology Group Study. Journal of Clinical Oncology, 21(20), 3808-3813.

[60] Homesley, H. D., Filiaci, V., Gibbons, S. K. et al. (2009) A randomized Phase Ⅲ trial in advanced endometrial carcinoma of surgery and volume directed radiation followed by cisplatin and doxorubicin with or without paclitaxel: A Gynecologic Oncology Group study. Gynecologic Oncology, 112 (3), 543-552.

[61] Thigpen, J. T., Brady, M. F., Homesley, H. D. et al. (2004) Phase Ⅲ trial of doxorubicin with or without cisplatin in advanced endometrial carcinoma: a gynecologic oncology group study. Journal of Clinical Oncology, 22 (19), 3902-3908.

[62] Miller, D., Filiaci, V., Fleming, G. et al. (2012) Late-Breaking Abstract 1: Randomized phase Ⅲ noninferiority trial of first line chemotherapy for metastatic or recurrent endometrial carcinoma: A Gynecologic Oncology Group study. Gynecologic Oncology, 125(3), 771.

[63] McMeekin, D. S., Filiaci, V. L., Thigpen, J. T. et al. (2007) The relationship between histology and outcome in advanced and recurrent endometrial cancer patients participating in first-line chemotherapy trials: a Gynecologic Oncology Group study. Gynecologic Oncology, 106(1), 16-22.

[64] Smith, M. R., Peters, W. A., 3rd and Drescher, C. W. (1994) Cisplatin, doxorubicin hydrochloride, and cyclophospha-mide followed by radiotherapy in high-risk endometrial carcinoma. American Journal of Obstetrics & Gynecology, 170(6), 1677-1681.

[65] Salani, R., Backes, F. J., Fung, M. F. et al. (2011) Posttreatment surveillance and diagnosis of recurrence in women with gynecologic malignancies: Society of Gynecologic Oncologists recommendations. American Journal of Obstetrics & Gynecology, 204(6), 466-478.

[66] Del Carmen, M. G., Boruta, D. M., 2nd and Schorge, J. O. (2011) Recurrent endometrial cancer. Clinical Obstetrics & Gynecology, 54 (2), 266-277.

[67] Agboola, O. O., Grunfeld, E., Coyle, D. et al. (1997) Costs and benefits of routine follow-up after curative treatment for endometrial cancer. Canadian Medical Association, 157, 879-886.

[68] Park, J. Y., Kim, E. N., Kim, D. Y. et al. (2008) Clinical impact of positron emission tomography or positron emission tomography/computed tomography in the posttherapy surveil-lance of endometrial carcinoma: evaluation of 88 patients. International Journal of Gynecological Cancer, 18, 1332-1338.

18 第18章
子宫浆液性癌诊疗进展

一、引言

子宫浆液性癌(Uterine serous carcinoma, USC)是子宫内膜癌(endometrial carcinoma, EC)的一种亚型,是危害美国女性健康最常见的妇科恶性肿瘤[1]。每年超过47 000名美国女性患子宫内膜癌,其中浆液性癌约占10%[2]。但是,每年约8200名内膜癌死亡患者中的50%为子宫浆液性癌,使得这一亚型成为内膜癌最致命的亚型。USC具有血管浸润的倾向;而且尽管肿瘤体积很小,甚至没有子宫肌层浸润,也可能发生子宫外播散[3]。这个特征导致USC患者肿瘤复发率高,预后差[4]。USC似乎与内膜样腺癌有着不同的分子特征,其病理特征和进展情况也不同。内膜样腺癌倾向于肿瘤抑制基因PTEN的改变;而这在USC中不常见,其更常见的是p53突变和HER2/neu的表达。USC单纯手术治疗预后较差,需术后辅助化疗以改善预后。然而,手术治疗辅以术后化疗的方法能否改善预后尚不明确。以铂类/紫杉醇为基础的化疗似乎可以改善早期或晚期USC的预后[4]。此外,其他的合理治疗方法还包括靶向治疗。在过去10年中,已经研究与USC发病机制相关的几个基因,包括人类表皮生长因子受体2(human epidermal growth factor receptor 2,HER2,也称为c-erbB2或HER2/neu),进而促进了该类靶向药物的研究[4]。此外,全基因组测序意味着肿瘤治疗的崭新前景,以及对USC肿瘤发生的分子和

基因水平机制的进一步理解。上述发现将很可能会成为USC治疗的新方法。本章将会对子宫浆液性癌的流行病学、病史、诊断、预后和前沿治疗方法进行论述。

二、流行病学

1982年,作为一个不同于内膜样腺癌的独特肿瘤类型,子宫浆液性癌首次由Hendrickson等公诸于众[1],尽管另外有人注意到一些内膜癌与卵巢浆液性癌具有相似之处。同一年,Bokhman[2]提出,据显微镜镜下表现、流行病学、遗传学和临床表现,将子宫内膜癌分为两种亚型。Ⅰ型子宫内膜癌(EC)是以高雌激素状态为特征,通常是由肥胖、外源性雌激素导致,肿瘤表现为:低级别,年轻女性,局限于子宫,预后好。相反,Ⅱ型内膜癌的发生常缺乏雌激素,最常见于绝经后女性。该型呈现为高级别,包括浆液性癌,而且更容易发现时就为晚期,因而预后较差。最初认为USC更常见于较瘦的女性中,但近期研究表明,Ⅰ型和Ⅱ型内膜癌患者中肥胖的发病例相似[3]。通常认为,种族是USC的一个危险因素。GOG的一篇辅助研究中,探究因晚期或复发内膜癌治疗的患者中,非洲籍患者中USC发病率为39%,高加索女性为16%[4]。

文献报道乳腺癌史为USC的危险因素。尽管大多数相关研究是回顾性研究。一个关于子宫恶性肿瘤的数据研究,对52 109名患者进行监测、流行病学和最终结局的分析,发

现有乳腺癌病史较没有的患者具有更高的 USC 发病率（9.4% 和 6.3%；$P < 0.001$）[5]。据推测乳腺癌和 USC 之间的联系可能与遗传相关。尽管结果尚有争议，但已有报道，USC 患者中具有较高的 BRCA1 突变率[6]。在具有 BRCA 突变高危风险的女性，即德系犹太人中，研究发现 BRCA1 的突变率为 4/20，USC 患者中 BRCA1 突变率为 3/22，BRCA2 突变率为 2/22[7,8]。

三、病理

典型的子宫浆液性癌的肿物体积大，且来源于小的、萎缩子宫。但它们可能在显微镜下表现不典型，有时肿瘤来源于内膜息肉的表层，包括囊状类型[11]。在上述情形的肿瘤中，恶性浆液性细胞局限在表层或表面腺体，不侵犯间质。而浸润性病变区可以呈乳头样生长，细胞有明显异型性，包括高核浆比，异型有丝分裂象，异常染色体和明显核仁[1,9]。更常见浸润性的腺体呈"蟹爪样"外观，通常和间质反应有关[11]。瘤变的腺体管腔不规则，细胞缺少极性，伴有假层、弥漫和核多形性，核仁明显，有丝分裂和凋亡活跃[2]。

Wei[12]等对 358 名内膜癌活检标本进行了回顾性研究。41 例的诊断在内膜样癌和浆液性癌之间有争议。该研究认为，诊断倾向于浆液性癌的特征包括：内膜息肉为萎缩的背景，管腔界限不清，小乳头簇生，裂隙样空间伴实性片状肿瘤细胞，和合并高级别细胞核伴乳头或腺体增生（细胞分离）。为进一步区别两种亚型，行免疫组化染色包括 p53、p16、ER 和 PR。使用该免疫组化染色组合可显著提高浆液性癌诊断准确性。该研究中，确定为浆液性癌的标本中 p16 染色阳性 100%，p53 阳性 60%，ER 阳性 69%，波形蛋白（vimentin）阳性 44%。故发现 p53 异常表达是 USC 的特征，其在 80%～90% 的浆液性癌中有异常表达[11]。

全基因组测序技术，革新了对于肿瘤生物学的理解，这一知识将会运用到更有效的、靶向的治疗方面，进而改善 USC 患者的生存结局。第一步是建立一个框架，近期已经由多个 USC 肿瘤测序组完成[9]。通过测定 76 例 USC 患者中的频繁体细胞突变，Kuhn 等[10]发现 TP53（81.6%），PIK3CA（23.7%），FBXW7（19.7%）和 PPP2R1A（18.4%）基因突变最常见。有趣的是 USC 患者肿瘤中有 9/10 同时发生于肿瘤内和内膜上皮内癌变区的 PIK3CA、PPP2R1A 和 TP53 一致的突变，故似乎内膜上皮内癌变区是 USC 的前期病变。该发现证明了上述基因在早期癌变中的作用。此外，DNA 拷贝数分析，显示了 CCNE1 等位点的基因组扩增和 FBXW7 等位点的缺失。结合上述，这些突变导致了 cyclin E 蛋白水平的增加，通过细胞周期检验点促进疾病进展。PIK3CA（PI3K 通路）基因突变或扩增，伴 cyclin E 扩增，出现在几乎 1/2 的肿瘤里。在上述病例中，cyclin E 蛋白水平升高将会上调 PI3K/AKT 信号通路，促进细胞增生和存活。这支持了 PI3K/AKT/mTOR 通路在 USC 癌变中起关键作用的假说。

上述发现由肿瘤基因组图谱（the cancer genome atlas，TCGA）项目证实。该项目对 373 例内膜癌进行测序，以研究 USC 中最常见的分子学改变和其他组织学亚型[11]。有趣的是，研究发现 PI3KCA、FBXW7 和 PPP2R1A 的突变率比 Kuhn 的研究中高 30%。作者同样也总结道，PI3K 通路是 USC 的一个可利用的治疗靶点。

有报道 USC 的 ERBB2 基因扩增率为 27%。ERBB2 基因扩增导致 HER2/neu 癌基因的过表达，HER2/neu 是一种酪氨酸激酶受体，并且能够促进细胞增生、存活、迁移和分化[13]。HER2/neu 扩增与存活率差和化疗抵抗相关[14]，因而像曲妥单抗、帕妥珠单抗和抗 HER2/neu 的单克隆抗体的治疗方法,是治疗浆液性癌的优良候选方案。关于紫杉醇和卡铂,联合或不联合曲妥单抗治疗晚期或复发 USC 的Ⅱ期试验正在进行中,免疫组化(—)或 FISH 阳性证明 HER2/neu 过表达[15]。重要的是 HER2/neu 位于 PI3K/AKT/mTOR 通路的上游,意味着曲妥单抗和作用于该通路的药物联合使用的可能。

尽管有研究表明子宫浆液性癌与乳腺癌之间有联系,TCGA 却另有建议,尽管两种肿瘤有相似的 TP53 突变率,浆液性癌中 PIK3CA、FBXW7、PPP2R1A 和 ARID1A 的高突变率,并未在基底样乳腺癌和卵巢高级别浆液性癌中发现。然而肿瘤生物学的差异不能排除 BRCA 突变患者具有较高的浆液性癌的风险。Pennington 等[6]近期对 151 名浆液性癌的患者进行研究,发现 BRCA 突变率为 2%;高于对照人群。据该研究建议,应该对浆液性癌和乳腺癌患者推荐行 BRCA 检测。

四、发病机制

子宫浆液性癌表现出高频 p53(肿瘤蛋白 53)基因突变和 HER-2-neu 基因扩增[5]。数个研究显示,HER-2-neu 在 16%~62% 的子宫浆液性癌中过表达,意味着 HER-2-neu 可能对于这些肿瘤的转变和癌变起作用[5,6]。

子宫浆液性癌通常发生于萎缩的内膜。子宫内膜上皮内癌(endometrial intraepithelial carcinom,EIC)可能是子宫浆液性癌的前驱病变,其以内膜表面有细胞学呈恶性表现的细胞为特征,形态学上表现为浸润性浆液性癌[5]。EIC 存在于 98% 的子宫浆液性癌病变中,但仅见于 6% 的内膜样肿瘤[11]。

尽管关于子宫浆液性癌的发病机制研究不断深入,目前认为即使缺少子宫内膜间质或肌层浸润,其仍具有转移至腹腔腹膜和区域淋巴结的可能[5,10]。

五、临床表现

子宫内膜癌患者包括浆液性癌,最常因阴道出血和腹痛而就诊。一个 129 例 USC 患者的研究中,67% 表现为异常子宫出血,10% 表现为异常宫颈细胞学,9% 表现为腹部症状[5]。

不同于大多数(~80%)Ⅰ型子宫内膜癌的病灶局限于宫腔内,而 USC 患者估计有 46% 的患者表现为晚期病变[5]。Ⅰ型内膜癌可根据术中情况(肌层浸润、肿瘤大小、淋巴脉管间隙受侵)预测子宫外播散的危险因素,但这一点对浆液性癌不适用,因此术前准确的组织学诊断是必要的。

Slomovitz 等回顾性地分析了 129 例子宫浆液性癌患者的临床病理特征。40% 的患者表现为Ⅰ期,4% 为Ⅱ期,32% 为Ⅲ期,24% 为Ⅳ期[25]。35% 有深肌层浸润,52% 有淋巴脉管间隙浸润的证据。子宫外播散与分期有关。还发现深肌层受侵和淋巴转移是最差的预后因素。

六、治疗前评估

当怀疑子宫浆液性癌或内膜癌时,应做的检查通常包括:盆腔超声、内膜活检或刮宫和宫腔镜检查。然而,这些手段对于子宫浆液性癌患者可能不准确。比如 USC 不像Ⅰ型子宫内膜癌那样与内膜增厚有关,常表现为萎缩的内膜[21]。数个研究是关于对高级别内膜癌患者进行术前 PET/CT 评估。Signorelli 等[60]研究发现 8.1% 患者为子宫浆液性癌,并进行了 PET/CT 检查,24.3% 患者发现盆腔淋巴结转移。PET/CT 基于患者检测淋巴结转移的敏感性、特异性、阳性预测值、阴性预测值和准确性分别为 77.8%,100.0%,100.0%,93.1% 和 94.4%[60]。这些结果表明,PET/CT 或许对术前评估 USC 患者子宫外转移具有价值。

一个回顾性研究对 10 例术前行宫颈抹

片的高级别内膜癌患者分析发现，65.7％
USC 患者有异常宫颈涂片细胞学，透明细胞
癌患者有 25％，高级别（3 级）内膜癌患者
23.8％有异常（$P < 0.001$）[16]。多变量分
析发现，USC 组织学是唯一与异常宫颈抹片
相关的变量。这些结果表明，诊断内膜癌患
者出现异常宫颈抹片时，USC 组织学的风险
增加。

已有研究关于血清 CA125 水平作为
USC 的肿瘤标记物。尽管它尚未显示出作
为诊断工具的独特有效性[17]，其水平已经
证明与更晚分期、盆腔淋巴结受累、腹腔冲洗
液阳性和淋巴脉管间隙受累等相关[18]。此
外，Olawaiye 等研究发现，USC 患者术前血
清 CA 125 水平高于 35U/ml，死亡风险是正
常值患者的 3.7 倍。考虑 5 年生存率 I 期患
者为 50％～80％，III/IV 期患者为 33％，早期
发现，及时前往妇科肿瘤学医师就诊，是达到
理想预后的最重要方式[19,20]。

七、治疗

1. 手术处理　子宫浆液性癌的初始治
疗包括：手术探查和全面的手术分期或细胞
减灭术，取决于肿瘤表现为早期或晚期。目
前，美国国立综合癌症网路（NCCN）指南推
荐，USC 应该进行全面的手术分期，包括全
子宫＋双侧输卵管卵巢＋大网膜＋盆腔和腹
主动脉旁淋巴结切除术，腹水细胞学，腹膜表
面活检（包括膈下）和最大程度的减瘤。

晚期子宫浆液性癌行理想的肿瘤细胞减
灭术，或许可以改善生存结局[21,22]。尤其
是残余肿瘤是影响整体生存的最主要的因
素。Thomas 等[23]回顾性地分析了 70 例
III/IV 子宫浆液性癌患者，发现基于无肉眼肿
瘤残留的手术结局，整体生存率显著改善（51
个月），差异有统计学意义，理想的细胞减灭
术有肉眼残留病灶（14 个月），次优的细胞减
灭术（12 个月，$P = 0.03$）。

所有术前诊断高级别子宫内膜癌或子宫

浆液性癌的患者，应该进行全面的手术分期。
一个对 206 例 I/II 期 USC 患者的回顾性分
析显示，肿瘤大小、淋巴血管间隙和组织中
USC 比例与复发或无进展生存期之间无关
[24]。此外，多个研究者证明了肌层浸润和
转移没有关系[25-27]。Goff 等[28]报道了
52 例手术分期的 USC 患者，发现有或无肌
层浸润的淋巴结和腹腔内转移率相似（36％
和 40％，43％和 35％）。因此，手术分期具有
很高的预后价值。Turner 等[29]在一个对
38 例估计为 I 期的 USC 患者的分析中，发
现进行全面手术分期的 5 年生存率（100％）
显著高于没有进行全面分期手术者（61％）。
证明了全面的手术分期包括切除全子宫＋双
附件＋盆腔和（或）腹主动脉淋巴结的意义。
考虑 USC 患者和卵巢高级别浆液性癌患者
的相似性，对是否要在全面分期手术基础上
增加大网膜切除是有争议的。有意思的是
Gehrig 等[30]充分证明了 USC 患者中肉眼
可见大网膜受累的倾向，52 例患者手术中发
现 18 例有大网膜累及，其中 16 例肉眼可见
病灶。作者认为对于肉眼未见大网膜转移的
USC 患者，或许可以不用常规切除大网膜。

对于内膜癌手术治疗，最有争议的一点
是淋巴结切除是否具有治疗作用，尤其是对
于 I/II 期的患者。分别在欧洲和日本进行
的两个大型试验，研究了内膜癌患者全面的
淋巴结切除的效果。首先，2009 年发表的一
个前瞻性的多中心随机试验，发现早期内膜
癌患者进行盆腔淋巴结切除，对总体生存率
或无复发生存没有益处（危险比 HR1.16，
$P = 0.31$）[31]。不幸的是，本研究中 USC
患者仅占 4％，且不考虑分期随机分配治疗
组或对照组。更有力的另一篇研究，SEPAL
（内膜癌患者腹主动脉旁淋巴结切除术的生
存结果）回顾性队列研究，比较了盆腔淋巴结
切除与盆腔和腹主动脉旁淋巴结切除，显示
中到高危内膜癌患者，切除盆腔和腹主动脉
旁淋巴结比仅切除盆腔淋巴结的死亡率降低

（HR 0.44,CI 0.30～0.64;$P<$0.001)[32]。因为这两篇研究的研究对象为不同组织学类型的女性,且 USC 患者占少数,因而很难得出决定性的建议。因此有待进一步的研究。

2. 辅助治疗:Ⅰ/Ⅱ期 目前:尚无如何治疗Ⅰ/Ⅱ期全面分期手术后内膜癌患者的一致意见。但是已经清楚的是子宫浆液性癌的复发方式与Ⅰ型内膜癌很不同[33],因此较大地影响了治疗进展。Fader 等的文献综述发现,无肌层浸润的患者术后予观察,仅有0～30%的复发概率,而任何程度的肌层浸润者复发率为 29%～80%。重要的是大多数复发为盆腔外,超出标准的放疗野[34]。

过去内膜癌的辅助治疗为放疗,早期关于子宫浆液性癌患者的研究集中在全腹腔＋盆腔强化放疗(WAPI)或全盆腔放疗[11,35-37]。相比于那些仅术后观察的患者,放疗并未显示出更好的生存率,而且复发常常见于放疗范围内。一个由 GOG 进行的Ⅱ期回顾性研究,研究了Ⅰ/Ⅱ期 USC 患者全腹腔放疗,发现 7/19(37%)患者复发,其中71%的复发患者是在放疗野内。由于放疗野内和远处的高复发率,该作者建议对 USC 进行更系统的治疗方案[38]。2012 年Cochrane 回顾了 8 个关于Ⅰ/Ⅱ期内膜癌患者辅助放疗的随机对照试验,得出高危Ⅰ期内膜癌患者无生存优势的结论[39]。

由于缺少前瞻性随机对照试验,对子宫浆液性癌局限于子宫的患者进行辅助化疗存在争议。但是考虑到Ⅰ/Ⅱ期 USC 仅予观察会有 5%～80%的复发率,以及大多数复发位于盆腔外且为致命性,也基于数个回顾性研究认为全身辅助治疗确有必要。唯一的例外是对于进行了全面手术分期且术中无残余肿瘤的患者[33,34,40]。肿瘤局限于息肉的患者是否进行辅助化疗尚不确定,因为有文献报道这些患者复发率以及致死性复发率均较低。关于肿瘤局限于子宫的 USC 患者是否进行辅助化疗的决定,应该谨慎考虑复发

风险和个体化因素。

正如前述,基于大量的回顾性研究,以及从晚期/复发 USC 患者随机对照试验推测得出,Ⅰ/Ⅱ期 USC 应行辅助化疗,初始治疗包括静脉输注卡铂和紫杉醇。GOG(209)进行了一个较好的试验,比较对晚期和复发内膜癌患者行静脉卡铂/紫杉醇(TC)方案和静脉泰素/多柔比星/紫杉醇(TAP)方案,结果发现两者生存结局相似,且 TC 方案显著较低的毒性[41]。Einstein 等进行了另外一个回顾性的Ⅱ期试验,对Ⅰ～Ⅳ期子宫浆液性癌患者进行"夹心疗法",Ⅰ/Ⅱ期患者的 3 年生存率为 84%[42]。

Fader 等通过回顾性研究,分析Ⅰ期USC 患者的复发模式和生存结局,结果显示紫杉醇和卡铂(TC)化疗方案联合或不联合放疗可以提高无进展生存结果。特别是行TC 方案联合或不联合放疗的复发率为11.2%,而仅行放疗或观察的复发率分别为25%和30.3%($P=0.013$)[4]。美国 Memorial Sloan Kettering 医院进行的回顾性研究发现 41 例早期 USC 患者行 6 周期的静脉TC 方案和阴道近距离放疗,其 5 年无进展生存率和总体生存率为 85%和 90%。随访58 个月,仅 4/34 例Ⅰ期患者复发(11.7%),且有 2 例孤立盆腔复发患者进行了挽救治疗[43]。关于全面分期为Ⅰ期 USC 患者的最大的回顾性系列研究发现,TC 方案联合或不联合放疗治疗后的复发率为 9.2%,仅放疗的患者复发率为 24%,仅随访观察者为30%($P=0.016$)[4]。此外,TC 方案与放疗和观察相比,显著提高 5 年无进展生存率,分别为 81.5%,64.7%和 64.1%($P=0.013$)[44]。

NCCN 指南推荐 IA 期(无肌层浸润)的子宫浆液性癌患者进行手术分期,术后考虑化疗或放疗。对于子宫切除术后宫内无肉眼可见残余肿瘤的患者,NCCN 建议术后可以观察。Ⅰ～Ⅱ期伴肌层浸润的 USC 患者,建

议进行手术分期＋术后辅助化疗±肿瘤定向放疗[45]。

2009 年妇科肿瘤协会(GOG)一致认为，对早期 USC 患者术中宫内有残余病灶者，无论有无肌层浸润，建议术后辅助化疗±肿瘤定向放疗方案[46]。Fader 等集中分析了所有发表的关于手术分期 I 期的 USC 的文献，注意到辅助化疗的患者总体复发率为8.7%，而放疗和观察的复发率分别为25.0%和12.4%。单独分析 IB/IC 期，复发率差异更大，辅助化疗的复发率为 10.8%，而辅助放疗和随访观察的复发率分别为36.6%和37.3%[47]。对术中有宫内残余病灶的 I 期 USC 患者行辅助 TP 化疗仍存争议。GOG249 正在进行的随机对照试验，比较了对早期高危内膜癌患者，行全盆腔放疗和 3 周期的静脉 T/C 化疗和阴道近距离放疗的效果，有待其结果。

3. 辅助治疗　晚期及复发：放疗最初用于治疗晚期子宫内膜癌，包括子宫浆液性癌。大多数该治疗方案的证据来源于小的单中心研究，且逐渐被更大的随机对照试验的结果所替代，后者发现联合放化疗有更好的生存结局。一项较大的研究分析了 30 例 III/IV 期USC 患者行 WAPI，发现 5 年无病生存率和总体生存率为43%和45%。25 例复发患者中，22 例是发生于放疗野之中[48]。Martinez 等的一项随机前瞻性试验，在 24 例满意减瘤术(<2cm)的 III 期 USC 或子宫透明细胞癌患者中，5 年疾病特异性生存率为62%[49]。GOG 也进行了一项关于 WAPI的回顾性研究，在 20 例满意减瘤术(<2cm)的 III/IV 期 USC 患者中，3 年随访有 8 例死亡。另外的 5 例患者死于其他原因，包括 1例死于治疗并发症。超过 50% 的复发是发生于放疗野中[50]。

为了比较放疗和化疗，GOG 进行了一项关于满意减瘤术的 III/IV 期内膜癌患者前瞻随机对照试验。396 例患者随机分配到辅助

WAPI 且根据淋巴结状态放疗野扩大至覆盖盆腔和腹主动脉淋巴结区域，或是多柔比星和顺铂(AP)化疗方案。随访 60 个月，比较接受 AP 化疗患者的无病存活率为 50%，接受 WAPI 为 38%(危险比为 0.71；P<0.01)[51]。考虑每组中超过 20% 的患者患 USC，绝大多数 USC 患者 WAPI 治疗以失败结局告终，全身化疗因而成为了 USC 的初始辅助治疗方案。

GOG 完成了 5 个 III 期前瞻性随机对照试验，分析晚期或复发内膜癌患者的化疗方案[52-56]。这些试验包括多种组织学内膜癌，USC 占 13%～18%。最近研究结果表明，晚期或复发 USC 的标准辅助治疗方式为在满意的肿瘤细胞减灭术(残余病灶<2cm)和肿瘤定向放疗后，行顺铂、多柔比星、紫杉醇(TAP)化疗方案。在一个亚组分析中，USC 患者接受 TAP 方案有更好的预后，但是差异没有达到统计学意义(P=0.727)。TAP 方案的神经毒性副作用发生率高，以及鉴于 USC 与卵巢浆液性癌的组织学相似性，引起了对以卡铂为基础的化疗作为 USC 的替代方案的探究。Hoskins 等通过 II 期前瞻性研究，分析了 63 例晚期/复发内膜癌患者，行 TC 方案治疗后，随访 2 年的总体生存率为 39%[57]。基于此以及其他回顾性研究的数据，GOG 进行了前瞻随机对照试验，比较晚期/复发内膜癌患者的 TAP 与 TC 方案[41,60]，结果显示两种化疗方案的无进展生存率和总体生存率相同。由于 TC 方案耐受性更好，它已经作为晚期/复发 USC 的新的治疗方案。

晚期子宫浆液性癌的治疗最新进展为综合治疗，结合以铂类为基础的化疗和放疗方案。在一个 II 期临床试验中，81 例 I～IV 期USC 患者行无肉眼残余病灶的手术治疗后，予 2 周期的 TC 方案化疗[41]。III/IV 期患者，无进展和总体生存时间分别为 25.8 和35.9 个月，3 年生存率为 50%。该方案治疗

USC 患者的较好的结果再加上可耐受性,使它有望将来进一步研究。

对于晚期 USC,如果患者能够耐受,NCCN 推荐多药联合化疗。Ⅰ级证据显示,联合顺铂和多柔比星或联合顺铂和紫杉醇/卡铂的化疗方案,为 USC 的一线治疗。但是随着越来越多的研究发现,其他的药物也可以使用。近来认为,放疗或许可以与全身治疗联合,但是单用放疗尚未被证明能提高生存率。

八、监测随访

NCCN 子宫内膜癌治疗指南建议,行分期及治疗后的 USC 患者,应该由妇科肿瘤医生进行体格检查,每 3 个月 1 次,持续 2 年。然后每 6～12 个月 1 次。胸部、腹部和盆腔 CT 应该每 3～6 个月进行 1 次,连续 2～3 次,然后每年 1 次。CA125 检测也可能有用,尤其对于术前升高的患者。应该教育患者报告需注意的包括肿瘤复发症状和征象。

对于＜55 岁的患者,或者是有 Lynch 综合征家族史的患者,应该对标本病理进行免疫组化,以检测出 DNA 错配修复基因。对于有 Lynch 综合征亲属的非内膜癌患者,应该每年进行 1 次子宫内膜活检。最后,正如前面所提,Pennington 等发现 USC 患者中的 BRCA 突变率为 2％。这个数据意味着 USC 患者是筛查 BRCA 基因突变的潜在人群。

九、总结

了解子宫浆液性癌的分子学和基因特征,将有利于治疗选择和临床医师的个体化治疗。基因组测序已经显示出各个肿瘤的分子学微小差异,与这些肿瘤的固有的遗传多样性有关,从而为临床医师和科研工作者提供了大量的预告信息。将传统治疗方式和新的靶向治疗相结合的前瞻性试验正在积极进行中,冀望将会使罹患致命性妇科恶性肿瘤的女性获得更好的治疗和预后。

(姚远洋　译　王建六　校)

参 考 文 献

[1] Hendrickson, M., Ross, J., Eifel, P., et al. (1982) Uterine papillary serous carcinoma: a highly malignant form of endometrial adenocarcinoma. The American Journal of Surgical Pathology, 6(2), 93-108.

[2] Bokhman, J. V. (1982) Two pathogenetic types of endometrial carcinoma. Gynecologic Oncology, 1591, 10-17.

[3] Ko, E., Franasiak, J., Sink, K., et al. (2011) Obesity, diabetes and race in Type Ⅰ and Type Ⅱ endometrial cancers. Journal of Clinical Oncology, 29 (Suppl.; abstr 5111). 2012 ASCO Annual Meeting, June 2012, Chicago, IL.

[4] Fader, A.N., Drake, R.D., O'Malley, D.M., et al. (2009) Platinum/taxane-based chemotherapy with or without radiation therapy favorably impacts survival outcomes in stage I uterine papillary serous carcinoma. Cancer, 115 (6),

2119-2127.

[5] Chan, J.K., Manuel, M.R., Cheung, M.K., et al. (2006) Breast cancer followed by corpus cancer: is there a higher risk for aggressive histologic subtypes? Gynecologic Oncology, 102(3), 508-512.

[6] Pennington, K. P., Walsh, T., Lee, M., et al. (2013) BRCA1, TP53, and CHEK2 germline mutations in uterine serous carcinoma. Cancer, 119(2), 332-338.

[7] Lavie, O., Hornreich, G., Ben-Arie, A., et al. (2004) BRCA germline mutations in Jewish women with uterine serous papillary carcinoma. Gynecologic Oncology, 92, 521-524.

[8] Biron-Shental, T., Drucker, L., Altaras, M., et al. (2006) High incidence of BRCA1-2 germline mutations, previous breast cancer and familial cancer history in Jewish patients with uterine serous papillary carcinoma. Euro-

pean Journal of Surgical Oncology,32,1097-1100.

[9] Le Gallo,M.,O'Hara,A.J.,Rudd,M.L.,et al.(2012)Exome sequencing of serous endometrial tumors identifies recurrent somatic mutations in chromatin-remodeling and ubiquitin ligase complex genes.Nature Genetics,44,1310-1315.

[10] Kuhn,E.,Wu,R.C.,Guan,B.,et al.(2012)Identification of molecular pathway aberrations in uterine serous carcinoma by genome-wide analysis.Journal of the National Cancer Instit-ute,104,1503-1513.

[11] The Cancer Genome Atlas Research Network.(2013)Integrated genomic characterization of endometrial carcinoma.Nature,497,67-73.

[12] Wei,J.J.,Paintal,A.,and Keh,P.(2013)Histologic and immunohistochemical analyses of endometrial carcinomas:experiences from endometrial biopsies in 358 consultation cases.Archives of Pathology & Laboratory Medicine,137,1574-1583.

[13] Yarden,Y.and Sliwkowski,M.X.(2001)Untangling the erbB signaling network.Nature Reviews. Molecular Cell Biology, 2 (2),127-137.

[14] El Sahwi,K.S.,Schwartz,P.E.,and Santin,A.D.(2012)Development of targeted therapy in uterine serous carcinoma,a biologically aggressive variant of endometrial cancer.Expert Review of Anticancer Therapy,12(1),41-49.

[15] NIH Clinical Trials. (2014) Evaluation of Carboplatin/Paclitaxel With or Without Trastuzumab(Herceptin) in Uterine Serous Cancer,http://clinicaltrials. gov/ct2/show/ (accessed July 17,2007).NCT01367002.

[16] Shaznik-Wikiel,M.E.,Ueda,S.M.,Frasure,H.E.,et al.(2011)Abnormal cervical cytology in the diagnosis of uterine papillary serous carcinoma:earlier detection of a poor prognostic cancer subtype? Acta Cytologica,55,255-260.

[17] Gupta, D., Gunter, M. J., Yang, K., et al.

(2011) Performance of serum CA-125 as a prognostic biomarker in patients with uterine papillary serous carcinoma. International Journal of Gynecological Cancer,21,529-534.

[18] Olawaiye, A. B., Rauh-Hain, J. A., Witham-Leitch, M., et al. (2008) Utility of preoperative serum CA-125 in the management of uterine papillary serous carcinoma.Gynecologic Oncology,110,293-298.

[19] Creasman, W. T., Odicino, F., Maisonneuve, P.,et al.(2006)Carcinoma of the corpus uteri. FIGO 26th annual report on the results of treatment in gynecological cancer. International Journal of Gynecology & Obstetrics,95 (Suppl.1),S105-S143.

[20] Hamilton,C.A.,Cheung,M.K.,Osann,K.,et al.(2006)Uterine papillary serous and clear cell carcinomas predict for poorer survival compared to grade 3 endometrioid corpus cancers. British Journal of Cancer, 94, 642-646.

[21] Moller,K.A.,Gehrig,P.A.,Van Le,L.,et al. (2004)The role of optimal debulking in advanced stage serous carcinoma of the uterus. Gynecologic Oncology,94,170-174.

[22] Bristow, R. E., Duska, L. R., Montz, F. J. (2001)The role of cytoreductive surgery in the management of stage IV uterine papillary serous carcinoma.Gynecologic Oncology,81, 92-99.

[23] Thomas,M.B.,Mariani,A.,Cliby.W.A.,et al. (2007)Role of cytoreductive surgery in stage Ⅲ and IV uterine papillary serous carcinoma. Gynecologic Oncology,107,190-193.

[24] Fader,A.N.,Starks,D.,Rose,P.G.,et al.(2009) Percentage UPSC,lymphovascular invasion,and tumor size are not independent predictors of recurrence.Gynecologic Oncology, 112 (2, Suppl. 1),S72-S74.

[25] Slomovitz,B.M.,Burke,T.W.,Eifel,P.J.,et al.(2003)Uterine papillary serous carcinoma (UPSC):a single institution review of 129 cases.Gynecologic Oncology,91,463-469.

[26] Carcangiu,M.L.,Tan,L.K.,and Chambers,J. T.(1997)Stage 1A uterine serous carcinoma: a study of 13 cases.The American Journal of Surgical Pathology,21(12),1507-1514.

[27] Gehrig,P.A.,Groben,P.A.,Fowler Jr,W.C., et al.(2001)Noninvasive papillary serous carcinoma of the endometrium. Obstetrics and Gynecology,97(1),153-157.

[28] Goff,B.A.,Kato,D.,Schmidt,R.A.,et al. (1994)Uterine papillary serous carcinoma: patterns of metastatic spread. Gynecologic Oncology,54(3),264-268.

[29] Turner,B.C.,Knisely,J.P.,Kacinski,B.M.,et al.(2003)Effective treatment of stage I uterine papillary serous carcinoma of the endometrium. Gynecologic Oncology, 90 (1), 181-185.

[30] Gehrig,P.A.,Van Le,L.,Fowler Jr,W.C. (2003)The role of omentectomy during the surgical staging of uterine serous carcinoma. International Journal of Gynecological Cancer.13(2),212-215.

[31] Kitchener,H.,Swart,A.M.,Qian,Q.,et al. (2009)Efficacy of systematic pelvic lymphadenectomy in endometrial cancer (MR ASTEC trial):a randomized study. Lancet, 373(9658),125-136.

[32] Todo,Y.,Kato,H.,Kaneuchi,M.,et al. (2010)Survival effect of para-aortic lymphadenectomy in endometrial cancer (SEPAL study): a retrospective cohort analysis. Lancet,375,1165-1172.

[33] Moore,K.N.and Fader,A.N.(2011)Uterine papillary serous carcinoma.Clinical Obstetrics and Gynecology,54(2),278-291.

[34] Fader,A.N.,Boruta,D.M.,Olawaiye,A.B., and Gehrig,P.A.(2012)Uterine papillary serous cancer:a review of the literature.Gynecologic Oncology,127,651-661.

[35] Kelly,M.G.,O'Malley,D.M.,Hui,P.,et al. (2005)Improved survival in surgical stage I patients with uterine papillary serous carcinoma(UPSC)treated with adjuvant platinum-

based chemotherapy. Gynecologic Oncology, 98,353-359.

[36] Elit,L.,Kwon,J.,Bentley,J.,et al. (2004) Optimal management for surgical stage I serous cancer of the uterus.Gynecologic Oncology,92,240-246.

[37] Growdon, W. B., Rauh-Hain, A. J., Cordon, A.,et al. (2012) Prognostic determinants in patients with stage I uterine papillary serous carcinoma:a 15-year multi-institutional review. International Journal of Gynecological Cancer,22,417-424.

[38] Sutton,G.,Axelrod,J.H.,Bundy,B.N.,et al. (2006)Adjuvant whole abdominal irradiation in clinical stages I and II papillary serous or clear cell carcinoma of the endometrium:a phase II study of the Gynecologic Oncology Group.Gynecologic Oncology,100,349-354.

[39] Kong,A.,Johnson,N.,Kitchener,H.C.,and Lawrie, T. A. (2012) Adjuvant radiotherapy for stage I endometrial cancer.The Cochrane Database of Systematic Reviews,4,CD003916.

[40] Huh,W.K.,Powell,M.,Leah,III C.A.,et al. (2003) Uterine papillary serous carcinoma: comparisons of outcomes in surgical stage I patients with and without adjuvant therapy. Gynecologic Oncology,91,470-475.

[41] Miller, D., Filiaci, V., Fleming, G., et al. (2012) Randomized phase III noninferiority trial of first line chemotherapy for metastatic or recurrent endometrial carcinoma:a Gynecologic Oncology Group study. Gynecologic Oncology,125,771Y773[Abstract].

[42] Einstein, M. H., Frimer, M., Kuo, D. Y. S., et al.(2012)Phase II trial of adjuvant pelvic radiation " sandwiched" between combination paclitaxel and carboplatin in women with uterine papillary serous carcinoma.Gynecologic Oncology,124,21-25.

[43] Kiess, A. P., Damast, S., Makker, V., et al. (2012)Five-year outcomes of adjuvant carboplatin/paclitaxel chemo-therapy and intravaginal radiation for stage I-II papillary serous

endometrial cancer. Gynecologic Oncology, 127(2),321-325.

[44] Guintoli,R.L.,Gerardi,M.A.,Yemelyanova,A.,et al.(2012) Stage I noninvasive and minimally invasive uterine serous carcinoma:comprehensive staging associated with improved survival. International Journal of Gynecological Cancer,22(2), 273-279.

[45] National Comprehensive Cancer Network (NCCN) Clinical Practice Guidelines in Oncology.(2012) Uterine Neoplasms, Version 3. 2012.NCCN,Fort Washington,PA.

[46] Boruta,D.M.,Gehrig,P.A.,Fader,A.N.,and Olawaiye,A.B.(2009) Management of women with uterine papillary serous cancer:a Society of Gynecologic Oncology(SGO) review.Gynecologic Oncology,115,142-153.

[47] Fader,A.N.,Santin,A.D.,and Gehrig,P.A. (2013) Early stage uterine serous carcinoma: management updates and genomic advances. Gynecologic Oncology,129,244-250.

[48] Kwon,J.,Ackerman,I.,and Franssen,E. (2004) The role of abdominal-pelvic radiotherapy in the management of uterine papillary serous carcinoma. International Journal of Radiation Oncology Biology Physics,59(5),1439-1445.

[49] Martinez,A.A.,Weiner,S.,Podratz,K.,et al. (2003) Improved outcome at 10 years for serous-papillary/clear cell or highrisk endometrial cancer patients treated by adjuvant highdose whole abdomino-pelvic irradiation. Gynecologic Oncology,90(3),537-546.

[50] Sutton,G.,Axelrod,J.H.,Bundy,B.N.,et al. (2005).Whole abdominal radiotherapy in the adjuvant treatment of patients with stage III and IV endometrial cancer:a Gynecologic Oncology Group study. Gynecologic Oncology, 97(3),755-763.

[51] Randall, M. E.,Filiaci, V. L.,Muss, H.,et al. (2008) Randomized phase III trial of whole-abdominal irradiation versus doxorubicin and cisplatin chemotherapy in advanced endometrial carcinoma:a Gynecologic Oncology Group study. Gynecologic Oncology,108(2),298-305.

[52] Fleming,G. F.,Brunetto, V. L.,Cella, D.,et al. (2004) Phase III trial of doxorubicin plus cisplatin with or without paclitaxel plus filgrastim in advanced endometrial carcinoma:a Gynecologic Oncology Group study. Journal of Clinical Oncology,15(8).2159-2166.

[53] Fleming,G.F.,Filiaci,V.L.,Bentley,R.C.,et al.(2004) Phase III randomized trial of doxorubicin + cisplatin versus doxorubicin + 24h paclitaxel + filgrastim in endometrial carcinoma:a Gynecologic Oncology Group study. Annals of Oncology,15(8),1173-1178.

[54] Gallion, H. H.,Brunetto,V.L.,Cibull,M.,et al.(2004) Randomized phase III trial of standard timed doxorubicin plus cisplatin versus circadian timed doxorubicin plus cisplatin in stage III and IV or recurrent endometrial carcinoma: a Gynecologic Oncology Group study.Journal of Clinical Oncology,22(19), 3808-3813.

[55] Thigpen,J.T.,Brady,M.F.,Homesley,H.D., et al. (2004) Phase III trial of doxorubicin with or without cisplatin in advanced endometrial carcinoma:a Gynecologic Oncology Group study.Journal of Clinical Oncology,22 (19),3902-3908.

[56] Homesley,H.D.,Filiaci,V.,Gibbons,S.K.,et al.(2009) A randomized phase III trial in advanced endometrial carcinoma of surgery and volume directed radiation followed by cisplatin and doxorubicin with or without paclitaxel:A Gynecologic Oncology Group study. Gynecologic Oncology,112(3),543-552.

[57] Hoskins,P.J.,Swenerton,K.D.,Pike,J.A.,et al.(2001) Paclitaxel and carboplatin,alone or with irradiation,in advanced or recurrent endometrial cancer:a phase II study.Journal of Clinical Oncology,19(20),4048-4053.

[58] Sovak, M. A.,Hensley, M. L.,Dupont, J.,et al.(2006) Paclitaxel and carboplatin in the adjuvant treatment of patients with high-risk

stage Ⅲ and Ⅳ endometrial cancer: a retro-spective study. Gynecologic Oncology, 103 (2),451-457.

[59] Vaidya, A. P., Littell, R., Krasner, C., and Duska,L.R.(2006) Treatment of uterine pa-pillary serous carcinoma with platinum-based chemotherapy and paclitaxel. International Journal of Gynecological Cancer, 16 (Suppl.

1),267-272.

[60] Signorelli, M., Guerra, L., Buda, A., et al. (2009) Role of the integrated PDG PET/CT in the surgical management of patients with high risk clinical stage endometrial cancer: detection of pelvic nodal metastases. Gyneco-logic Oncology,115,231-235.

19 第19章
子宫内膜间质肉瘤

一、简介

子宫内膜间质肉瘤(ESTs)是子宫内膜间质来源的罕见肿瘤,在育龄期及绝经后女性中常见。ESTs包括临床诊断为良性的及预后较差的恶性病变。组织学将该类肿瘤分为两型:子宫内膜间质恶性肿瘤及子宫内膜间质良性结节,后者较前者无侵袭性[1]。子宫内膜间质恶性肿瘤通过核分裂象进一步分为低级别及高级别。核分裂象≥10个/10倍高倍视野(HPF)提示预后不良[1]。但是近年学界认为在Ⅰ期病变中高水平的核分裂象与预后不良无关。这项研究已经把核分裂指数从间质肉瘤分类的诊断标准中去除[2,3]。ESTs主要根据肿瘤界限及可识别的子宫内膜间质分化程度诊断及分类。

2003年世界卫生组织将ESTs分为3类[4]:

子宫内膜间质结节(ESNs);

子宫内膜间质肉瘤(ESS),之前被视为低级别ESSs;

未分类的子宫内膜肉瘤(UES),之前被视为高级别ESSs。

这章将阐述ESS及UES肿瘤。这两者在组织学上根据肿瘤分化以及前者与子宫内膜间质的相似性来区别。ESSs是低级别恶性肿瘤,表现为舌样子宫肌层及血管淋巴管侵袭[5-15]。相反,UESs是高度侵袭的恶性肿瘤,其细胞学异型性显著,核分裂活跃,几乎没有向子宫内膜间质分化。ESTs的确切分类及病理学诊断与临床关系密切,不同类型肿瘤的治疗和预后各不相同。

二、流行病学

总体来说,子宫肉瘤是罕见肿瘤。自1979年至2001年,美国每年患病率约为0.36人每100 000女性[16]。自1988年至2001年,国家肿瘤监控、流行病及预后(SEER)数据显示的发病率为3～7人每100 000美国人口[17]。子宫肉瘤的发病率逐渐升高[16]。1988—2001年,肉瘤的发病率从所有子宫恶性肿瘤的7.6%增至9.1%[18]。ESSs和UESs约占所有子宫肿瘤的1%,占间叶细胞来源子宫肿瘤的近10%[1]。ESSs包含了约0.2%的子宫恶性肿瘤,年发病率为每百万女性1～2人。考虑到ESSs和UESs的罕见性,为获得更多流行病学数据、明确危险因素而实行大样本流行病学研究几乎是不可能的。

诊断为子宫肉瘤患者的平均年龄为60岁[1]。ESSs通常在相对年轻40—55岁女性中发病[3,19]。有数据显示10%～25%患ESS的女性处于绝经前期[4]。有ESSs在儿童及青少年中发病的个案报道[3]。雌激素的延长暴露、使用他莫昔芬、既往盆腔放射治疗都是确定的患病高危因素[19-22]。UESs比ESS少见,常在绝经后发病。总体来说,ESSs是进展缓慢的肿瘤,其局部复发及远处复发距首次诊断可长达数十年。

三、病理学

1. ESSs 肉眼观查 ESSs 的质地软,切面黄褐色。这些肿瘤表现为来源于子宫内膜或肌层的不规则结节。原发病灶可有不同程度肌层浸润,蚯蚓样瘤栓嵌入子宫肌层血管并使血管扩张,宫旁血管也常受侵[23]。

显微镜下,ESSs 以不规则舌状侵入子宫肌层、子宫外血管及淋巴管[3,23-25]。这些肿瘤细胞由一致的类似增生期子宫内膜间质细胞的椭圆形组成[19]。这类肿瘤细胞核异型性通常不显著,坏死也较少见[19]。ESSs 的核分裂指数通常小于 3 个/10HPF。更活跃的核分裂象也可见到,但核分裂象的数目并不影响预后,故与诊断无关[3,19]。

值得注意的两个重要的可以鉴别 ESN 和 ESS 组织学特征是肌层及血管浸润[23]。ESSs 能以纤维样变或黏液样变向平滑肌异常分化,这常使病理学家在诊断时感到困惑[13,15,22,23]。通常医生很难从诊刮鉴别这两种病变,所以确切的诊断只能依靠子宫全切标本,EST 的描述性诊断可在诊刮病理中看到[23]。

2. 未分化子宫内膜肉瘤 肉眼观察 UESs 为一个或多个棕黄偏灰、位于宫腔内伴出血及坏死的饱满息肉样组织。虽然镜下常见血管浸润,但 ESSs 典型的血管内不连续的蚯蚓样栓在这类肿瘤中少见[19,23]。UESs 表现为向子宫肌层广泛、破坏性浸润生长(与子宫平滑肌肉瘤及癌肉瘤生长方式相似),与 ESSs 典型的子宫肌层及肌层血管侵袭性浸润不同[3,23]。这些肿瘤细胞的细胞核异型性明显,核分裂象数目多,伴有坏死[19]。核分裂指数常超过 10MF/10HPF。诊断 UESs 时须排除低分化癌、平滑肌肉瘤及局灶上皮来源的癌肉瘤[19,23]。

3. 免疫组化 因 EST 形态多样、常有子宫外受累,诊断时颇具挑战。免疫组化研究在确诊该病时很有意义[23]。ESSs 和

ESNs 的细胞 CD10、平滑肌肌动蛋白、波形蛋白、肌特异肌动蛋白及雌/孕激素受体表达阳性[14,26-38]。两者的结蛋白、h-钙调素结合蛋白、干细胞因子(c-kit)、脱乙酰化酶 8 表达常为阴性[26-38]。有研究称超过 60% 的 ESSs 表达连环蛋白抗体 β、血小板趋化生长因子(PDGF)及上皮生长因子受体(EGFR)[38-43]。免疫标志物如结蛋白、h-钙调素结合蛋白、CD10、催产素受体及抑制素在鉴别 ESS 及细胞平滑肌瘤很有意义,这种以往困难的鉴别诊断现在已不是问题[42,43]。

UESs 通常 EGFR 染色阳性而雌/孕激素受体阴性[38,39,42]。间质来源肿瘤的组织学诊断应依据一系列抗体而非单一抗体[27]。这些对诊断有意义的抗体应包括 CD10、h-钙调素结合蛋白、结蛋白,但 CD10 表达不特异,应做详尽说明。

四、发病机制

至今,对 ESTs 的发病机制仍知之甚少。但近期,相关细胞遗传学变异及分子学改变已被阐明[38]。这一新发现将使人们更好地理解这些肿瘤的生物学特点,并帮助发现有诊断意义的标志物及靶向治疗[38]。

ESTs 不同细胞遗传学变异反映了其遗传组成的多样性[38]。1988 年,Dal Cin 等发表了第一例单纯 ESS 细胞遗传学结果,称其为罕见衍生染色体自 19 号染色体插入 10 号染色体着丝点[ins(10;19)(p11;p13q13)][44]。第二例染色体变异是由 Sreekantaiah 等报道的 ESTs 的遗传信号,即 t(7;17)(p21;q12)重复非随机易位[45]。据估计约 31%ESSs 为非随机倒置 t(7;17)(p15;q21)或此类易位的变异[38,44-51]。

ESSs 最常见的基因变异为 t(7;17)(p15;q21)的平衡易位,导致 2 个锌指基因 JAZF1 及 JAZF2 并列,并组成 JAZF1/JAZF2 融合基因[48,49]。这个融合基因在

ESSs 发病机制中的具体作用还未研究清楚[19]。t(7;17) 易位在 ESNs 及 ESSs 均可见,这可能预示 ESSs 是起源于良性间质增生,并且这种易位是 ESS 肿瘤发生的早期遗传学变化[19]。文献已报道其他染色体重排,包括 6p、7p、17q 染色体臂反复的特定位点易位[38,44-51]。ESSs 的其他变异包括 10 号染色体因磷酸酶张力蛋白基因缺失所致的杂合性丢失[19,52]。Wnt 基因失调控及杂合性丢失在 ESS 病变的肿瘤发生上有重要意义[38]。

大多数 UESs 并无确定的染色体易位,它与许多染色体复杂的染色体核型增减相关,与 ESSs 不同,这其中某些肿瘤通过特定路径形成新生物[38,52]。ESSs、UESs 基因形成的潜在途径及机制的进一步阐述给靶向治疗提供新方向。

五、临床表现

约 90% 患有 ESS 或 UES 女性表现为不规则子宫出血[4]。子宫增大见于约 70% 的患者[4]。患者还可表现为痛经及盆腔痛。据估计约 25% 患者无症状[4]。30%～50% 患 ESS 的患者在首诊时伴有子宫外受累的证据[4]。子宫外受累如肺、卵巢,可能是最先出现症状的部位[4]。

ESS 的原发病灶主要在子宫肌层内。但大多数 ESSs 可累及子宫内膜,故刮宫术可以诊断此病[53,54]。在某些病例中,确切的诊断必须在子宫切除后才能明确[54-56]。

六、治疗前评估

ESS 及 UES 只能通过组织学确切诊断。大多数肿瘤在子宫切除后才被诊断。因缺乏确切数据,血清标记物、活检及影像学检查的价值有限。

仅有少数病人可通过子宫内膜活检诊断为肉瘤[56,57]。Bansal 等在一项回顾性研究中发现,子宫内膜活检(诊刮或活检)对于肉瘤诊断的准确率为 12/21(57.1%),肉瘤患者术前内膜活检阴性率为 5 人(23.8%)[56]。

影像学检查可能做出平滑肌瘤或腺肌瘤而非 ESS 或 UES 的错误诊断,其价值也很局限。有彩色多普勒血流的经阴道超声可显示这些肿瘤不同于良性病变的低阻力信号[55]。ESS 肿瘤细胞蚯蚓样浸润子宫肌层在磁共振成像(MRI)上表现为子宫肌层浸润范围内的低信号强度灶[58,59]。ESS 也可表现为不断扩散至卵巢、输卵管、悬韧带、血管等邻近结构[55,58,59]。胸部、腹部及盆腔的计算机断层扫描(CT)在评估子宫外病情时很有意义[60]。

七、预后因素

ESSs 不具 UESs 的侵袭性,它是进展缓慢的、激素敏感的肿瘤。Ⅰ期 ESS 患者 5 年及 10 年生存率约为 98% 及 89%。Ⅲ期及Ⅳ期 ESS 患者,总体生存率较低,为 66%,复发率为 76%[61]。患者出现疾病复发常见于盆腔及腹腔,阴道及肺部的复发相对少见[55]。疾病复发可在首次诊断该病的10～20年后。15%～25% 患者死于该病的复发[61-65]。ESSs 如前所述是激素敏感肿瘤。70%～95% 患者雌、孕激素受体过表达[63,66,67]。有些复发出现在既往未诊断 ESS 时。一个既往因子宫肌瘤行全子宫切除术的患者如果出现复发,那么应怀疑初次的诊断为 ESS,如果能找到原先的切片,就能发现 ESS 可能被误诊为肌瘤。

本病的预后主要与首诊时疾病的分期相关。表 19-1 显示了国际妇产科联盟(FIGO) 2009 年子宫肉瘤分期[68]。一项 Garg 等利用 SEER 数据库得到的研究发现,2009 年 FIGO 分期被认为与 ESS 及 UES 生存率相关[69]。310 例患 ESS 女性中,ⅠA 期的 5 年生存率明显高于ⅠB 期(100% vs. 93.5%; $P = 0.003$)[69]。通过多因素分析,该研究发现分期(IB vs. IA,HR 5.40,95% CI 1.72~16.95,$P=0.004$)、年龄(>55 vs.≤55 岁,HR 6.57,95% CI 2.23~18.8,$P=0.001$)、种族(白种人 vs. 黑种人,HR=0.20,95% CI 0.06~0.62,$P=0.005$)为独立的影响因素[69]。生存率与肿瘤大小(5.1~10 vs. >10cm)、宫颈受累无明显相关性[69]。研究发现新的 FIGO 分期系统在预测预后上比 1988 年的分期系统更好[55]。

表 19-1　国际妇产科联盟(FIGO)2009 子宫肉瘤分期

分期	定义
Ⅰ	肿瘤局限于子宫体
ⅠA	≤5cm
ⅠB	>5cm
Ⅱ	肿瘤侵犯超过宫体,局限在盆腔
ⅡA	附件受累
ⅡB	其他盆腔组织受累
Ⅲ	肿瘤侵犯腹腔组织(不仅突向腹腔)
ⅢA	单个病灶
ⅢB	多个病灶
Ⅳ	
ⅣA	肿瘤侵犯膀胱和(或)结肠
ⅣB	远处转移

经 Elsevier 许可由参考文献[68]改编

两项不同的研究发现,年龄更大(超过 50 岁或超过 55 岁)是预后更差的独立因素[69,70]。另一项研究并未发现年龄与预后的相关性[71]。另有一些研究指出细胞异型性、核分裂数、切缘情况、肌层浸润深度会影响预后,也有认为以上因素与预后无相关性的研究[61,64,71-73]。一项 Nordal 等的单因素分析发现,肿瘤直径($P=0.001$)、肿瘤分期($P=0.035$)、肿瘤分级($P<0.001$)、绝经情况($P=0.011$)及初次手术切缘阴性($P=0.026$)影响预后[71]。以上因素中,初次手术切缘阴性是最重要的影响预后的因

素。ESS Ⅰ期患者中,5 年及 10 年自然生存率分别为 84% 及 77%[71]。Ⅱ期患者的 5 年及 10 年自然生存率分别为 62% 及 49%[71]。手术切缘与预后强调了手术标本的宫旁组织病理切片在评估是否有子宫外转移的重要性[71]。

ESS 淋巴结转移率为 10%~45%[74,75]。淋巴结转移情况对疾病预后及指导辅助治疗均有价值[76]。系统性淋巴结切除术在治疗 ESS 中的意义不明。一项利用 SEER 数据库得到的研究发现,831 例患 ESS 的女性中,行淋巴结切除术的 282 例患者的淋巴结转移率为 9.9%[70]。有研究认为淋巴结转移是预后差的独立因素[70]。淋巴结转移患者的生存率比无淋巴结转移者低(35.3% vs.80.1%)[70]。但是行淋巴结切除术的患者与未行淋巴结切除术的患者生存期无明显差异($P=0.351$),这使淋巴结切除术在治疗方案中的意义不明[70]。另一项 384 例 ESS 患者的研究发现淋巴结是否转移并不影响生存率[77]。

同样,初次手术保留卵巢的意义具有争议。通常不建议 ESS 患者保留卵巢,因雌激素可产生增殖性刺激[76]。Chan 等的研究发现,小于 50 岁的早期(Ⅰ/Ⅱ)患者可选择保留卵巢的手术方式[70]。在该研究中,保留卵巢对小于 50 岁的Ⅰ/Ⅱ期患者的远期生存率并无不利影响(96.2% vs.91.9%,$P=$NS)[70]。该研究的局限在于研究者未将诊断 ESS 前已行附件切除的患者列入其内,这可能对其研究结果有影响[70]。

不同于 ESS,UESs 的特点是其生物学行为具有侵袭性,其 5 年生存率为 25%~55%[62,63,73]。分期是重要的决定预后的因素。多数患者在初次诊断为 UES 的两年内死亡[65]。局部复发及远处转移在早期即可见,通常在初次治疗完成后 6 个月内出现,且死亡率极高[19]。在一项 25 例患 UES 的研究中,Ⅰ期患者的 5 年生存率为 57%,而

Ⅰ期以上患者的 5 年生存率为 0%[78]。该研究认为,血管浸润是另一个影响预后的因素,不伴血管浸润与伴血管浸润的 5 年自然生存率分别为 85% 和 17%($P=0.02$)[78]。De Fusco 等的研究认为核分裂象数目与生存率无关[79]。然而,Gadducci 等认为核分裂象计数越高,UES 患者预后越差[62]。

淋巴结切除术在 UES 治疗中的价值还不清楚。淋巴结浸润似乎对预后有意义。在一项 975 例患者的研究中,320 例伴淋巴结浸润的 UES 患者比不伴淋巴结浸润的患者预后更差(8 vs. 24 个月)[77]。

八、治疗

1. 手术 因本病十分罕见,对于该病的治疗方法没有大样本研究支持。手术为 ESS 的主要治疗方法。多数 ESS 患者的标准手术范围为全子宫及双附件切除术(BSO)[80]。因 ESS 合并血管浸润者有向宫旁侵犯倾向,而血管浸润在术前很难诊断,故有些专家建议患者行根治性子宫切除术[80,81]。如前所述,切缘阴性是一项重要的预后指标。为减少肿瘤侵犯子宫浆膜层,推荐行肿物整体切除[80]。如果子宫切除术是经腹腔镜或其他微创技术,应避免使用电动粉碎器[80]。有 25%~75% 的 ESS 早期(Ⅰ/Ⅱ)患者可发展为盆腔或腹腔复发,其中有些病人可能是因为初次手术电动分碎器的不当使用造成的[80,82]。Park 等的一项研究认为,不当的肿瘤分碎器使用将使 ESS 患者的无进展生存率降低[83]。然而,总体生存率并无影响,因为多数 ESS 复发患者可从二次手术的挽救治疗中获益[83]。

如前所述,因 ESS 是激素敏感的肿瘤,疾病早期行全子宫切除术的患者即使在绝经前也建议行双附件切除术[80]。近年研究显示,保留卵巢的手术可在绝经前 ESS Ⅰ期患者中进行[62,66,70,84-87]。考虑到目前学界对于保留卵巢存在争议,患者应充分考虑 ESS Ⅰ期保留双附件的利弊。具体来说,考虑到切除卵巢对该激素敏感的肿瘤之利及切除双附件后对绝经前女性的不良反应,患早期 ESS 的年轻女性有理由选择行保留卵巢的手术治疗。建议患者选择个体化治疗。对于小于 35 岁的年轻患者,如原发病灶小(<2~3cm),行保留双附件的全子宫切除术是可行的[88]。

早期 ESS(Ⅰ/Ⅱ期)的全面分期手术切除淋巴结具有争议,因为有研究认为该手术并未在生存率上更有优势[70.76,77]。淋巴结切除对于Ⅰ/Ⅱ期 ESS 患者的发病率影响因此也可忽略。有研究认为淋巴结转移与子宫外病灶密切相关,如临床怀疑有淋巴结转移,应行淋巴结切除术[77,80,84]。再分期手术的临床获益很低[81,89]。总之,建议 ESS 早期(Ⅰ/Ⅱ)患者行全子宫＋双附件切除术,不行淋巴结切除术[88]。

对于分期较晚的 ESS 患者及有腹膜播散证据者,因为 ESS 低级别、激素受体靶向治疗有效,建议行肿瘤细胞减灭术[88]。全面的肿瘤细胞减灭术应做到去除所有肉眼可见病灶[88,90,91]。对于可切除的远处转移灶如肺,可同时行切除术[88]。

UES 的治疗也以手术为主。如上介绍了 ESS 的治疗,同样在早期 UES(Ⅰ/Ⅱ)中淋巴结切除术也具争议[76]。疾病早期的患者应行全子宫及双附件切除术[76]。分期较晚的 UES 患者及有腹膜播散证据者如可行,应做到肿瘤细胞减灭术。

2. 激素治疗 因 ESSs 同时过度表达雌激素及孕激素,辅助性激素靶向治疗可降低复发率[66,84,88]。激素治疗包括甲地孕酮/醋酸甲羟孕酮、促性腺激素释放激素(GnRH)类似物及芳香化酶抑制剂。孕激素作用于孕激素受体,并使下调基因转录,使间质及子宫内膜组织增生[55]。GnRH 类似物通过下调垂体前叶的 GnRH 受体使机体处于低雌激素状态[55]。抑制剂封堵生物合成的最终阶段,尤其是芳香化酶催化雄激素转化为雌激素的步骤,因而去除雌激素[55]。芳香化酶抑制剂如来曲唑,抑制外周的芳香化酶,从而显著减少循环中的雌激素浓度[55]。

前瞻性的数据认为辅助性激素治疗在ESS中存在劣势。可用的回顾性研究有局限性,无法在治疗持续时间、激素方案、激素治疗对绝经情况的影响上做决策[88]。ESSⅠ/Ⅱ期患者在手术治疗后如切缘阴性可无后续治疗随访[80]。另一个方案则是辅助性激素治疗如醋酸甲地孕酮或GnRH或芳香酶抑制药[88]。建议在晚期(Ⅲ/Ⅳ)患者或复发性ESS中进行辅助性激素治疗[92-94]。

两项研究支持使用醋酸甲羟孕酮(250mg)或甲地孕酮。使用甲地孕酮的患者未发现肿瘤复发,而未行辅助激素治疗的ESSⅠ期患者复发率为29%[66,67]。孕激素治疗包括体重增加、血栓形成风险的不良反应及芳香酶抑制药包括骨质疏松、关节痛的不良反应让完全切除病灶的早期ESS患者有理由慎重权衡辅助激素治疗的利弊[88]。激素替代治疗及他莫昔芬是ESS患者的禁忌[93,95,96]。

转移或复发的ESS患者行激素治疗可能获益。一项研究支持ESS患者每日使用来曲唑2.5mg[97]。表19-2总结了ESS患者可用的激素治疗方案。

3. 化学治疗 ESS患者如在激素治疗后出现疾病进展,如复发或转移,可考虑使用异环磷酰胺或多柔比星化疗[88]。美国妇科

肿瘤学组(GOG)进行了一项二期临床试验,评估了既往未使用过细胞毒性治疗的ESS复发或转移患者使用异环磷酰胺的药性及毒性[98]。研究者报道该药物有效率为33%,3例患者(14%)完全有效,4例(19%)部分有效[98]。57%患者出现3~4级白细胞减少[98]。

虽然现有研究未发现确切的辅助化学治疗的优势,但UES患者也可行化学治疗[80]。有效的药物包括异环磷酰胺、多柔比星、吉西他滨、多西他赛、柔红霉素及紫杉醇。关于最适合药物及方案的前瞻性随机对照研究仍需进行[99]。

4. 放射治疗 在ESS及UES患者的治疗中也存在争议。目前学界并无前瞻性随机对照研究证明术后行放射治疗在生存率上存在优势[80]。一项欧洲肿瘤研究治疗机构(EORTC)进行手术分期为Ⅰ/Ⅱ期的子宫肉瘤(103例子宫平滑肌肉瘤,91例癌肉瘤,28例ESS)患者的随机对照临床Ⅲ期试验中,112例患者进行辅助放射治疗(外照射)[100]。放射治疗的患者中14例患者(12.5%)出现复发,而随访的患者中24例患者(21.4%)复发($P = 0.004$)[100]。对于子宫平滑肌肉瘤及ESS,该研究不认为放射治疗对生存率更有优势[100]。放射治疗对ESS患者的价值可能为减少局部复发,晚期及复发患者选择放射治疗须更慎重[80]。该治疗在缓解病情如疼痛、出血、周围器官压迫、局部复发患者感染有一定价值[76]。

表 19-2 ESS 患者激素治疗方案

患者雌激素水平	ER+/PR−	肿瘤受体水平 ER−/PR−	ER+/PR+
手术相关绝经(全子宫+BSO)	AL 或孕激素	AL	无治疗
绝经前保留卵巢	GnRH 类似物	GnRH 类似物	无治疗

AL,芳香酶抑制药;BSO,双附件切除术;ESS,子宫内膜间质肉瘤;ER,雌激素受体;GnRH,促性腺激素释放激素;PR,孕激素受体

5. 靶向治疗　肾母细胞瘤基因 1
（WT1）位于 11 号染色体短臂 1 区 3 段
（11p13），在血液系统及实质恶性肿瘤中过
表达[88-103]。WT1 因其免疫原性强、局限
于肿瘤细胞而被学界关注[88]。有研究发现
47％～93％的 ESSs 过表达 WT1，这给治疗
提供潜在可能[88,103,104]。WT1 靶向治
疗在未来治疗 ESS 上有潜在价值。

未来其他治疗方法如关于阐明 JAZF1/
JJAZ1、JAZF1/PHF1 及 EPC1/PHF1 的价
值及其下游效应。这些融合基因的靶向治疗
在未来有发展前景[88]。

甲磺酸伊马替尼为酪氨酸酶抑制药。酪
氨酸酶（c-kit，PDGF，and C-abl）在增殖、分
化的调节中很重要。Cheng 等的研究发现
ESS 患者表达一种或多种靶点，这使甲磺酸
伊马替尼成为 ESS 未来治疗的可能药物
[105,106]。

6. 复发性疾病的治疗　因 ESS 的进展
缓慢，早期疾病的复发可在多年之后。ESS
早期患者的复发率为 36％～56％[3,88,
101]。Ⅰ期 ESS 患者中位复发时间为 65 个
月，而Ⅲ/Ⅳ期患者仅为 9 个月[3]。结合患
者复发病灶的数量、部位、前期治疗方案及患
者的合并症，有些可选择再次手术[88]。对
已行激素治疗且不再适合激素治疗、疾病进
展为高级别恶性肿瘤的患者，可以选择以异
环磷酰胺及多柔比星为主的系统性化学治疗
[88,98,101,102]。靶向治疗也可选择。

九、监测

Ⅰ期 ESS 患者的 5 年生存率为 54％～
100％，Ⅲ期及Ⅳ期患者为 11％[55]。考虑
到 ESS 的晚期复发倾向，建议对患者长期随
访[55]。根据美国国立综合癌症网络
（NCCN）的建议，ESS 及 UES 患者应在初始
的两年内每 3 个月随访 1 次，之后每 6～12
个月随访 1 次；每年 1 次胸片检查；建议行影
像学检查如 CT 或 MRI；根据症状进行患者
教育[99]。

十、总结

ESS 及 UES 是子宫肉瘤的罕见组织学
类型。因该疾病的罕见性，大样本前瞻性随
机对照研究少见。目前学界关于预后因素及
治疗策略无一致观点。全子宫切除及双附件
切除是早期（Ⅰ/Ⅱ）患者标准的治疗方法。
对于晚期患者如有肉眼可见病灶也可行手术
切除。早期患者的辅助治疗价值尚无确切证
据。对晚期患者或复发者，激素治疗一直被
认为是最有效的治疗方案。孕激素及芳香酶
抑制药是报道最多对肉瘤有效的药物。考虑
到 ESS 在初次诊断后多年仍有复发倾向，建
议患者长期随访。

ESS 及 UES 的罕见性有必要进行国际
性共同合作的前瞻性随机对照研究，从而为
制订更好的治疗策略提供依据。

（梁斯晨　译　王建六　校）

参 考 文 献

[1]　Norris，H. J. and Taylor，H. B. (1996) Mesen-
chymal tumors of the uterus. I. A clinical and
pathological study of 53 endometrial stromal
tumors. Cancer，19，755-766.

[2]　Evan，H. L. (1982) Endometrial stromal
sarcoma and poorly differentiated endometrial
sarcoma. Cancer，50，2170-2182.

[3]　Chang，K. L.，Crabtree，G. S.，Lin-Tan，S. K. et
al. (1990) Primary uterine endometrial

stromal neoplasms. A clinicopathologic study
of 117 cases. American Journal of Surgical Pa-
thology，14，415-438.

[4]　WHO (2003) World Health Organization clas-
sification of tumours，in：Pathology and Ge-
netics of Tumours of the Breast and Female
Organs (eds F. A. Tavassoli and P. Devilee).
IARC Press，Lyon，pp.233-236.

[5]　Yilmaz，A.，Rush，D. S.，and Soslow，R. A.

(2002) Endometrial stromal sarcomas with unusual histologic features: a report of 24 primary and metastatic tumors emphasizing fibroblastic and smooth muscle differentiation. American Journal of Surgical Pathology, 26, 1142-1150.

[6]　McCluggage, W. G., Date, A., Bharucha, H., and Toner, P. G. (1996) Endometrial stromal sarcoma with sex cord-like areas and focal rhabdoid differentiation. Histopathology, 29, 369-374.

[7]　Clement, P. B. and Scully, R. E. (1992) Endometrial stromal sarcomas of the uterus with extensive endometrioid glandular differentiation: a report of three cases that caused problems in differential diagnosis. International Journal of Gynecological Pathology, 11, 163-173.

[8]　Oliva, E., Young, R. H., Clement, P. B., and Scully, R. E. (1999) Myxoid and fibrous endometrial stromal tumors of the uterus: a report of 10 cases. International Journal of Gynecological Pathology, 18, 310-319.

[9]　McCluggage, W. G., Cromie, A. J., Bryson, C., and Traub, A. I. (2001) Uterine endometrial stromal sarcoma with smooth muscle and glandular differentiation. Journal of Clinical Pathology, 54, 481-483.

[10]　Kim, Y. H., Cho, H., Kyeom-Kim, H., and Kim, I. (1996) Uterine endometrial stromal sarcoma with rhabdoid and smooth muscle differentiation. Journal of Korean Medical Science, 11, 88-93.

[11]　Lloreta, J. and Prat, J. (1992) Endometrial stromal nodule with smooth and skeletal muscle components simulating stromal sarcoma. International Journal of Gynecological Pathology, 11, 293-298.

[12]　Kasashima, S., Kobayashi, M., Yamada, M., and Oda, Y. (2003) Myxoid endometrial stromal sarcoma of the uterus. Pathology International, 53, 637-641.

[13]　Baker, P. M., Moch, H., and Oliva, E. (2005) Unusual morphologic features of endometrial stromal tumors: a report of 2 cases. American Journal of Surgical Pathology, 29, 1394-1398.

[14]　Kurihara, S., Oda, Y., Ohishi, Y. et al. (2008) Endometrial stromal sarcomas and related high-grade sarcomas: immunohistochemical and molecular genetic study of 31 cases. American Journal of Surgical Pathology, 32, 1228-1238.

[15]　D'Angelo, E., Spagnoli, L. G., and Prat, J. (2009) Comparative clinicopathologic and immunohistochemical analysis of uterine sarcomas diagnosed using the World Health Organization classification system. Human Pathology, 40, 1571-1585.

[16]　Toro, J. R., Travis, L. B., WU, H. J. et al. (2006) Incidence patterns of soft tissue sarcomas, regardless or primary site, in the surveillance, epidemiology and results program, 1978-2001. An analysis of 26,758 cases. International Journal of Cancer, 119, 2922-2929.

[17]　Brooks, S. E., Zhan, M., Cote, T., and Baquet CR. (2004) Surveillance, epidemiology, and end results analysis of 2677 cases of uterine sarcoma 1989-1999. Gynecologic Oncology, 93, 204-208.

[18]　Ueda, S. M., Kapp, D. S., Cheung, M. K. et al. (2008) Trends in demographic and clinical characteristics in women diagnosed with corpus cancer and their potential impact on the increasing number of deaths. American Journal of Obstetrics & Gynecology, 198, 218-221.

[19]　Xue, W. C. and Cheung, A. N. (2011) Endometrial stromal sarcoma of the uterus. Best Practice & Research Clinical Obstetrics and Gynecology, 25, 719-732.

[20]　McCluggage, W. G., Bailie, C., Weir, P. et al. (1996) Endometrial stromal sarcoma arising in pelvic endometriosis in a patient receiving unopposed oestrogen therapy. British Journal of Obstetrics & Gynaecology, 103, 1252-1254.

[21]　Eddy, G. L. and Mazur, M. T. (1997) Endolymphatic stromal myosis associated with tamoxifen use. Gynecologic Oncology, 64, 262-264.

[22] Dionigi, A., Oliva, E., Clement, P. B., and Young, R. H. (2002) Endometrial stromal nodules and endometrial stromal tumors with limited infiltration: a clinicopathologic study of 50 cases. American Journal of Surgical Pathology, 5, 567-581.

[23] Baker, P. and Oliva, E. (2007) Endometrial stromal tumours of the uterus: a practical approach using conventional morphology and ancillary techniques. Journal of Clinical Pathology, 60, 235-243.

[24] Fekete, P.S. and Vellios, F. (1984) The clinical and histologic spectrum of endometrial stromal neoplasms: a report of 41 cases. International Journal of Gynecological Pathology, 3, 198-212.

[25] Hart, W. R. and Yoonessi, M. (1977) Endometrial stromatosis of the uterus. Obstetrics & Gynecology, 49, 393-403.

[26] Oliva, E., Young, R. H., Clement, P. B. et al. (1995) Cellular benign mesenchymal tumors of the uterus. A comparative morphologic and immunohistochemical analysis of 33 highly cellular leiomyomas and six endometrial stromal nodules, two frequently confused tumors. American Journal of Surgical Pathology, 19, 757-768.

[27] Baker, P. and Oliva, E. (2007) Endometrial stromal tumours of the uterus: a practical approach using conventional morphology and ancillary techniques. Journal of Clinical Pathology, 60, 235-243.

[28] Abrams, J., Talcott, J., and Corson, J. M. (1989) Pulmonary metastases in patients with low-grade endometrial stromal sarcoma. Clinicopathologic findings with immunohistochemical characterization. American Journal of Surgical Pathology, 13, 133-140.

[29] Oliva, E., Young, R. H., Amin, M. B., and Clement, P. B. (2002) An immunohistochemical analysis of endometrial stromal and smooth muscle tumors of the uterus: a study of 54 cases emphasizing the importance of using a panel be-cause of overlap in immunoreactivity for individual antibodies. American Journal of Surgical Pathology, 26, 403-412.

[30] Devaney, K. and Tavassoli, F. A. (1991) Immunohistochemistry as a diagnostic aid in the interpretation of unusual mesenchymal tumors of the uterus. Modern Pathology, 4, 225-231.

[31] Franquemont, D. W., Frierson, Jr, H. F., and Mills, S. E. (1991) An immunohistochemical study of normal endometrial stroma and endometrial stromal neoplasms. Evidence for smooth muscle differentiation. American Journal of Surgical Pathology, 15, 861-870.

[32] McCluggage, W. G., Sumathi, V. P., and Maxwell, P. (2001) CD10 is a sensitive and diagnostically useful immunohisto-chemical marker of normal endometrial stroma and of endometrial stromal neoplasms. Histopathology, 39, 273-278.

[33] Sumathi, V. P. and McCluggage, W. G. (2002) CD10 is useful in demonstrating endometrial stroma at ectopic sites and in confirming a diagnosis of endometriosis. Journal of Clinical Pathology, 55, 391-392.

[34] Chu, P. G., Arber, D. A., Weiss, L. M., and Chang, K. L. (2001) Utility of CD10 in distinguishing between endometrial stromal sarcoma and uterine smooth muscle tumors: an immunohistochemical comparison of 34 cases. Modern Pathology, 14, 465-471.

[35] Nucci, M.R., O'Connell, J. T., Huettner, P.C. et al. (2001) h-Caldesmon expression effectively distinguishes endometrial stromal tumors from uterine smooth muscle tumors. American Journal of Surgical Pathology, 25, 455-463.

[36] Rush, D.S., Tan, J., Baergen, R.N., and Soslow, R. A. (2001) h-Caldesmon, a novel smooth muscle-specific antibody, distinguishes between cellular leiomyoma and endometrial stromal sarcoma. American Journal of Surgical Pathology, 25, 253-258.

[37] de Leval, L., Waltregny, D., Boniver, J. et al.

(2006) Use of histone deacetylase 8 (HDAC8),a new marker of smooth muscle differentiation,in the classification of mesenchymal tumors of the uterus. American Journal of Surgical Pathology,30,319-327.

[38] Chiang,S.and Oliva, E.(2011)Cytogenic and molecular aberrations in endometrial stromal tumors.Human Pathology,42,609-617.

[39] Moinfar, F., Gogg-Kamerer, M., Sommersacher,A.,et al.(2005)Endometrial stromal sarcomas frequently express epidermal growth factor receptor(EGFR, HER-1):potential basis for a new therapeutic approach. American Journal of Surgical Pathology,29, 485-489.

[40] Liegl,B.,Reich, O., Nogales,F.F.,and Regauer, S. (2006) PDGF-alpha and PDGFbeta are expressed in endometrial stromal sarcoma:a potential therapeutic target for tyrosine kinase inhibitors? Histopathology, 49,545-546.

[41] Ioffe,Y.J.,Li,A.J.,Walsh,C.S.et al.(2009) Hormone receptor expression in uterine sarcomas:prognostic and therapeutic roles. Gynecologic Oncology,115,466-471.

[42] Kurihara,S.,Oda,Y.,Ohishi,Y.et al.(2010) Coincident expression of beta catenin and cyclin D1 in endometrial stromal tumors and related high grade sarcomas.Modern Pathology,23,225-234.

[43] Ng, T. L., Gown, A. M., Barry, T. S. et al. Nuclear beta-catenin in mesenchymal tumors. Modern Pathology,18,68-74.

[44] Dal Cin, P., Talcott, J., Abrams, J. et al. (1988)Ins(10;19)in an endometrial sarcoma. Cancer Genetics &Cytogenetics,36,1-5.

[45] Sreekantaiah,C., Li, F.P., Weidner, N., and Sandberg, A. A. (1991) An endometrial stromal sarcoma with clonal cytogenetic abnormalities.Cancer Genetics &Cytogenetics, 55,163-166.

[46] Pauwels,P.,Dal Cin,P.,Van de Moosdijk,C. N.et al.(1996)Cytogenetics revealing the di-agnosis in a metastatic endometrial stromal sarcoma.Histopathology,29,84-87.

[47] Hennig, Y., Caselitz, J., Bartnitzke, S., and Bullerdiek,J.(1997)A third case of a low-grade endometrial stromal sarcoma with a t (7;17)(p14 approximately 21;q11.2 approximately 21).Cancer Genetics &Cytogenetics, 98,84-86.

[48] Koontz, J. I., Soreng, A. L., Nucci, M. et al. (2001) Frequent fusion of the JAZF1 and JJAZ1 genes in endometrial stromal tumors. Proceedings of National Academy of Sciences USA,98,6348-6353.

[49] Micci, F., Walter,C.U., Teixeira, M.R.et al. (2003)Cytogenetic and molecular genetic analyses of endometrial stromal sarcoma:nonrandom involvement of chromosome arms 6p and 7p and confirmation of JAZF1/JJAZ1 gene fusion in t (7; 17). Cancer Genetics &Cytogenetics,144,119-124.

[50] Satoh,Y., Ishikawa, Y., Miyoshi, T. et al. (2003) Pulmonary metastases from a low-grade endometrial stromal sarcoma confirmed by chromosome aberration and fluorescence insitu hybridization approaches:a case of recurrence 13 years after hysterectomy. Virchows Archives,442,173-178.

[51] Dal Cin,P., Aly, M. S., De Wever, I. et al. (1992)Endometrial stromal sarcoma t(7;17) (p15-21;q12-21)is a nonrandom chromosome change. Cancer Genetics &Cytogenetics, 63, 43-46.

[52] Moinfar,F., Kremser, M. L., Man, Y. G. et al. (2004)Allelic imbalances in endometrial stromal neoplasms:frequent genetic alterations in the nontumorous normal-appearing endometrial and myometrial tissues. Gynecologic Oncology, 95, 662-671.

[53] Ganjoei, T. A., Behtash, N., Shariat, M., and Low, A. M. (2006) Grade endometrial stromal sarcoma of uterine corpus:A clinicopathological and survey study in 14 cases.World Journal of Surgical Oncology,4,50-56.

[54]　Jin, Y., Pan, L., Wang, X. et al. (2010) Clinical characteristics of endometrial stromal sarcoma from an academic medical hospital in China. International Journal of Gynecological Cancer, 20, 1535-1539.

[55]　Puliyath, G. and Nair, M. K. (2012) Endometrial stromal sarcoma: a review of the literature. Indian Journal of Medical and Paediatric Oncology, 33, 1-6.

[56]　Bansal, N., Herzog, T. J., Burke, W. et al. (2008) The utility of preoperative endometrial sampling for the detection of uterine sarcomas. Gynecologic Oncology, 110, 43-56.

[57]　Sagae, S., Yamashita, K., Ishioka, S. et al. (2004) Preoperative diagnosis and treatment results in 106 patients with uterine sarcoma in Hokkaido, Japan. Oncology, 67, 33-38.

[58]　Toprak, U., Paaolu, E., Karademir, M. A., and Gülbay, M. (2004) Sonographic, CT, and MRI findings of endometrial stromal sarcoma located in the myometrium and associated with peritoneal inclusion cyst. American Journal of Roentgenology, 182, 1531-1533.

[59]　Oliva, E., Clement, B., and Young, R. H. (2000) Endometrial stromal tumours: An update on a group of tumours with a protean phenotype. Advances in Anatomic Pathology, 7, 257-281.

[60]　Brocker, K. A., Alt, C. D., Eichbaum, M. et al. (2011) Imaging of female pelvic malignancies regarding MRI, CT, and PET/CT. Part 1. Strahlentherapie und Onkologie, 187, 611-618.

[61]　Chang, K. L., Crabtree, G. S., Lim-Tan, S. K. et al. (2000) Primary uterine endometrial stromal neoplasms. A clinico-pathologic study of 117 cases. American Journal of Surgical Pathology, 24, 513-524.

[62]　Gadducci, A., Sartori, E., Landoni, F. et al. (1996) Endometrial stromal sarcoma: analysis of treatment failures and survival. Gynecologic Oncology, 63, 247-253.

[63]　Gadducci, A., Cosio, S., Romanini, A. et al. (2008) The management of patients with uterine sarcoma: a debated clinical challenge. Critical Reviews on Oncology & Hematology, 65, 129-142.

[64]　Berchuck, A., Rubin, S. C., Hoskins, W. J. et al. (1990) Treatment of endometrial stromal tumors. Gynecologic Oncology, 36, 60-65.

[65]　Gadducci, A. (2011) Prognostic factors in uterine sarcoma. Best Practice & Research Clinical Obstetrics and Gynaecology, 25, 783-695.

[66]　Chu, M. C., Mor, G., Lim, C. et al. (2003) Low-grade endometrial stromal sarcoma: Hormonal aspects. Gynecologic Oncology, 90, 170-176.

[67]　Pink, D., Lindner, T., and Mrozek, A. (2006) Harm or benefit of hormonal treatment in metastatic low-grade endometrial stromal sarcoma: single center experience with 10 cases and review of the literature. Gynecologic Oncology, 1013, 464-469.

[68]　FIGO Committee on gynecologic oncology. FIGO staging for uterine sarcomas. International Journal of Gynecological Obstetrics, 106, 277.

[69]　Garg, G., Shah, J. P., Toy, E. P. et al. (2010) Stage IA vs IB endometrial stromal sarcoma: does the new staging system predict survival? Gynecologic Oncology, 118, 8-13.

[70]　Chan, J. K., Kawar, N. M., Shin, J. Y. et al. (2008) Endometrial stromal sarcoma: a population-based analysis. British Journal of Cancer, 99, 1210-1215.

[71]　Nordal, R. R., Kristensen, G. B., Kaern, J. et al. (1996) The prognostic significance of surgery, tumor size, malignancy grade, menopausal status, and DNA ploidy in endometrial stromal sarcoma. Gynecologic Oncology, 62, 254-259.

[72]　Bodner, K., Bodner-Adler, B., Obermair, A. et al. (2001) Prognostic parameters in endometrial stromal sarcoma: a clinicopathologic study in 31 patients. Gynecologic Oncology, 81, 160-165.

[73]　Evans, H. L. (1982) Endometrial stromal sar-

coma and poorly differentiated endometrial sarcoma.Cancer,50,2170-2182.

[74] Leath,C.A.,Huh,W.K.,Hyde,J.et al.(2007) A multi-institu-tional review of outcomes of endometrial stromal sarcoma. Gynecologic Oncology,105,630-634.

[75] Riopel, J., Plante, M., Renaud, M. C. et al. (2005) Lymph node metastases in low-grade endometrial stromal sarcoma. Gynecologic Oncology,96,402-406.

[76] Garcia-Martinez, E., Lucas, E. P., Garcia-Donas,J.et al.(2011)Current management of uterine sarcomas. Clinical Translational Oncology,13,307-314.

[77] Shah, J. P., Bryant, C. S., Kumar, S. et al. (2008) Lymphadenectomy and ovarian preservation in low-grade endometrial stromal sarcoma. Obstetrics & Gynecology, 112, 1102-1108.

[78] Abeler, V. M., Royne, O., Thorsen, S., et al. (2009) Uterine sarcomas in Norway. A histopathological and prognostic survey of a total population from 1970 to 2000 including 419 patients.Histopathology,54,355-364.

[79] De Fusco, P. A., Gaffey, T. A., Malkasian, G. D.et al.(1989)Endometrial stromal sarcoma: a review of Mayo Clinic experience, 1945-1980.Gynecologic Oncology,35,8-14.

[80] Trope,C.G.,Abeler,V.M.,and Gunnar,K.B. (2012)Diagnosis and treatment of sarcoma of the uterus: a review. Acta Oncologica, 51, 694-705.

[81] Nam, J. H. (2011) Surgical treatment of uterine sarcoma. Best Practice & Research Clinical Obstetrics and Gynecology, 25, 751-760.

[82] Park,J.Y.,Kim,D.Y.,Suh,D.S.et al.(2008) Prognostic factors and treatment outcomes of patients with uterine sarcomas: analysis of 127 patients at a single institution, 1989-2007.Journal of Cancer Research and Clinical Oncology,134,1277-1287.

[83] Park, J. Y., Kim, D. Y., Kim, Y. M. et al.

(2011) The impact of tumor morcellation during surgery on the outcomes of patients with apparently early low-grade endometrial stromal sarcoma of the uterus.Annals of Surgical Oncology,18,3453-3461.

[84] Amant,F.,De Knijf,A.,Van Calster,B.et al. (2007)Clinical study investigating the role of lymphadenectomy,surgical castration and adjuvant hormonal treatment in endometrial stromal sarcoma. British Journal of Cancer, 97,1194-1199.

[85] Leitao,M.M.,Sonoda,Y.,Brennan,M.F.,and Barakat, R. R. (2003) Chi DS. Incidence of lymph node and ovarian metastases in leiomyosarcoma of the uterus. Gynecologic Oncology,91,209-212.

[86] Giuntoli, R.L., Metzinger, D.S., DiMarco, C. S.et al.(2003)Retrospective review of 208 patients with leiomyosarcoma of the uterus: prognostic indicators, surgical management, and adjuvant therapy.Gynecologic Oncology, 89,460-469.

[87] Li,A.J.,Giuntoli,R.L.,Drake,R.et al.(2005) Ovarian preservation in stage I low-grade endometrial stromal sarcomas. Obstetrics & Gynecology,106,1304-1308.

[88] Amant, F., Coosemans, A., Debiec-Rychter, M. et al. (2009) Clinical management of uterine sarcomas. Lancet Oncology, 12, 1188-1198.

[89] Tse, K. Y., Crawford, R., and Ngan, H. Y. (2011)Staging of uterine sarcomas.Best Practice & Research Clinical Obstetrics and Gynecology,25,733-749.

[90] Amant,F.,Moerman,P.,Cadron,I.et al.(2003) The diagnostic problem of endometrial stromal sarcoma:report on six cases.Gynecologic Oncology,90,37-43.

[91] Thomas, B., Keeney, G., Podratz, K., and Dowdy, S. (2009) Endometrial stromal sarcoma: treatment and patterns of recurrence. International Journal of Gynecological Cancer,19,253-256.

［92］ Spano,J.P.,Soria,J.C.,Kambouchner,M.et al. (2003) Longterm survival of patients given hormonal therapy for metastatic endometrial stromal sarcoma.Medical Oncology, 20,87-93.

［93］ Pink,D., Lindner, T., Mrozek, A. et al. (2006) Harm or benefit of hormonal treatment in metastatic low-grade endometrial stromal sarcoma: single center experience with 10 cases and review of the literature. Gynecologic Oncology,101,464-469.

［94］ Hardman,M.P.,Roman,J.J.,Burnett,A.F., and Santin, A. D. (2007) Metastatic uterine leiomyosarcoma regression using an aromatase inhibitor.Obstetrics & Gynecology, 110,518-520.

［95］ Reich,O.and Regauer,S.(2006)Estrogen replacement therapy and tamoxifen are contraindicated in patients with endometrial stromal sarcoma. Gynecologic Oncology, 102, 413-414.

［96］ Casali,P.G.and Blay,J.Y.(2010)Soft tissue sarcomas: ESMO clinical practice guidelines for diagnosis, treatment and follow-up. Annals of Oncology,21,198-203.

［97］ Maluf,F.C.,Sabatini,P.,Schwartz,L.et al. (2001)Endometrial stromal sarcoma:objective response to letrozole.Gynecologic Oncology,82,384-388.

［98］ Sutton, G., Blessing, J. A., Park, R. et al. (1996)Ifosfamide treatment of recurrent or metastatic endometrial stromal sarcomas previously unexposed to chemotherapy: a study of the Gynecologic Oncology Group. Obstetrics & Gynecology,87,747-750.

［99］ Greer,B.E.,Koh,W.J.,Abu-Rustum,N.et al. (2009) Uterine neoplasms. Clinical practice guidelines in oncology. Journal of National Comprehensive Cancer Network, 7,498-531.

［100］ Reed,N.S.,Mangioni,C.,Malmstrom,H.et al.(2008)Phase Ⅲ randomised study to evaluate the role of adjuvant pelvic radiotherapy in the treatment of uterine sarcomas stages I and Ⅱ: an European Organisation for Research and Treatment of Cancer Gynaecological Cancer Group Study (protocol 55874). European Journal of Cancer, 44, 808-818.

［101］ Piver, M., Rutledge, F., Copeland, L. et al. (1984)Uterine endolymphatic stromal myosis: a collaborative study.Obstetrics & Gynecology,64,173-178.

［102］ Yokoyama,Y.,Ono,Y.,Sakamoto,T.et al. (2004) Asymptomatic intracardiac metastasis from a low-grade endometrial stromal sarcoma with successful surgical resection. Gynecologic Oncology,92,999-1001.

［103］ Nakatsuka, S., Oki, Y., Horiuchi, T. et al. (2006) Immunohistochemical detection of WT1 protein in a variety of cancer cells. Modern Pathology,19,804-814.

［104］ Coosemans, A., Nik, S. A., Caluwaerts, S. et al. (2007) Upregulation of Wilms' tumour gene 1(WT1)in uterine sarcomas.European Journal Cancer,43,1630-1637.

［105］ Cheng, X., Yang, G., Schmeler, K. M. et al. (2011)Recurrence patterns and prognosis of endometrial stromal sarcoma and potential of tyrosine kinase-inhibiting therapy. Gynecologic Oncology,121,323-327.

［106］ Monifar, F., Gogg-Kamerer, M., Sommersacher, A. et al. (2005) Endometrial stromal sarcomas frequently express epidermal growth factor receptor (EGFR, HER-1). American Journal of Surgical Pathology,29,485-489.

4

第四部分

少见子宫颈、外阴、阴道恶性肿瘤

第20章

宫颈的小细胞神经内分泌癌

一、简介

在美国,宫颈癌是第三大常见妇科肿瘤,但在全球范围内,宫颈癌是最常见的妇科肿瘤[1]。不幸的是,承担疾病负担的是缺乏宫颈癌筛查及预防体系的资源贫乏国家。在某些发展中国家,宫颈癌仍然是所有女性恶性癌瘤中第二常见的癌症(17.8/10 万)及癌症相关死亡原因的第 2 位(9.8/10 万)[2]。子宫颈癌中,鳞癌约占 70%,腺癌占 25%[3,4]。其他组织学类型罕见。子宫颈的神经内分泌癌,主要是小细胞,占所有宫颈癌的 1%~2%[5-9]。

为了创建统一可重复性的术语,美国国家癌症研究所和美国病理学家学院在 1997 年标准化了宫颈神经内分泌肿瘤这一用词[6]。其目的是建立一个类似于肺神经内分泌肿瘤的分类[6],于是建立了下面 4 个分类:小细胞癌,大细胞神经内分泌癌,典型类癌,不典型类癌。

1957 年,Reagan 等首先描述了存在肺外的小细胞癌-宫颈的小细胞神经内分泌癌[10]。小细胞神经内分泌癌是最常见的宫颈内分泌肿瘤。大细胞神经内分泌癌是一种独立的,更罕见的组织学类型,但其生物学行为及治疗与小细胞型相仿[5-8]。本章将主要讲述宫颈小细胞神经内分泌癌。宫颈具有类癌特性的肿瘤极为罕见。

由于罕见,缺乏前瞻性研究的数据。妇科肿瘤组织(GOG)曾在 1982 年至 1986 年间尝试研究小细胞宫颈癌(方案 66),但因为无法累积足够数量的患者,研究被迫提前停止。因此,该肿瘤的治疗推荐主要是基于回顾性研究和治疗肺神经内分泌肿瘤的经验。

与鳞状细胞癌相比,宫颈小细胞癌(SCCC)预后更差[11,12]。这些肿瘤更易早期即发生血行传播,常伴有淋巴脉管间隙受累和淋巴结转移[8,13,14]。血行转移易转移至肝、肺、脑、骨和骨髓[14]。尽管约 50%病人在诊断时为临床早期,但 57%~60%的早期病人伴有淋巴结转移[8,13,14]。与小细胞肺癌类似,SCCC 具有全身转移的倾向,手术和放射治疗效果受到挑战。宫颈小细胞神经内分泌癌患者的预后在很大程度上取决于疾病的范围[15-19]。包括所有分期的全部患者的 5 年生存率为 11%~54%[18,19]。病灶局限于盆腔者 5 年生存率可达 30%,而病变广泛者很少可以存活超过 2 年[15-19]。

二、流行病学

如前所述,SCCC 是一种罕见的肿瘤,占所有浸润性宫颈癌的 1%~2%[5-9,12]。一项采用监测、流行病和最终结果(SEER)数据库的研究报道,美国 1977 到 2003 年 SCCC 的平均年发病率为 0.6/10 万,鳞癌和腺癌分别是 6.6/10 万和 1.2/10 万[11]。在这项研究中,SCCC 的 5 年存活率为 36%,鳞癌为 61%,宫颈腺癌为 70%[11]。SCCC 占所有宫颈癌比例从 0.17%~10.4%[5,20]。

发病率的差异可能是选择标准的不同造成的,选取的患者应该是 SCCC 而不是所有的宫颈神经内分泌肿瘤[20]。与其他组织学类型相比,SCCC 在亚洲或太平洋岛后裔女性多见[11]。虽然因果关系并未确定,但 SCCC 与吸烟密切相关。

SCCC 诊断时的平均年龄是 45 岁[17,19]。一些研究已经确定了 SCCC 和 HPV 16 和 18 型之间的关联,后者比前者更常见[18,21-24]。在 Siriaunkgul 等的研究中,82 例 SCCC 中 76.8% 为 HPV 18 型阳性,23.2% 为未分型 HPV 阳性[25]。与 HPV 18 型相关的宫颈鳞状细胞癌及宫颈腺癌预后差。与 HPV 18 相关的 SCCCs 预后也差[26]。HPV18 和 16 型疫苗是否可以降低 SCCCs 的发病率仍不清楚[26]。

三、病理

SCCC 肿瘤以高核分裂象和广泛坏死为特点。光学和电子显微镜下,它们与肺及肺外的小细胞癌在组织学上相似[27,28]。这些肿瘤通常由小蓝色的细胞组成,胞质少,核深染,染色质均匀分布,核仁通常不存在或不明显[27,28]。小细胞和大细胞类型可以在同一病变并存。细胞通常排列成片,簇,或小梁状,中间有纤维血管基质(彩图 20-1)[28]。

免疫组化染色有助于区别神经内分泌肿瘤。其他肿瘤,如基底细胞样鳞状癌、胚胎性横纹肌肉瘤、淋巴瘤及子宫下段的未分化癌,在组织学中很难鉴别诊断,特别是在活检标本可能表现出不同程度的伪影,更增加了诊断的困难。这些肿瘤与 SCCC 类似,都可以在 HE 染色的切片中表现为小圆形蓝色细胞[27,28]。由于起源自上皮组织,几乎所有的 SCCCs 对上皮细胞膜抗原和角蛋白都有免疫活性反应[19,29,30]。它们中的绝大多数也至少有一种神经内分泌标志物染色,包括神经元特异性烯醇化酶(NSE),突触素,嗜铬粒蛋白 A(CGA)和神经细胞黏附分子,CD56[19,29,30]。CD56 被认为是确诊小细胞神经内分泌癌最敏感的标志物[19,30]。88%～100% 的病例中,至少一个标志物表达[19,29]。表 20-1 总结了 SCCCs 通常表达的标志物。

表 20-1　与小细胞神经内分泌癌有关的免疫组织化学标志物

标志物	有表达的病例数/所有病例数(%)	参考文献
CGA	50～76	[19,29,30]
NSE	75	[29]
突触素	60～90	[19,29,30]
CD56*	71～92	[19,30]

CGA,嗜铬粒蛋白 A;NSE,神经元特异性烯醇化酶;*.可能是诊断小细胞神经内分泌癌最敏感的标志物

四、临床表现

症状包括阴道出血,阴道排液,骨盆痛/压迫感或体重减轻[31]。少数患者无症状,表现为子宫颈细胞学异常[31]。一项含 188 例 SCCC 患者的荟萃分析结果发现,21.8% 的患者有阴道出血,而 8% 表现为盆腔疼痛/压迫感[31]。此研究中的 115 例患者有关于肿瘤大小的记录。80% 的肿瘤直径≥2cm[31]。Kuji 等报道有临床表现的 51 例患者中 28 例(54%)肿瘤直径大于 4cm[32]。Rekhi 等报道 50 例中 23 例(46%)有阴道出血,阴道排液以及疼痛的症状[33]。

SCCC 患者也可能表现为盆腔肿块,区域淋巴结肿大和腹水。如小细胞肺癌一样,SCCCs 在疾病的早期就可转移至肝、骨、脑、骨髓和肾上腺[26]。同样,SCCC 患者可表现出异位激素分泌或副肿瘤综合征的临床/生化证据。如促肾上腺皮质激素的产生可导致库欣综合征,病人也可以表现为低血糖、高血钙、神经系统紊乱以及抗利尿激素分泌(SIADH)异常综合征[26]。

五、治疗前的评估

如前所述,SCCC 可能表现为宫颈及骨盆外的播散。最常见的骨盆外扩散是骨、锁骨上淋巴结及肺[26]。治疗前评估应该包括系统回顾、全身查体及影像学检查。

腹部及盆腔的计算机断层扫描(CT)可以评估局部病灶的范围。胸部 CT 有助于排除原发小细胞肺癌。因为有数据支持应用 PET / CT(正电子发射断层扫描)评估宫颈癌,所以可以考虑采用 PET/CT 替代 CT。妇科肿瘤协会(GOG)认为考虑到 SCCC 患者出现症状时就易于转移的倾向,应将 PET/CT 纳入 SCCC 的术前评估[34-36]。尽管脑转移在肺的小细胞神经内分泌癌中常见,但在 SCCC 中比较罕见。Hoskins 等进行的一项 14 年的回顾性研究中,初始症状时未发现脑转移[37]。所以头部 CT 不是必需的,但在有肺转移时应该考虑。

SCCC 的诊断一般通过宫颈活检,但是由于活检得到的组织量有限,在得到切除的子宫标本或整体肿物进行组织学评估之前,神经内分泌的性质可能无法判断识别。

六、预后因素

肿瘤体积大、期别晚、纯小细胞组织类型、有淋巴结受累及受累的淋巴结数量都是预后差的影响因素[13,15-17,19]。在 Viswanathan 等的研究中,所有生存者的肿瘤直径都小于 4cm,并且没有淋巴结转移的临床证据[19]。

吸烟与临床预后差有关[28,39,40]。吸烟会导致一个较低的氧饱和度并降低放射治疗的效果。体外研究表明,尼古丁对于 SCCCs 能起生长因子的作用[40]。

分期也是一个预后因素。SCCC 分期采用国际妇产科联盟(FIGO)分期系统。在一项 239 例 SCCC 的研究中,42% 为 I 期,19% 为 II 期,10% 为 III 期,IV 期占 23%[12]。早期的患者经过综合治疗后,3 年无瘤生存可高达 80%[37,41]。与之相反的是,诊断为晚期者几乎没有能存活超过 2 年的[37,41]。

七、治疗

由于缺乏前瞻性研究,回顾性研究有限,对于宫颈小细胞癌的治疗大部分参考其他病理类型的宫颈癌及小细胞肺癌的治疗。SCCC 患者的化疗方案借鉴了小细胞肺癌的治疗经验[15,17,19,21,31,37,41-46]

对于病灶可切除的早期患者,手术后辅以放化疗或者化疗是可取的。[15,17,19,21,31,37,43-46]。对于病灶无法切除,局部晚期,没有转移的患者,推荐放化疗[15,17,19,21,31,37,43-46]。单独化疗推荐用于有转移患者的姑息性治疗[15,17,19,21,31,37,43-46]。

1. 早期疾病

(1)手术:对于早期的患者,根治性子宫切除及盆腔淋巴结切除的手术治疗可能是可取的[13,15-17,19,36,41,42]。尽管仅行根治性子宫切除术后的生存状况很差,但是关于早期患者的最佳治疗方案并没有共识。然而据报道,对于首先接受手术切除的患者,长期生存只出现在经过综合模式治疗的患者[34]。

手术治疗对早期 SCCC 患者的作用已经在几项研究中得到了证实。一项含 188 名患者的单中心资料及文献回顾研究表明,根治性子宫切除及任何药物的化疗是 I ~ IIA 期 SCCC 患者的独立预后影响因素[31]。根治性子宫切除术后的患者 5 年生存率为 38%,未接受手术者为 24%($P \leqslant 0.001$)[31]。由于是回顾性研究,手术对于生存率的影响可能被夸大了,因为同没有进行根治性手术的患者相比,接受了根治性手术的患者可能会有较好的一般状态,较少的并发症,较好的预后[31]。

放化疗有可能对早期的 SCCC 有治愈效

果。在一项有 31 名患者的研究中,患者应用顺铂加依托泊苷或紫杉醇化疗,随后进行同步的放化疗,伴或不伴放化疗后辅助卡铂与紫杉醇的治疗,29 名患者只进行宫颈活检,5 名患者进行子宫切除[37]。对于早期的患者(Ⅰ～Ⅱ),3 年控制率是 80%,晚期患者(Ⅲ～Ⅳ)是 38%[37]。局部复发大约是 13%[37]。研究者发现,采用联合放疗及顺铂为基础的化疗,估计有 55% 的患者能治疗成功[37]。

对于小的可切除的病灶,缺乏比较单独手术与放化疗效果的前瞻性研究。哪些患者应该进行根治性子宫切除,哪些应该进行联合放化疗尚不清楚。根据妇科肿瘤协会(GOG)关于小细胞神经内分泌癌的文件,应基于肿瘤的大小选择治疗方案[34]。

● 肿瘤≤4cm(Ⅰ～ⅡA 期):根治性子宫切除术及盆腔淋巴结清扫,术后辅助化疗(依托泊苷加顺铂),可放疗或不放疗。

● 肿瘤>4cm(Ⅰ～ⅡA 期):同步放化疗,或以顺铂为主的新辅助化疗后,如病灶局限,进行手术治疗。

(2)放化疗:无论是对比单独化疗与放化疗作为初始治疗的效果,还是对比两者作为根治性手术后的辅助治疗的效果,均缺乏来自随机研究的数据。对于晚期的,不适合手术的患者,应该考虑放化疗[34]。对于有淋巴结转移的或者 PET/CT 证实淋巴结有氟脱氧葡萄糖(FDG)高代谢者,推荐初始治疗采用放化疗[34]。化疗方案来自肺癌,应用依托泊苷加顺铂(EP),伴同步盆腔放疗[34]。

(3)化疗:有几项研究支持对早期的 SCCC 在根治性手术后辅以化疗[17,38,43,45,47-50]。早期患者完成最初的彻底手术切除后,应该考虑辅助化疗[34]。实际上,由于 SCCC 具有早期播散、远处复发的特点以及其对铂类为基础的化疗药的敏感性,对所有期别的患者均应该进行全身化疗[34]。

Zivanovic 等报道了 17 例 SCCC,先进行手术治疗,有或者无辅助治疗(放疗,同步放化疗,或者单独化疗)[41]。经过多变量分析,疾病程度是唯一的影响生存的预后因素[41]。早期(ⅠA1～ⅠB2 期)患者的生存明显好于晚期(ⅡB～Ⅳ 期)的患者,生存时间分别是 31 个月与 6 个月(P=0.034)[41]。早期患者中,接受过化疗者的 3 年远处无复发生存好于未行化疗的患者(83% vs 0%,P=0.025)[41]。5 例未把化疗列入一线治疗的早期患者,术后均复发,伴随远处转移,并且在最初诊断后 2 年内死亡[41]。而接受了辅助化疗的 6 例患者中只有 1 例复发[41]。

在一项根治性子宫切除后辅以化疗的研究中,23 例 SCCC 患者辅以顺铂,长春碱与博来霉素化疗(PVB)或者长春新碱+多柔比星+环磷酰胺与顺铂+依托泊苷交替(VAC/EP)。中位随访时间为 41 个月,进行 VAC/EP 交替辅助化疗者 5 年生存率较高[45]。行 VAC/EP 患者的 5 年生存率为 68%,行 PVB 者为 33%(P=0.0078)[45]。

在 Lee 等的研究中,辅助放化疗与单独化疗相比没有益处[38]。在这项研究中,68 位 FIGO 分期为ⅠB～ⅡB 位患者中,单纯行手术治疗者 7 例,新辅助化疗后行根治性手术,术后行或无放疗 11 例,根治性手术后辅助化疗 24 例,根治性手术后放疗或者放化疗者 26 例[38]。有几种化疗方案可供选择,全部患者的 2 年和 5 年生存率分别是 65% 和 47%[38]。在多变量分析中,疾病分期是唯一的预后因素[38]。ⅠB1 期患者的 5 年生存率是 55%,而ⅠB2 及ⅡB 期患者的 5 年生存率是 32%[38]。尽管应用辅助化疗后,生存率有升高的趋势,但未达到统计学意义[38]。48 例接受辅助化疗患者的 5 年生存率是 48.9%,而没有接受化疗的是 42.0%(P=0.62)[38]。这项研究没有显示出辅助化疗可以提高生存率的原因可能是由于样本量小以及无标准的化疗方案[34]。

总之,对于 SCCC,大部分作者推荐辅助化疗。与毒副作用较大的 VAC 方案比较,EP 方案因其耐受性良好成为首选[51,52]。表 20-2 列出了包含 EP 的能应用在全身治疗或者同步放化疗的具体方案。前两个周期,在第 1 天和第 22 天,可以同时给予化疗。剩下的两个周期可以在既定放疗完成后给予。

表 20-2　依托泊苷/顺铂化疗方案 *

化疗药物	剂量(mg/m²)	用药途径	时间†
顺铂	80	Ⅳ	D1
依托泊苷	100	Ⅳ	D1,2,3

＊本方案每 21 天一个周期,共 4 个周期;† 前两个周期,在第 1 天和第 22 天,可以同时给予化疗,剩下的两个周期可以在既定放疗完成后给予

(4)盆腔放疗:作用在几项回顾性研究中都有提及[13,16]。Sheet 等报道了 14 例早期 SCCC 患者,因为有淋巴结转移或其他高危因素,在子宫切除后行辅助放疗[13]。所有的患者均发生肿瘤的复发,12 例在研究发表之前已经去世[13]。在另一项研究中,12 例患者同样因为病灶邻近手术切缘或淋巴结转移在手术后辅以放疗[16]。5 例接受辅助放疗的患者 4 例发生盆腔复发并死亡[16]。治愈的都是那些肿瘤较小的术后行辅助放疗后者[16]。这些研究没有把系统的化疗包括在治疗方案中。他们没有发现术后辅助放疗的益处[34]。

(5)全脑放疗:对小细胞肺癌的患者行预防性全脑放疗可能适合治疗潜在的转移灶,由此降低脑部转移风险并且延长生存。尚无随机试验评估预防性脑部放疗在 SCCC 的作用。在 MD Anderson 肿瘤中心的研究中,21 例 SCCC 者 6 例初始治疗为根治性子宫切除术,15 例初始治疗为接受放疗,21 例中 13 例接受了全身的顺铂、多柔比星加依托泊苷的联合化疗。没有患者给予脑部放疗。总生存率为 29%,平均复发时间为 8.4 个月(3.6～28 个月)[19]。14 例复发患者中的 12 例发生远处转移,没有 1 例是单独的脑转移[19]。有 2 例患者同时发现脑转移与肺转移。基于上述发现,研究者得出的结论是肺转移可能是发生脑转移的必要前驱条件[19]。不推荐对早期患者常规行预防性的全脑放疗[34]。只有确定存在肺转移时才推荐行脑部的影像学检查[34]。

2. 晚期及转移性疾病　对于局部晚期但无转移的 SCCC 患者,联合化疗及放疗可能是适宜的[34]。同早期患者一样,化疗方案参照小细胞肺癌。放疗技术包括全盆腔放疗,伴或无近距离放疗,应参照治疗其他组织亚型宫颈癌的方案[34]。同步化疗可采用顺铂和依托泊苷。

推荐对广泛转移或复发的 SCCC 患者行系统的全身治疗[34]。应根据患者的体能状况及既往化疗毒副作用选择 EP 或 VAC/EP 化疗方案[34]。

3. 随诊监测　为达到治愈目的,初始治疗后随访监测的主要目标是早期发现可行治愈性补救治疗的复发病灶。随诊策略的有效性尚未被证实[34]。与宫颈鳞癌及腺癌的复发部位常见于局部盆腔不同,SCCC 复发的主要是远处的复发。

定期随诊监测包括系统回顾及体格检查[34]。推荐定期的 CT 或 PET/CT 影像学检查[34]。出现神经系统症状及已知肺转移时,应行脑部 CT 或 MRI 检查[34]。

八、结论

SCCCs 以高核分裂象、坏死及淋巴脉管间隙浸润为特点,形态外观类似于小细胞肺癌[27,28]。SCCCs 多与 HPV 18 型感染有关[18,21-24]。SCCC 的预后明显差于宫颈鳞癌及腺癌[11]。早期、肿瘤直径<4cm 且无转移证据的 SCCC 患者,初始治疗适宜行根治性子宫切除及盆腔淋巴结切除术[34]。术后推荐综合辅助治疗。有数据支持同步放化疗在其他组织亚型的宫颈癌中的作用,鉴

于 SCCC 的远处转移发生率高,推荐术后行全身化疗及同步放疗[34]。同步放化疗及全身化疗均应考虑采用包含 EP 的化疗方案。

对于直径大于 4cm 的肿瘤,初始治疗应该包括化疗及同步放化疗,同样应用以 EP 为基础的化疗方案[34]。对初始化学治疗有反应且无转移证据者,可辅助手术治疗[34]。对局部晚期、不伴有转移的 SCCC,推荐施行联合化疗及放疗[34]。

小细胞肺癌新的全身治疗方案的进展可能导致 SCCC 治疗方案的调整。替莫唑胺及分子靶向制剂正在进行临床试验[53]。潜在的靶向治疗可能包括与细胞毒性剂 DM-1 结合在一起的 CD56 单克隆抗体以及 Src 激酶,Sre 激酶是一种酪氨酸激酶,在小细胞和非小细胞肺癌中差异表达[53,54]。其他具有治疗可能性的途径有 Bcl-2 和 hedgehog [54]。

(袁　振　译　曹冬焱　校)

参 考 文 献

[1] Siegel, R., Naishadham, D., and Jemal, A. (2013) Cancer statistics, 2013. CA Cancer Journal for Clinicians, 63, 11-13.

[2] Jemal, A., Bray, F., Center, M.M. et al. (2011) Global cancer statistics. CA Cancer Journal for Clinicians, 61, 69-71.

[3] SEER data for 2003-2007, http://seer.cancer.gov/(accessed 02 November 2010).

[4] Alfsen, G.C., Thoresen, S.O., Kristensen, G. B. et al. (2000) Histopathologic subtyping of cervical adenocarcinoma reveals increasing incidence rates of endometrioid tumors in all age groups: a population based study with review of all nonsquamous cervical carcinomas in Norway from 1966 to 1970, 1976 to 1980, and 1986 to 1990. Cancer, 89, 1291-1295.

[5] Albores-Saavedra, J., Larraza, O., Poucell, S., and Rodríguez Martínez, H. A. (1976) Carcinoid of the uterine cervix: additional observations on a new tumor entity. Cancer, 38, 2328-2342.

[6] Albores-Saavedra, J., Gersell, D., Gilks, C. B. et al. (1997) Terminology of endocrine tumors of the uterine cervix: results of a workshop sponsored by the College of American Pathologists and the National Cancer Institute. Archives of Pathology & Laboratory Medicine, 121, 34-39.

[7] Miller, B., Dockter, M., el Torky, M., and Photopulos, G. (1991) Small cell carcinoma of the cervix: a clinical and flowcytometric study. Gynecologic Oncology, 42, 27-33.

[8] Van Nagell, J.R., Jr, Donaldson, E.S., Wood, E.G. et al. (1977) Small cell cancer of the uterine cervix. Cancer, 40, 2243-2249.

[9] Scully, R. E., Aguirre, P., and DeLellis, R. A. (1984) Argyrophilia, serotonin, and peptide hormones in the female genital tract and its tumors. International Journal of Gynecological Pathology, 3, 51-70.

[10] Reagen, J.W., Hamonic, M.J., and Wentz, W. B. (1957) Analytical study of the cells in cervical squamous-cell cancer. Laboratory Investigation, 6, 241-246.

[11] Chen, J., Macdonald, O.K., and Gaffney, D.K. (2008) Incidence, mortality, and prognostic factors of small cell carcinoma of the cervix. Obstetrics & Gynecology, 111, 1394-1399.

[12] McCusker, M.E., Coté, T.R., Clegg, L.X., and Tavassoli, F.J. (2003) Endocrine tumors of the uterine cervix: incidence, demographics, and survival with comparison to squamous cell carcinoma. Gynecologic Oncology, 88, 333-339.

[13] Sheets, E. E., Berman, M. L., Hrountas, C.K. et al. (1988) Surgically treated, early-stage neuroendocrine small-cell cervical carcinoma. Obstetrics & Gynecology, 71, 10-14.

[14] Sevin, B. U., Lu, Y., Bloch, D. A. et al. (1996) Surgically defined prognostic parameters in

patients with early cervical carcinoma.A multivariate survival tree analysis. Cancer, 78, 1438-1445.

[15] Chan, J. K., Loizzi, V., Burger, R. A. et al. (2003) Prognostic factors in neuroendocrine small cell cervical carcinoma: a multivariate analysis.Cancer,97,568-574.

[16] Sevin, B. U., Method, M. W., Nadji, M. et al. (1996) Efficacy of radical hysterectomy as treatment for patients with small cell carcinoma of the cervix.Cancer,77,1489-1493.

[17] Boruta,D.M.,2nd,Schorge,J.O.,Duska,L.A. et al. (2001) Multimodality therapy in early-stage neuroendocrine carcinoma of the uterine cervix.Gynecologic Oncology,81,82-87.

[18] Abeler, V.M., Holm, R., Nesland, J.M., and Kjørstad,K.E.(1994)Small cell carcinoma of the cervix.A clinicopathologic study of 26 patients.Cancer,73,672-676.

[19] Viswanathan,A.N.,Deavers,M.T.,Jhingran, A.et al.(2004)Small cell neuroendocrine carcinoma of the cervix:outcome and patterns of recurrence.Gynecologic Oncology,93,27-33.

[20] Barrett,R.J.,Davos,I.,Leuchter,R.S.et al. (1987)Neuroendocrine features in poorly differentiated and undifferentiated carcinomas of the cervix.Cancer,60,2325-2330.

[21] Wang, K. L., Yang, Y. C., Wang, T. Y. et al. (2006)Neuroendocrine carcinoma of the uterine cervix:A clinicopathologic retrospective study of 31 cases with prognostic implications.Journal of Chemotherapy,18,209-214.

[22] Ambros, R. A., Park, J. S., Shah, K. V., and Kurman,R.J.(1991)Evaluation of histologic, morphometric,and immunohistochemical criteria in the differential diagnosis of small cell carcinomas of the cervix with particular reference to human papillomavirus types 16 and 18.Modern Pathology,4,586-593.

[23] Mannion, C., Park, W. S., Man, Y. G. et al. (1998)Endocrine tumors of the cervix:morphologic assessment, expression of human papillomavirus, and evaluation for loss of heterozygosity on 1p, 3p, 11q, and 17p. Cancer, 83,1391-1397.

[24] Stoler, M. H., Mills, S. E., Gersell, D. J., and Walker, A. N. (1991) Small-cell neuroendocrine carcinoma of the cervix.A human papillomavirus type 18-associated cancer. American Journal of Surgical Pathology,15,28-32.

[25] Siriaunkgl, S., Taipat, U., Settakorn, J. et al. (2011) HPV genotyping in neuroendocrine carcinoma of the uterine cervix in northern Thailand. International Journal of Gynaecology & Obstetrics,115,175-179.

[26] Cohen, J. G., Chan, J. K., and Kapp, D. S. (2012) The management of small-cell carcinomas of the gynecologic tract. Current Opinion in Oncology,24,572-579.

[27] Ambros, R. A., Park, J. S., Shah, K. V., and Kurman,R.J.(1991)Evaluation of histologic, morphometric,and immunohistochemical criteria in the differential diagnosis of small cell carcinomas of the cervix with particular reference to human papillomavirus types 16 and 18.Modern Pathology,4,586-593.

[28] Bermudez, A., Vighi, S., Garcia, A., and Sardi,J.(2001)Neuroendocrine cervical carcinoma:a diagnostic and therapeutic challenge. Gynecologic Oncology,82,32-39.

[29] Straughn,J.M.,Jr,Richter,H.E.,Conner,M. G.et al.(2001)Predictors of outcome in small cell carcinoma of the cervix-a case series.Gynecologic Oncology,83,216-221.

[30] McCluggage,W.G.,Kennedy,K.,and Busam,K. J.(2010)An immunohistochemical study of cervical neuroendocrine carcinomas:neoplasms that are commonly TTF1 positive and which may express CK20 and P63.American Journal of Surgical Pathology,34,525-535.

[31] Cohen, J. G., Kapp, D. S., Shin, J. Y. et al. (2010) Small cell carcinoma of the cervix: treatment and survival outcomes of 188 patients.American Journal of Obstetrics & Gynecology,347,e1-e6.

[32] Kuji, S., Hirashima, Y., Nakayama, H. et al.

(2013) Diagnosis, clinicopathologic features, treatment, and prognosis of small cell carcinoma of the uterine cervix: Kansai Clinical Oncology Group/Intergroup study in Japan. Gynecologic Oncology,129,522-527.

[33] Rekhi,B.,Bharti,P.,Deodhar,K.et al.(2013) Spectrum of neuroendocrine carcinomas of the uterine cervix, including histopathologic features, terminology, immunohistochemical profile,and clinical outcomes in a series of 50 cases from a single institution in India.Annals of Diagnostic Pathology,17,1-9.

[34] Gardner, G. J., Reidy-Lagunes, D., and Gehrig, P. A. (2011) Neuroendocrine tumors of the gynecologic tract:A Society of Gynecologic Oncology (SGO) clinical document. Gynecologic Oncology,122,190-198.

[35] Baum,R.P.,Swietaszczyk,C.,and Prasad,V. (2010) FDGPET/CT in lung cancer: an update. Frontiers of Radiation Therapy & Oncology,42,15-45.

[36] Lee,Y.J.,Cho,A.,Cho,B.C.et al. (2009) High tumor metabolic activity as measured by fluorodeoxyglucose positron emission tomography is associated with poor prognosis inlimited and extensive stage small-cell lung cancer. Clinical Cancer Research,15,2426-2432.

[37] Hoskins, P.J., Swenerton, K.D., Pike, J. A. et al. (2003) Smallcell carcinoma of the cervix: fourteen years of experience at a single institution using a combined-modality regimen of involved-field irradiation and platinum-based combination chemotherapy.Journal of Clinical Oncology,21,3495-3501.

[38] Lee,J.M.,Lee,K.B.,Nam,J.H.et al.(2008) Prognostic factorsin FIGO stage IB-IIA small cell neuroendocrine carcinoma of the uterine cervix treated surgically: results of a multicenter retrospective Korean study. Annals of Oncology,19,321-326.

[39] Videtic,G.M.,Stitt, L.W.,Dar, A.R. et al. (2003)Continued cigarette smoking by patients receiving concurrent chemoradiotherapy for limited-stage small-cell lung cancer is associated with decreased survival. Journal of Clinical Oncology,21,1544-1549.

[40] Novak, J., Escobedo-Morse, A., Kelley, K. et al.(2000)Nicotine effects on proliferation and the bombesin-like peptide autocrine system in human small cell lung carcinoma SHP77 cells in culture.Lung Cancer,29,1-10.

[41] Zivanovic, O., Leitao, Jr, M.M., Park, K.J. et al.(2009)Small cell neuroendocrine carcinoma of the cervix:analysis of outcome, recurrence pattern and the impact of platinum-based combination chemotherapy. Gynecologic Oncology,112,590-593.

[42] Trinh, X.B., Bogers, J.J., Van Marck, E.A., and Tjalma,W.A.(2004)Treatment policy of neuroendocrine small cell cancer of the cervix.European Journal of Gynaecologic Oncology,25,40-44.

[43] Collinet, P., Lanvin, D., Declerck, D. et al. (2000) Neuroendocrine tumors of the uterine cervix. Clinicopathologic study of five patients. European Journal of Obstetrics & Gynecology and Reproductive Biology, 91, 51-57.

[44] Chang,T.C.,Hsueh,S.,Lai,C.H.et al.(1999) Phase II trial of neoadjuvant chemotherapy in early-stage small cell cervical cancer.Anticancer Drugs,10,641-646.

[45] Chang, T. C., Lai, C. H., Tseng, C. J. et al. (1998)Prognostic factors in surgically treated small cell cervical carcinoma followed by adjuvant chemotherapy.Cancer,83,712-718.

[46] Sykes, A.J., Shanks, J.H., and Davidson, S.E. (1999) Small cell carcinoma of the uterine cervix:a clinicopathological review. International Journal of Oncology,14,381-389.

[47] O'Hanlan, K. A., Goldberg, G. L., Jones, J.G.et al.(1991) Adjuvant therapy for neuroendocrine small cell carcinoma of the cervix:review of the literature.Gynecologic Oncology,43,167-172.

[48] Lewandowski,G.S.and Copeland,L.J.(1993) A potential role for intensive chemotherapy in

the treatment of small cell neuroendocrine tumors of the cervix. Gynecologic Oncology, 48,127-131.

[49] Abulafia, O. and Sherer, D. M. (1995) Adjuvant chemotherapy in stage IB neuroendocrine small cell carcinoma of the cervix. Acta Obstetricia et Gynecologica Scandinavica, 74, 740-744.

[50] Morris, M., Gershenson, D. M., Eifel, P. et al. (1992) Treatment of small cell carcinoma of the cervix with cisplatin, doxorubicin, and etoposide. Gynecologic Oncology, 47,62-65.

[51] Fukuoka, M., Furuse, K., Saijo, N. et al. (1991) Randomized trial of cyclophosphamide, doxorubicin, and vincristine versus cisplatin and etoposide versus alternation of these regimens in small-cell lung cancer. Journal of National Cancer

Institute, 83,855-861.

[52] Roth, B. J., Johnson, D. H., Einhorn, L. H. et al. (1992) Randomized study of cyclophosphamide, doxorubicin, and vincristine versus etoposide and cisplatin versus alternation of these two regimens in extensive small-cell lung cancer: a phase Ⅲ trial of the Southeastern Cancer Study Group. Journal of Clinical Oncology, 10,282-291.

[53] Ekeblad, S., Sundin, A., Janson, E. T. et al. (2007) Temozolomide as monotherapy is effective in treatment of advanced malignant neuroendocrine tumors. Clinical Cancer Research, 13,2986-2991.

[54] Dowell, J. E. (2010) Small cell lung cancer: are we making progress? American Journal of Medical Science, 339,68-76.

21 第21章
阴道和外阴原发性恶性黑色素瘤

一、简介

2014 年美国有大约 32 000 妇女诊断为黑色素瘤,大约 3200 例死于黑色素瘤[1]。外阴皮肤占全身皮肤总表面的 1%~2%,但外阴的黑色素瘤占总黑色素瘤的 3%~7%,这表明外阴发生黑色素瘤的风险高于其他皮肤区域[2]。外阴或阴道的黑色素瘤有很高的死亡率,据报道其 5 年生存率为 46%,而一般皮肤黑色素瘤为 84%[3]。而不幸的是,有关生殖道恶性黑色素瘤的治疗信息有限。

二、流行病学

外阴及阴道的黑色素瘤罕见,多发生在老年女性;外阴黑色素瘤的中位诊断年龄是 68 岁,阴道黑色素瘤是 60 岁[3]。其发病率为 1~1.5/100 万[3]。外阴及阴道黑色素瘤的发病率因种族差异而差异较大。每百万女性的发病率如下:非西班牙裔白种人:1.9;西班牙裔:1.22;亚洲和太平洋岛民:1.03;黑种人:0.87;美国-印第安人:0.75[4]。外阴黑色素瘤占妇科恶性肿瘤的 4%,是外阴癌中第 2 位常见的组织类型[5]。阴道黑色素瘤非常少见,文献中报道不超过 400 例,占下生殖道黑色素瘤的 19.8%,而外阴的黑色素瘤占 76.7%[6]。在美国最近一项跨越 35 年(1973—2008)以人群为基础的研究中,共确诊 769 名外阴及阴道黑色素瘤的患者,其中 597 例(78%)为外阴黑色素瘤,172 例(22%)

为阴道黑色素瘤。此研究中外阴及阴道黑色素瘤的中位诊断年龄数为 68 岁,而其他部位皮肤的黑色素瘤的中位诊断年龄为 52 岁。

三、病理

外阴及阴道的恶性黑色素瘤通常由 3 个组织学亚型组成:浅表扩散型黑色素瘤,结节型黑色素瘤,黏膜雀斑样痣黑色素瘤。黏膜雀斑样痣黑色素瘤是最常见的组织学类型,占 30%~60%[7-9]。在一项包括 219 例外阴黑色素瘤病例的研究中,57%的妇女为黏膜雀斑样痣黑色素瘤的结节,其次为结节性、未分类及浅表扩散型。由于溃疡的存在导致上皮内成分很难取材,因而诊断此类肿瘤有困难。类似于无色素黑色素瘤,肿瘤的侵袭性成分也可能缺乏色素。外阴及阴道的黑色素瘤可能和其他的癌很像,比如腺癌、小细胞癌和肉瘤[10,11]。所以有必要用不同的免疫标志物来识别黑色素细胞分化。

黑色素细胞分化最敏感的标记物是 S-100,但在其他类型的细胞也会阳性,包括神经胶质细胞、软骨细胞、树突状细胞、组织细胞、脂肪细胞等,因而 S-100 缺乏特异性[12,13]。

HMB-45 要比 S-100 特异性好,但敏感性差[14,15]。典型的黑色素被染成不同的强度。此外,并非所有结缔组织增生性黑色素瘤均表达 HMB-45[14,15]。

Melan-A 可染色小部分的 HMB-45 阴性的阴道恶性黑色素瘤。该蛋白在大部分痣的真皮内黑色素细胞中表达[16]。

四、病理起源

在接受过长期阳光照射，间断性阳光暴露或有晒伤史的病人中，紫外线辐射是皮肤黑色素瘤发生的主要危险因素[17]。但外阴及阴道黑色素瘤发生在阳光照射不到的部位，显然有非紫外线因素起作用。因为被认为罕见，少有针对非紫外线暴露部位的黑色素瘤的研究。最近刚刚有研究估计成人平均阴道表面积约为 87.5cm²，这个数据来自于对 62 名女性采用乙烯基聚硅氧烷铸件的方法所获得的结果[18]。在此基础上，另一项研究计算了外阴阴道黑色素瘤的密度为 0.92mg/cm²，与其他部位皮肤黑色素瘤的平均密度接近。外阴恶性黑色素瘤的密度甚至更高[9]。因此，外阴阴道的黑色素瘤并不是像临床医生及研究者认为的那么少见。

在过去的 20 年里，黑色素瘤基因突变和异常细胞信号领域已经取得了重大进展。已经发现黑色素细胞的恶性转化与 BRAF、NRAS、KIT、GNAQ 及 GNA11 的突变有关。

V-raf 鼠肉瘤病毒癌基因同源体 B1（BRAF）是快速加速成纤维细胞肉瘤（RAF）丝氨酸/苏氨酸激酶的一员。它是鼠肉瘤（RAS）/RAF/丝裂素活化蛋白激酶（MAPK0）/细胞外信号调节激酶（ERK[MEK]）信号转导途径的一部分。在黑色素细胞中，生长因子，例如成纤维生长因子和干细胞因子，可以激活 MAPK 级联，产生有丝分裂效应。在黑色素瘤中，BRAF 是最常见的基因突变发生率 50%～70%[19-23]。大约 80% 的 BRAF 基因突变是由于 BRAF V600E 中的缬氨酸被谷氨酸取代。BRAF V600E 突变使 BRAF 激酶失活构象不稳定，导致从平衡状态到激活状态的转变[24]。

GTP 酶的 RAS 家族包括同源蛋白 KRAS、HRAS、NRAS。这些蛋白是小 GTP 酶，在非活性形式结合的鸟苷二磷酸与活性形式结合的 GTP 之间转换[25,26]。通过鸟嘌呤核苷酸交换因子，生长因子与细胞表面受体结合导致 RAS 激活，GTP 与 RAS 的被动结合及 RAS-GTP 形成的复合物可以刺激多效应的途径包括 PI3K、RAF 及 Ral，进而调节细胞增殖、存活和分化[27,28]。除脯氨酸外，其余氨基酸取代位于 RAS12 点的甘氨酸，可导致持续激活 RAS[29]。16% 黑色素瘤中可见 NRAS 突变[30,31]。

1987，Yarden 等描述了Ⅲ型跨膜受体酪氨酸激酶基因 KIT。KIT 有 5 个结构域[32]。胞外结构域与干细胞因子配体结合激活 KIT。KIT 激活启动各种下游通路信号，包括 MAPK/MEK/ERK，PI3K/Akt 和 JAK/STAT。KIT 在黑色素细胞的生长过程中起作用，许多研究已经显示在黑色素瘤中有 KIT 突变。尽管报道中黑素瘤携带 KIT 突变发生率差异很大，但可高达 46%[33]。有意思的是，与包括阴道在内的其他部位黑色素瘤相比，外阴黑色素瘤有较高的 KIT 突变率[34]。

五、临床表现

外阴黑色素瘤最常见的症状是出血、外阴肿物、瘙痒、疼痛、刺激感、排尿困难和分泌物增多。病变通常位于无毛皮肤，46% 的病例中单独病灶位于无毛皮肤区，12% 位于阴毛覆盖区。35% 的外阴黑色素瘤可从无毛区延展至阴毛区[9,35]。卫星病灶常见，有时在外阴毛发覆盖区域可看到先前存在的痣。

阴道黑色素瘤最常见的症状是阴道出血、白带增多、肿块样病变和疼痛[36]。病变大多位于下 1/3 阴道，阴道前壁多见。病灶通常有色素沉着，易碎，可形成溃疡。无色素性的外观不常见，容易被误诊[37,38]。大约 20% 的病例是多病灶性的[39]。

六、治疗前评估

临床病史要完整采集,体格检查应包括全面的盆腔检查,仔细检查整个外阴,4个阴道壁,要触诊腹股沟淋巴结。此外,对整个皮肤系统进行评估是明智之举。对发现的病灶进行一处或多处活检以明确诊断。外阴病灶采取钻孔活检是获取标本的最佳方法。阴道壁比外阴薄,阴道活检时要注意,最好用最小的钻孔活检装置或用简单的小剪刀。

考虑到外阴及阴道恶性黑色素瘤的高转移倾向,治疗前的影像学评估很重要。对于小的肺转移,X线胸片的灵敏度较差[40]。胸部、腹部和盆腔的增强CT可提供有价值的信息。如果CT无法确定病变性质,PET-CT是有必要的。如有神经系统症状,应行脑磁共振扫描(MRI)。PET/CT是评估晚期患者的最佳影像学方法。与解剖性影像检查CT或MRI比较,PET/CT具有至少相同的敏感性,但特异性更高[41-43]。

七、治疗

临床分期(表21-1和表21-2)对治疗结果仍然是一个强有力的预测因素。手术是治疗外阴和阴道恶性黑色素瘤的主要手段。手术切除时应努力切除足够多的外围组织和足够深的切缘。既往根治性外阴切除术一直是外阴恶性黑色素的主要手术方式;但与更有限的外阴切除术相比,全面的根治性外阴切除术并不延长生存期[9,44]。因此,包含病灶外围2cm的侧切缘和筋膜上方所有皮下组织通常可达到满意的局部切除。可采用皮内[99m]锝标记胶体和异硫蓝等蓝色染料的方法指示下,切除单侧或双侧腹股沟前哨淋巴结。前哨淋巴结阳性者,需行双侧腹股沟淋巴结清扫术。现有研究数据表明,外阴黑色素瘤的前哨淋巴结的检测方法敏感性为100%,阴性预测值为85%[45-47]。前哨淋巴结的检测方法仍在不断发展中,可用数据很少;因此需谨慎选择患者施行根据前哨淋巴结的情况决定是否淋巴结清扫,对大多数患者而言,应行全腹股沟淋巴结清扫术。

表 21-1a 外阴癌的 TNM 分期

外阴癌					
TNM 分期					
T		N		M	
TX	肿瘤无法评估	NX	肿瘤无法评估	M0	无远隔转移
T0	无肿瘤	N0	无腹股沟淋巴结转移	M1	远隔转移
Tis	原位癌	N1	1 或 2 个腹股沟淋巴结转移		
T1a	肿瘤≤2cm,局限在外阴间质浸润≤1mm	N1a	1 或 2 个腹股沟淋巴结转移,每个<5mm		
T1b	肿瘤>2 cm 或任意大小肿瘤伴间质浸润>1mm,局限在外阴	N1b	1 个腹股沟淋巴结转移,≥5mm		
T2	任意大小肿瘤,累及尿道下 1/3、阴道或肛门	N2	3 个腹股沟淋巴结转移,<5mm,或 2 个淋巴结转移≥5mm 或伴有包膜外扩散		

续表

外阴癌				
TNM 分期				
T		N		M
T3	任意大小肿瘤,累及尿道上 2/3、阴道、膀胱黏膜受累,或直肠黏膜,或固定到骨盆	N2a	3 个腹股沟淋巴结转移,每个 <5mm	
		N2b	2 个淋巴结转移≥5mm	
		N2c	淋巴结转移伴包膜外扩散	
		N3	固定或溃疡型淋巴结转移	

经 Springer 许可由 AJCC Staging Manual(第 7 版)改编

表 21-1b 外阴癌的 FIGO 分期

外阴癌				
FIGO 分期		解剖分期/预后组		
ⅠA	肿瘤≤2cm,间质浸润≤1mm,局限于外阴	分期 0*	Tis	N0	M0
		分期 Ⅰ	T1	N0	M0
		分期 IA	T1a	N0	M0
IB	肿瘤>2cm 或任何肿瘤大小伴间质浸润>1mm,局限于外阴	分期 IB	T1b	N0	M0
Ⅱ	任何大小肿瘤,侵犯下列任何相邻部位:下 1/3 尿道,下 1/3 阴道,肛门	分期 Ⅱ	T2	N0	M0
ⅢA	任何大小肿瘤,有或无下列部位受累:下 1/3 尿道,下 1/3 阴道,肛门,伴有 1~2 个淋巴结转移均<5mm 或 1 个淋巴结转移≥5mm	分期 ⅢA	T1,T2	N1a,N1b	M0
ⅢB	任何大小肿瘤,有或无下列部位受累:下 1/3 尿道,下 1/3 阴道,肛门,伴有 3 个区域淋巴结转移均<5mm 或 2 个淋巴结转移≥5mm	分期 ⅢB	T1,T2	N2a,N2b	M0
ⅢC	任何大小肿瘤,有或无下列部位受累:下 1/3 尿道,下 1/3 阴道,肛门,伴有淋巴结转移包膜外侵犯	分期 ⅢC	T1,T2	N2c	M0
ⅣA	任何大小肿瘤,侵犯:上 2/3 尿道,上 2/3 阴道,膀胱黏膜,直肠黏膜,或固定于骨盆,伴有淋巴结转移固定或溃疡形成	分期 ⅣA	T1,T2,T3	N3,任何 N	M0
					M0
ⅣB	任何远处转移,包括盆腔淋巴结转移	分期 IVB	任何 T	任何 N	M1

* FIGO 不再采用分期 0(Tis)

经 Springer 许可由 AJCC Staging Manual(第 7 版)改编

表 21-2a　阴道癌的 TNM 分期

阴道癌					
TNM 分期					
T		N		M	
TX	肿瘤无法评估	NX	淋巴结无法评估	M0	无远隔转移
T0	无肿瘤	N0	无腹股沟淋巴结转移	M1	远隔转移
Tis	原位癌	N1	盆腔或腹股沟淋巴结转移		
T1	肿瘤局限在阴道				
T2	肿瘤浸润阴道旁组织				
T3	肿瘤侵犯盆壁				
T4	肿瘤侵犯膀胱黏膜，或侵犯直肠，或超出真骨盆范围				

经 Springer 许可由 AJCC Staging Manual(第 7 版)改编

表 21-2b　阴道癌的 FIGO 分期

外阴癌					
FIGO 分期		解剖分期/预后组			
Ⅰ	肿瘤局限于阴道	分期 0*	Tis	N0	M0
		分期 Ⅰ	T1		
Ⅱ	肿瘤浸润到阴道旁组织	分期 Ⅱ	T2	N0	M0
Ⅲ	肿瘤侵犯盆壁	分期 Ⅲ	T1-T3	N1	M0
			T3	N0	M0
ⅣA	肿瘤侵犯膀胱黏膜、直肠黏膜，或超出真骨盆	分期 ⅣA	T4	任何 N	M0
ⅣB	任何大小肿瘤伴/不伴有区域淋巴结转移，伴远隔转移	分期 ⅣB	任何 T	任何 N	M1

＊ FIGO 不再采用分期 0(Tis)

经 Springer 许可由 AJCC Staging Manual(第 7 版)改编

根据外阴鳞状细胞癌的经验，如果肿瘤大而初始治疗无法切除，在手术切除之前行新辅助放疗可能对缩小原发肿瘤有帮助[48,49]。

尽管对于外阴黑色素瘤的治疗而言，联合多种治疗手段的益处尚未确定，也缺乏可参考的具体数据，但根据手术病理结果，有高危因素者可采取辅助放射治疗。

与外阴癌一样，根治性局部切除是阴道癌的首选治疗方法。切缘距病灶边缘应达 2cm 及深度达皮下组织。如果局部切除边缘足够，更大的根治性切除并没有可证实的优势。对位于阴道下 1/3 的阴道癌，使用类

似于较前描述的应用于外阴黑素瘤的前哨淋巴结的评估方法是合理的；但阴道上段的病灶淋巴引流主要到盆腔，所以仅切除前哨淋巴结是不够的[50,51]。

对于阴道上部的病灶，根治性部分或者全部阴道切除加盆腔淋巴结清扫术有可能是必要的。

术前或术后辅助盆腔放疗术可能会对疾病控制产生积极影响，可选择适宜病例施行[52]。

化疗药如顺铂、达卡巴嗪、长春新碱以及生物制剂如 α 干扰素和白细胞介素 2 已经应用在外阴阴道转移性黑素瘤的新辅助和术后辅助治

疗中。疫苗疗法也已经使用。但文献报道仅限于小样本病例系列或个例报道[52-54]。

如前所述,50%~70%晚期黑素瘤中存在激活的 BRAF 突变,这一发现已有多项研究进行了充分研究和阐述。酪氨酸激酶的一些小分子抑制剂被发现可取得显著的临床益处;这其中就包括威罗菲尼(vemurafenib)和达拉非尼(dabrafenib)[55,56]。转移性黑素瘤可以考虑使用这些试剂进行治疗。

复发性外阴道恶性黑色素瘤的处理一般遵循与初次治疗同样的原则。全身 PET/CT 扫描等影像学检查可考虑用来评估转移性复发。局部复发可以手术切除,如果初始治疗应用了前哨淋巴结的评估而非系统淋巴结清扫,再次手术时应系统切除腹股沟淋巴结。转移性复发患者需要系统性治疗,包括化疗、基于确定已知靶点的生物疗法。有些患者可能适合转诊参加临床试验。

八、随诊监测

外阴和阴道黑素瘤治疗后应随访,治疗后头 2 年内,每 3 个月 1 次。无疾病证据的患者,在随后的 3 年可每 6 个月随访 1 次。无瘤生存 5 年后,可以每 1 年随访 1 次。如果可行,随访过程中应该联合皮肤科医生对病人的整体皮肤状况进行评估。

九、预后

影响外阴黑色素瘤预后的因素主要有三个:年龄,分期,淋巴结是否受累。淋巴结阴性的外阴黑色素瘤患者在初始治疗后有良好的预后,5 年生存率约 70%;淋巴结阳性患者下降到 24%[57]。对 I 期患者来说,肿瘤厚度,溃疡的形成以及临床黑色素缺失显著影响预后[9]。

无论采用什么治疗方法,阴道黑色素瘤的预后很差,5 年生存率为 0%~21%[36,38,39,58-60]。

十、结论

外阴阴道黑色素瘤罕见。治疗方法主要是手术治疗。辅助治疗可能使一部分病人受益。早期外阴癌具有良好的预后。转移性外阴黑色素瘤预后不良。即使通过早期的诊断及适当的治疗,阴道黑色素瘤的预后仍然堪忧。

(袁 振 译 曹冬焱 校)

参 考 文 献

[1] American Cancer Society (2013) Estimated Number of New Cancer Cases and Deaths by Sex.Cancer Facts and Figures.1(1),4.

[2] Piura,B.(2008)Management of primary melanoma of the female urogenital tract. The Lancet Oncology,9(10),973-981.

[3] Mert,I.,Semaan,A.,Winer,I. et al. (2013) Vulvar/Vaginal melanoma:an updated surveillance epidemiology and end results database review,comparison with cutaneous melanoma and significance of racial disparities. International Journal of Gynecological Cancer,23(6),1118-1125.

[4] Hu,D.N.,Yu,G.P.,and McCormick,S.A.(2010) Populationbased incidence of vulvar and vaginal melanoma in various races and ethnic groups with comparisons to other site-specific melanomas. Melanoma Research,20(2),153-158.

[5] Moxley,K.M.,Fader,A.N.,Rose,P.G. et al. (2011)Malignant melanoma of the vulva:an extension of cutaneous melanoma? Gynecologic Oncology,122(3),612-617.

[6] McLaughlin,C.C.,Wu,X.C.,Jemal,A.et al. (2005)Incidence of noncutaneous melanomas in the U.S.Cancer,103(5),1000-1007.

[7] Tcheung,W.J.,Selim,M.A.,Herndon,J,.E.,2nd.et al.(2012)Clinicopathologic study of 85 cases of melanoma of the female genitalia. Journal of the American Academy of Derma-

tology,67(4),598-605.

[8]　Wechter,M.E.,Gruber,S.B.,Haefner,H.K. et al.(2004)Vulvar melanoma:a report of 20 cases and review of the literature.Journal of the American Academy of Dermatology,50 (4),554-562.

[9]　Ragnarsson-Olding,B.K.,Nilsson,B.R.,Kanter-Lewensohn,L.R.et al.(1999)Malignant melanoma of the vulva in anationwide,25-year study of 219 Swedish females:predictors of survival.Cancer,86(7),1285-1293.

[10]　Gupta,D.,Malpica,A.,Deavers,M.T.,and Silva,E.G.(2002)Vaginal melanoma:a clinicopathologic and immunohistochemical study of 26 cases.The American Journal of Surgical Pathology,26(11),1450-1457.

[11]　Nakhleh,R.E.,Wick,M.R.,Rocamora,A.et al.(1990)Morphologic diversity in malignant melanomas.American Journal of Clinical Pathology,93(6),731-740.

[12]　Takahashi,K.,Isobe,T.,Ohtsuki,Y.et al. (1984)Immunohistochemical study on the distribution of alpha and beta subunits of S-100 protein in human neoplasm and normal tissues.Virchows Archives B,45(4),385-396.

[13]　Vanstapel,M.J.,Gatter,K.C.,de Wolf-Peeters,C.et al.(1986)New sites of human S-100 immunoreactivity detected with monoclonal antibodies.American Journal of Clinical Pathology,85(2),160-168.

[14]　Blessing,K.,Sanders,D.S.,and Grant,J.J. (1998)Comparison of immunohistochemical staining of the novel antibody melan-A with S100 protein and HMB-45 in malignant melanoma and melanoma variants.Histopathology,32(2),139-146.

[15]　Longacre,T.A.,Egbert,B.M.,and Rouse,R. V.(1996)Desmoplastic and spindle-cell malignant melanoma. An immunohistochemical study.The American Journal of Surgical Pathology,20(12),1489-1500.

[16]　Busam,K.J.,Chen,Y.T.,Old,L.J.et al.(1998) Expression of melan-A(MART1)in benign mel-

anocytic nevi and primary cutaneous malignant melanoma.The American Journal of Surgical Pathology,22(8),976-982.

[17]　Gandini,S.,Sera,F.,Cattaruzza,M.S.et al. (2005)Metaanalysis of risk factors for cutaneous melanoma:Ⅲ.Family history,actinic damage and phenotypic factors.European Journal of Cancer,41(14),2040-2059.

[18]　Pendergrass,P.B.,Belovicz,M.W.,and Reeves,C.A.(2003)Surface area of the human vagina as measured from vinyl polysiloxane casts.Gynecologic and Obstetric Investigation,55(2),110-113.

[19]　Brose,M.S.,Volpe,P.,Feldman,M.et al. (2002)BRAF and RAS mutations in human lung cancer and melanoma.Cancer Research, 62(23),6997-7000.

[20]　Long,G.V.,Menzies,A.M.,Nagrial,A.M.et al.(2011)Prognostic and clinicopathologic associations of oncogenic BRAF in metastatic melanoma.Journal of Clinical Oncology,29 (10),1239-1246.

[21]　Pollock,P.M.,Harper,U.L.,Hansen,K.S.et al.(2003)High frequency of BRAF mutations in nevi.Nature Genetics,33(1),19-20.

[22]　Omholt,K.,Platz,A.,Kanter,L.et al.(20030 NRAS and BRAF mutations arise early during melanoma pathogenesis and are preserved throughout tumor progression.Clinical Cancer Research,9(17),6483-6488.

[23]　Davies,H.,Bignell,G.R.,Cox,C.et al.(2002) Mutations of the BRAF gene in human cancer.Nature,417(6892),949-954.

[24]　Wan,P.T.,Garnett,M.J.,Roe,S.M.et al. (2004)Mechanism of activation of the RAF-ERK signaling pathway by oncogenic mutations of B-RAF.Cell,116(6),855-867.

[25]　Donovan,S.,Shannon,K.M.,and Bollag,G. (2002)GTPase activating proteins:critical regulators of intracellular signaling. Biochimica et Biophysica Acta,1602(1),23-45.

[26]　Boguski,M.S.and McCormick,F.(1993)Proteins regulating Ras and its relatives.Nature,

366(6456),643-654.

[27] Mitin, N., Rossman, K. L., and Der, C. J. (2005)Signaling interplay in Ras superfamily function. Current Biology: CB, 15 (14), R563-R574.

[28] Repasky, G. A., Chenette, E. J., and Der, C. J. (2004) Renewing the conspiracy theory debate: does Raf function alone to mediate Ras oncogenesis? Trends in Cell Biology, 14 (11),639-647.

[29] Der,C.J.,Finkel,T.,and Cooper,G.M.(1986) Biological and biochemical properties of human rasH genes mutated at codon 61.Cell, 44(1),167-176.

[30] Forbes, S. A., Bindal, N., Bamford, S. et al. (2011)COSMIC: mining complete cancer ge- nomes in the Catalogue of Somatic Mutations in Cancer. Nucleic Acids Research, 39 (Database issue),D945-D950.

[31] van Elsas,A.,Zerp,S.,van der Flier,S.et al. (1995)Analysis of N-ras mutations in human cutaneous melanoma: tumor heterogeneity detected by polymerase chain reaction/sin- glestranded conformation polymorphism a- nalysis. Recent results in cancer research. Fortschritte der Krebsforschung Progres dans les recherches sur le cancer,139,57-67.

[32] Yarden,Y.,Kuang,W.J.,Yang-Feng,T.et al. (1987) Human proto-oncogene c-kit: a new cell surface receptor tyrosine kinase for an unidentified ligand. The EMBO Journal, 6 (11),3341-3351.

[33] Carvajal, R.D., Antonescu, C.R., Wolchok, J. D.et al.(2011)KIT as a therapeutic target in metastatic melanoma. JAMA, 305 (22), 2327-2334.

[34] Omholt,K.,Grafstrom, E., Kanter-Lewensohn, L. et al. (2011) KIT pathway alterations in mucosal melanomas of the vulva and other sites. Clinical Cancer Research,17(12),3933-3942.

[35] Verschraegen, C. F., Benjapibal, M., Supa- karapongkul, W. et al. (2001) Vulvar melan- oma at the M.D.Anderson Cancer Center: 25

years later. International Journal of Gyneco- logical Cancer,11(5),359-364.

[36] Reid,G.C.,Schmidt,R.W.,Roberts,J.A.et al. (1989) Primary melanoma of the vagina: a clinicopathologic analysis.Obstetrics and Gy- necology,74(2),190-199.

[37] Gungor, T., Altinkaya, S. O., Ozat, M. et al. (2009) Primary malignant melanoma of the female genital tract.Taiwanese Journal of Ob- stetrics & Gynecology,48(2),169-175.

[38] Miner, T. J., Delgado, R., Zeisler, J. et al. (2004) Primary vaginal melanoma: a critical analysis of therapy.Annals of Surgical Oncol- ogy,11(1),34-39.

[39] Frumovitz, M., Etchepareborda, M., Sun, C.C. et al.(2010) Primary malignant melanoma of the vagina. Obstetrics and Gynecology, 116 (6),1358-1365.

[40] Meyers,M.O., Yeh, J.J., Frank, J.et al.(2009) Method of detection of initial recurrence of stage II/III cutaneous melanoma: analysis of the utility of follow-up staging. Annals of Surgical Oncology,16(4),941-947.

[41] Holder, W.D., Jr., White, R.L., Jr., Zuger, J. H.et al.(1998)Effectiveness of positron emis- sion tomography for the detection of melan- oma metastases. Annals of Surgery,227(5), 764-769;discussion 9-71.

[42] Gritters,L.S.,Francis, I.R., Zasadny, K.R., and Wahl,R.L.(1993)Initial assessment of positron emission tomography using 2-fluorine-18-fluoro- 2-deoxy-D-glucose in the imaging of malignant melanoma.Journal of Nuclear Medicine,34(9), 1420-1427.

[43] Paquet, P., Hustinx, R., Rigo, P., and Pierard, G. E. (1998) Malignant melanoma staging using whole-body positron emission tomography. Melanoma Research, 8 (1), 59-62.

[44] Suwandinata, F.S., Bohle, R.M., Omwandho, C.A.et al.(2007)Management of vulvar mela- noma and review of the literature. European Journal of Gynaecological Oncology,28(3),

220-224.

[45] Dhar, K. K., Das, N., Brinkman, D. A. et al. (2007) Utility of sentinel node biopsy in vulvar and vaginal melanoma: report of two cases and review of the literature. International Journal of Gynecological Cancer, 17(3), 720-723.

[46] de Hullu, J. A., Doting, E., Piers, D. A. et al. (1998) Sentinel lymph node identification with technetium-99 m-labeled nanocolloid in squamous cell cancer of the vulva. Journal of Nuclear Medicine, 39(8), 1381-1385.

[47] de Hullu, J. A., Hollema, H., Hoekstra, H. J. et al. (2002) Vulvar melanoma: is there a role for sentinel lymph node biopsy? Cancer, 94 (2), 486-491.

[48] Moore, D. H., Thomas, G. M., Montana, G. S. et al. (2998) Preoperative chemoradiation for advanced vulvar cancer: a phase II study of the Gynecologic Oncology Group. International Journal of Radiation Oncology, Biology, Physics, 42(1), 79-85.

[49] Moore, D. H., Ali, S., Koh, W. J. et al. A phase II trial of radiation therapy and weekly cisplatin chemotherapy for the treatment of locally-advanced squamous cell carcinoma of the vulva: a gynecologic oncology group study. Gynecologic Oncology, 124 (3), 529-533.

[50] Abramova, L., Parekh, J., Irvin, W. P., Jr. et al. (2002) Sentinel node biopsy in vulvar and vaginal melanoma: presentation of six cases and a literature review. Annals of Surgical Oncology, 9(9), 840-846.

[51] Nakagawa, S., Koga, K., Kugu, K. et al. (2002) The evaluationof the sentinel node successfully conducted in a case of malignant melanoma of the vagina. Gynecologic Oncology, 86 (3), 387-389.

[52] Xia, L., Han, D., Yang, W., et al. (2014) Primary malignant melanoma of the vagina: a retrospective clinicopathologic study of 44 cases. International Journal of Gynecological Cancer, 24(1), 149-155.

[53] Harting, M. S. and Kim, K. B. (2004) Biochemotherapy in patients with advanced vulvovaginal mucosal melanoma. Melanoma Research, 14(6), 517-520.

[54] Piura, B., Meirovitz, M., and Kedar, I. (1998) Long-term disease-free survival following surgery and active specific immunotherapy with allogeneic vaccine in a patient with high-risk malignant melanoma of the vulva. European Journal of Obstetrics, Gynecology, and Reproductive Biology, 81(1), 83-85.

[55] Chapman, P. B., Hauschild, A., Robert, C. et al. (2011) Improved survival with vemurafenib in melanoma with BRAF V600E mutation. The New England Journal of Medicine, 364 (26), 2507-2516.

[56] Hauschild, A., Grob, J. J., Demidov, L. V. et al. (2012) Dabrafenib in BRAF-mutated metastatic melanoma: a multicentre, open-label, phase 3 randomised controlled trial. Lancet, 380(9839), 358-365.

[57] Sugiyama, V. E., Chan, J. K., Shin, J. Y. et al. (2007) Vulvar melanoma: a multivariable analysis of 644 patients. Obstetrics and Gynecology, 110(2 Pt 1), 296-301.

[58] Cobellis, L., Calabrese, E., Stefanon, B., and Raspagliesi, F. (2000) Malignant melanoma of the vagina. A report of 15 cases. European Journal of Gynaecological Oncology, 21(3), 295-297.

[59] Ragnarsson-Olding, B., Johansson, H., Rutqvist, L. E., and Ringborg, U. (1993) Malignant melanoma of the vulva and vagina. Trends in incidence, age distribution, and long-term survival among 245 consecutive cases in Sweden 1960-1984. Cancer, 71(5), 1893-1897.

[60] Petru, E., Nagele, F., Czerwenka, K. et al. (1998) Primary malignant melanoma of the vagina: long-term remission following radiation therapy. Gynecologic Oncology, 70 (1), 23-26.

22 第22章

外阴和阴道肉瘤

一、简介

肉瘤是一组罕见的、起源于间叶组织的异质性恶性肿瘤。肉瘤约占所有成人恶性肿瘤的1%，在儿童恶性肿瘤中占12%[1,2]。大约80%的肉瘤起源于软组织，其余起源于骨[1,2]。美国每年大约新诊断软组织肉瘤11 410例，4400例死于肉瘤[3]。

肉瘤的分类基于形态学及其局部解剖位置[1,2]。由于发生肉瘤的胚胎间叶组织可以分化成熟为多种组织（骨骼横纹肌、平滑肌、脂肪组织、纤维组织、软骨和骨），因此肉瘤的组织类型非常广泛[2]。WHO分类系统中，肉瘤的分类基于其假定的组织或分化起源，尽管一些组织的起源仍然未知，比如滑膜肉瘤。有明确组织起源的肉瘤包括脂肪肉瘤、平滑肌肉瘤（LMS）（平滑肌）、横纹肌肉瘤（RMS）（骨骼肌）、纤维肉瘤和血管肉瘤（血管）。当起源不确定时，肉瘤根据形态或结构或以人名命名，比如：腺泡状软组织肉瘤、上皮样肉瘤、透明细胞肉瘤或尤因肉瘤[2]。本章将讲述外阴和阴道肉瘤以及侵袭性血管黏液瘤，后者为起源于下生殖道的局部侵袭性间质肿瘤。

二、流行病学

原发性软组织肉瘤在所有的女性生殖道恶性肿瘤中占不到2%~3%[5]，女性最常见肉瘤是子宫肉瘤，占全部肉瘤的90%[5]。但妇科肉瘤也可以起源于卵巢、输卵管、子宫韧带、外阴与阴道，本章重点讲述外阴和阴道的肉瘤[4-7]。

外阴的原发肉瘤罕见，占所有外阴恶性肿瘤的1.5%~5%，多数是平滑肌肉瘤LMS[8-10]。肿瘤最常见于大阴唇，按发生率的降序排列其次是前庭大腺区，阴蒂和小阴唇[11]。其他常见外阴肉瘤包括横纹肌肉瘤（RMS）、血管肉瘤、神经纤维肉瘤与恶性纤维组织细胞瘤[12]。也有个案报道外阴的胃肠间质肿瘤[13]。诊断时的平均年龄在35—55岁，中位年龄是50岁[12-14]。

阴道恶性肿瘤中约3%是肉瘤[15-17]。大约2/3是平滑肌肉瘤（LMS），也可以见到子宫内膜间质肉瘤和恶性混合苗勒管肿瘤[15-17]。阴道肉瘤最常见的组织亚型是胚胎性横纹肌肉瘤（葡萄状肉瘤），是高度恶性的间叶肿瘤，占儿童恶性肿瘤的15%~20%。横纹肌肉瘤（RMS）是儿童中最常见的软组织肿瘤，美国每年新发病例约250例[17]。儿童RMS中约4%来自于女性生殖道[17]。

三、病理及病因学

1. 外阴平滑肌肉瘤（LMS） 是最常见的外阴肉瘤[8-10]。外观上，这些肿瘤可大可小，但通常最大直径不超过10cm[18]。大体所见：良性平滑肌瘤通常以切面呈典型螺旋状结构为突出特点，但在肉瘤更常见到坏死或者出血灶，应引起重视并进行仔细的组织学评估[18]。有些病变可能是侵袭性的

[18]。组织学上,外阴 LMS 表现出与其他部位 LMS 相同的典型特征[18]。外阴 LMS 的主要诊断困难是与平滑肌瘤的辨别[18]。

2. 外阴其他肉瘤　其他组织类型的外阴肉瘤极其罕见,大多仅见于个案报道[18]。组织学评估标准与传统软组织肉瘤相同[18]。只有在常见外阴恶性肿瘤被排除后,才可能诊断少见的外阴肿瘤,如肉瘤样鳞状细胞癌和梭形细胞变异型黑色素瘤[18]。

外阴的滑膜肉瘤可误诊为乳头状汗腺腺瘤,甚至被误诊为外阴的内膜异位症[18]。乳头状汗腺腺瘤的特点是具有小管状结构、腺泡外层被覆肌上皮细胞,内层被覆良性上皮、缺乏梭形细胞成分[18]。滑膜肉瘤由上皮细胞组成的实体细胞巢组成,也包含被梭形细胞包绕的腺样和乳头样结构组成。免疫组学有助于确定诊断[18]。上皮细胞中角蛋白染色为阳性,梭形细胞中波形蛋白免疫组化染色为阳性[18]。分化好的腺型滑膜肉瘤容易被误诊为子宫内膜异位症,但是肉瘤会有更多的异型性,并且仔细观察会发现梭形细胞成分上的差异。

腺泡状软组织肉瘤也可起源于外阴和阴道。大体上没有特异性的特征,组织学上需与上皮样平滑肌肿瘤、副神经节瘤及转移性肾细胞癌相鉴别[18]。腺泡状软组织部分肉瘤的特点是细胞核中细小而分散的染色质和小核仁[18]。可以通过免疫组化鉴别软组织部分肉瘤与腺细胞型转移性肾细胞腺癌。软组织肉瘤有 PAS 阳性染色的颗粒,而转移性肾细胞腺癌没有[18]。肾细胞癌的特点为上皮分化。

上皮样肉瘤一般起源在远端肢体,但在外阴也有报道,发生在中青年女性[19]。肿瘤呈多结节状,由具有上皮样形态和不典型细胞核特征的大细胞组成[19]。尽管坏死常见,但是缺乏远端肢体上皮样肉瘤的特征性肉芽肿[19]。免疫组化研究有助于确定诊断,通常角蛋白(CK)、波形蛋白(vimentin)

及上皮细胞膜抗原呈免疫染色阳性[18,19]。

隆突性皮肤纤维肉瘤(DFSP)是一种罕见的中度恶性的纤维组织肿瘤[20]。组织学上,它与良性的纤维组织细胞瘤和深部浸润皮肤纤维瘤类似[20-24]。DFSP 中 CD34 阳性,CD34 是表达于正常造血祖细胞上的 115 kDa 单体糖蛋白[20-24]。

3. 阴道肉瘤　以中度到明显的异型性及核分裂象>5 个/10HPF 为特征[25]。其他更加少见的阴道肉瘤包括恶性纤维组织细胞瘤,血管肉瘤和 RMS(彩图 22-1 和彩图 22-2)[25-29]。Okagaki 等报道了 1 例原发性阴道滑膜肉瘤[30],此肉瘤缺乏在双相型滑膜肉瘤中常见的梭形细胞与上皮细胞之间的联系[18]。

因为外阴阴道肉瘤罕见,所以缺乏关于其发病机制的正式研究。通常,几乎所有的肉瘤都是直接发生,而不是源于一个已经存在的良性病变。大多数病例没有特定的病因,但存在着大量的相关因素或者诱因,包括遗传易感性(如 Li-Fraumeni 综合征,Ⅰ型神经纤维瘤病)、放疗暴露史、化疗史、化学致癌物、慢性刺激。额外环形染色体(在 DFSP 病灶中已经发现存在)[24]、p53 肿瘤抑制基因的过度表达[11,24]、外阴肉瘤中雌激素受体阳性[11]等相关因素也均有报道。但由于病例数少,尚不能把激素与病因联系在一起[11]。

4. 侵袭性血管黏液瘤　女性下生殖道的软组织可产生各种由普通成纤维细胞和肌纤维母细胞组成的间质肿瘤[31]。

侵袭性血管黏液瘤是一种罕见的,局部的,生长缓慢的侵袭性间叶性肿瘤,通常发生在育龄期妇女,局部复发常见,转移少见[31]。

侵袭性血管黏液瘤通常是实性的、体积大的、橡胶样的肿瘤,呈分叶状、边界不清,切面呈发光的凝胶状,均匀,有灶性出血(彩图 22-3)[32]。该肿瘤细胞稀疏,小的椭圆形的星形梭状细胞散落在松散的黏液间质中,胶原纤维纤细,可见到大量分散的薄厚壁不一的各种尺寸的血管[32]。厚的血管壁可能有肌肉或者透明变。常见平滑肌束与环血管的胶原"袖套"。病灶处的细胞有稀疏弱酸性细胞质;小而一致的细胞核;小的模糊的核仁[31]。未见有丝分裂象[32]。胞间成分阿利新蓝和胶体铁染色呈弱阳性。肿瘤没有包膜,浸润入周围软组织,常压迫骨骼肌,脂肪及神经[31,32]。常见的形态包括类似血管肌纤维母细胞瘤、局部细胞成分增加、区域纤维化和内膜异位症[31,32]。肿瘤对波形蛋白呈阳性反应,对平滑肌标志物(SMA、MSA、结蛋白 desmin)、CD34 和 CD44 反应不一[31,32]。ER 和 PR 核染色阳性常见。1/3 的肿瘤在 12 号染色体上 HMGA2 基因有重排[31,32]。

四、临床表现

1. 外阴肉瘤　大多数的外阴肉瘤表现为外阴的肿块、外阴瘙痒、外阴溃疡、出血或疼痛[33,34]。这些肿瘤可被错误地诊断为前庭大腺囊肿或外阴脓肿[7]。有人报道过几例发生在孕期的外阴肉瘤[35]。

2. 阴道肉瘤　大多数患者表现为阴道异常出血,性交后出血或阴道排液。其他常见的症状包括可触及的肿块、性交疼痛、盆腔或会阴疼痛[7,15]

3. 侵袭性血管黏液瘤　肿瘤发生于生育年龄的妇女,中位年龄是 40—50 岁[36]。大多数肿瘤发生于外阴、阴道、尿道下、会阴、臀部坐骨直肠、腹膜后的区域或多部位病灶同时存在[36]。可能被误诊为前庭大腺囊肿、阴唇囊肿,加特纳管囊肿、肛提肌疝或肉瘤[31,32]。它们往往比体格检查时判断的大且深,它们有可能充满盆腔,不是浸润,而是取代盆腔内的结构[36]。

五、治疗前评估

在对原发病灶进行活检并确定为原发外阴及阴道的肉瘤之后,建议行系统的全身体检和妇科检查,尤其应侧重于原发肿瘤的直径,触诊区域淋巴结有无肿大并评估肿瘤是否蔓延至邻近组织结构。治疗前的影像评估数据非常缺乏,且大部分局限在个案报道。鉴于外阴阴道的肉瘤均为高级别肿瘤,建议采用正电子发射断层扫描/计算机断层扫描(PET/ CT)评估有无转移灶,采用磁共振成像(MRI)评估疾病的局部范围以辅助制订治疗计划[37]。

六、治疗

1. 外阴肉瘤　由于罕见,治疗经验主要来自个案报道。预后因素包括肿瘤大小、核分裂活性及肿瘤是否累及邻近结构[12]。如果肿瘤最大直径超过 5cm,切缘受累,伴有坏死,核分裂象>5/10HPF,则术后复发风险较高[12]。

初始治疗首选手术。建议行根治性外阴切除术,尽管术后患者可能会出现长期或短期并发症[37]。外阴扩大局部切除者术后镜下组织学检查发现病变邻近切缘,或者切缘阳性尚需要辅助放疗,特别是高级别病变更需如此[37]。Aarsten 等报道了 47 例外阴肉瘤的治疗[14],该组病例中 25 例为 LMS,5 例为恶性纤维组织细胞瘤,8 例为上皮样肉瘤,9 例为 DFSP。局部或者远处复发者预后很差,对 LMS 及 DFSP 来说,通过广泛切除预防局部复发是改善预后的最好方式[14]。在另一项有 24 例妇科肉瘤患者的研究中,通过达到边缘切净的手术切除来预防复发是成功的:7 例外阴低级别 LMS 患者中,只有 1 例复发[35]。

有学者建议对外阴肉瘤行根治性外阴切除术同时行双侧腹股沟淋巴结清除,术后可补充或不行辅助治疗[11]。对大多数外阴肉瘤来说,手术后辅助放疗,局部控制良好。低级别肿瘤手术后切缘阴性可无须辅助治疗,严密随访即可。对于手术切缘邻近病灶、肿瘤有残留或高级别病变者,术后应考虑辅助治疗。对临床可疑淋巴结受累者建议行双侧腹股沟淋巴结切除。

Holloway 等报道了对一例外阴滑膜细胞肉瘤患者行系统的多学科治疗,包括术前调强放射治疗、保留功能的手术切除及皮瓣外阴重建、间隙性近距离放疗及术后化疗[37]。这是一名年轻的性活跃年龄的患者,这种治疗方式既成功地控制了肿瘤,又保留了理想的外观和功能[37]。

在一项包含 11 例外阴肉瘤患者的研究中,局部扩大切除术后,2 例沿肿瘤边缘切除术者术后接受了辅助外照射放疗(EBRT)[8]。37 个月的中位随访时间后,54.5%的患者出现局部复发[8]。Ulutin 等报道了 7 例手术治疗的外阴肉瘤[38]。6 例为Ⅰ期或Ⅱ期,1 例为Ⅲ期[38]。2 例患者行单纯外阴切除术,3 例患者行根治性外阴切除术,Ⅲ期的 1 例行根治性外阴切除术加淋巴结切除[38]。7 例患者手术切缘均为阴性。2 例患者或因病灶接近手术切缘,或因分期为Ⅲ而行辅助 EBRT。随访 128 个月无复发[38]。

对于较大或者高级别的肿瘤,与单纯手术相比,辅助放疗可提高四肢软组织肉瘤的局部控制率[39,40]。此经验已应用在外阴肉瘤的治疗中。但术前或术后放疗对疾病的局部控制及无瘤生存都没有显著影响[39]。

对手术切缘邻近病灶或手术切缘阳性的软组织肉瘤,采用近距离照射结合 EBRT 加强治疗效果。58 例绝大多数位于四肢的软组织肉瘤,初始手术后辅助近距离照射及外照射,5 年局部控制率为 89%[41]。在另一项针对 22 例外阴阴道癌患者的研究中,患者进行脉冲剂量率(PDR)照射伴或不伴 EBRT[42]9 例外阴癌患者,平均 PDR 剂量 55 Gy,中位随访时间 19 个月[42]。13 例阴道癌患者,平均 PDR 剂量 20.25 Gy,中位随访时间 27 个月[42]。6 个月后,9 例外阴癌中,7 例获得完全局部缓解[42]。长期随访中,1 例

局部复发,4 例区域复发,2 例同时有局部和区域复发[42]。

采用化疗治疗外阴肉瘤的经验来自于软组织肉瘤。在一项关于化疗治疗软组织肉瘤的荟萃分析中,多柔比星为主的化疗方案可将 10 年局部控制率提高 6%[43],但有总体生存并无受益[43]。滑膜肉瘤可能比其他软组织肉瘤对化疗敏感。在一项回顾性研究中,晚期滑膜肉瘤患者对多柔比星和异环磷酰胺联合化疗的反应率为 58.6%,优于历史对照[44]。晚期外阴肉瘤患者或有复发风险的滑膜肉瘤患者应该考虑采用含多柔比星的化疗方案。

综上所述,外阴肉瘤应尽可能手术完全切除。晚期的外阴软组织肉瘤应该考虑综合治疗,提高局部肿瘤控制,降低毒性。表 22-1 列出一些较常见的外阴肉瘤组织亚型和推荐的治疗方案。

2. 阴道肉瘤 儿童 RMS 采用综合治疗可以改善预后,提高治愈率[7,45]。治疗方案包括手术、化疗和放疗。长期并发症包括泌尿生殖功能受损,生育功能受影响,导致后续生活中的心理问题[7,45]。根治性手术需要子宫及阴道的完整切除,应该可以考虑用近距离放射治疗作为替代治疗[45,46]。近距离放射治疗可有效地减少局部复发率,同时保留正常组织[45]。通过减小治疗量、定位近距离放疗至微观肿瘤边缘,结合全身治疗,既可以获得较满意的局部控制又可以减少长期后遗症[7]。含长春新碱、放线菌素 D 及环磷酰胺的化疗方案适用于阴道肉瘤[47]。

3. 侵袭性血管黏液瘤 比较惰性,但有局部复发倾向。早期报道复发率大约是 40%,最近的报道复发率为 10%[31,36]。复发可多年后发生,可以是多病灶复发[36],可以发生在手术切除后几个月到几年(2 个月至 15 年)[48]。手术完全切除是首选的治疗方法,通过局部扩大切除,使切缘距病灶外

表 22-1 外阴肉瘤及治疗方案

平滑肌肉瘤	最常见的外阴肉瘤
	平均年龄是 35(18—66 岁)
	可见的外阴肿物
	最常见于大阴唇,其次是前庭大腺区、阴蒂和小阴唇
	常见症状是局部疼痛及增大的肿块
	扩大局部切除为首选治疗
	可能发生局部及远处复发(肺和肝是远处复发的常见部位)
	化疗与子宫平滑肌肉瘤类似
胚胎性横纹肌肉瘤(葡萄状肉瘤)	常见于婴儿,几乎不超过 10 岁
	多见于大阴唇及处于膜区域,症状为溃疡病灶的出血
	通过局部生长扩散,晚期可转移到区域淋巴结及远隔部位
	早期患者保留生育功能的治疗包括长春新碱、放线菌素及环磷酰胺联合化疗(VAC)后续局部切除或放疗
	文献报道的 5 年生存率为 25%～50%
隆突性皮肤纤维肉瘤	侵袭性肿瘤,孤立,质硬,褐色的皮下结节或多结节肿物
	多见于绝经后女性,外观上类似大痣
	首选的治疗为伴深边缘的扩大局部切除术
	复发常见
	转移罕见
上皮样肉瘤	常见于年轻的女性
	常见于大阴唇和阴蒂
	通常为惰性,但可发生局部复发及转移
	首选治疗为扩大局部切除术,伴腹股沟淋巴结清扫术及局部放疗
血管肉瘤和淋巴肉瘤	外阴血管肉瘤可发生于盆腔放疗后
	有报道外阴放疗后发现股部的淋巴血管肉瘤
	通常表现为边界不清的实体肿块
	治疗首选扩大局部切除术
脂肪肉瘤	表现为不累及深层组织的软组织肿块
	首选扩大局部切除术

1cm[31,32,36]。由于核分裂象低,这些肿瘤对化疗或放疗不敏感。激素治疗可以缩小肿瘤,使原先不能完全切除的较大肿瘤得以完全切除[49]。有报道采用促性腺激素释放激素激动剂或芳香酶抑制药成功治疗无法切除的原发或复发肿瘤[49]。血管造影栓塞术也可以通过缩小肿瘤,使肿瘤与周边组织如膀胱和直肠易于分离,从而使后续切除成为可能[50]。

七、随访监测

外阴阴道肉瘤没有标准的随访方案。随访的主要目标通常是早期发现复发,以利于治愈性的治疗。建议常规定期临床评估,包括系统回顾、体格检查及定期影像学检查,必要时行 CT 或 MRI 检查。

因为已知侵袭性血管黏液瘤易发生晚期复发,所有这些患者需要长期随访。MRI 是发现复发的首选方法[49,50]。

八、结论

原发性软组织肉瘤占所有女性生殖道恶性肿瘤的 2%～3%以下[5]。原发外阴肉瘤罕见，占所有外阴恶性肿瘤的 1.5%～5%[8-10]。而大约 3%的阴道恶性肿瘤是肉瘤[16,17]。这些罕见肿瘤的组织学诊断非常

具有挑战性，可能需要专家复审。手术仍是主要治疗手段，但为优化治疗、降低毒性，应由多学科团队共同评估。需要建立多学科治疗的最优策略。未来的研究方向将着重于更多地了解分子生物学机制，以期相应地在生物和靶向治疗中有所发现。

（袁　振　译　曹冬焱　校）

参 考 文 献

[1] Miller, R. W., Young, J. L., Jr., and Novakovic, B. (1995) Childhood cancer. Cancer, 75, 395-399.

[2] Fletcher, C. D. M., Unni, K. K., Mertens, F. et al. (2002) Pathology and Genetics of Tumors of Soft Tissue and Bone. WHO Classification of Tumours. IARC Press, Lyon, France.

[3] Siegel, R., Naishadham, D., and Jemal, A. (2013) Cancer statistics, 2013. CA Cancer Journal for Clinicians, 63, 11-16.

[4] American Cancer Society (2013) What is a soft tissue sarcoma?, http://www.cancer.org/cancer/sarcoma-adultsofttissuecancer/detail-guide/sarcoma-adult-soft-tissuecancer/detail-guide/ sarcoma-adult-soft-tissue-cancer-soft-tissue-sarcoma(accessed 6 June 2013).

[5] Sleijfer, S., Seynaeve, C., and Verweij, J. (2007) Gynaecological sarcomas. Current Opinion in Oncology, 19, 492-496.

[6] Mastrangelo, G., Fadda, E., Cegolon, L. et al. (2010) A European project on incidence, treatment, and outcome of sarcoma. BMC Public Health, 10, 188-192.

[7] Magne, N., Pecaut, C., Auberdiac, P. et al. (2011) Sarcoma of vulva, vagina and ovary. Best Practice & Research Clinical Obstetrics and Gynecology, 25, 797-801.

[8] Behranwala, K. A., Latifaj, B., Blake, P. et al. (2004) Soft tissue tumors. International Journal of Gynecological Cancer, 14, 94-99.

[9] Newman, P. L. and Fletcher, C. D. (1991) Smooth muscle tumors of the external genitalia: clinicopathological analysis of a series. Histopathology, 18, 523-529.

[10] DiSaia, P. J., Rutledge, F., and Smith, J. P. (1971) Sarcoma of the vulva: report of 12 patients. Obstetrics & Gynecology, 38, 180-184.

[11] Tawfik, O., Huntrakoon, M., Collins, J. et al. (1994) Leiomyosarcoma of the vulva: report of a case. Gynecologic Oncology, 54, 242-249.

[12] Nirenberg, A., östör, A. G., Slavin, J. et al. (1995) Primary vulvar sarcomas. International Journal of Gynecological Pathology, 14, 55-61.

[13] Lam, M. M., Corless, C. L., Goldblum, J. R. et al. (2006) Extragastrointestinal stromal tumors presenting as vulvovaginal/rectovaginal septal masses: a diagnostic pitfall. International Journal of Gynecological Pathology, 25, 288-292.

[14] Aartsen, E. J. and Albus-Lutter, C. E. (1994) Vulvar sarcomas: clinical implications. European Journal of Obstetrics & Gynecology and Reproductive Biology, 56, 181-189.

[15] Peters, W. A., Kumar, N. B., Andersen, W. A. et al. (1985) Primary sarcoma of the adult vagina: a clinicopathological study. Obstetrics & Gynecology, 65, 699-705.

[16] Copeland, L. J., Gershenson, D. M., Saul, P. B. et al. (1985) Sarcoma botryoides of the female genital tract. Obstetrics & Gynecology, 66, 262-269.

[17] Martelli, H., Oberlin, O., Rey, A. et al. (1999) Conservative treatment for girls with non-

metastatic rhabdomyosarcoma of the genital tract: a report from the Study Committee on the International Society of Pediatric Oncology. Journal of Clinical Oncology, 17, 2117-2122.

[18] Nielsen, G. P., Rosenberg, A. K., Koerner, F. C. et al. Smoothmuscle tumors of the vulva: a clinicopathological study of 25 cases and review of the literature. American Journal of Surgical Pathology, 20, 779-793.

[19] Guillou, L., Wadden, C., Coindre, J. M. et al. (1997) "Proximal-type" epithelioid sarcoma, a distinctive aggressive neoplasm showing rhabdoid features. Clinicopathologic, immuno-histochemical, and ultrastructural study of a series. American Journal of Surgical Pathology, 21, 130-146.

[20] Moodley, M. and Moodley, J. (2000) Dermato-fibrosarcoma protuberans of the vulva: a case report and review of the literature. Gynecologic Oncology, 78, 74-75.

[21] Gisselsson, D., Hoglund, M., O'Brien, K. P. et al. (1988) A case report of dermatofibrosarcoma protuberans with ring chromosome 5 and a rearranged chromosome 22 containing amplified COLIAI and PDGFB sequences. Cancer Letters, 133, 129-134.

[22] Hisaoka, M., Okamoto, S., Hashimoto, H., and Ushijima, M. (1988) Dermatofibrosarcoma protuberans with fibrosarcomatous areas: molecular abnormalities of the p53 pathway in fibrosarcomatous transformation of dermatofibrosarcoma protuberans. Virchow's Archives, 433, 823-837.

[23] Skoll, P. J., Huddson, D. A., and Taylor, D. A. (1999) Acral dermatofibrosarcoma protuberans with metastases. Annals of Plastic Surgery, 42, 217-220.

[24] Hafner, J., Schutz, K., Morgenthaler, W. et al. (1999) Micrographic surgery ('slow Mohs') in cutaneous sarcomas. Dermatology, 198, 37-43.

[25] Tavassoli, F. A. and Norris, H. J. (1979) Smooth muscle tumors of the vagina. Obstetrics & Gy-necology, 53, 689-693.

[26] Webb, M. J., Symmonds, R. E., and Weiland, L. H. (1974) Malignant fibrous histiocytoma of the vagina. American Journal of Obstetrics & Gynecology, 119, 190-192.

[27] McAdam, J. A., Stewart, F., and Reid, R. (1998) Vaginal epithelioid angiosarcoma. Journal of Clinical Pathology, 51, 928-930.

[28] Chan, W. W. and SenGupta, S. K. (1991) Postirradiation angiosarcoma of the vaginal vault. Archives of Pathology & Laboratory Medicine, 115, 527-528.

[29] Prempree, T., Tang, C. K., Hatef, A., and Forster, S. (1983) Angiosarcoma of the vagina: a clinicopathologic report. A reappraisal of the radiation treatment of angiosarcomas of the female genital tract. Cancer, 51, 618-622.

[30] Okagaki, T., Ishida, T., and Hilgers, R. D. (1976) A malignant tumor of the vagina resembling synovial sarcoma: a light and electron microscopic study. Cancer, 37, 2306-2320.

[31] Amezcua, C. A., Begley, S. J., Mata, N. et al. (2005) Aggressive angiomyxoma of the female genital tract: a clinicopathologic and immunohistochemical study of 12 cases. International Journal of Gynecological Cancer, 15, 140-145.

[32] Bigby, S. M., Symmans, P. J., Miller, M. V. et al. (2011) Aggressive angiomyxoma of the femal genital tract and pelvis: clinicopathologic features with immunohistochemical analysis. International Journal of Gynecological Pathology, 30, 505-513.

[33] Patnayak, R., Manjulatha, B., Srinivas, S. et al. (2008) Leiomyosarcoma of the vulva. Indian Journal of Pathology and Microbiology, 51, 448-449.

[34] Tjalma, W. A., Hauben, E. I., Deprez, S. M. et al. (1999) Epithelioid sarcoma of the vulva. Gynecologic Oncology, 73, 160-164.

[35] Curtin, J. P., Saigo, P., Slucher, B. et al. (1995) Soft-tissue sarcoma of the vagina and vulva: a clinicopathologic study. Obstetrics & Gyne-

cology,86,269-272.

[36] Nielsen,G.P.and Young,R.H.(2001)Mesenchymal tumors and tumor-like lesions of the female genital tract:a selective review with emphasis on recently described entities.International ournal of Gynecological Pathology, 20,105-127.

[37] Holloway,C.L.,Russell,A.H.,Mito,M.et al. (2007)Synovial cell sarcoma of the vulva: multimodality treatment incorporating preoperative external-beam radiation,hemivulvectomy,flap reconstruction,interstitial brachytherapy,and chemotherapy.Gynecologic Oncology,104,253-256.

[38] Ulutin,H.C.,Zellars,R.C.,and Frassica,D. Soft tissue sarcoma of the vulva:a clinical study.International Journal of Gynecological Cancer,13,528-531.

[39] Davis,A.M.,O'Sullivan,B.,Turcotte,R.et al.(2005)Late radiation morbidity following randomization to preoperative versus postoperative radiotherapy in extremity soft tissue sarcoma. Radiotherapy and Oncology,75, 48-53.

[40] Alektiar,K.M.,Leung,D.,Zelefsky,M.J.et al.(2002)Adjuvant brachytherapy for primary high-grade soft tissue sarcoma of the extremity.Annals of Surgical Oncology,9,48-56.

[41] Delannes,M.,Thomas,L.,Martel,P.et al. (2000)Low-doserate intraoperative brachytherapy combined with external beam irradiation in the conservative treatment of soft tissue sarcoma.International Journal of Radiation Oncology, Biology, Physics, 47, 165-169.

[42] Seeger,A.,Windschall,A.,Lotter,M.et al. (2006)The role of interstitial brachytherapy in the treatment of vaginal and vulvar malignancies.Strahlentherapie und Onkology,182, 142-148.

[43] Anonymous.Sarcoma meta-analysis collaboration. Adjuvant chemotherapy for localised resectable soft-tissue sarcoma of adults: meta-analysis of individual data.Lancet,350, 1647-1654.

[44] Spurrell,E.L.,Fisher,C.,Thomas,J.M.,Judson, I. R. (2005) Prognostic factors in advanced synovial sarcoma:an analysis of 104 patients treated at the Royal Marsden Hospital.Annals of Oncology,16,437-444.

[45] Magné,N.and Haie Meder,C.(2007)Brachytherapy for genital-tract rhabdomyosarcomas in girls: technical aspects, reports, and perspectives.Lancet Oncology,8,725-729.

[46] Magné, N., Oberlin, O., Martelli, H. et al. (2008)Vulval and vaginal rhabdomyosarcoma in children:update and reappraisal of Institut Gustave Roussy brachytherapy experience.International Journal of Radiation Oncology,Biology,Physics,72,878-883.

[47] Hemida,R.,Goda,H.,Abdel-Hady el,S.,and El-Ashry, R. (2012) Embryonal rhabdomyosarcoma of the female genital tract:5 years' experience. Journal of Experimental Therapeutics and Oncology,10,135-137.

[48] Behranwala,K.A.and Thomas,J.M.(2003)Aggressive'angiomyxoma:a distinct clinical entity. European Journal of Surgical Oncology, 7, 559-563.

[49] McCluggage, W. G., Jamieson, T., Dobbs, S. P.,and Grey,A.(2006)Aggressive angiomyxoma of the vulva:dramatic response to gonadotropin-releasing hormone agonist therapy. Gynecologic Oncology,2100,623-625.

[50] Magtibay, P. M., Salmon, Z., Keeney, G. L., and Podratz, K. C. (2006) Aggressive angiomyxoma of the female pelvis and perineum:a case series. International Journal of Gynecological Cancer,16,396-401.

23

第23章

妊娠滋养细胞疾病

一、介绍

正如 1956 年 Hertz 等所证实的那样，妊娠滋养细胞疾病（gestational trophoblastic disease，GTD）是最早能够通过全身化疗治愈的转移性肿瘤之一[1]。在常规 B 超、负压吸引、清宫和化疗出现之前，妊娠滋养细胞疾病由于败血症、出血或者肿瘤进展，有着很高的发病率及死亡率。转移性绒癌的死亡率近乎 100%。在不到 50 年后，转移性肿瘤的治愈率超过 95%。这很大程度上归功于肿瘤的化疗敏感性、多种化疗方案、集中的滋养细胞疾病中心，能够随着病情进展和缓解而变化得以在治疗及随访中监控的敏感的肿瘤标志物 HCG[2]。世界卫生组织（world health organization，WHO）关于妊娠滋养细胞疾病的分类如表 23-1。

表 23-1 世界卫生组织关于妊娠滋养细胞疾病的分类

葡萄胎
　完全性
　部分性
侵蚀性葡萄胎
绒毛膜癌
胎盘部位滋养细胞肿瘤
上皮样滋养细胞肿瘤
肿瘤样改变
　超常胎盘部位
　胎盘部位结节
未分类的滋养细胞病变

经 Elsevier 许可由参考文献给[2]改编

二、流行病学

在国际滋养细胞协会追寻更多关于妊娠滋养细胞疾病的发病率及全球分布信息的同时，许多滋养细胞疾病中心已经描述了他们关于包括葡萄胎妊娠和妊娠滋养细胞肿瘤治疗的临床经验。一组清晰的关于完全性及部分性葡萄胎的数据显示，相比于北美及欧洲、亚洲和南美的完全性及部分性葡萄胎的发病率更高。在英国，所有的妊娠滋养细胞疾病病例都进行病理复核，并在集中的数据库中登记在案，完全性葡萄胎的发病率为 1/1000 次妊娠，部分性葡萄胎的发病率为 3/1000 次妊娠[3]。在北美中的发病率与此类似[4]，而日本的发病率是其 2 倍[5]，而在中国台湾的报道中，葡萄胎妊娠的发病率更高，可达 1/125 次妊娠[6]。

以上发病率数据显示环境因素可能在葡萄胎妊娠的发展中起作用。目前尚不清楚哪种特别的因素与葡萄胎妊娠相关，研究者认为动物脂肪和胡萝卜素摄取减少与其相关[7]。韩国学者发现随着时间的推移，葡萄胎妊娠的发病率在下降，推想其与经济状况改善而出现的饮食改善相关[8]。除了环境因素，妊娠年龄过大或过小、前次葡萄胎史与葡萄胎妊娠的风险升高相关，即使在改变男性伴侣后仍然是其独立危险因素[9-13]。口服避孕药会增加葡萄胎妊娠的风险，但是结论尚不肯定。

相比于葡萄胎妊娠，关于妊娠滋养细胞

肿瘤的流行病学尚不清楚。但是观察到类似的全球趋势。绒癌在北美及欧洲的发病率是1/50 000次妊娠,而在亚洲及日本,其发病率高达 10/40 000 次妊娠,胎盘部位滋养细胞肿瘤极其罕见,来自英国的最大数据显示其占妊娠滋养细胞疾病的 0.2%[14]。在所有的疾病人群中,葡萄胎后滋养细胞肿瘤,或侵蚀性葡萄胎占据报道的大多数[15]。尽管部分性葡萄胎更多,其发展为妊娠滋养细胞肿瘤的概率为 1%～5%,而相比之下,完全性葡萄胎发展为妊娠滋养细胞肿瘤的风险为15%～20%[16]。妊娠滋养细胞肿瘤和绒癌的危险因素包括前次完全性葡萄胎、葡萄胎发病时 HCG 超过 50 000U/L、妊娠年龄超过35 岁。亚洲、非洲裔美国人和北美后裔妇女发生绒癌的风险升高[17-20]。

三、发病机制

完全性葡萄胎和部分性葡萄胎均为异常受精的结果。这种异常受精导致卵子完全为父源成分(完全性葡萄胎)或者父源单倍体的过度表达而形成三倍体(部分性葡萄胎)。完全性葡萄胎由于空卵和父源成分复制受精,大部分核型是 46,XX,而 46,XY 是由于空卵和两个单倍体精子受精而成[21]。部分性葡萄胎是由于母源的 23,X 的卵子与至少 2 个精子受精而成。因此,绝大多数核型为 69,XXY[2]。

异常受精在完全性葡萄胎的发展中并非必需。从复发性完全性葡萄胎家族妊娠产物的分析显示其为双亲来源的二倍体核型[22]。进一步的基因检测显示在亮氨酸富裕区域的 19q 片段的基因 NLRP7 的错义突变导致母源 X 染色体的印记缺陷。这种事件伴随的综合征定义为家族性复发性葡萄胎[23,24]。通过母源性染色体的转录沉默,卵子呈现出与上述完全性葡萄胎类似的表型。

妊娠滋养细胞肿瘤最常继发于葡萄胎妊娠(60%)和流产(30%),继发于正常或者异位妊娠(10%)则较少见[6]。从癌前病变到肿瘤之间的转变是研究的热点。其中一项研究重点是关注何种分子机制导致恶性表型。大量临床研究显示在葡萄胎后的随访过程中HCG 水平与完全性或部分性葡萄胎后的侵蚀性葡萄胎的发病风险密切相关[25]。此外,在完全性葡萄胎中,其他临床因素如子宫大于妊娠孕周、治疗前 HCG 水平大于100 000U/L,以及黄素化囊肿均与葡萄胎后滋养细胞肿瘤相关。与完全性葡萄胎不同的是,除了 HCG 水平,其他因素与部分性葡萄胎恶变的风险无关[26]。

大量关于正常胎盘、葡萄胎组织、侵蚀性葡萄胎组织和绒癌组织的研究发现调控胚胎活性和发育的基因如 OCT4、PAK4、NANOG和 SOX2 在组织恶变中显示出明显的再次激活[27-29]。另外的研究将凋亡缺陷与 GTD的恶变进程联系起来[30,31]。此外,更多的研究需要来证实那些导致恶性肿瘤表型的靶基因,从而开发出更具预测性的生物标志物。

四、病理学

妊娠滋养细胞疾病的病理学标志是所有癌前病变及癌变均来源于异常的胎盘滋养层,后者包括细胞滋养层、合体滋养层及中间滋养层。这些细胞在胎盘的发育中均具有重要功能。合体滋养细胞分泌 HCG,而且在胚囊植入时,控制内膜的内陷。细胞滋养细胞支持合体滋养细胞,并分化为绒膜绒毛,后者对于胎盘营养成分交换至关重要。中间滋养细胞贯穿于胎盘中,可能在胎盘发展中发挥支撑作用[32]。

在北美和英国,妊娠滋养细胞疾病的病理学特征由于早期诊断及清宫而发生了显著改变。新的技术方法如特异性的免疫组化染色、荧光原位杂交、流式细胞仪被用于精确的诊断[33-35]。

1. 完全性和部分性葡萄胎   可以采用

组织学和分子学检测来鉴别。完全性葡萄胎的经典病理学特征包括胎儿成分的缺失、滋养细胞增生而形成的异常肿胀、肿胀的绒毛结构、塌陷的绒毛脉管结构[36]。与此相反，部分性葡萄胎通常显示出异常的胚胎、局灶性的绒毛水肿以及局灶性滋养层细胞增生[37]。由于早孕期广泛应用超声对这些异常妊娠进行诊断，这两种相关疾病的组织学表型经历了显著的转变，从而使得完全性葡萄胎与部分性葡萄胎、甚至非葡萄胎性的正常流产与部分性葡萄胎之间的鉴别变得困难[38,39]。导致早期完全性葡萄胎被误认为部分性葡萄胎，早期部分性葡萄胎甚至与非葡萄胎性妊娠难以鉴别[26,37]。

为了准确地诊断完全性葡萄胎，P57免疫组化得以应用。P57是母系印记基因CDKN1C的产物。在患完全性葡萄胎而缺乏母系基因成分的患者中，没有P57蛋白的表达。而在包括部分性葡萄胎的其他妊娠组织中，P57表达可以表现为绒毛细胞滋养层和绒毛间质的胞核染色阳性。这项检测不能诊断部分性葡萄胎，因此使用荧光原位杂交和流式细胞仪进行染色体倍数分析通常用于鉴别部分性葡萄胎和其他非葡萄胎妊娠。

2. 侵蚀性葡萄胎　继发于15%～20%的完全性葡萄胎和1%～5%的部分性葡萄胎[6]。侵蚀性葡萄胎主要表现为非侵蚀性葡萄胎的形态学伴有子宫肌层的侵袭。侵蚀性葡萄胎通常是通过HCG的上升或者平台而进行临床诊断，因此，往往不需要组织学。

3. 绒癌　是一种能够分泌HCG的肿瘤，可以继发于葡萄胎妊娠、非葡萄胎流产、异位妊娠甚或足月妊娠[2]。组织学特征包括缺乏绒毛结构的蜕变滋养层和显著的出血及坏死。绒癌中包括细胞滋养细胞及合体滋养细胞两种成分[40]。

4. 胎盘部位滋养细胞肿瘤(PSTT)　和更为罕见的上皮样滋养细胞肿瘤是中间型滋养细胞恶性转化的结果。当这些肿瘤分泌

HCG尤其是游离 β-HCG 时，它们同样还能分泌人胎盘泌乳素(hPL)[2,41]。这些病变通常局限于子宫，但也可以转移[2,42]。大体而言，胎盘部位滋养细胞肿瘤可以表现为位于子宫肌层中的息肉状或者内生性包块。表面为黄褐色肉质，伴局灶性出血坏死。大约有10%的肿瘤蔓延至宫颈[2,41]。大约有50%的PSTT侵犯至子宫外1/3肌层，延伸至浆膜面和阔韧带，从而导致自发性或者器械相关性穿孔。PSTT以具有中度有丝分裂活性和多形性的中间型滋养细胞的浸润为特征[2,43]。肿瘤细胞被纤维样组织和更替的血管壁包绕，发现类似绒癌或者上皮样滋养细胞肿瘤的结构应在病理报告中予以标记。这些肿瘤大部分有CK、hPL、CD46、抑制素α、HLA-G和CD10的强表达[2,42-44]。在女性妊娠前可见父源X染色体。

5. 上皮样滋养细胞肿瘤(ETT)　总体而言，这种肿瘤通常为实性、周边为黄褐色的肉质包块，伴有局灶性出血及坏死。上皮样滋养细胞肿瘤为边界可扩张的结节，被单一的单核细胞包绕的巢状或者条索状结构。该细胞有透明的或者嗜酸性的胞质，清晰的细胞膜及每高倍镜视野下0～10个分裂象[2,42-44]。细胞可能对CK、EMA(依托泊苷、甲氨蝶呤、放线菌素)、P63、细胞周期蛋白E、CD10均有广泛反应，并对hPL、HCG、抑制素、Mel-CAM及HLA-G染色呈局灶阳性[2,42-44]。

五、临床表现

1. 完全性和部分性葡萄胎　尽管不规则阴道出血仍然是完全性和部分性葡萄胎最常见的症状，现代由于B超的广泛应用，可以在经典的症状出现前就诊断异常妊娠以及可靠的HCG检测可以在妊娠进展中评估不规则曲线，使得完全性葡萄胎的临床表现发生了显著的变化。在此之前，在临床医生依靠症状和体征诊断时，完全性葡萄胎往往在

中孕期诊断,此时甚至威胁生命。一项回顾性的研究通过检查不同时期的临床表现来验证了其历史性的转变。在 1965—1975 年,患者表现为阴道出血(97%),子宫大于孕周(51%),贫血(54%),剧吐(26%),毒血症(27%),甲亢症状(7%)和呼吸衰竭(2%)[45]。与 1988—1993 年的一组完全性葡萄胎的患者相比,其临床症状与体征更不常见,没有甲亢与呼吸衰竭症状。84% 仍伴有阴道出血,1% 有毒血症,只有 5%~8% 的患者子宫大于孕周或者贫血[46]。上述很多症状是由于 HCG 增长和胎盘加快生长所致,因为其诊断从中孕期移至 8~10 周早孕期,很多上述症状变得罕见[26]。

与完全性葡萄胎不同,部分性葡萄胎的临床表现大部分未改变。在已知 HCG 阳性的情况下不规则阴道出血[47],因为部分性葡萄胎生长缓慢,而且 HCG 值较低,因此其临床表现晚于完全性葡萄胎,通常在早孕末期或者中孕期[48]。有研究者提出假说:许多部分性葡萄胎从未被识别,因其临床表现与非葡萄胎流产非常相似而未行病理学检查[6]。

2. 妊娠滋养细胞肿瘤(GTN)　葡萄胎后滋养细胞肿瘤的诊断主要基于完全性或者部分性葡萄胎后 HCG 的变化趋势,侵蚀性葡萄胎可表现为葡萄胎清宫后的持续性阴道出血,或者转移灶的症状,如阴道转移的出血[49]。不同于侵蚀性葡萄胎,由于葡萄胎后已知存在葡萄胎相关疾病的风险,绒癌的诊断及其经典临床表现为直接由肺转移导致的育龄女性的咯血,尽管这种情况在不足 25% 的转移性绒癌患者中出现。一般而言,绒癌出现于绝经前女性,可能转移的部位除了生殖系统器官外,包括肺、脑、肝、脾、肾以及肠道。取决于受累器官的不同,临床上可表现为癫痫或者是致命的阴道出血[50]。胎盘部位滋养细胞肿瘤和上皮样滋养细胞肿瘤由于其症状和体征的多样性,诊断有一定的挑战

性[51]。这些疾病可出现在前次任何妊娠性质,任何时间段。不规则阴道出血很常见,但是并非总是出现。胎盘部位滋养细胞肿瘤和上皮样滋养细胞肿瘤最常表现为阴道出血,因为局部侵袭是其早期事件,而后来才出现全身转移[52,53]。这两种肿瘤多继发于正常妊娠,绝大多数患者的 HCG 水平低于 500U/L[54]。

六、治疗前评估

1. 完全性和部分性葡萄胎　血清 HCG 和盆腔超声是诊断完全性和部分性葡萄胎的关键检查。一旦不规则阴道出血伴随有阳性的 HCG,超声可以有效地发现绝大多数完全性葡萄胎。其典型特征是胎盘包块内存在落雪状改变,通常没有胎儿成分[33]。部分性葡萄胎的诊断更敏感,伴有增大妊娠囊的局灶回声间隙。一般认为,超声诊断葡萄胎妊娠的阳性预测值大于 85%[26]。

滋养细胞产生和分泌 HCG,使得血清 HCG 值成为治疗前最有意义的葡萄胎诊断试验。血清 HCG 值变化很大,但可以肯定的是其值超过了正常妊娠孕周的值。40%~50% 的完全性葡萄胎和不足 5% 的部分性葡萄胎患者血清 HCG 值大于 100 000U/L [36]。与超声检查相结合,血清 HCG 值能可靠的得出葡萄胎妊娠的诊断。在进行负压吸引清宫或全子宫切除术前,患者应该接受全面体检,同时进行实验室评估,如血型、Rh、甲状腺及肝肾功能。清宫术或者活检后的病理报告是唯一确诊依据。

2. 妊娠滋养细胞肿瘤(GTN)　葡萄胎后滋养细胞肿瘤的诊断标准是基于回顾性数据和专家意见。国际妇产科联盟(FIGO)在 2012 年的肿瘤报告中提出 GTN 的诊断标准为满足下列任何一项:HCG 至少 4 周测定处于平台期(即第 1、7、14 和 21 天);HCG 连续 2 周升高(大于 10%),即:第 1、7、14 天;X 线胸片提示肺部转移[6]。额外的指南提示

GTN 并需要治疗的包括：组织学证实为绒癌；任何转移部位的依据；葡萄胎清宫后 4 周血 HCG 值大于20 000U/L；葡萄胎清宫后 6 个月 HCG 值持续阳性[51]。胸部的影像学检查至关重要，因为 15% 的女性会出现肺部转移[55]。对于葡萄胎后妊娠滋养细胞肿瘤，来自英国的专家推荐胸部影像学检查，若结果异常，再进行头部和全身的影像学检查。若 GTN 继发于非葡萄胎妊娠，则开始就需要进行全身的影像学检查。通过全身体检、血清 HCG 水平、全面的实验室检查以及包括全身 CT 扫描在内的影像学检查，临床医师应该对 GTN 进行临床分期和 WHO/FIGO 的风险评分[56]。这些评分可以将 GTN 分为低危型和高危型。

目前的分期和评分系统是 2000 年提出、2002 年修改的。FIGO 分期见表 23-2[57]。Ⅰ期指病灶局限于子宫，Ⅱ期指侵犯其他妇科器官，Ⅲ期则转移至肺部，伴/不伴生殖系统转移，Ⅳ期指其他部位转移。WHO/FIGO 评分系统最初由 Bagshawe 于 1976 年提出，用于了解病人化疗失败的风险[3]。最初的评分系统已做了修改，以包括最能预测化疗结果的预后因素，包括：年龄、前次妊娠性质、前次妊娠至化疗的间隔、治疗前血 HCG、肿瘤最大直径(cm)、转移部位、转移数目以及前次化疗失败史[6]。每个指标对应一个数值，其总和即为分数。

表 23-2　FIGO 关于妊娠滋养细胞疾病的分期系统

分期	定义
Ⅰ	肿瘤局限于子宫
Ⅱ	肿瘤通过转移或者直接侵袭其他生殖器官,如阴道、卵巢、阔韧带或输卵管
Ⅲ	转移到肺
Ⅳ	其他远处转移,伴/不伴肺转移

经 Elsevier 许可由参考文献[57]改编

基于大量的数据调查，提出了低危和高

危的概念以最好的理解哪些患者需要单药化疗，哪些患者对于 MTX 或者放线菌素 D 耐药需要立即采取多药联合化疗。低危被定义为 FIGO 分期为Ⅰ、Ⅱ或Ⅲ期，且预后评分小于或等于 6 分，临床医师可以采取单药化疗，治愈率接近 100%。而对于Ⅳ期 GTN 或预后评分大于等于 7 分的患者，则需多药化疗，治愈率在 80%～90%[56]。

由于 PSTT/ETT 患者的 HCG 水平较低、生长缓慢、化疗敏感性减低、迟发转移，FIGO 分期及预后评分系统的有效性降低。考虑到肿瘤的罕见，治疗通常包括联合化疗和手术。因此，治疗前评估的目的是在病理确诊后了解疾病的侵犯范围[52]。盆腔淋巴结的评估非常重要，因为这提示淋巴转移[49,58]。尽管最近的经验显示，不同于总 HCG 和高糖化 HCG，β-HCG 的波动与疾病的反应相关，但是一直以来，HCG 的价值有限[59,60]。专家建议这类罕见疾病应该在专门治疗 GTD 的肿瘤中心进行，尽管已有治疗指南，但是治疗还是应该个体化。

七、治疗

1. 完全性和部分性葡萄胎　诊断为完全性和部分性葡萄胎的患者应该进行清宫以排空子宫，并获得病理学诊断。操作中常会遇到阴道大出血，特别是中孕期。因此，推荐使用子宫收缩药，如：缩宫素、麦角新碱[26,49]。对于 RH 阴性血的患者，应该注射 RH 免疫球蛋白。对于没有生育要求的女性，全子宫切除是一种选择，并被证实可以降低侵蚀性葡萄胎的风险。系列的 HCG 监测以确保滋养细胞的增生能被发现[26]。

2. 低危型 GTN　绝大多数(95%)葡萄胎后 GTN 符合低危型标准。有学者建议重复的手术如清宫或者全子宫切除有助于免除化疗。这项结论存在争议，许多回顾性数据显示重复葡萄胎清宫并不能改变化疗的使用，甚或需要更多化疗疗程或者需要更改化疗方案[25,61-63]。目前北美妇科肿瘤学组的一项随机临床试验正在验证这项结论。如果患者有症状，应该进行重复诊刮。尽管许多葡萄胎后 GTN 患者仍想再次生育，对于那些完成生育的患者，全子宫切除仍然是项治疗选择。全子宫切除可以使 HCG 迅速消退，但是并不能保证不需化疗[64-67]。对使用单药化疗的低危患者，当化疗效果近乎 100% 时，手术的风险应该仔细权衡。

继发于前次任何性质妊娠的低危 GTN 患者均可以单药化疗，最常用的是甲氨蝶呤和放线菌素 D[6,56,68]。最常见的两种 MTX 给药方案均为一个疗程多次连续给药。第一种方案：每次连续 5d(D1-D5) 肌内注射或者静脉注射 MTX(0.4mg/kg)，每 2 周一次。在不更改方案的情况下，其缓解率为 80%～90%[49,69]。另外一种被大的滋养细胞中心使用的方案是隔日使用 MTX(1mg/kg) 或 50mg(D1,D3,D5,D7)，隔日口服亚叶酸(0.1mg/kg,D2,D4,D6,D8)，每 2 周一次，其缓解率为 70%～75%[70,71]。两种最常用的放线菌素 D 方案为每 2 周一次的静脉注射(1.25mg/m^2)，作为初始治疗或者 MTX 耐药后的补救治疗，其缓解率为 80%[72,73]。另外一种方案是每天放线菌素剂量为 12μg/kg 或 0.5mg 静脉注射，连续 5d，每 2 周一次，缓解率超过 90%[74]。

在一个包含 8 项研究的系列综述中，其中 4 项为随机对照试验，比较了 MTX 为基础的方案和放线菌素 D 方案的效果，发现放线菌素 D 有更高的缓解率，因此推荐放线菌素 D 作为一线化疗方案[75]。由于多种化疗剂量的使用，使得得到肯定的结论比较困难。在 2011 年 GOG 的一项 III 期随机试验，比较了两周一次"脉冲式"放线菌素 D 和每周一次 MTX50mg/m^2 肌内注射的疗效。这项随机试验的缺陷被重点标记，该研究证实放线菌素 D 的缓解率为 70%，优于 MTX 组 53% 的缓解率[76]。当内部论证时，评论称

在 10 年累计 240 例患者中，MTX 的使用剂量较低，而且不是全球通用的剂量。目前一项国际研究正在比较每 2 周一次的放线菌素 D(1.2mg/m^2) 和 D1-D5 的 MTX 方案，以及 D1-D8 的 MTX1mg/kg 肌内注射伴随间隔的亚叶酸解救方案。

在一种即使 MTX 和放线菌素耐药后也有效补救措施，从而使得其有效率为 100% 的疾病中，研究者称除了缓解率，毒性也是非常重要的话题。与 MTX 的罕见毒性不同（在约 2% 的患者身上出现口腔溃疡和浆膜炎）[71]，放线菌素主要是脱发和糜烂。考虑到这些毒副作用，英国学者建议将 MTX 作为一线治疗方案，当出现耐药的迹象如 HCG 处于平台期或者上升时，建议使用二线化疗方案，如放线菌素（如果 HCG 小于 300U/L）或联合化疗（如 HCG 大于 300U/L）。

在治疗过程中，每周一次的 HCG 至关重要，用于监测 HCG 的下降，如果出现平台期或者 2 次上升，应该调整化疗方案。此外，在化疗的第一天，要评估肝肾功能。对于低危患者，一旦 HCG 无法监测到，许多人建议巩固 1～3 个疗程的化疗。既往回顾性数据显示这样能够减少复发的风险[77]。对于大部分评分在 1～4 分的患者，这样可能是过度治疗，2012 年 FIGO 及欧洲医学肿瘤协会指南建议对于有转移的病例 HCG 缓解后或者 HCG 下降缓慢的患者巩固 2～3 程化疗[6,56]。

3. 高危型 GTN FIGO IV 期或者评分 ≥7 分的患者单药化疗耐药的风险很高，因此在过去的 50 年中，多药联合方案被开发出来并在全球许多中心检测。很少有方案之间的直接比较，治疗趋势是基于不同中心，不同方案的缓解率。因此，缺乏比较不同方案之间的随机数据。尽管如此，对于高危型 GTN，EMA-CO（依托泊苷、甲氨蝶呤、放线菌素 D、环磷酰胺和长春新碱）仍然推荐为一线化疗方案[55,78,79]。

多药化疗方案 EMA/CO 的演化始于 20

世纪 70 年代,最初由 Bagshawe 设计出的 CHAMOCA 方案(环磷酰胺、羟基脲、放线菌素 D、长春新碱、甲氨蝶呤、多柔比星),该方案对高危患者的缓解率为 76%[80]。这 6 种药物联合方案更换为 7 种药物[环磷酰胺、羟基脲、放线菌素 D、美法仑、长春新碱、甲氨蝶呤、多柔比星(CHAMOMA)],其缓解率上升为 82%。甲氨蝶呤,放线菌素 D 和环磷酰胺(最初为苯丁酸氮芥)(MAC)方案在开展的一项关于其与 CHAMOMA 方案的随机对照试验中显示出相似的有效性[81]。这项小试验证实 MAC 方案毒性更小,而且其缓解率达到 95%,而 CHAMOMA 的缓解率仅为 70%。尽管差异没有统计学意义,研究者认为 MAC 方案更有效。

除 CHAMOMA 方案外,20 世纪 70 年代英国开发出了 EMA-CO 方案。在报道的关于高危型 GTN 的最大数据报道中,Newlands 等报道了 272 例基于改良 Bagshawe 评分标准的高危患者的结局。报道的完全缓解率为 78%,总的 5 年生存率为 86%[50]。研究者认为 EMA-CO 方案高度有效、毒性可控,而且由于依托泊苷导致的继发性骨髓恶性肿瘤风险小(小于 1%)。MAC 方案从未与 EMA-CO 方案作比较,多个使用 2 种方案的研究中心的回顾性数据显示,EMA-CO 缓解率最高,而且疗程数最少[82]。其他中心报道的在高危人群中缓解率类似,在 75%~90%,从而使得 EMA-CO 成为最常见的一线化疗方案[83-86]。上述数据表明绝大多数患者可以治愈,而在有肝转移和脑转移的患者中,5 年生存率不到 30%[87]。

FIGO 及 ESMO 均推荐 EMA-CO 作为高危型 GTN 的一线化疗方案。剂量为:在 D1,D2 静脉注射依托泊苷 $100mg/m^2$,(超过 30min),D1,D2 静脉注射放线菌素 D 0.5mg(超过 30min),D1 MTX $300mg/m^2$ 静脉输液超过 12h,随后 D2,D3 给予叶酸 15mg,肌内注射,每日 2 次。随后在 D8 使用静脉推注长春新碱($1mg/m^2$)和环磷酰胺 $600mg/m^2$ 静脉滴注(超过 30min)。患者通常需要注射集落刺激因子支持骨髓来完成化疗。对于低危型 GTN 患者,专家建议在 HCG 转阴后再额外巩固 3 个疗程的 EMA-CO 方案以减少复发的风险[77]。对于高危型疾病,专家建议获得全身基础影像学资料以对比判断疾病的复发。对于缓解的高危型 GTN,其复发的风险约为 3%[88]。

在特殊的临床情况下,专家建议将 EMA-CO 方案与放疗及手术结合起来,据估计约有 50% 的高危型 GTN 患者除了化疗外还需要通过手术干预来达到治愈[65,89]。对于发生 GTN 脑转移的患者,推荐 MTX 的剂量增加到 $1g/m^2$[90],同时伴有脑部的放疗和(或)手术切除(取决于转移的数目)[91-94]。在一项有 39 例 GTN 伴中枢神经系统转移的报道中,初始的手术、放疗及化疗联合获得了 79% 的完全缓解率[93]。对于伴有肺及肝转移的患者,有专家建议预防性的鞘内注射 MTX[95],也有学者觉得没有必要,因为不能预防脑转移[55]。由于 GTN 容易出血,因此肺转移会成为一项棘手的事情,特别是绒癌的患者。一项最大的研究中报道 11% 的死亡率与 WHO 预后评分、X 线胸片出现病灶、中央型发绀、心动过速、贫血以及出现肺动脉高压的临床表现相关[96]。对于有肝转移和阴道转移的病例,出血往往是威胁生命的体征,在这样的例子中,第一疗程化疗结束后有死亡的病例发生。选择性栓塞、手术切除及放疗可用于预防及治疗肝转移相关的腹腔内大量出血[55,97]。大部分报道为回顾性的,因此难以制订通用的治疗指南。然而大多数专家建议对于有广泛转移的患者(肺、肝、脑),个体化的治疗(联合手术、放疗、化疗)是有指征的。

4. 胎盘部位滋养细胞肿瘤/上皮样滋养细胞肿瘤(PSTT/ETT) 这些罕见的肿瘤可以通过化疗,手术或者联合治疗来处理。

在 2012 年的 FIGO 报道中承认 PSTT/ETT 需要从滋养细胞肿瘤指南中区分出来,因为治疗必须个体化[6]。对于大部分病例,通常需要进行全子宫切除,影像学用来评估转移病灶[58]。在迄今最大的一份报道中,Schmid 等描述了英国 1976—2006 年 62 例患者,其 10 年总体生存率为 70%。当疾病局限于子宫时(Ⅰ期),其总体生存率为 90%,然而,当病灶超出子宫外时,其生存率降至约 50%[14]。其他小样本报道的死亡率为 15%,大部分病例处于Ⅰ期或者病灶局限于子宫[98]。在Ⅰ期的患者中,手术后辅助化疗不能提高缓解率。来自单个中心小样本的经验报道,对于Ⅱ~Ⅳ期患者,手术后辅助使用 EMA-CO、EMA-EP 或 TE-TP(紫杉醇和依托泊苷/紫杉醇和顺铂交替)化疗[14,52,53]。与不良预后密切相关的因素是距离前次妊娠时间超过 48 个月[14]。

关于 PSTT/ETT 的治疗规范比较复杂,对于转移性疾病和保留生育的患者,治疗要个体化,而目前缺乏治疗结局的数据。专家建议"最安全的选择"是子宫切除+盆腔淋巴结清扫,保留或不保留卵巢,术后辅助化疗,通常采用 EMA-EP 化疗。如果体内转移性肿瘤持续存在,可以考虑手术切除,如果无法切除,则考虑使用补救性化疗方案[51]。

5. 难治性滋养细胞肿瘤的化疗 尽管出现 MTX 或者放线菌素 D 耐药,低危型 GTN 的治愈缓解率近乎 100%。在一组大样本的低危 GTN 病例中,有约 6% 的患者需要多药联合化疗达到持久的缓解[99]。对于难治性低危 GTN 患者,有些专家建议使用 EMA 或者 MAC 方案,因为这些方案不含有依托泊苷,后者会将生育年龄的女性暴露于长期的血液系统肿瘤风险中[71]。

难治性的高危 GTN 约为 30%,通常需要包含手术和化疗在内的多模式治疗途径。目前很多关于化疗方案的小样本的报道,因此数据有限[100]。FIGO 报道中支持使用

EMA-EP 方案,此方案中继续沿用 EMA,但是将环磷酰胺和长春新碱替代为顺铂和依托泊苷,该方案缓解率为 80%~95%[101,102]。对于顺铂耐药的患者,TP/TE 方案可以作为三线补救化疗方案,其有效率为 44%~70%,取决于前次暴露的顺铂[103]。对于低危或者高危的难治性 GTN,包含顺铂的化疗方案被证明是有效的,在目前缺乏清晰的指南条件下值得考虑[104]。

手术切除转移病灶对于难治性患者有效。尽管重复刮宫在治疗 GTN 中无效[61],全子宫切除术的总体缓解率为 80%,对于化疗难治性疾病,其缓解率为 75%[65,105]。另一组报道中,140 例 GTN 患者中 1 例经历了子宫切除,这些患者疾病进展更快,而且出现化疗耐药的比率更高[64]。有趣的是 35% 的患者是因为紧急出血而行子宫切除,这种治疗在最近有所减少[65,105]。

刮宫和子宫切除是最常见的辅助手术,GTN 的手术涉及肺,颅脑以及腹部的切除。当转移性病灶预先手术切除,化疗可以作为最初治疗,病灶持续存在时,手术是有效的干预模式。在最近的一组报道中,对于肺部转移出现化疗耐药的患者,肺叶切除是有效的治疗模式,其缓解率达到 90%[106]。脑和肝切除用于难治性 GTN 的治疗也有小样本报道,尽管作者承认患者必须慎重选择,而且治疗要个体化[93]。

八、监测

1. 完全性和部分性葡萄胎 葡萄胎清宫后,需要每周监测血 HCG 值,以确保 HCG 稳定下降直至无法测出。之后的 2 周还需每周测定 HCG 值。这项数值需要随访 6 个月,期间患者应采取避孕措施,以避免新的妊娠对于随访的干扰[6]。许多研究报道了血 HCG 的消退模式,葡萄胎排空后 5 周后的血清 HCG 数值与随后的侵蚀性葡萄胎风险密切相关[107]。一项调查发现,随访后

3 周血 HCG 值大于 2000U/L 者发生 GTN 的风险为 89%[25]。

许多专家认为,对于那些年龄超过 35 岁,有尽快生育要求的患者,FIGO 规定的葡萄胎妊娠后随访 6 个月过于保守。几组研究调查显示对于完全性和部分性葡萄胎患者,一旦 HCG 下降到无法监测水平,其发展为 GTN 的机会很小。一组超过 1000 例的完全性葡萄胎患者的数据表明,对于那些自发缓解的患者,无人发展为 GTN。在部分性葡萄胎中也观察到同样的情况[108,109]。英国基于人群的调查显示,葡萄胎妊娠 HCG 如果自然降至正常,则继发 GTN 的风险为 1/800,而 6 个月的随访能将该风险降至 1/1400。因此,该作者建议缩短随访时间,特别是对于部分性葡萄胎患者[33]。尽管出现了这些有挑战性的回顾性数据,关于完全性和部分性葡萄胎的临床指南仍未改变。

在几组研究中关于葡萄胎后妊娠结局与年龄匹配对照组之间没有差异[11,110,111]。但是再次发生葡萄胎的风险增加,除外复发葡萄胎妊娠的风险外,死产、胎儿畸形或者早产的风险均未增加[112-115]。有趣的是,在随访过程中妊娠的患者,只是自发性流产的风险增加了。

2.GTN　患者应该每周监测血 HCG 水平直至无法测得。有研究显示对于低危患者,HCG 消退的比率和额外的化疗数及更换化疗方案密切相关[70,99]。很少有患者在随访中出现无论化疗甚或手术都无法改变的 HCG 持续性低水平(50～100U/L),需要检测由于异嗜性抗体存在而导致的错觉 HCG 以证实 HCG 的真实性。这种情形被称为"静止期 GTD"。在这种病例中,应该检测高糖基化片段(HCG-H),若 HCG-H 无法测得,改为每 2 周监测一次。在 20% 的患者中会出现 HCG-H 的比例明显升高,这种情形预示着影像学上可以发现肿块及化疗敏感性的恢复。

FIGO 及 ESMO 指南都推荐 GTN 患者治愈后每个月随诊 1 次(监测血 HCG 水平),持续 1 年,期间采取避孕措施,避免 GTN 复发[6]。在随诊期间每 6 个月做一次体格检查,只有出现临床症状时才考虑影像学检查[49]。在随诊期间的妊娠有 1% 的风险再次出现葡萄胎,而且伴随有自发性流产的风险[116]。GTN 后的所有妊娠应进行早孕期 B 超以确保为正常胎儿。

由于 GTN 通常发生于育龄女性,患者在生育年龄暴露于细胞毒性药物。绝大多数患者保留了生育能力,胎儿结局似乎未发生改变,但是缺乏长期的数据。单药治疗如 MTX 和放线菌素 D 对于母体非妊娠性肿瘤的影响似乎可以忽略不计,而包含依托泊苷联合化疗的使用已显示出增加白血病、乳腺及结肠癌的风险。

九、结论

妊娠滋养细胞疾病包含了一组能够影响育龄期女性的不同疾病。葡萄胎妊娠是胎盘滋养层的良性疾病,起源于多余的父系基因成分,缺乏(完全性葡萄胎)或存在(部分性葡萄胎)母系染色体。完全性和部分性葡萄胎发生持续性滋养细胞疾病或称为侵蚀性葡萄胎或 GTN 的风险分别为 15%～20% 和 1%～5%。GTN 包含侵蚀性葡萄胎、绒癌、PSTT/ETT,后者有独特的组织学和多样的临床表现。基于几个大中心的重要临床经验,GTN 被分为低危型和高危型。临床上低危型患者占 GTN 的绝大多数,可以使用单药如 MTX 和放线菌素 D 治疗,只有不足 10% 的患者需要等多毒性的多药联合化疗。在有了化疗的年代,低危型 GTN 的治愈率高达 98% 以上,而与此不同的是,高危型 GTN 侵袭性更强,包括广泛转移,需要其他治疗模式,如手术、放疗及随后的多药联合化疗。标准一线化疗是 EMA-CO,对于 30% 的难治性疾病,使用包含顺铂的多药化疗。PSTT/ETT 虽然分类为 GTN,表现为局部侵袭性,对于化疗不敏感。

需要对葡萄胎和 GTN 患者密切监测血 HCG 变化以发现潜在的复发。对于葡萄胎妊娠,专家建议随访 3～6 个月,期间避孕。对于缓解的 GTN,建议随访 1 年,期间避免干扰 HCG 监测的妊娠。在葡萄胎妊娠或 GTN 随访期后,即使在细胞毒性药物化疗后,生育结局与年龄匹配的女性相比未见改变,除外那些为了达到缓解而行子宫切除的患者。

总之,妊娠滋养细胞疾病是一种可治疗

的,影响年轻健康女性的罕见疾病。经过正确的治疗,绝大部分可以治愈。考虑到该病的良好结局和高救治率,更多的研究关注系统性治疗的可接受性。高危型转移性疾病仍然是可怕的挑战,新的化疗方案显著改善了预后。未来那些关注 GTN 的病理生理学机制以发现 GTN 发生、发展及化疗耐药的分子标记物的研究对于促进此类患者的治疗是必不可少的。

(王 丹 译 赵 峻 校)

参 考 文 献

[1] Hertz,R.,Li,M.C.,and Spencer,D.B.(1956) Effect of methotrexate therapy upon choriocarcinoma and chorioadenoma.Proceedings of the Society for Experimental Biology and Medicine,93,361-366.

[2] Clement,P.B.and Young,R.H.(2014)Trophoblastic lesions,miscellaneous primary uterine neoplasms,hematopoietic neoplasms,and metastatic neoplasms to the uterus,in Atlas of Gynecologic Surgical Pathology,3rd edn,Saunders,Philadelphia,pp.271-287.

[3] Bagshawe,K.D.(1976)Risk and prognostic factors in trophoblastic neoplasia.Cancer,38,1373-1385.

[4] Atrash,H.K.,Hogue,C.J.,and Grimes,D.A.(1986)Epidemiology of hydatidiform mole during early gestation.American Journal of Obstetrics & Gynecology,154,906-909.

[5] Palmer,J.R.(1994)Advances in the epidemiology of gestational trophoblastic disease.Journal of Reproductive Medicine,39,155-162.

[6] Ngan,H.Y.,Kohorn,E.I.,Cole,L.A.et al.(2012)Trophoblastic disease.International Journal of Gynecological Obstetrics,119 Suppl 2,S130-S136.

[7] Berkowitz,R.S.,Cramer,D.W.,Bernstein,M.R.et al.(1985)Risk factors for complete molar pregnancy from a case-control study.American Journal of Obstetrics & Gynecology,152,1016-1020.

[8] Martin,B.H.and Kim,J.H.(1998)Changes in gestational trophoblastic tumors over four decades.A Korean experience.Journal of Reproductive Medicine,43,60-68.

[9] Parazzini,F.,Mangili,G.,La Vecchia,C.et al.(1991)Risk factors for gestational trophoblastic disease:a separate analysis of complete and partial hydatidiform moles.Obstetrics & Gynecology,78,1039-1045.

[10] Bagshawe,K.D.,Dent,J.,and Webb,J.(1986) Hydatidiform mole in England and Wales 1973-83.Lancet,2,673-677.

[11] Garrett,L.A.,Garner,E.I.,Feltmate,C.M.et al.(2008)Subsequent pregnancy outcomes in patients with molar pregnancy and persistent gestational trophoblastic neoplasia.Journal of Reproductive Medicine,53,481-486.

[12] Tuncer,Z.S.,Bernstein,M.R.,Wang,J.et al.(1999)Repetitive hydatidiform mole with different male partners.Gynecologic Oncology,75,224-226.

[13] Braga,A.,Growdon,W.B.,Bernstein,M.et al.(2012)Molar pregnancy in adolescents.Journal of Reproductive Medicine,57,225-230.

[14] Schmid,P.,Nagai,Y.,Agarwal,R.et al.(2009)Prognostic markers and long-term outcome of placental-site trophoblastic tumours:a retrospective observational study.

Lancet,374,48-55.

[15] Sita-Lumsden,A.,Short,D.,Lindsay,I.et al. (2012) Treatment outcomes for 618 women with gestational trophoblastic tumours following a molar pregnancy at the Charing Cross Hospital,2000-2009. British Journal of Cancer,107,1810-1814.

[16] Hancock,B.W.,Nazir,K.,and Everard,J.E. (2006) Persistent gestational trophoblastic neoplasia after partial hydatidiform mole incidence and outcome. Journal of Reproductive Medicine,51,764-766.

[17] Smith,H.O.,Qualls,C.R.,Prairie,B.A. et al. (2003) Trends in gestational choriocarcinoma: a 27-year perspective. Obstetrics & Gynecology, 102,978-987.

[18] Smith,H.O.(2003) Gestational trophoblastic disease epidemiology and trends. Clinical Obstetrics & Gynecology,46,541-556.

[19] Elias,K.M.,Shoni,M.,Bernstein,M.et al. (2012) Complete hydatidiform mole in women aged 40 to 49 years. Journal of Reproductive Medicine,57,254-258.

[20] Elias,K.M.,Goldstein,D.P.,and Berkowitz, R.S.(2010) Complete hydatidiform mole in women older than age 50. Journal of Reproductive Medicine,55,208-212.

[21] Yamashita,K.,Wake,N.,Araki,T.et al.(1979) Human lymphocyte antigen expression in hydatidiform mole: androgenesis following fertilization by a haploid sperm. American Journal of Obstetrics & Gynecology,135,597-600.

[22] Zhao,J.,Moss,J.,Sebire,N.J.et al.(2006) Analysis of the chromosomal region 19q13.4 in two Chinese families with recurrent hydatidiform mole. Human Reproduction,21,536-541.

[23] Hodges,M.D.,Rees,H.C.,Seckl,M.J.et al. (2003) Genetic refinement and physical mapping of a biparental complete hydatidiform mole locus on chromosome 19q13.4. Journal of Medical Genetics,40,e95.

[24] Wang,C.M.,Dixon,P.H.,Decordova,S.et al.

(2009) Identification of 13 novel NLRP7 mutations in 20 families with recurrent hydatidiform mole; missense mutations cluster in the leucine-rich region. Journal of Medical Genetics,46,569-575.

[25] Growdon,W.B.,Wolfberg,A.J.,Feltmate,C. M.et al.(2006) Postevacuation hCG levels and risk of gestational trophoblastic neoplasia among women with partial molar pregnancies. Journal of Reproductive Medicine, 51, 871-874.

[26] Berkowitz,R.S. and Goldstein, D. P. (2009) Clinical practice. Molar pregnancy. New England Journal of Medicine,360,1639-1645.

[27] Zhang, H. J., Siu, M. K., Wong, E. S. et al. (2008) Oct4 is epigenetically regulated by methylation in normal placenta and gestational trophoblastic disease. Placenta, 29, 549-554.

[28] Siu, M. K., Wong, E. S., Chan, H. Y. et al. (2008) Overexpression of NANOG in gestational trophoblastic diseases: effect on apoptosis, cell invasion, and clinical outcome. American Journal of Pathology,173,1165-1172.

[29] Li, A. S., Siu, M. K., Zhang, H. et al. (2008) Hypermethylation of SOX2 gene in hydatidiform mole and choriocarcinoma. Reproductive Science,15,735-744.

[30] Mak,V.C., Lee, L., Siu, M. K. et al. (2011) Downregulation of ASPP1 in gestational trophoblastic disease: correlation with hypermethylation, apoptotic activity and clinical outcome. Modern Pathology,24,522-532.

[31] Chan, H. Y., Siu, M. K., Zhang, H. J. et al. (2008) Activated Stat3 expression in gestational trophoblastic disease: correlation with clinicopathological parameters and apoptotic indices. Histopathology,53,139-146.

[32] Bentley,R.C.(2003) Pathology of gestational trophoblastic disease. Clinical Obstetrics & Gynecology,46,513-522.

[33] Sebire, N. J. (2005) The diagnosis of gestational trophoblastic disease in early

pregnancy:implications for screening,counseling and management. Ultrasound Obstetrics & Gynecology,25,421-424.

[34] Sebire, N. J. and Lindsay, I. (2006) p57KIP2 immunostaining in the diagnosis of complete versus partial hydatidiform moles. Histopathology,48,873-874.

[35] Genest,D.R.,Dorfman,D.M.,and Castrillon, D.H.(2002)Ploidy and imprinting in hydatidiform moles.Complementary use of flow cytometry and immunohistochemistry of the imprinted gene product p57KIP2 to assist molar classification. Journal of Reproductive Medicine,47,342-346.

[36] Genest,D.R.,Laborde,O.,Berkowitz,R.S.et al.(1991) A clinicopathologic study of 153 cases of complete hydatidiform mole (1980-1990):histologic grade lacks prognostic significance. Obstetrics & Gynecology, 78, 402-409.

[37] Genest, D. R. (2001) Partial hydatidiform mole: clinicopathological features, differential diagnosis, ploidy and molecular studies, and gold standards for diagnosis. International Journal of Gynecological Pathology, 20, 315-322.

[38] Mosher,R.,Goldstein,D.P.,Berkowitz,R.et al.(1998)Complete hydatidiform mole.Comparison of clinicopathologic features,current and past.Journal of Reproductive Medicine, 43,21-27.

[39] Sebire, N. J., Fisher, R. A., and Rees, H. C. (2003) Histopathological diagnosis of partial and complete hydatidiform mole in the first trimester of pregnancy.Pediatric and Developmental Pathology,6,69-77.

[40] Sebire, N. J., Lindsay, I., Fisher, R. A., and Seckl, M. J. (2005) Intraplacental choriocarcinoma: experience from a tertiary referral center and relationship with infantile choriocarcinoma. Fetal and Pediatric Pathology,24, 21-29.

[41] Duncan,D.A.and Mazur,M.T.(1989) Tropho-

blastic tumors: ultrastructural comparison of choriocarcinoma and placental-site trophoblastic tumor.Human Pathology,20,370-381.

[42] Baergen,R.N.,Rutgers,J.,and Young,R.H. (2003) Extrauterine lesions of intermediate trophoblast. International Journal of Gynecological Pathology,22,362-367.

[43] Driscoll, S. G. (1984) Placental-site chorioma. The neoplasm of the implantation-site trophoblast.Journal of Reproductive Medicine,29, 821-825.

[44] Shih, I. M. and Kurman, R. J. (1998) Epithelioid trophoblastic tumor: a neoplasm distinct from choriocarcinoma and placental site trophoblastic tumor simulating carcinoma.American Journal of Surgical Pathology,22,1393-1403.

[45] Curry,S.L.,Hammond,C.B.,Tyrey,L.et al. (1975) Hydatidiform mole: diagnosis, management,and long-term followup of 347 patients.Obstetrics & Gynecology,45,1-8.

[46] Soto-Wright,V.,Bernstein,M.,Goldstein,D.P., and Berkowitz,R.S.(1995)The changing clinical presentation of complete molar pregnancy.Obstetrics & Gynecology,86,775-779.

[47] Berkowitz, R. S., Goldstein, D. P., and Bernstein,M.R.(1985)Natural history of partial molar pregnancy.Obstetrics & Gynecology,66,677-681.

[48] Feltmate, C. M., Growdon, W. B., Wolfberg, A. J. et al. (2006) Clinical characteristics of persistent gestational trophoblastic neoplasia after partial hydatidiform molar pregnancy. Journal of Reproductive Medicine, 51, 902-906.

[49] Lurain, J. R. (2011) Gestational trophoblastic disease Ⅱ: classification and management of gestational trophoblastic neoplasia. American Journal of Obstetrics & Gynecology, 204, 11-18.

[50] Newlands,E.S.,Bower,M.,Holden,L.et al. (1998) The management of high-risk gestational trophoblastic tumours(GTT). International Journal of Gynecological Obstetrics,60

Suppl 1,S65-S70.

[51] Seckl,M.J.,Sebire,N.J.,and Berkowitz,R.S.
(2010)Gestational trophoblastic disease.Lan-
cet,376,717-729.

[52] Feltmate,C.M.,Genest,D.R.,Wise,L.et al.
(2001)Placental site trophoblastic tumor: a
17-year experience at the New England
Trophoblastic Disease Center. Gynecologic
Oncology,82,415-419.

[53] Feltmate, C. M., Genest, D. R., Goldstein, D.
P.,and Berkowitz, R. S. (2002) Advances in
the understanding of placental site tropho-
blastic tumor.Journal of Reproductive Medi-
cine,47,337-341.

[54] Papadopoulos,A.J.,Foskett,M.,Seckl,M.J.
et al.(2002)Twenty-five years' clinical expe-
rience with placental site trophoblastic
tumors. Journal of Reproductive Medicine,
47,460-464.

[55] El-Helw, L. M. and Hancock, B. W. (2007)
Treatment of metastatic gestational tropho-
blastic neoplasia. Lancet Oncology, 8, 715-
724.

[56] Seckl, M.J.,Sebire, N.J.,Fisher, R.A.et al.
(2013) Gestational trophoblastic disease:
ESMO Clinical Practice Guidelines for diag-
nosis,treatment and follow-up.Annals of On-
cology,24 Suppl 6,vi39-vi50.

[57] FIGO Oncology Committee. (2002) FIGO
staging for gestational trophoblastic neoplasia
2000. FIGO Oncology Committee. International
Journal of Gynecological Obstetrics,77,285.

[58] Hassadia, A., Gillespie, A., Tidy, J. et al.
(2005)Placental site trophoblastic tumour:
clinical features and management.Gynecologic
Oncology,99,603-607.

[59] Cole,L.A.,Khanlian,S.A.,Muller,C.Y.et al.
(2006)Gestational trophoblastic diseases: 3.
Human chorionic gonadotropin-free beta-sub-
unit,a reliable marker of placental site troph-
oblastic tumors.Gynecologic Oncology,102,
160-164.

[60] Harvey,R.A.,Pursglove,H.D.,Schmid,P.et

al.(2008)Human chorionic gonadotropin free
beta-subunit measurement as a marker of
placental site trophoblastic tumors.Journal of
Reproductive Medicine,53,643-648.

[61] Garner,E.I.,Feltmate,C.M.,Goldstein,D.P.,
and Berkowitz,R.S.(2005)The curative effect
of a second curettage in persistent tropho-
blastic disease:a retrospective cohort survey.
Gynecologic Oncology,99,3-5.

[62] Savage, P. and Seckl, M.J.(2005)The role of
repeat uterine evacuation in trophoblast dis-
ease. Gynecologic Oncology, 99, 251-252;
author reply 2-3.

[63] van Trommel, N. E., Massuger, L. F.,
Verheijen, R. H. et al. (2005) The curative
effect of a second curettage in persistent
trophoblastic disease: a retrospective cohort
survey.Gynecologic Oncology,99,6-13.

[64] Alazzam, M., Hancock, B. W., and Tidy, J.
(2008)Role of hysterectomy in managing per-
sistent gestational trophoblastic disease.Journal
of Reproductive Medicine,53,519-524.

[65] Clark,R.M.,Nevadunsky,N.S.,Ghosh,S.et al.
The evolving role of hysterectomy in gestational
trophoblastic neoplasia at the New England
Trophoblastic Disease Center.Journal of Repro-
ductive Medicine,55,194-198.

[66] Suzuka,K.,Matsui,H.,Iitsuka,Y.et al.Adju-
vant hysterectomy in low-risk gestational
trophoblastic disease.Obstetrics & Gynecolo-
gy,97,431-434.

[67] Pongsaranantakul, S. and Kietpeerakool, C.
(2009) Hysterectomy in gestational tropho-
blastic neoplasia: Chiang Mai University
Hospital's experience. Asian Pacific Journal
of Cancer Prevention,10,311-314.

[68] Foulmann, K., Guastalla, J.P., Caminet, N. et
al.(2006)What is the best protocol of single-
agent methotrexate chemotherapy in nonmet-
astatic or low-risk metastatic gestational
trophoblastic tumors? A review of the evi-
dence.Gynecologic Oncology,102,103-110.

[69] Lurain, J.R.and Elfstrand, E.P. (1995)Single-

agent methotrexate chemotherapy for the treatment of nonmetastatic gestational trophoblastic tumors. American Journal of Obstetrics & Gynecology,172,574-579.

[70] Growdon,W.B.,Wolfberg,A.J.,Goldstein,D. P.et al.(2009)Evaluating methotrexate treatment in patients with low-risk postmolar gestational trophoblastic neoplasia. Gynecologic Oncology,112,353-357.

[71] McNeish,I.A.,Strickland,S.,Holden,L.et al. (2002)Lowrisk persistent gestational trophoblastic disease;outcome after initial treatment with low-dose methotrexate and folinic acid from 1992 to 2000.Journal of Clinical Oncology,20,1838-1844.

[72] Petrilli,E.S.,Twiggs,L.B.,Blessing,J.A.et al. Single-dose actinomycin-D treatment for nonmetastatic gestational trophoblastic disease. A prospective phase II trial of the Gynecologic Oncology Group.Cancer,60,2173-2176.

[73] Covens,A.,Filiaci,V.L.,Burger,R.A.et al. (2006)Phase II trial of pulse dactinomycin as salvage therapy for failed lowrisk gestational trophoblastic neoplasia;a Gynecologic Oncology Group study.Cancer,107,1280-1286.

[74] Lertkhachonsuk, A. A., Israngura, N., Wilailak,S., and Tangtrakul,S. (2009) Actinomycin d versus methotrexatefolinic acid as the treatment of stage I,low-risk gestational trophoblastic neoplasia;a randomized controlled trial. International Journal of Gynecological Cancer,19,985-988.

[75] Alazzam,M.,Tidy,J.,Hancock,B.W.,and Osborne,R.(2009)First line chemotherapy in low risk gestational trophoblastic neoplasia.Cochrane Database of Systematic Review,CD007102.

[76] Osborne, R. J., Filiaci, V., Schink, J. C. et al. (2011)Phase III trial of weekly methotrexate or pulsed dactinomycin for low-risk gestational trophoblastic neoplasia;a gynecologic oncology group study. Journal of Clinical Oncology, 29, 825-831.

[77] Lybol,C.,Sweep,F.C.,Harvey,R.,et al.(2012)

Relapse rates after two versus three consolidation courses of methotrexate in the treatment of low-risk gestational trophoblastic neoplasia.Gynecologic Oncology,125,576-579.

[78] Bower,M.,Newlands,E.S.,Holden,L.,et al. (1997) EMA/CO for high-risk gestational trophoblastic tumors;results from a cohort of 272 patients.Journal of Clinical Oncology,15, 2636-2643.

[79] Bolis,G.,Bonazzi,C.,Landoni,F.,et al. (1988) EMA/CO regimen in high-risk gestational trophoblastic tumor(GTT).Gynecologic Oncology,31,439-444.

[80] Bagshawe,K.D.(1977)Treatment of trophoblastic tumours.Recent Results in Cancer Research,192-199.

[81] Curry,S.L.,Blessing,J.A.,DiSaia,P.J.et al. (1989)A prospective randomized comparison of methotrexate,dactinomycin,and chlorambucil versus methotrexate,dactinomycin,cyclophosphamide, doxorubicin, melphalan, hydroxyurea,and vincristine in "poor prognosis" metastatic gestational trophoblastic disease;a Gynecologic Oncology Group study. Obstetrics & Gynecology,73,357-362.

[82] Kim,S.J.,Bae,S.N.,Kim,J.H.et al.(1998) Effects of multiagent chemotherapy and independent risk factors in the treatment of highrisk GTT-25 years experiences of KRI-TRD. International Journal of Gynecological Obstetrics,60 Suppl 1,S85-S96.

[83] Deng,L.,Yan,X.,Zhang,J.,and Wu,T.(2009) Combination chemotherapy for high-risk gestational trophoblastic tumour. Cochrane Database of Systematic Review,CD005196.

[84] Lurain,J.R.,Singh, D.K., and Schink, J.C. (2006)Primary treatment of metastatic highrisk gestational trophoblastic neoplasia with EMA-CO chemotherapy. Journal of Reproductive Medicine,51,767-772.

[85] Escobar,P.F.,Lurain,J.R.,Singh,D.K.et al. (2003) Treatment of high-risk gestational trophoblastic neoplasia with etoposide,metho-

trexate, actinomycin D, cyclophosphamide, and vincristine chemotherapy. Gynecologic Oncology,91,552-557.

[86] Lu, W. G., Ye, F., Shen, Y. M. et al. (2008) EMA-CO chemotherapy for high-risk gestational trophoblastic neoplasia: a clinical analysis of 54 patients. International Journal of Gynecological Cancer,18,357-362.

[87] Crawford, R. A., Newlands, E., Rustin, G. J. et al. (1997) Gestational trophoblastic disease with liver metastases: the Charing Cross experience. British Journal of Obstetrics & Gynaecology,104,105-109.

[88] Powles, T., Savage, P. M., Stebbing, J. et al. (2007) A comparison of patients with relapsed and chemo-refractory gestational trophoblastic neoplasia. British Journal of Cancer,96,732-737.

[89] Mutch, D. G., Soper, J. T., Babcock, C. J. et al. (1990) Recurrent gestational trophoblastic disease. Experience of the Southeastern Regional Trophoblastic Disease Center. Cancer, 66,978-982.

[90] Rustin, G. J., Newlands, E. S., Begent, R. H. et al. (1989) Weekly alternating etoposide, methotrexate, and actinomycin/vincristine and cyclophosphamide chemotherapy for the treatment of CNS metastases of choriocarcinoma. Journal of Clinical Oncology,7,900-903.

[91] Yordan, E. L., Jr., Schlaerth, J., Gaddis, O., and Morrow, C. P. (1987) Radiation therapy in the management of gestational choriocarcinoma metastatic to the central nervous system. Obstetrics & Gynecology,69,627-630.

[92] Evans, A. C., Jr., Soper, J. T., Clarke-Pearson, D. L. et al. (1995) Gestational trophoblastic disease metastatic to the central nervous system. Gynecologic Oncology,59,226-230.

[93] Newlands, E. S., Holden, L., Seckl, M. J. et al. (2002) Management of brain metastases in patients with high-risk gestational trophoblastic tumors. Journal of Reproductive Medicine, 47, 465-471.

[94] Cagayan, M. S. and Lu-Lasala, L. R. (2006) Management of gestational trophoblastic neoplasia with metastasis to the central nervous system: a 12-year review at the Philippine General Hospital. Journal of Reproductive Medicine,51,785-792.

[95] Athanassiou, A., Begent, R. H., Newlands, E. S. et al. (1983) Central nervous system metastases of choriocarcinoma. 23 years' experience at Charing Cross Hospital. Cancer, 52, 1728-1735.

[96] Kelly, M. P., Rustin, G. J., Ivory, C. et al. Respiratory failure due to choriocarcinoma: a study of 103 dyspneic patients. Gynecologic Oncology,38,149-154.

[97] Method, M. W., Hirschfield, M., and Everette, H. E. (1996) Angiographic-guided embolization of metastatic invasive mole. Gynecologic Oncology,61,442-445.

[98] Baergen, R. N., Rutgers, J. L., Young, R. H. et al. Placental site trophoblastic tumor: a study of 55 cases and review of the literature emphasizing factors of prognostic significance. Gynecologic Oncology,100,511-520.

[99] Growdon, W. B., Wolfberg, A. J., Goldstein, D. P., et al. (2010) Low-risk gestational trophoblastic neoplasia and methotrexate resistance: predictors of response to treatment with actinomycin D and need for combination chemotherapy. Journal of Reproductive Medicine, 55, 279-284.

[100] Matsui, H., Iitsuka, Y., Suzuka, K. et al. (2004) Salvage chemotherapy for high-risk gestational trophoblastic tumor. Journal of Reproductive Medicine,49,438-442.

[101] Mao, Y., Wan, X., Lv, W., and Xie, X. (2007) Relapsed or refractory gestational trophoblastic neoplasia treated with the etoposide and cisplatin/etoposide, methotrexate, and actinomycin D (EP-EMA) regimen. International Journal of Gynecological Obstetrics,98,44-47.

[102] Newlands, E. S., Mulholland, P. J., Holden, L. et al. (2000) Etoposide and cisplatin/eto-

poside, methotrexate, and actinomycin D (EMA) chemotherapy for patients with high-risk gestational trophoblastic tumors refractory to EMA/cyclophosphamide and vincristine chemotherapy and patients presenting with metastatic placental site trophoblastic tumors. Journal of Clinical Oncology, 18, 854-859.

[103] Wang, J., Short, D., Sebire, N. J. et al. (2008) Salvage chemotherapy of relapsed or high-risk gestational trophoblastic neoplasia (GTN) with paclitaxel/cisplatin alternating with paclitaxel/etoposide (TP/TE). Annals of Oncology, 19, 1578-1583.

[104] Lybol, C., Thomas, C. M., Blanken, E. A. et al. (2013) Comparing cisplatin-based combination chemotherapy with EMA/CO chemotherapy for the treatment of high risk gestational trophoblastic neoplasia. European Journal of Cancer, 49, 860-867.

[105] Pires, L. V., Uberti, E. M., Fajardo Mdo, C. et al. (2012) Role of hysterectomy in the management of patients with gestational trophoblastic neoplasia: importance of receiving treatment in reference centers. Journal of Reproductive Medicine, 57, 359-368.

[106] Fleming, E. L., Garrett, L., Growdon, W. B. et al. (2008) The changing role of thoracotomy in gestational trophoblastic neoplasia at the New England Trophoblastic Disease Center. Journal of Reproductive Medicine, 53, 493-498.

[107] Lybol, C., Sweep, F. C., Ottevanger, P. B. et al. (2013) Linear regression of postevacuation serum human chorionic gonadotropin concentrations predicts postmolar gestational trophoblastic neoplasia. International Journal of Gynecological Cancer, 23, 1150-1156.

[108] Wolfberg, A. J., Growdon, W. B., Feltmate, C. M. et al. (2006) Low risk of relapse after achieving undetectable HCG levels in women with partial molar pregnancy. Obstetrics & Gynecology, 108, 393-396.

[109] Wolfberg, A. J., Feltmate, C., Goldstein, D. P. et al. Low risk of relapse after achieving undetectable HCG levels in women with complete molar pregnancy. Obstetrics & Gynecology, 104, 551-554.

[110] Goldstein, D. P., Berkowitz, R. S., and Bernstein, M. R. (1984) Reproductive performance after molar pregnancy and gestational trophoblastic tumors. Clinical Obstetrics & Gynecology, 27, 221-227.

[111] Garner, E. I., Lipson, E., Bernstein, M. R. et al. (2002) Subsequent pregnancy experience in patients with molar pregnancy and gestational trophoblastic tumor. Journal of Reproductive Medicine, 47, 380-386.

[112] Tuncer, Z. S., Bernstein, M. R., Goldstein, D. P. et al. Outcome of pregnancies occurring within 1 year of hydatidiform mole. Obstetrics & Gynecology, 94, 588-590.

[113] Tuncer, Z. S., Bernstein, M. R., Goldstein, D. P., and Berkowitz, R. S. (1999) Outcome of pregnancies occurring before completion of human chorionic gonadotropin follow-up in patients with persistent gestational trophoblastic tumor. Gynecologic Oncology, 73, 345-347.

[114] Tse, K. Y. and Ngan, H. Y. (2012) Gestational trophoblastic disease. Best Practice & Research Clinical Obstetrics and Gynaecology, 26, 357-370.

[115] Sebire, N. J., Fisher, R. A., Foskett, M. et al. (2003) Risk of recurrent hydatidiform mole and subsequent pregnancy outcome following complete or partial hydatidiform molar pregnancy. BJOG, 110, 22-26.

[116] Matsui, H., Iitsuka, Y., Suzuka, K. et al. (2004) Early pregnancy outcomes after chemotherapy for gestational trophoblastic tumor. Journal of Reproductive Medicine, 49, 531-534.

附录

妇科肿瘤相关名词英汉对照

5-fluorouracil(5-FU) 5-氟尿嘧啶

adenocarcinoma 腺瘤

adenoma malignum 恶性腺瘤

adjuvant therapy 辅助治疗

adriamycin 多柔比星

advanced and recurrent disease 高级别和复发性疾病

aflibercept 阿柏西普

age predilection 老化嗜好

aggressive angiomyxoma 侵袭性血管黏液瘤

AKT 苏氨酸激酶

alveolar soft part sarcomas 腺泡状软组织肉瘤

anastrozole 阿那曲唑

angiogenesis role 血管生成作用

angiogenesis 血管生成

angiomyxoma see aggressive angiomyxoma 血管黏液瘤

anti-angiogenic therapy 抗血管生成治疗

ARID1A mutation ARID1A 突变

ascites 腹水

associated ovarian tumors 肿瘤相关性腹水

atypical endometriosis 不典型子宫内膜异位症

atypical 不典型的

AT-rich interactive domain 1A(ARID1A)mutation 富于 AT 碱基的交互作用区域 1A

base excision repair(BER) 碱基切除修饰

bevacizumab 贝伐珠单抗

BIN-67 cell line BIN-67 细胞系

bleomycin 博来霉素

brachytherapy 近距离放疗

BRAF mutations BRAF 突变

BRCA1/BRCA2 mutations BRCA1/BRCA2 突变

breast cancer 乳腺癌

CA125 levels CA125 水平

CA19-9 levels CA19-9 水平

Call-Exner bodies Call-Exne 小体

carboplatin 卡铂

carcinoembryonic antigen(CEA) 癌胚抗原

carcinoid syndrome 类癌综合征

carcinoid tumors of the ovary 卵巢类癌

carcinosarcomas 癌肉瘤

case-control studies 病例-对照研究

cervical cancer association 宫颈癌相关

cervical cancer 宫颈癌

cervical malignancies 宫颈恶性肿瘤

cetuximab 西妥昔单抗

chemotherapy refractory disease 化疗耐药性疾病

chemotherapy 化疗

choriocarcinoma 绒毛膜癌

cisplatin 顺铂

classification 分类

clear cell carcinoma 透明细胞癌

clinical presentation 临床表现

cohort studies 队列研究

computed tomography(CT) 电脑断层扫描

cyclophosphamide 环磷酰胺

cytokeratin 20(CK20) 细胞角蛋白 20

cytokeratin 7(CK7) 细胞角蛋白 7

cytoreductive/debulking surgery 肿瘤细胞减灭术

dactinomycin 放线菌素

debulking surgery 肿瘤减灭术

dermatofibrosarcoma protuberans(DFSP) 隆凸性皮肤纤维肉瘤

dermoid cyst-associated(dSCC) 皮样囊肿相关性

dermoid cyst 皮样囊肿

diagnostic evaluation 诊断评估

ifosfamide 异环磷酰胺

imaging guidelines 影像学指南

imaging 影像

imatinib 伊马替尼

immature see immature teratoma 未成熟畸胎瘤

immature teratoma 未成熟畸胎瘤

inhibin,granulosa cell tumors 抑制素,颗粒细胞瘤

inhibition 抑制

insular carcinoid tumors 孤立类癌肿瘤

insular carcinoid 孤立的类癌

intraperitoneal chemotherapy (IP) heated (IPHC) 腹腔内热灌注化疗

intraperitoneal chemotherapy 腹腔内化疗

invasive mole 侵袭性葡萄胎

irinotecan,ovarian clear cell carcinoma 伊立替康,卵巢透明细胞肿瘤

JAZF1/JAZF2 fusion gene JAZF1/JAZF2 融合基因

juvenile granulosa cell tumor 青少年颗粒细胞瘤

juvenile 青少年

keratin pearl formation 角化珠形成

Krukenberg tumors Krukenberg 肿瘤

large cell variant 大细胞变异

large solitary follicle cyst of pregnancy and the puerperium 妊娠期和产褥期大的实体滤泡囊肿

leiomyosarcoma 平滑肌肉瘤

letrozole 来曲唑

loss of heterogeneity(LOH) 杂合性缺失

low-grade serous cancers(LGSC) 低级别浆液性癌

low-risk disease 低危疾病

lymphadenectomy 淋巴结切除术

lymphoma 淋巴瘤

magnetic resonance imaging(MRI) 磁共振

malignant melanoma 恶性黑色素瘤

malignant mixed mesodermal tumors see ovarian carcinosarcoma(OCS) 恶性混合型中胚叶肿瘤见卵巢癌肉瘤

malignant ovarian germ cell tumors(MOGCTs) 恶性卵巢生殖细胞肿瘤

malignant peritoneal mesothelioma 腹膜恶性间皮瘤

mammalian target of rapamycin(mTOR) 哺乳动物西罗莫司靶向基因

markers 标志物

mature cystic teratoma-associated 成熟性畸胎瘤相关性

mature cystic(MCT) 成熟囊肿

mean vessel density(MVD) 平均血管密度

medroxyprogesterone 醋酸甲羟孕酮

megestrol 甲地孕酮

melanoma 黑色素瘤

mesodermal adenosarcoma 中胚叶腺肉瘤

mesotheliomas 间皮瘤

metastatic disease 转移性疾病

metastatic ovarian tumors 转移性卵巢肿瘤

metastatic spread of 转移播散

metastatic tumors 转移性肿瘤

metastatic/recurrent disease 转移性/复发性疾病

methotrexate(MTX) 甲氨蝶呤

misregistration artifact 登记失误人工制品

mitogen-activated protein kinase (MAPK) pathway 胞外信号调节激酶通路

mitomycin 丝裂霉素

molar pregnancy relationship 葡萄胎妊娠相关性

molar pregnancy see hydatidiform mole 葡萄胎妊娠见葡萄胎

molecular changes 分子改变

monodermal 单胚层

MUC2 expression MUC2 表达

MUC5AC expression MUC5AC 表达

mucinous carcinoid tumors 黏液性类癌

mucinous carcinoid 黏液性类癌

mucinous endometrial cancers(MECs) 黏液性子宫内膜癌

mucinous epithelial ovarian cancer 卵巢黏液性上皮癌

mucinous ovarian carcinoma 卵巢黏液性癌

multimodal treatment 多模式治疗

multiple endocrine neoplasia type 1 (MEN-1) syndrome 多发神经内分泌肿瘤型综合征

myometrial invasion 肌层浸润

müllerian adenosarcoma 苗乐腺肉瘤

nephrogenic systemic fibrosis(NSF) 肾源性系统性硬化症

nondysgerminoma tumors 非无性细胞瘤

non-small cell neuroendocrine carcinoma(NSCNEC)

同样见于卵巢肿瘤,子宫黏液性肿瘤

see also ovarian tumors ovarian small cell carcinoma （SCC） 同样见于卵巢小细胞肿瘤

see also ovarian tumors 同样见于卵巢肿瘤

see also small cell neuroendocrine carcinoma of the cervix 同样见于宫颈小细胞内分泌肿瘤

see also specific agents 在特别的药物中同样可见

see also specific malignancies 同样见于特定恶性肿瘤

see also specific tumors 同样见于特定的肿瘤

Selumetinib * （AZD-6244） 司美替尼

serous adenocarcinoma 浆液性腺癌

Sertoli-Leydig cell tumors Sertoli-Leydig 细胞瘤

sex-cord stromal tumors of the ovary 卵巢性索间质肿瘤

sex-cord stromal tumors 性索间质肿瘤

small cell neuroendocrine carcinoma of the cervix 宫颈小细胞神经内分泌肿瘤

smooth muscle tumors of uncertain malignant potential（STUMP） 不确定恶性潜能的平滑肌肿瘤

somatostatin receptor scintigraphy 生长抑素受体闪烁扫描法

sorafinib 多吉美

squamous cell carcinoma antigen（SCCag） 鳞状细胞抗原

squamous cell carcinoma 鳞状细胞癌

staging 分期

steroid cell tumors 类固醇细胞肿瘤

struma ovarii 卵巢甲状腺瘤

strumal carcinoid tumors 类甲状腺肿

strumal carcinoid 甲状腺肿类癌

sunitinib 舒尼替尼

surgery 手术

surgical debulking 手术减灭

surgical management 手术治疗

surveillance 监测

survival rates 生存率

survival 生存

synovial sarcomas 滑膜肉瘤

synthetic lethality 认为致死性

tamoxifen 他莫昔芬

targeted therapy 靶向治疗

taxol 紫杉醇

temsirolimus（CCI-779） 特姆莫司

teratomas 畸胎瘤

thecomas 卵泡膜瘤

trabectedin 曲贝替定

trabecular carcinoid tumors 小梁样类癌

trabecular carcinoid 小梁类癌

treatment monitoring 治疗监测

treatment 治疗

trophoblastic tumor（ETT） 滋养细胞肿瘤

tubulocystic pattern 管状囊腔模式

tumor protein 53（p53） 肿瘤蛋白 53

ultrasound 超声

undifferentiated endometrial sarcoma（UES） 未分化子宫内膜肉瘤

unilateral 单侧的

uterine and endometrial cancers 子宫和内膜癌

uterine carcinosarcoma 子宫癌肉瘤

uterine clear cell carcinoma（UCCC） 子宫透明细胞癌

uterine leiomyosarcoma 子宫平滑肌肉瘤

uterine malignancies 子宫恶性肿瘤

uterine sarcomas 子宫肉瘤

uterine serous carcinoma（USC） 子宫浆液性肿瘤

uterine tumor resembling ovarian sex cord tumor 类似卵巢性索间质肿瘤的子宫肿瘤

vaginal clear cell carcinoma，DES-associated 阴道透明细胞肿瘤,己烯雌酚相关性

vaginal endometrioid carcinoma 阴道子宫内膜样肿瘤

vaginal leiomyosarcoma 阴道平滑肌肉瘤

vaginal malignancies 阴道恶性肿瘤

vaginal primary malignant melanoma 阴道原发性恶性黑素色瘤

vaginal sarcoma 阴道肉瘤

vaginal 阴道的

vascular abnormalities 血管异常

vascular endothelial growth factor（VEGF） 血管内皮生长因子

VEGF-Trap 血管内皮生长因子圈套

vinblastine 长春碱

vincristine 长春新碱

vulvar leiomyosarcoma 外阴平滑肌肉瘤

vulvar malignancies 外阴恶性肿瘤

vulvar primary malignant melanoma　外阴原发性
　恶性黑色素瘤

vulvar sarcoma　外阴肉瘤

vulvovaginal melanoma　外阴阴道黑色素瘤

well-differentiated papillary mesothelioma　分化好
的乳头状间皮瘤

whole brain radiation　全脑放疗

Wilms' tumor gene 1(WT1)　Wilms 肿瘤基因 1

yolk sac tumors　卵黄囊瘤

（王　丹　译）

彩 图

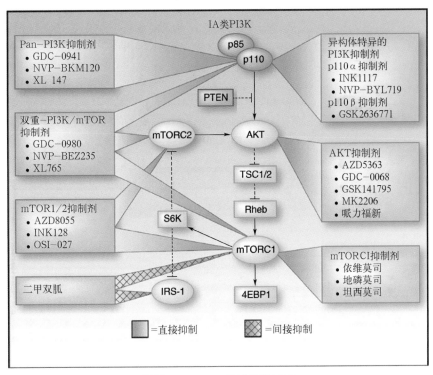

彩图 1-1　PI3K 信号级联反应
显示 PI3K/AKT/mTOR 和 MAPK 信号通路及目前使用的靶向该级联反应的药物

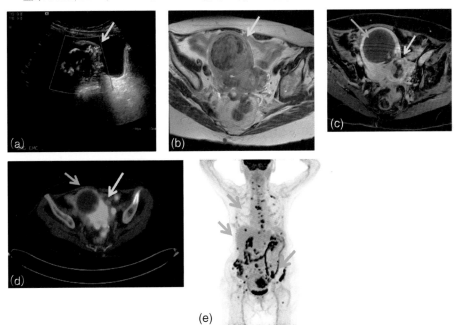

彩图 2-1　女性,93 岁,绝经后出血及子宫内膜增厚(子宫肉瘤)
(a)盆腔彩色多普勒超声显示子宫内膜内一富血供肿块(黄箭头);(b)磁共振 T_2 加权像显示子宫内一不均质肿物(黄箭头);(c)T_1 增强图像显示子宫肿物(黄箭)不均匀强化,伴大块无强化坏死区域(蓝箭头);(d)轴位 PET-CT 图像提示子宫肿物代谢明显增高(黄色箭头),同样可见坏死区域(蓝箭头);(e)全身灌注 PET-CT 显像示弥漫性转移灶(绿箭头指示典型病变)

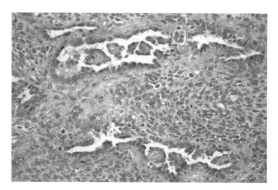

彩图 3-1   网状型 Sertoli-Leydig 细胞瘤
具有肿瘤性上皮和间质双相成分可能会导致该肿瘤被误诊为恶性混合型中胚层肿瘤(癌肉瘤)。图片所示的肿瘤来自于一名 12 岁的少女,提示我们想到这一好发于该年龄段的少见肿瘤

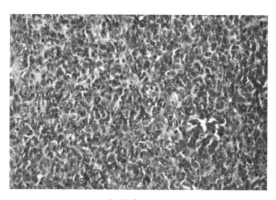

彩图 3-2   卵巢高血钙型小细胞癌
作为恶性程度最高的卵巢肿瘤之一,该肿瘤没有明显的多形性,但活跃的核分裂显示了它的恶性本质

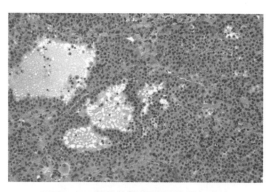

彩图 3-3   卵巢的转移性恶性黑色素瘤
类似于滤泡的空隙和大量的嗜酸性胞质可能使其被误诊为幼年型颗粒细胞瘤

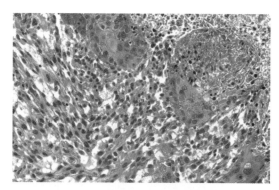

彩图 3-4   皮样囊肿伴发的高级别鳞状细胞癌
肿瘤的绝大部分区域都表现为未分化大细胞恶性肿瘤,仅见局灶鳞状分化。经进一步充分取材,小灶残留的皮样囊肿被发现

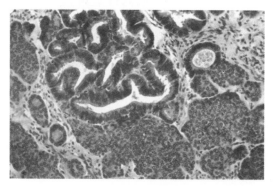

彩图 3-5   具有性索间质肿瘤形态的子宫内膜样癌
左下方孤立的细胞巢类似于颗粒细胞瘤,但该肿瘤还显示出典型的肿瘤性子宫内膜样腺体结构,从而排除了性索间质肿瘤的诊断

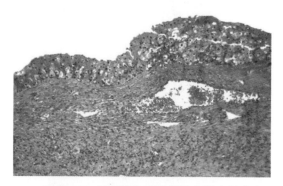

彩图 3-6   妊娠期和产褥期巨大孤立性黄素化滤泡囊肿
如果这个巨大的单房囊性肿物的出现与妊娠无关,那么囊性颗粒细胞瘤是恰当的诊断

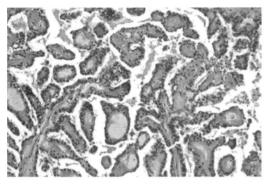

彩图 3-7　　**透明细胞癌**
典型的乳头状结构

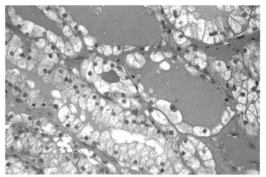

彩图 3-8　　**伴透明细胞的卵巢甲状腺肿**
由于透明细胞的存在,首先考虑为透明细胞癌,而胶样物质最初阅片时被忽视了。免疫组化染色显示 thyroglobulin 强阳性

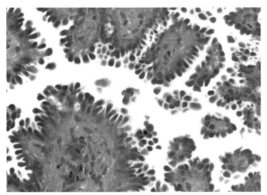

彩图 3-9　　**交界性浆液性乳头状瘤**
显而易见的鞋钉样细胞可能使该肿瘤与透明细胞癌相混淆

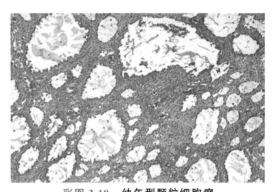

彩图 3-10　　**幼年型颗粒细胞瘤**
一些滤泡内衬鞋钉样细胞,如果这些滤泡被认作是囊性结构的话,则将诊断方向错误地指向了透明细胞癌。了解到患者为儿童这一信息,对正确诊断非常有帮助

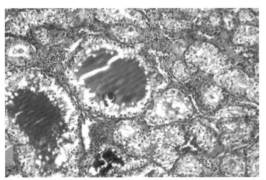

彩图 3-11　　**转移至卵巢的肾透明细胞癌**
虽然同样具有小管状结构及透明细胞,转移性肾细胞癌和卵巢原发的透明细胞癌有很多不同之处

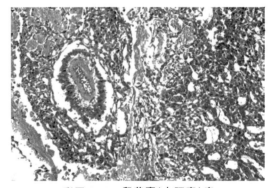

彩图 3-12　　**卵黄囊(内胚窦)瘤**
左侧显示的是 Schiller-Duval 小体,即肿瘤细胞围绕中央血管形成的乳头状结构;右侧则显示的是典型的卵黄囊瘤网状结构。Schiller-Duval 小体是一种被过度强调的肿瘤特征,在实际病例中经常观察不到

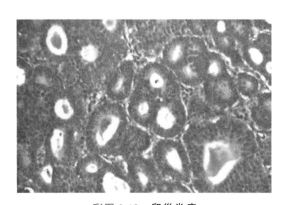

彩图 3-13　卵巢类癌

　　有时肿瘤腺泡扩张呈腺管状,类似于高分化腺癌的腺体。嗜酸性胞质提示神经内分泌颗粒的存在

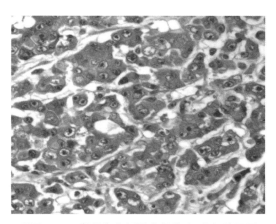

彩图 3-14　卵巢高血钙型小细胞癌,大细胞亚型

　　尽管被称为小细胞癌,约 40% 的肿瘤中可见胞质丰富的嗜酸性大细胞成分。这一形态学表现增加了该肿瘤的诊断难度

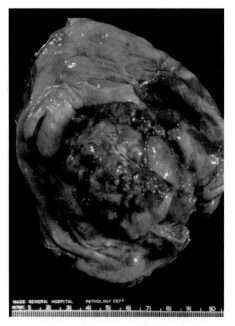

彩图 4-1　子宫内膜异位囊肿中的卵巢透明细胞癌

　　大体标本为典型息肉样肿物伴囊内壁局灶棕色变(右上)

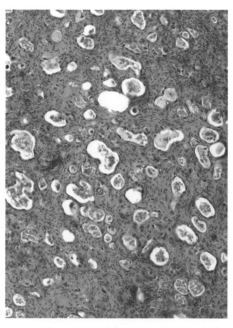

彩图 4-2　卵巢透明细胞癌呈现典型管状囊性结构

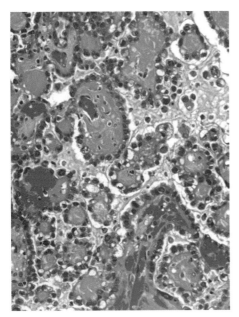

彩图 4-3　卵巢透明细胞癌

乳头状结构中基质玻璃样变是许多
透明细胞癌乳头中的典型特征

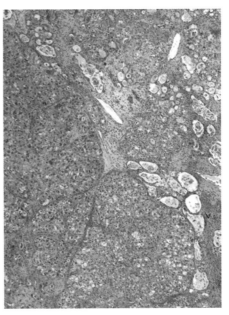

彩图 4-4　典型混合细胞类型卵巢
透明细胞癌,少量管状囊性结构(右上)与
大量含透明细胞质的细胞结节样生长共
存(左下)

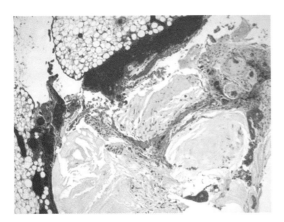

彩图 6-1　网膜上的腹膜假黏液瘤(50×HE
染色)

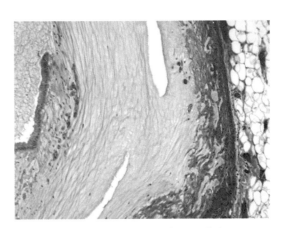

彩图 6-2　网膜上的腹膜假黏液瘤(100×
HE 染色)

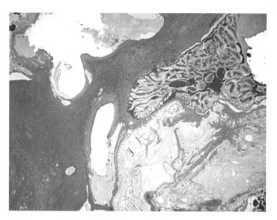

彩图 6-3 卵巢上的腹膜假黏液瘤(12.5× HE 染色)

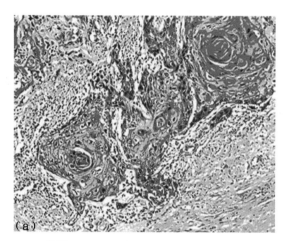

(a)

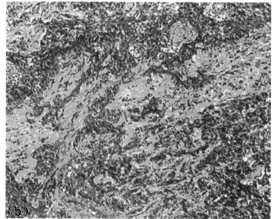

(b)

彩图 7-1 角化珠形成可能是比较常见的现象。卵巢鳞状细胞癌可以来源于成熟囊性畸胎瘤内鳞状细胞成分发生恶变

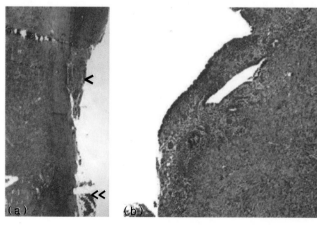

(a) (b)

彩图 7-2 卵巢鳞状细胞癌直接累及子宫内膜异位病灶

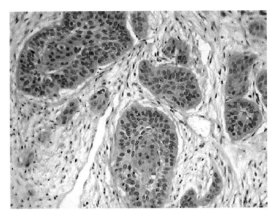

彩图 7-3　经 Springer 许可由参考文献[43]重印

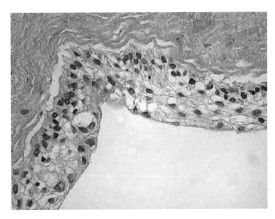

彩图 7-4　经 Springer 许可由参考文献[43]重印

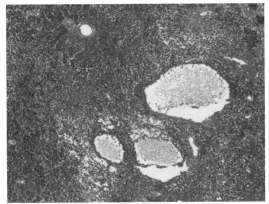

彩图 12-1　高血钙型小细胞癌
在或多或少弥漫性生长的小细胞背景上存在滤泡是其特点

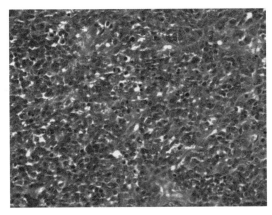

彩图 12-2　高血钙型小细胞癌。高倍镜视
野显示典型的胞质稀疏的小细胞
　　虽然病变的恶性程度高,核异质性却不突
出。但有丝分裂速率很快

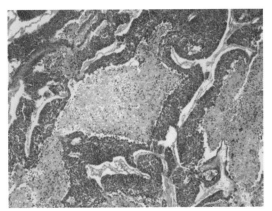

彩图 12-3　肺型小细胞癌。肺部在常见的
高度恶性小细胞癌背景上出现大片坏死是典型
的表现
　　注意低倍视野不同于高血钙类型的肿瘤,后
者与其无关

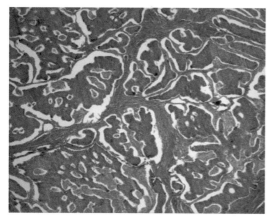

彩图 13-1　原发卵巢岛状型类癌由实性巢和小腺泡组成

（图片由 M. R. Nucci，MD 和 Z. Nagymanyoki，MD，Boston，MA 提供）

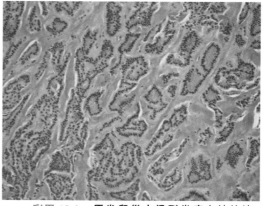

彩图 13-2　原发卵巢小梁型类癌由被结缔组织包绕的长条索或花带组成

（图片由 M. R. Nucci，MD 和 Z. Nagymanyoki，MD，Boston，MA. 提供）

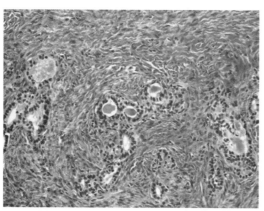

彩图 13-3　原发卵巢甲状腺肿型类癌由甲状腺滤泡和类癌肿瘤混合组成

（图片由 C. P. Crum，MD 和 Z. Nagymanyoki，MD，Boston，MA. 提供）

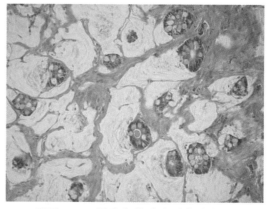

彩图 13-4　原发卵巢黏液型类癌由结缔组织包绕的排列良好的腺体组成

（图片由 E. Oliva，MD，Boston，MA. 提供）

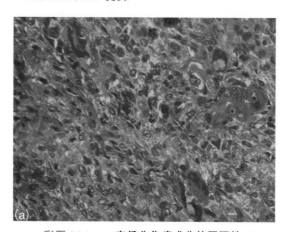

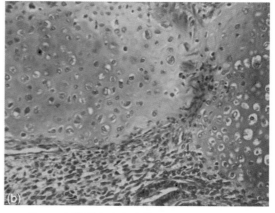

彩图 14-1　a. 有低分化癌成分的同源性 MMMT×400 倍；b. 有软骨肉瘤成分的异源性（MMMT×200 倍（两幅图片均由华盛顿大学医学院 Dr. Ian Hagemann 提供）

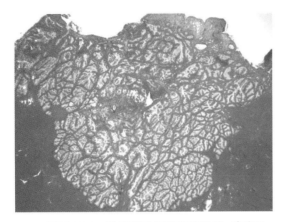

彩图 16-1　低倍镜下子宫黏液腺癌,肿瘤浸润浅肌层

（图片由 Robin Young 和 Jennifer Bennett 两位医生提供）

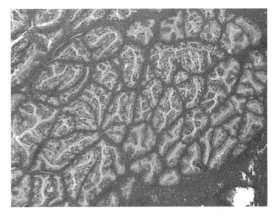

彩图 16-2　高倍镜下腺上皮柱状黏液细胞胞质

（图片由 Robin Young 和 Jennifer Bennett 两位医生提供）

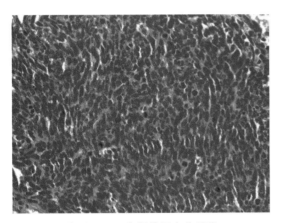

彩图 20-1　宫颈神经内分泌癌

具有胞质少及典型活跃有丝分裂活动特征的深染小细胞

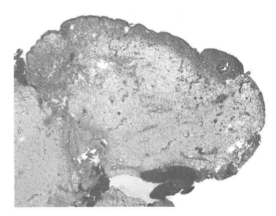

彩图 22-1　阴道的胚胎性横纹肌肉瘤

特征性息肉生长伴有细胞密集的上皮下区域（即生发层之下区域具有看似良性外观的水肿成分）

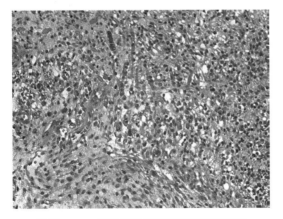

彩图 22-2　在高倍镜视野下可见带状细胞

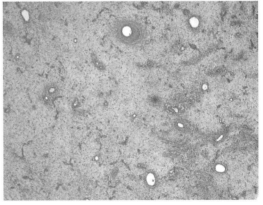

彩图 22-3　侵袭性血管黏液瘤

具有典型的大量血管成分的 Paucy 黏液细胞肿瘤